Diététique et nutrition

CHEZ LE MÊME ÉDITEUR

DICTIONNAIRE PRATIQUE DE DIÉTÉTIQUE ET DE NUTRITION, par M. APFELBAUM, L. PERLEMUTER, P. NILLUS, Cl. FORRAT, M. BEGON et collaborateurs. *Collection des Dictionnaires pratiques.* 1981, 736 pages.

BIOCHIMIE ALIMENTAIRE, par C. ALAIS, G. LINDEN. *Collection Abrégés de Médecine.* 1994, 428 pages.

LES BESOINS NUTRITIONNELS DES ATHLÈTES, par F. BROUNS. 1994, 144 pages, 55 figures, 7 tableaux.

DIÉTÉTIQUE INFANTILE, par B. CHEVALLIER. *Collection Abrégés de Médecine.* 1996, 272 pages.

MANUEL DE DIÉTÉTIQUE EN PRATIQUE MÉDICALE COURANTE, par A.-F. CREFF. 1993, 3e édition, 248 pages.

OBÉSITÉ, par J. FRICKER. *Abrégés de Médecine.* 1995, 336 pages, 26 illustrations

ANOREXIE MENTALE ET BOULIMIE. Le poids des facteurs socioculturels, par A. GUILLEMOT, M. LAXENAIRE. *Collection Médecine et Psychothérapie.* 1993, 144 pages.

NUTRITION ET ALIMENTATION, par B. JACOTOT, J.C. LE PARCO et collaborateurs. *Collection Abrégés de Médecine.* 1992, 2e édition revue et mise à jour, 328 pages, 42 figures, 50 formules.

ATHÉROSCLÉROSE, CHOLESTÉROL ET LIPOPROTÉINES, par G. LUC, J.M. LECERF, J.M. BARD, E. HACHULLA, J.C. FRUCHART, B. DEVULDER. *Collection Abrégés de Médecine.* 1991, 256 pages, 38 figures, 42 tableaux.

DIABÈTE ET MALADIES MÉTABOLIQUES, par L. PERLEMUTER et G. COLLIN DE L'HORTET. *Collection Abrégés de Médecine.* 1995, 2e édition, 328 pages.

BIOCHIMIE ET NUTRITION DES ACTIVITÉS PHYSIQUES ET SPORTIVES

1. LE MÉTABOLISME ÉNERGÉTIQUE, par P. PILARDEAU. *Collection Abrégés de Médecine.* 1995, 424 pages, 111 figures, 200 tableaux.

2. EAU ET ÉLECTROLYTES, VITAMINES ET OLIGOÉLÉMENTS. EFFETS DE L'EXERCICE SUR LE MÉTABOLISME, par P. PILARDEAU. *Collection Abrégés de Médecine.* 1995, 584 pages, 159 figures, 155 tableaux.

PRATIQUE DIÉTÉTIQUE COURANTE, par C. THOULON-PAGE. *Collection Abrégés de Médecine.* 1993, 4e édition révisée et augmentée, 264 pages, 66 figures et tableaux.

ABRÉGÉS

Diététique et nutrition

Marian APFELBAUM
Ancien professeur
à la faculté Xavier-Bichat,
Université Paris VII,
et biologiste des hôpitaux

Claire FORRAT
Médecin-nutritionniste

Paul NILLUS
Spécialiste des maladies métaboliques
et d'endocrinologie
au CHU Henri-Mondor de Créteil

avec la collaboration de

Isabelle DURACQ
médecin nutritionniste

Jocelyne FAIVRE
et Véronique VANBUSTEL
diététiciennes

4e édition

MASSON

Paris Milan Barcelone

ISBN : 2-225-85578-1

Masson S. A. 120, bd Saint-Germain, 75280 Paris Cedex 06

AVANT-PROPOS

Compte-tenu du faible intervalle de temps qui s'est écoulé entre les 3ème et 4ème éditions, nous n'avons apporté que des modifications ponctuelles :

- au chapitre des vitamines et oligo-éléments, nous avons particulièrement souligné le rôle de la renutrition et des apports de polyvitamines au cours de la chimiothérapie des cancers ;

- le traitement des obésités a été revu en tenant compte de la législation encadrant les prescriptions médicamenteuses ;

- les produits diététiques ont été à nouveau réactualisés ; en effet, par suite du regroupement ou de la disparition de plusieurs Laboratoires, certains produits ont été supprimés et d'autres sont apparus.

Cet abrégé comporte trois parties :

— La première traite des nutriments. J'ai privilégié l'analyse critique des besoins au détriment du métabolisme intermédiaire et de l'absorption, qui sont à peine esquissés.

— La deuxième partie traite de diététique. Les maladies nutritionnelles, définies comme celles où la diététique tient la première place, comportent un exposé physiopathologique. Pour d'autres maladies, au cours desquelles la diététique ne joue qu'un rôle d'appoint, la physiopathologie et le traitement médicamenteux ont été omis.

— La troisième partie traite des aliments, des emballages, des additifs et des polluants. La composition des aliments et les diverses législations y occupent une place importante pour que cet abrégé puisse servir de banque de données pour l'étudiant et le médecin. Afin de ne pas rallonger l'exposé, ont été omis les noms propres, les rappels historiques et la bibliographie.

Certaines informations de la troisième partie proviennent, sous forme résumée, du Dictionnaire pratique, en particulier des articles concernant :

— les fruits et légumes par J. CAUSERET,
— la viande par B. L. DUMONT,

— les produits de la pêche par Y. LAGOIN,
— les additifs alimentaires par G. LE MOAN,
— la bière par R. SCRIBAN,

que je remercie vivement.

Je remercie également Laurence APFELBAUM-IGOIN qui a revu le manuscrit, Jocelyne PEQUIGNOT et Geneviève DUJARDIN qui l'ont mis en forme.

M. APFELBAUM.

TABLE DES MATIÈRES

Deuxième partie

Diététique

Troisième partie

Aliments

INTRODUCTION

Nourriture d'aujourd'hui et ses conséquences

TENDANCES ACTUELLES DU COMPORTEMENT ALIMENTAIRE

Trois facteurs déterminent les modifications de notre comportement alimentaire actuel :

1) l'abondance des aliments et les progrès technologiques de la production ;

2) l'acquisition de données plus précises sur les effets physiologiques des nutriments ;

3) la remise quotidienne en question de nos habitudes alimentaires et à travers cette remise en question, une véritable crise de civilisation.

Nous essayerons d'analyser ces trois facteurs, sachant d'ailleurs qu'ainsi la réalité infiniment complexe du comportement alimentaire en sera déformée et simplifiée.

ABONDANCE DES ALIMENTS

Toutes les sociétés qui nous ont précédé étaient caractérisées par l'absence d'un choix alimentaire réel. Les produits alimentaires n'étaient disponibles qu'en quantité limitée, leur production était saisonnière et une partie de l'année se passait à consommer des réserves qu'on faisait durer jusqu'à la prochaine récolte. L'apparition, à la fin du XIXe siècle, d'un important commerce de céréales n'a supprimé le danger de disette que pour un produit de base. Mais plus récemment, les progrès des moyens de transport, des moyens de conservation et l'augmentation du niveau de vie ont amené une situation unique dans l'histoire alimentaire de l'humanité : la possibilité d'un choix quotidien et pratiquement illimité des aliments. Cet état de chose continue actuellement à s'accentuer du fait des progrès technologiques : lyophilisation, conservation par les radiations, surgélation.

L'abondance alimentaire permanente, et les progrès dans le domaine de l'hygiène alimentaire (le danger chimique et le danger microbien ont presque entièrement disparu) contribuent à l'amélioration de l'état de santé et de l'espérance de vie. Arrivé à 65 ans, le Français a encore en moyenne 14 ans à vivre et la Française 19 ans. Pourtant, la grande peur de mourir n'a fait que grandir, et la méfiance envers les aliments a cru aussi vite que leur qualité.

Dorénavant le progrès technologique, quelle que soit son importance économique, et les modifications qu'il continue à apporter à notre alimentation quotidienne, ne sera plus un fait déterminant. Les facteurs actuellement essentiels sont, non pas une augmentation supplémentaire de l'abondance, ni l'apparition d'aliments nouveaux, mais bien l'adaptation de notre comportement alimentaire à la situation d'abondance si nouvelle. Parmi les facteurs de cette adaptation, l'un des plus importants est l'acquisition de données précises en nutrition, susceptibles pour la première fois de fournir des bases rationnelles à notre comportement, et qui déterminera en partie l'avenir du médecin et de la cité.

NOUVELLES CONNAISSANCES EN NUTRITION

Le fait surprenant est que le fossé traditionnel entre la nutrition (science ayant pour objet la nature et les effets des aliments) et la diététique (ensemble des prescriptions alimentaires empiriques) soit en train de se combler. La diététique est aussi ancienne que l'espèce humaine : elle est née en même temps que les sentiments religieux, devant la prise de conscience de la propre faiblesse de l'homme dans un univers hostile. Le jeûne est une pratique de purification utilisée dans toutes les civilisations, dans toutes les religions à l'approche des événements importants : chasse, prières collectives, guerre, récolte, etc. L'interdiction de consommer certains aliments est tout aussi ancienne et répandue.

La diététique médicale est, elle aussi, de toutes les civilisations. Son développement est concurrent mais non indépendant de celui de la diététique socio-religieuse que nous venons d'évoquer. A l'origine, les deux types d'interdits (totémiques et thérapeutiques) ne peuvent être séparés. Et dans un même courant de pensée (qui d'ailleurs n'a pas encore totalement disparu), aux constatations empiriques sur les relations entre les aliments et les malades, se lie intimement le sentiment que la maladie est la punition de la transgression d'un tabou, le plus souvent alimentaire.

Les premières connaissances en physiologie de la nutrition — mécanisme oxydatif chimique découvert par Lavoisier, fonction glycogénique du foie démontrée par Claude Bernard par exemple — étaient bien trop lointaines de la diététique pour l'influencer. Il y avait donc deux domaines entièrement séparés : l'un, dans lequel les préjugés que les médecins partageaient avec les malades s'ajoutaient aux connaissances empiriques pour perpétuer les interdits à visée thérapeutique ; l'autre, dans lequel les connaissances sur les fonctions physiologiques à l'échelle de l'organisme entier, sur les processus métaboliques à l'échelon cellulaire et sur la composition des aliments s'accumulaient et s'organisaient en des ensembles cohérents, sans conséquences pratiques sur l'alimentation des hommes.

Mais depuis une vingtaine d'années se préparent, dans les centres de Recherche nutritionnelle, des synthèses qui inexorablement vont être cause d'une révolution dans nos conceptions thérapeutiques et plus tard dans le comportement alimentaire de l'espèce.

Les premières et timides synthèses ont été celles du diabète et de l'urémie. La notion que l'état de santé d'un diabétique, la survenue des complications dégénératives, voire l'émergence à la surface clinique de la maladie elle-même, sont fonction de la quantité d'hydrates de carbone consommée, et ceci indépendamment de la façon dont le nutriment « hydrate de carbone » est caché dans l'aliment complexe, a donné lieu à un corps de doctrine et à une éducation du malade, ou du malade en puissance.

La relation entre la diététique et l'insuffisance rénale est historiquement aussi ancienne que la diététique du diabète, mais n'a pas connu un développement de même ampleur. En effet, les insuffisances rénales graves ne concernent pas une population aussi nombreuse que celle des diabétiques ; elles sont d'une évolution généralement rapide et surtout leur diététique n'a pas la même efficacité. De plus, les progrès très rapides d'autres modalités thérapeutiques en néphrologie n'ont laissé à la diététique qu'une place réduite.

Ces deux points résument en fait toute la diététique médicale. En effet, le traitement de deux autres affections, anciennement connues comme liées au mode alimentaire du malade — la goutte et l'obésité — est encore, en règle générale, très proche du Moyen Age. Sans abuser d'une ironie trop facile, rappelons les prescriptions de vins de Bordeaux, supposés meilleurs pour la goutte que ceux de Bourgogne, et la prescription de biscottes ou de diurétiques chez des sujets consultant pour un excès de réserves en triglycérides. En effet, l'ensemble des travaux sur le métabolisme de l'acide urique et sur la régulation des réserves énergétiques n'a pas encore été intégré en thérapeutique. Et puis il y a aussi tous ces malades chez qui la dénutrition protéique aggrave le pronostic de la maladie et l'avenir du sujet, dénutrition dont la cause la plus générale est le concensus du malade et du médecin sur la suppression ou la diminution brutale des apports protéiques.

Pourtant, la nutrition en est à un stade conceptuel qui permet d'offrir des bases nouvelles à une diététique thérapeutique curative et préventive.

Après l'éradication presque complète de la mortalité par maladie infectieuse, la première cause de mort est devenue la pléthore.

Courbe de surmortalité en fonction du poids
(1984 Soc. Life Insurance Med. Din.)

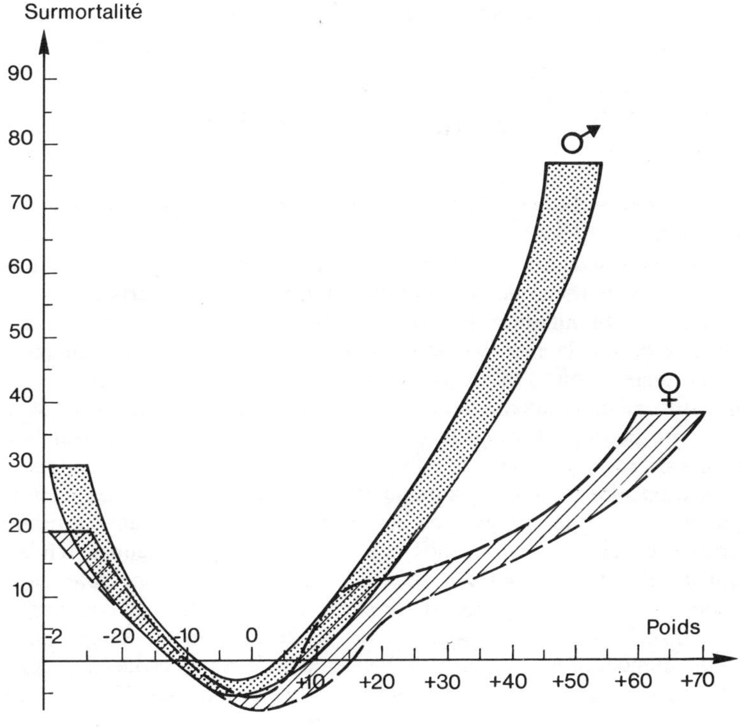

— La surmortalité est exprimée en % de la mortalité moyenne à 5 ans.
— Le poids est rapporté à la taille.
— La ligne du 0 est celle de la mortalité moyenne.

En moyenne, notre alimentation nous réussit à merveille. Pourtant, nom breux quoique bien minoritaires sont ceux qui sont malades de la pléthore, soit de la pléthore globale soit de la pléthore en tel ou tel nutriment. La cause de cette inégalité ? Elle est génétique. De même environnement nutritionnel, certains ont des seuils nutritionnels en-dessous de ce qu'ils mangent. Les perturbations génétiques n'ont pu être éliminées par sélection naturelle parce qu'à l'échelle des populations, la pléthore est trop récente pour avoir eu le temps d'agir, et parce que l'effet négatif s'exprime chez l'individu après qu'il ait eu le temps d'assurer sa descendance. Un exemple : un sujet atteint d'une hypercholestérolémie familiale sous forme homozygote n'aurait que des enfants hypercholestérolémiques, le plus souvent hétérozygotes. Mais puisqu'il meurt le plus souvent très jeune ! Par contre, son frère hétérozygote, vivra au moins jusqu'à 40 ans et aura donc le temps d'assurer une descendance.

HABITUDES ALIMENTAIRES

Notre comportement alimentaire est actuellement caractérisé, à la fois par l'angoisse et l'ambiguïté.

Les civilisations qui nous ont précédé ne remettaient jamais en cause la légitimité de leurs modes alimentaires. Un adolescent guerrier purifié par le jeûne avant l'initiation, la tribu assemblée au cours d'un repas rituel, les Juifs rejetant à la mer les poissons sans écailles, ne doutaient pas. Ils consommaient ou s'interdisaient des aliments, perpétuant des rites familiaux et communiant à travers ces rites avec la civilisation de leur temps et de leur tribu. Or ce comportement alimentaire ritualisé et rassurant est en train de disparaître. L'abondance alimentaire, la dislocation des structures familiales et sociales, la journée continue, l'augmentation de fréquence des repas solitaires, tout contribue à déritualiser et désacraliser nos repas. Certes, les anciennes tendances demeurent, et l'on continue souvent à commémorer une fête ou tout simplement le repos hebdomadaire par la consommation en commun d'un plat cuisiné. Mais notre angoisse de rejeter, en même temps que les modes alimentaires traditionnels l'ensemble de notre civilisation, prend, aussi d'autres formes. Songeons aux citadins, se réunissant dans une cave-caverne, autour d'un feu de braise, sur lequel s'égoutte le sang d'un morceau de viande grossièrement taillé... Ce genre de mascarade reflète une nostalgie mais ne bâtit pas une civilisation. Notre angoisse s'exprime aussi par la volonté d'une alimentation rationnelle. L'entrée de la majorité d'entre nous dans ce rêve d'alimentation rationnelle se fait par l'obsession pondérale. C'est parce que, à la différence des sociétés de disette, nos canons de beauté sont plus maigres que la moyenne de l'espèce, que presque toutes nos compagnes et beaucoup d'entre nous atteignent à une curieuse ascèse par la recherche des « aliments qui ne font pas grossir ». Le développement des moyens de transmission des informations vers le plus grand nombre contribue à cette angoisse. Les régimes qui font maigrir, les biscottes diététiques, les huiles et margarines qui préviennent les maladies du cœur, c'est sous la forme de ces messages émotifs et menaçants que le public reçoit la diététique moderne. Cela est assez pour augmenter son angoisse mais insuffisant pour lui faire acquérir des habitudes alimentaires nouvelles et bénéfiques.

L'ambiguïté de notre comportement alimentaire tient à la coexistence de ces deux rèves (ou deux cauchemars) : celui de manger la nourriture naturelle du bon sauvage, celui de manger la nourriture bonne pour la santé de l'homme de demain.

Le manger naturel, c'est l'appellation contrôlée, mais aussi les boutiques spécialisées dans les aliments de l'Inde mystérieuse ou des céréales sans engrais ni tracteurs ; c'est ce pain mal bluté et indigeste, nourriture quotidienne des plus pauvres de nos grands-pères. Au passage à la limite, le sacrifice du sang au barbecue.

Le manger « bon pour la santé », ce sont ces aliments stérilisés, non touchés par les mains, survitaminés, mais aussi dépourvus de graisse animale et de cholestérol, qui connaissent aux Etats-Unis un énorme développement, et dont la vague déferlante est arrivée en France et se propage en Europe.

L'évolution du comportement alimentaire se fera probablement d'une part vers la glorification des aliments traditionnels porteurs des symboles du passé ; d'autre part, vers une diététique scientifique basée sur la génétique individuelle et l'extrapolation de quelques uns à tous. De toute façon l'expérience est passionnante car, pour la première fois dans l'histoire, une civilisation abandonne son mode alimentaire, et il n'est pas de civilisation qui puisse s'en passer.

HABITUDES MÉDICALES

Il faut 10 ans pour former un médecin et 20 ans pour former un enseignant en médecine. Or la diététique nutritionnelle, dont l'enseignement est récent, est d'un apprentissage difficile. De plus, à la différence de la prescription d'un médicament, la prescription d'un régime, les connaissances fondamentales étant supposées connues, est longue et difficile. Pour ces raisons, il y a lieu de penser que la génération médicale actuellement en activité, aura les plus grandes difficultés à apprendre et appliquer la nutrition médicale. Peut-être l'emploi de l'ordinateur fournira-t-il une solution. Mais l'obstacle médical est de peu d'importance devant les effets des découvertes nutritionnelles sur l'ensemble de notre civilisation.

Le concept majeur est celui de l'inégalité génétique. Les mots sont anciens : les techniques toutes récentes, nécessaires à une pratique médicale et encore incomplètes. L'obésité, le diabète, la maigreur, les dyslipémies, bien d'autres syndromes, naissent de la rencontre d'un héritage et d'une nourriture. Le mode alimentaire, dont nous avions déjà dit combien il est bénéfique à la grande majorité, est pathogène pour certains. Et nous apprenons à prévoir pour qui. L'une des tâches modernes du nutritionniste est de rassurer ceux qui vont bien, et ne conseiller que ceux qui en ont objectivement besoin. Cette technicité nouvelle n'est encore qu'imparfaitement apprise. Et combien de médecins cachent leur ignorance sous un masque de Cassandre et un tempérament de père Fouettard.

1

BESOINS NUTRITIONNELS ET NUTRIMENTS

I. — APPORTS RECOMMANDÉS

■ ***Pour les sels minéraux et vitamines,*** des apports recommandés ont été établis à partir des doses minimales moyennes. On a défini sur un groupe expérimental la dose minimale moyenne permettant d'éviter des signes de carence. On multiplie cette dose par 2 coefficients arbitraires : l'un pour tenir compte des variations de susceptibilité, l'autre pour assurer une marge de sécurité. De la sorte, la consommation selon les apports recommandés constitue pour presque tous les individus un apport supérieur au besoin minimal individuel, mais cet excès ne présente aucun risque chez l'adulte sain. En pratique ces apports recommandés pour les sels minéraux et les vitamines, quoique, en général très surestimés, sont utilisables en diététique :

— pour vérifier l'équilibre d'une ration spontanée ;
— pour s'assurer qu'un régime prescrit est lui aussi non carencé.

■ Comme nous le verrons *infra*, pour l'énergie, les protéines, glucides et lipides, ***les apports recommandés constituent des compromis*** transmis d'enseignements en enseignements, entre la consommation réelle des jeunes étudiants américains d'avant la Deuxième Guerre mondiale (pour lesquels les études avaient été faites), les besoins minimaux multipliés par des coefficients de sécurité, comme pour le groupe de nutriments précédent, et les considérations sur ce qui est souhaitable pour éviter une pathologie d'origine nutritionnelle. Au total leur valeur normative est très faible et ces apports recommandés, utiles en alimentation collective, ne devront guère être utilisés en pratique diététique individuelle, car au cours de la prescription d'un régime, la ration globale et les apports en macronutriments devront surtout tenir compte des habitudes alimentaires du sujet lorsque celles-ci ont donné un résultat nutritionnel satisfaisant.

N.B. : L'éthanol, qui est un nutriment, mais qui ne peut rentrer dans le cadre des besoins nutritionnels, sera traité dans le cadre des aliments, avec le vin et les boissons alcoolisées.

II. — BESOINS ÉNERGÉTIQUES

Historiquement, le besoin énergétique a été établi par la méthode polyfactorielle additive, c'est-à-dire, en déterminant une dépense basale à laquelle on ajoute successivement l'extra-chaleur postprandiale, le coût de la thermorégulation, le coût des activités physiques, le coût énergétique des émotions.

RAPPEL DE THERMO-DYNAMIQUE

Les échanges énergétiques d'un organisme vivant obéissent aux lois thermo-dynamiques générales, en particulier le principe de « conservation de l'énergie » et le principe de « désordre croissant ».

1° Principe de conservation de l'énergie

Encore appelé *principe de l'état initial et de l'état final,* il justifie à lui seul la notion de bilan d'énergie.

Tout organisme vivant échange sans cesse de l'énergie avec le milieu extérieur. Lorsqu'il se retrouve après un certain temps dans un état « final » identique à son état « initial », en ce qui concerne son contenu en énergie, la quantité d'énergie qu'il a reçue est égale à la quantité qu'il a dépensée, ou encore : la somme algébrique de ses échanges énergétiques est nulle : **Énergie reçue = Énergie dépensée**

L'égalité peut être posée en utilisant les unités de diverses formes d'énergie (mécanique, électrique ou thermique).

	Forme d'énergie		
	mécanique joules	*électrique* kW/h	*thermique* k-calories
É. mécanique : joule	1	$2{,}7 \times 10^{-7}$	$2{,}39 \times 10^{-7}$
É. électrique : kW/h	$3{,}6 \times 10^{6}$	1	$8{,}6 \times 10^{2}$
É. thermique : k-calorie	$4{,}19 \times 10^{3}$	$1{,}16 \times 10^{-3}$	1

Chaque case indique le facteur par lequel il faut multiplier l'unité de la ligne pour obtenir l'unité de la colonne.

Par la suite on utilisera Calories ou calories ou Cal. pour kilo-calories ; la petite calorie n'est jamais utilisée en nutrition.

Lorsque l'état final diffère de l'état initial par le contenu en énergie corporelle. $\triangle$Ec, la somme des énergies reçues est plus grande ou plus petite que la somme des énergies dépensées. On peut donc écrire :

$$\mathbf{E\ reçue} \pm \triangle \mathbf{E_c} = \mathbf{E\ dépensée}$$

Ainsi, pour établir un bilan d'énergie il est inutile de connaître les chemins parcourus par l'énergie à l'intérieur de l'organisme, et les diverses modifications de l'état de l'organisme entre l'état initial et l'état final n'interviennent pas.

Ce qui précède définit les relations entre les termes du bilan d'énergie mais ne renseigne pas sur la signification du besoin d'énergie.

2⁰ Principe d'entropie ou principe de désordre croissant

L'organisme vivant est caractérisé par l'hétérogénéité (par exemple, celle des valeurs de concentration du potassium entre le milieu extra-cellulaire et les cellules), et par la complexité des structures (par exemple, les énormes édifices protéiques). Or, spontanément, les concentrations ont tendance à s'égaliser, les structures complexes à se détruire ; on dit que ces états ordonnés sont « improbables », ou — en d'autres termes — que la quantité d'ordre d'un système fermé diminue toujours. Cela pose le problème de la qualité d'énergie : pour maintenir ses structures, un organisme vivant consomme une énergie « ordonnée » — énergie chimique des aliments — et la transforme en énergie « désordonnée » — chaleur dégagée — prélevant au passage une certaine quantité d'ordre.

Ainsi, le besoin d'énergie n'est pas un besoin de chaleur ; au contraire, la chaleur est un déchet métabolique obligatoire.

Désordre maximal = chaleur uniforme = état le plus « probable ». (Principe du désordre croissant) :

Imaginons une enceinte entièrement close, n'échangeant pas d'énergie avec l'extérieur et qui contient une « biosphère » : des plantes chlorophylliennes, des animaux, etc. Après un temps très long, la quantité d'énergie contenue demeurera la même (principe de conservation de l'énergie) ; par contre, la vie aura disparu et toutes les formes d'énergie auront été transformées en une chaleur uniforme.

La connaissance des chemins métaboliques n'est pas nécessaire à l'établissement du bilan d'énergie puisque la détermination des échanges avec l'extérieur y suffit. Par contre, pour apprécier un besoin énergétique, il est nécessaire de connaître les chemins métaboliques, puisque leur aptitude à maintenir la quantité d'ordre, inégale d'une voie métabolique à l'autre, détermine les pertes en chaleur, et partant le besoin énergétique.

3° Énergie chimique des aliments → formation de liaisons riches en énergie

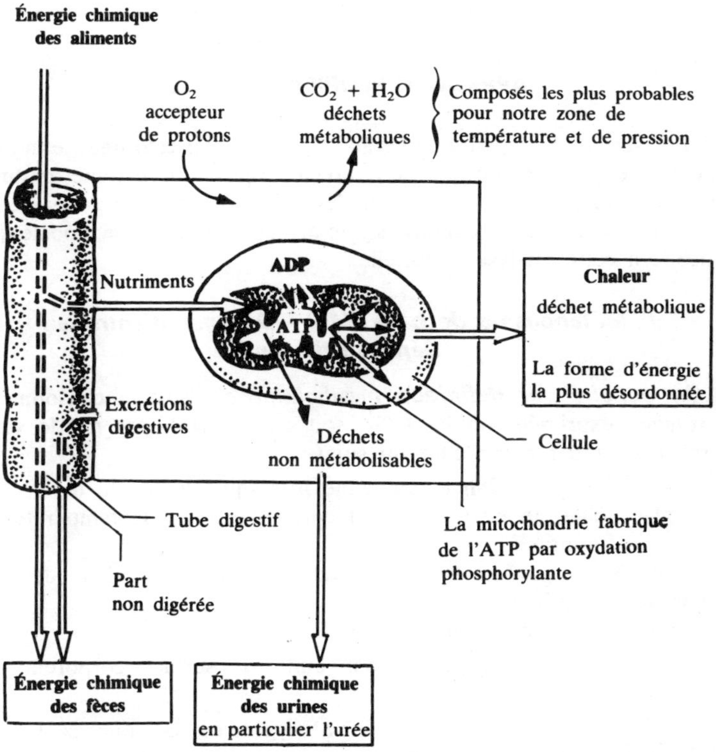

E_I (énergie chimique utilisée = Énergie des aliments — Énergie des excreta

Les aliments ingérés contiennent de l'énergie chimique ; une certaine quantité d'énergie chimique est rejetée par l'organisme dans les excrétions (fèces et urines). La différence est égale à la quantité nette d'énergie chimique apportée à l'organisme par les ingesta, E_I. Cette énergie est transportée jusqu'aux cellules pour y être métabolisée. Les mitochondries, par exemple, transportent l'énergie des nutriments sur les liaisons riches en énergie de l'adénosine-tri-phosphate. Ces liaisons sont très « improbables » et fournissent de « l'ordre » pour d'autres voies métaboliques. Cette réaction, dite *oxydation phosphorylante* a un excellent rendement. Cela signifie (le bilan d'énergie de la réaction ne dépendant que de l'état final et de l'état initial et non du chemin parcouru) que la part d'énergie ordonnée transformée en énergie-déchet qu'est la chaleur a été faible, que la perte d'ordre n'a pas été importante.

APPROCHE PLURIFACTORIELLE

La mesure de la dépense d'énergie, aussi bien par calorimétrie indirecte alimentaire que par calorimétrie indirecte respiratoire, est une mesure de dépense globale. C'est en étudiant les effets de variations séparées des différents facteurs de la dépense sur le niveau de la dépense globale qu'on procède à cette analyse factorielle.

1° Métabolisme de base (MB) - Dépense d'entretien - Dépense de fond

■ ***On appelle par définition*** *métabolisme de base* la consommation d'oxygène exprimée soit en l O_2, soit en Calories, par m^2 de surface corporelle et par heure chez un sujet :

— à jeun depuis 12 h et au jeûne protéique depuis 18 h ;

— placé dans un environnement correspondant à la température de neutralité thermique ;

— couché ou confortablement installé au repos musculaire depuis au moins une demi-heure ;

— au calme émotionnel.

Les résultats sont exprimés par unité de surface corporelle pour 2 raisons :

— *Théorique :* Les consommations d'oxygène ont la « dimension » d'un débit, c'est-à-dire d'un volume par unité de temps. Le volume a une « dimension » cubique, puissance 3 d'une longueur. Lorsqu'on admet que le temps est linéaire et homologue aux longueurs, on obtient $\frac{l_3}{t} = \frac{l_3}{l} = l_2$, soit un paramètre ayant la dimension d'une surface.

— *Pragmatique :* Lorsqu'on exprime par unité de surface les dépenses basales chez tous les mammifères, de la souris au taureau (les consommations d'oxygène de l'éléphant et de la baleine n'ont pas été mesurées), on obtient un ordre de grandeur de 40 Kcal./h/m^2 (il est amusant que lorsqu'on réchauffe un poïkilotherme, tel un boa constrictor, à 37 °C ou 38 °C, on obtient une valeur semblable).

■ ***La dépense d'entretien, ou dépense de fond,*** est définie comme l'extrapolation à 24 h de la valeur du métabolisme de base d'un sujet donné.

■ ***Variations avec l'âge :***

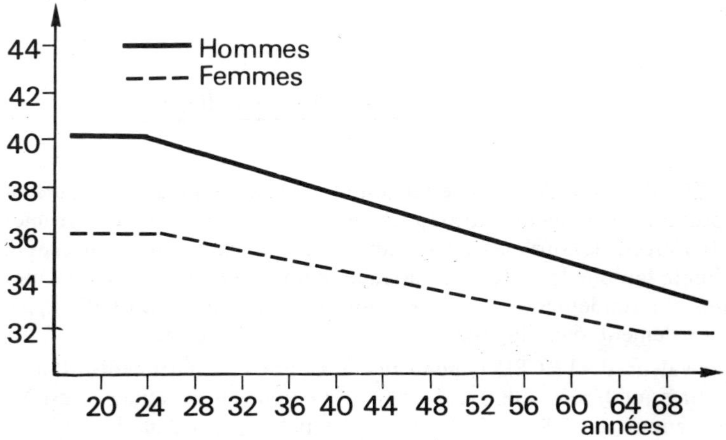

Exemple numérique :

Surface : 1,75 m^2
Homme de 20 ans
$40 \times 1{,}75 \times 24 = 1\ 680$ cal.

Au total, le métabolisme de base constitue le niveau de référence par rapport auquel sera étudiée l'influence des différents facteurs sur la dépense globale.

2° Extra-chaleur postprandiale (ECPP)

On définit l'extra-chaleur postprandiale (ou « action dynamique spécifique des aliments », ADS) comme l'augmentation de la dépense d'énergie provoquée par l'ingestion d'un repas, les autres conditions étant « basales » par ailleurs.

L'extra-chaleur postprandiale :

— n'est pas due au travail digestif ;
— dépend de la nature des aliments ;
— dépend de la quantité ingérée.

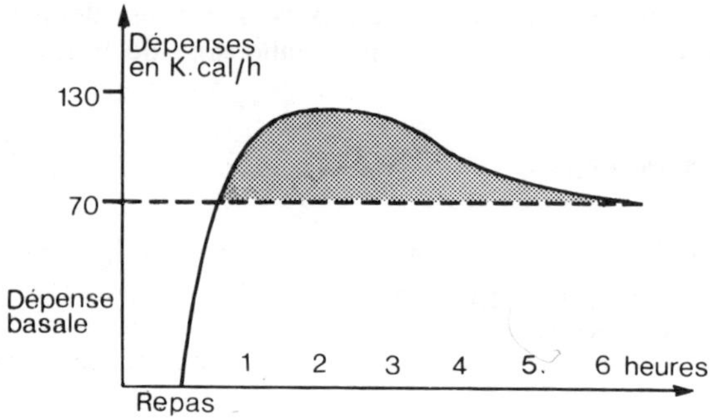

L'ECPP n'a pas lieu lors de l'ingestion, même en quantités importantes, de produits sans valeur nutritive tels que la cellulose. Avec les nutriments, par contre, elle survient aussi bien après injection intraveineuse. Elle traduit le fait que les voies métaboliques empruntées par les nutriments ont toutes un rendement énergétique inférieur à l'unité. L'ECPP apparaît principalement dans le foie.

La valeur de l'ECPP dépend de la nature des nutriments. Pour des quantités modérées, elle est de 20 à 30 % pour les protéines (c'est-à-dire qu'un apport de 200 calories protéiques provoquera dans les heures qui suivent une ECPP de 40 à 60 calories), de 3 à 8 % pour les glucides et les lipides. L'ECPP des protéines apparaît surtout au cours de la désamination oxydative des acides aminés.

Enfin l'ECPP, même exprimée en % du contenu énergétique de l'apport, augmente avec la quantité de nutriment ingérée. De 25 %, par exemple, pour un apport protéique modéré, elle pourra dépasser 50 % pour un apport protéique massif. Cette augmentation s'explique par la mise en jeu de voies métaboliques supplémentaires à rendement moindre.

L'ECPP est donc la quantité de chaleur dégagée en supplément de la dépense de fond dans les heures qui suivent un repas.

3° Dépenses de thermorégulation

Dans les conditions basales et en état stationnaire, la totalité de l'énergie chimique des oxydations apparaît sous forme de chaleur soit directement, soit après passage par des travaux internes, mécanique, électrique, ou osmotique. La thermorégulation comprend l'ensemble des fonctions qui règlent la production (thermorégulation chimique) et le transport (thermorégulation physique) de la chaleur en fonction des conditions thermiques de l'environnement, de telle sorte que la température centrale reste constante. Une température centrale d'environ 37°C correspond à un équilibre de thermogénèse et de thermolyse.

■ *La thermorégulation chimique*

L'adaptation de la production de chaleur aux conditions thermiques de l'environnement constitue la thermorégulation chimique.

La thermorégulation chimique ne fonctionne que dans le sens d'une augmentation (la consommation d'oxygène peut augmenter au froid ; elle ne peut diminuer à la chaleur).

L'efficacité de la thermorégulation chimique dépend des espèces : elle est très efficace pour les espèces des zones tempérées ou froides, et peu efficace dans les espèces originaires des zones chaudes. De ce point de vue, l'homme est un animal tropical car il n'a guère de thermogénèse rapide au froid. Par contre, il peut frissonner, c'est-à-dire produire de la chaleur par des contractions musculaires asynchrones ne provoquant pas de déplacement.

■ *La thermorégulation physique*

La régulation du transport de chaleur lui-même constitue la thermorégulation physique.

Il faut distinguer :

— le transport de chaleur entre le « noyau » et l'« écorce » ;
— les échanges thermiques entre l'« écorce » et le milieu ambiant.

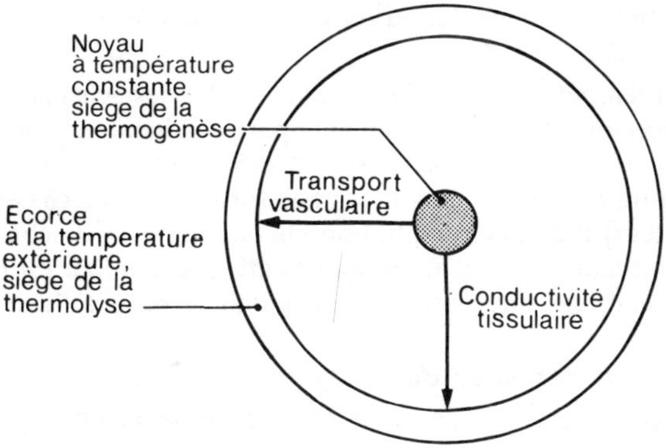

■ *Le transport de chaleur du noyau vers l'écorce*

La conductance, propriété d'objet, est définie comme la quantité de chaleur traversant l'objet par unité de temps pour une différence de température d'une unité entre les deux faces.

La conductance tissulaire est constante mais très faible : les tissus sont des isolants thermiques. Par contre, le transport de chaleur par l'appareil circulatoire périphérique est à la fois important et réglable. La température centrale demeurant constante, pour une température superficielle donnée le débit de chaleur est directement proportionnel au débit circulatoire.

■ *Les échanges thermiques entre l'écorce et le milieu ambiant (production de frigories)*

A la surface du corps, les échanges thermiques se font par conduction, convection, rayonnement et vaporisation.

Conduction, convection, rayonnement ne dépendent que des conditions extérieures : température ambiante, courants d'air et couleurs de l'environnement — ainsi que du microclimat créé par la vêture. Seule la vaporisation est un paramètre physiologique partiellement régulé :

- LA VAPORISATION D'EAU PAR LES POUMONS constitue une part qui, chez l'homme, est indépendante des besoins de thermorégulation. Elle ne dépend que du débit respiratoire et de la teneur en vapeur d'eau de l'air expiré.
- LA VAPORISATION A LA SURFACE DE LA PEAU, par contre, est soumise à régulation.

La perspiration insensible (somme des vaporisations respiratoire et cutanée) produit 0,58 frigorie (ou absorbe 0,58 cal.) par gramme d'eau. Ce mécanisme de déperdition de chaleur est le seul à être indépendant de la température du milieu extérieur et donc le seul efficace lorsque celle-ci approche ou dépasse 37°C.

Lorsque la température du milieu dépasse 37°C, les échanges de chaleur entre l'écorce et le milieu ambiant par conduction, convection et rayonnement se font dans le sens de l'échauffement. La thermorégulation par perspiration compense alors la somme [production de chaleur de fond — extra-chaleur] liée à la perspiration elle-même, gain de chaleur par la surface. Ce mécanisme est d'autant moins efficace que l'air est plus saturé en vapeur d'eau, car une part de l'eau éliminée reste à l'état de sueur.

■ *La régulation nerveuse de la thermorégulation*

La commande nerveuse de la thermorégulation comprend :

- DES THERMORÉCEPTEURS CUTANÉS : les uns sont sensibles au froid, les autres au chaud ; pour la température de neutralité thermique aucune activité ne prédomine : c'est la zone de confort thermique.
- DES VOIES AFFÉRENTES : elles conduisent jusqu'à l'encéphale ; les sections jusqu'au niveau sus-bulbaire suppriment toute régulation.
- DES CENTRES : l'hypothalamus reçoit les voies afférentes et est lui-même sensible aux variations de température centrale (au froid dans la partie postérieure, au chaud dans la partie antérieure).

• DES VOIES EFFÉRENTES : le système sympathique stimule la thermorégulation chimique et diminue la conductance par la vasoconstriction ; les voies extra-pyramidales permettent le frisson thermique.

• DES EFFECTEURS : les muscles squelettiques, les vaisseaux superficiels, les glandes sudoripares, etc.

4° Dépense d'énergie du travail musculaire

■ Rendement du travail de l'organisme

Rappelons qu'au sens général le travail se définit par un produit masse × distance (kg/m, par exemple) et que la puissance se définit comme un travail par unité de temps (kg/m/s, par exemple).

On appelle rendement le rapport :

$$\frac{\text{quantité d'énergie correspondant au travail physique} \times 100}{\text{quantité d'énergie dépensée}}$$

Le rendement du travail d'un organisme vivant est compris entre 0 et 25 %. Il peut être nul, par exemple au cours de contractions isométriques. La valeur de 25 % correspond à un effort modéré chez un sujet entraîné et dans les meilleures conditions.

Pour un travail musculaire de 35 cal./h, on obtient :

— 70 cal./h (dépense de base) ;
— 35 cal./h de travail musculaire coûtant 140 cal. ;
— soit 210 cal./h.

Ainsi la dépense énergétique qui correspond à un travail musculaire est la somme de l'équivalent du travail mécanique et de la chaleur perdue.

■ Le coût calorique de l'effort

La quantité de calories dépensées est sensiblement modifiée par trois facteurs : pour les efforts de faible intensité, le caractère de l'individu joue beaucoup, selon qu'il est placide ou nerveux ; pour les efforts de grande intensité, c'est moins le caractère et plus l'entraînement du sujet qui joue un rôle (l'entraînement diminue la dépense calorique) ; pour tout effort, la dépense est plus grande chez le sujet qui mange peu.

En fait cette méthode additive part du « mégacept » des machines thermiques qui font un travail donné avec un rendement donné. Elle s'est avérée inadaptée à l'appréciation du besoin énergétique dans des situations autres que les situations expérimentales dans lesquelles les divers coûts ont été établis.

EFFORTS	EN CALORIES-HEURE, EN PLUS DES DÉPENSES BASALES
Effort intellectuel	0
La marche — lente (pas de promenade sur sol lisse)	50-100
— rapide (sur sol varié)	100-400
Travaux ménagers :	
balayer, éplucher les pommes de terre	35-50
cirer les chaussures, faire un lit, nettoyer les vitres	50-100
polir un sol, battre les tapis, lessiver à la main, faire des courses avec deux paniers	200-300
Une dactylo qui travaille sur machine mécanique	40
Une dactylo qui travaille sur machine électrique	25
Jouer du piano, du violon	50
Jouer du billard, tennis de table, golf	50-150

5° *Dépense d'énergie liée à l'émotion*

L'émotion modifie considérablement la dépense énergétique et peut, par exemple, doubler la consommation d'oxygène chez un sujet, dans les conditions basales. Les dépenses liées à l'émotion ne peuvent être chiffrées.

APPROCHE PRAGMATIQUE

■ ***Chez un adulte, dans notre société, dans des conditions habituelles*** de chauffage, de transport et d'activité, l'apport est le plus fréquemment de 2 000 à 2 500 calories. Il a été montré que lorqu'on réduit l'apport énergétique alimentaire d'un sujet, la dépense globale d'énergie diminue, passant en quelques semaines d'une valeur initiale correspondant au niveau de la ration spontanée à une nouvelle valeur plus basse correspondant au niveau de la ration prescrite. De même, si on augmente la teneur énergétique alimentaire, le sujet augmentera sa dépense globale. Il semble que ces variations soient liées à la fois à la modification de la masse maigre et à son efficacité. En pratique, l'apport énergétique à prescrire est celui que le sujet consommait spontanément avant l'apparition ou la découverte de la maladie nécessitant le régime (à l'exception, évidente, des régimes hypocaloriques pour surcharges pondérales, et hypercaloriques à la suite des amaigrissements). Ces apports antérieurs sont appréciés par l'interrogatoire ; la nature de l'activité sociale du sujet lorsqu'il fait partie de la population urbaine sédentaire est de peu d'importance pour cette détermination.

Nous avons vu que les activités professionnelles et sociales de la vie citadine « coûtent » en énergie à peine plus que la survie en position assise et au repos (voir en fin de volume : Valeur énergétique des aliments courants pour 100 g).

■ ***La prescription d'un apport énergétique trop élevé ou trop bas*** n'aura pas de conséquences très graves car :

— les dépenses énergétiques pourront dans certaines limites s'adapter aux apports ;

— la régulation de l'appétit du sujet tendra à modifier en plus ou en moins l'observance du régime prescrit d'où l'intérêt à prévoir souvent des fourchettes d'ingestion ;

— l'importance des réserves énergétiques (60 à 150 000 calories) pour un sujet de morphologie normale donne un intervalle de temps suffisant pour corriger les erreurs.

Il faut remarquer que l'innocuité relative des erreurs concernant le niveau énergétique ne s'applique qu'au sujet de morphologie habituelle, et qu'en particulier chez les maigres, chez les obèses ainsi que chez des sujets dont le poids corporel a beaucoup varié dans le passé, il sera bien au contraire nécessaire de prescrire l'apport énergétique avec une grande précision.

III. — PROTÉINES ET BESOINS PROTÉIQUES

On appelle protéines les nutriments apportant des radicaux azotés. Leur rôle principal est de constituer les protéines enzymes qui accomplissent dans l'organisme toutes les fonctions métaboliques.

A. — STRUCTURE DES PROTÉINES

Il s'agit de grosses molécules complexes, de poids moléculaire souvent élevé (entre 10 000 et 600 000) formées d'acides aminés reliés entre eux par des liaisons peptidiques CO-NH. Une protéine peut contenir jusqu'à 30 000 acides aminés.

La présence d'une proportion importante d'azote les différencie des glucides et lipides.

• LES ACIDES AMINÉS. Leur formule générale est $R\text{-}CH\begin{cases} NH_2 \\ COOH \end{cases}$

avec deux fonctions essentielles : acide (COOH) et amine (NH_2).

Ils sont donc le constituant de base de toutes les protéines en étant reliés par les liaisons peptidiques. Le plus simple est le glycocolle. Il en existe une vingtaine qui intéressent le métabolisme humain. Parmi ceux-ci on peut distinguer ceux que l'homme ne peut synthétiser lui-même (acides aminés essentiels) et qu'il doit obligatoirement trouver dans son alimentation (voir besoin qualitatif).

• LES POLYPEPTIDES. Ils sont formés par la réunion de deux, trois acides aminés ou plus : selon le cas il s'agit de dipeptide, tripeptide, ou polypeptide.

• LES HOLOPROTÉINES (ou protéines simples). Elles sont constituées d'un ensemble de polypeptides et peuvent résulter de multiples combinaisons : leur origine est végétale (gluteline des féculents ou légumes verts) ou animale (albumine du lait et des œufs, globulines de la viande ou du lait, scléroprotéine de la viande).

• LES HÉTÉROPROTÉINES (ou protéines complexes). Il s'agit de protéines associées à des glucides (glucoprotéines), des lipides (lipoprotéines), du phosphore (phosphoprotéines), des acides nucléiques (nucléoprotéines), ou enfin des pigments divers (chromoprotéines dont un exemple est l'hémoglobine).

B. — ANABOLISME ET CATABOLISME

En moyenne l'oxydation des protéines jusqu'aux termes N_2, CO_2, H_2O, donne approximativement 5,61 cal/g. En fait, chez les mammifères, l'oxydation s'arrête à l'urée, $CO(NH_2)_2$, dont la réaction d'oxydation s'écrit :

$$CO(NH_2)_2 + 3/2\ O_2 \longrightarrow CO_2 + 2\ H_2O + N_2 + 151{,}6\ \text{cal.}$$

L'oxydation des acides aminés jusqu'au stade de l'urée ne donne en moyenne que 4,31 cal/g. Le coefficient de 4 ou 4,1 cal/g tient compte de l'utilisation digestive.

1° Synthèse protéique

Les protéines alimentaires traversent la barrière intestinale sous forme d'acides aminés. Chaque cellule puise dans le courant circulatoire, et à partir d'une matrice préexistante dans les acides nucléiques et transportée par les ARN messagers, elle fabrique des protéines spécifiques. Un même ribosome fabrique une même protéine jusqu'à l'ordre contraire provenant du noyau (anabolisme). Par ailleurs, le système lysosomal, présent aussi dans toutes les cellules, a une activité protéasique, semble-t-il non spécifique, destructrice des protéines et aboutissant aux acides aminés, première étape du catabolisme. Les acides aminés obtenus peuvent être désaminés ou transaminés, ce qui aboutit à des radicaux carbones.

2° Catabolisme des radicaux

La *dégradation de la chaîne carbonée* des acides aminés se fait selon un mode propre à chacun.

Il est :

— des *acides aminés cétogènes* : phénylalanine, tyrosine ;

— des *acides aminés fournisseurs d'acides gras :* valine, leucine, isoleucine ;

— des *acides aminés fournisseurs de groupements monocarbonés :* sérine, glycine ;

— des *acides aminés fournisseurs de groupements méthyls :* méthionine ;

— des *acides aminés glycoformateurs,* fournisseurs de groupements en C_4 : phénylalanine, tyrosine, tryptophane, acide glutamique, acide aspartique, lysine, proline, arginine. Ils rejoignent le métabolisme des sucres par le canal de l'acide oxalo-acétique.

3° Transamination et désamination

Une partie des acides aminés provenant du catabolisme est utilisée telle quelle pour la resynthèse, une autre partie est transaminée (c'est-à-dire, fonction amine transportée sur un autre radical acide) et utilisée sous sa nouvelle forme, à son tour pour la synthèse ; l'acide aminé qui se trouve à un moment donné en excès va être désaminé (2ᵉ étape du catabolisme) et l'amine ainsi libérée incorporée dans une molécule d'urée. Cette étape est irréversible. Il y a donc perte permanente de la fonction aminée dans tous les organes ; la somme de ces pertes constitue le besoin protéique.

4° Facteurs hormonaux

Pour un apport donné, l'équilibre global du bilan d'azote correspond à la résultante des effets synergiques et antagonistes des hormones. Les hormones agissent en réglant les synthèses et les destructions de protéines dans les divers tissus et l'utilisation des acides aminés à des fins énergétiques, le bilan de ces actions correspondant à des transferts nets d'acides aminés d'un organe (ou tissu) à un autre.

On appellera hormones « anabolisantes » celles qui ont pour effet de déplacer l'équilibre acide aminé $\rightleftharpoons$ protéine dans le sens de la synthèse protéique, hormones « catabolisantes », celles qui augmentent l'utilisation des acides α-cétoniques à des fins énergétiques, augmentant ainsi la production d'urée et les destructions des protéines.

■ *Hormones « catabolisantes »*

• LE CORTISOL induit la synthèse de certaines transaminases favorisant la transformation des autres acides aminés glucoformateurs en alanine, acide glutamique et acide aspartique. Les acides aminés produits dans le muscle sont transportés dans le foie, où l'augmentation de leur concentration stimule la néo-glucogenèse. La sécrétion de cortisol aboutit à la diminution de la teneur en protéines du tissu lymphoïde et des muscles striés.

• LES HORMONES THYROÏDIENNES modifient la perméabilité de la mitochondrie et accélèrent le fonctionnement du cycle mitochondrial, augmentant ainsi l'oxydation de tous les substrats, en particulier de l'alanine et de l'aspartate.

Le glucagon stimule la néo-glucogenèse hépatique à partir des acides aminés.

• LES CATHÉCHOLAMINES augmentent la disponibilité en glucose et en acides gras libres en augmentant à la fois la lipolyse, la glycogénolyse et la néo-glucogenèse, d'origine protéique.

■ *Hormones « anabolisantes »*

• L'INSULINE inhibe l'AMP-cyclase, diminuant ainsi la néo-glucogenèse. Elle favorise non seulement la pénétration intracellulaire du glucose et sa phosphorylation, mais aussi la formation de radicaux R accepteurs — NH_2. De plus, elle favorise la pénétration intracellulaire des acides aminés et la synthèse des protéines.

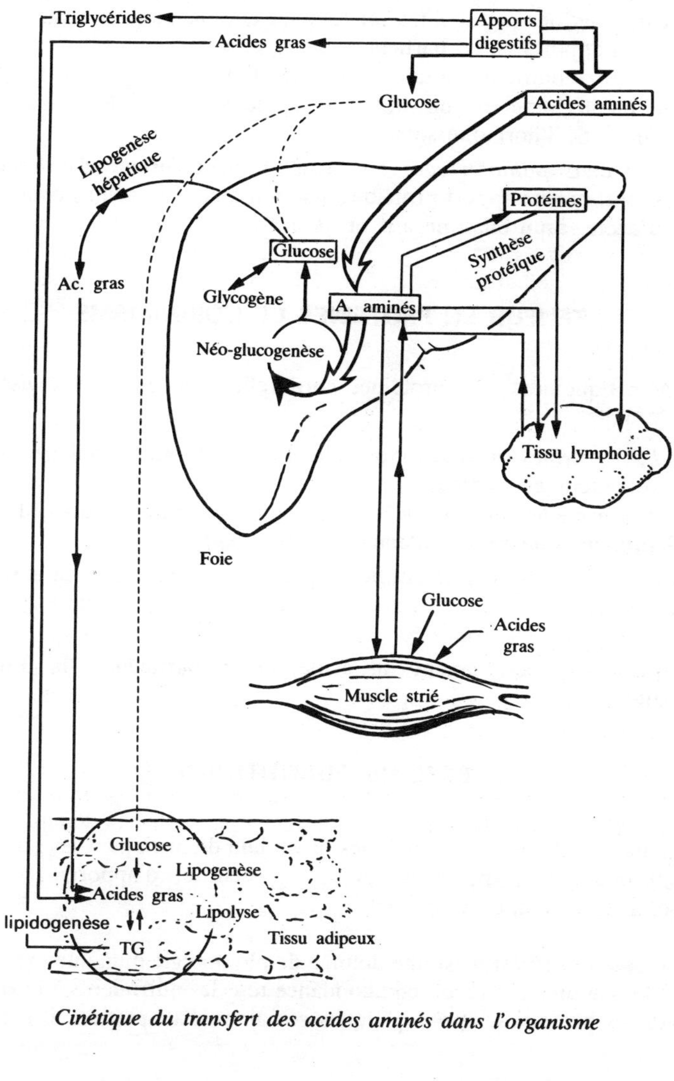

Cinétique du transfert des acides aminés dans l'organisme

● L'HORMONE DE CROISSANCE OU SOMATOTROPE facilite la traversée des membranes par des acides aminés, inhibe les enzymes destructeurs d'acides aminés, en particulier les aminoacidoxydases, et favorise la synthèse des protéines.

● LES HORMONES ANDROGÈNES, d'origine testiculaire ou surrénalienne, augmentent les synthèses protéiques en particulier dans le tractus génital et les muscles striés.

— *Les sécrétions hormonales* elles-mêmes sont réglées par un effet en retour du taux des métabolites sur lesquels elles agissent. La variation du niveau des apports — en particulier des apports protéiques — est un des facteurs qui modifient l'équilibre hormonal. Par exemple, la teneur du plasma en arginine est un stimulant de la sécrétion de l'insuline, du glucagon et de l'hormone somatotrope.

— *Les états pathologiques* ou l'emploi thérapeutique des hormones aboutissent, par un apport protéique assurant antérieurement l'équilibre du bilan d'azote, à un bilan négatif ou positif.

TENEUR EN PROTÉINES DE L'ORGANISME

Schématiquement, les protéines corporelles peuvent être divisées en deux groupes :

— *Les protéines-enzymes,* intracellulaires, de forme globulaire, dont le renouvellement est rapide.

— *Les protéines de soutien,* essentiellement extra-cellulaires, de forme fibrillaire, dont le renouvellement est très lent.

Les protéines de soutien contiennent un acide aminé qui est absent des protéines enzymes : l'hydroxyproline. Le collagène en contient environ 13 %, l'élastine environ 2 %.

Les muscles contiennent un acide aminé particulier, la 3-méthyl-histidine.

BESOINS QUANTITATIFS

En matière de besoins protéiques, il y a lieu de distinguer les notions de besoin minimal, d'apport protéique de sécurité, d'apports réellement consommés et d'apport optimal.

■ ***Le besoin minimal*** est une donnée de physiologie humaine expérimentale : lorsqu'un sujet reçoit en abondance tous les nutriments à l'exception des seules protéines, après quelques semaines d'adaptation, il suffira de

Teneur en protéines des différents organes

	Poids de l'organe en g	Concen-tration proteique pour 100 g	Teneur en g de proteine par organe	Teneur en protéines par organe considéré × 100 / Teneur en protéines totales de l'organisme
Muscles striés	30 000	18	5 400	46
Foie	1 700	20	340	3
Cerveau	1 500	10	150	1,3
Cœur	300	16,5	495	4,3
Autres viscères tube digestif, poumons, reins, rate, pancréas, etc.)	5 000	19	950	8,2
Sang	5 400	19	1 030	9
Tissu lymphatique	700	20	140	1,2
Os	10 000	20	2 000	17
Tissus de soutien autres que l'os	6 500	15	975	8,4
Tissu adipeux	8 900	2	180	1,6
	70 000		11 660	100

0,20 g/kg/j. d'une protéine de référence telle que le blanc d'œuf pour équilibrer son bilan d'azote. Cette donnée n'a en fait aucune signification nutritionnelle pragmatique, car cette adaptation se fera au prix d'une dénutrition protéique initiale, ce qui aura diminué les performances de l'organisme.

■ La FAO et l'OMS ont en 1973 proposé ***l'apport protéique de sécurité :*** cet apport est de 0,57 g/kg/j. : il s'agit toujours d'un apport minimal mais prévoyant des marges de sécurité, de telle sorte que la presque totalité d'une population adulte puisse se trouver en équilibre du bilan d'azote. En fait cet apport de sécurité est lui aussi une construction artificielle, et les chiffres proposés sont inférieurs à ce qui est consommé spontanément par tous les groupes humains étudiés.

■ ***Les apports réellement consommés*** sont compris entre 10 et 15 % de la ration calorique : entre 10 et 12 % dans les populations à forte activité physique et grosses consommatrices d'aliments énergétiques ; autour de 14-15 % dans les populations citadines du monde occidental. Ainsi la consommation moyenne du Français est d'à peu près 2 200 calories, soit 330 calories d'origine protéique (80 g protéines ou 1,3 à 1,4 g/kg/j. de poids corporel). Il n'existe aucune démonstration scientifique montrant que cet apport élevé soit un apport optimal, en termes de performance, de santé, de bien-être et de longévité, mais le contraire n'est pas démontré non plus.

Aussi est-il raisonnable de considérer que le comportement alimentaire spontané de populations humaines en bonne santé est proche, empiriquement de l'apport optimal.

En pratique, l'apport protéique doit être ⩾ 55 g de protéines pour les femmes, et ⩾ 70 g de protéines pour les hommes (sauf dans le cas particulier de l'insuffisance rénale).

BILAN D'AZOTE

Le bilan d'azote est la comparaison entre les apports protéiques exprimés en azote (les protéines contiennent en moyenne 16 % d'azote ; il faut donc diviser l'apport protéique en grammes par 6,25) et l'azote des divers déchets éliminés.

Le bilan d'azote chez le sujet adulte, en dehors de processus inflammatoire ou infectieux, a tendance à s'équilibrer. Cela signifie que pour une même taille et un même poids, au même âge, avec les mêmes activités sociales, certains sujets consomment 150 g de protéines soit 24 g d'azote protéique, d'autres 50 g soit 8 g d'azote protéique, et leurs éliminations sont alors, à long terme, équivalentes à leur ingesta.

Apports
(voir table des aliments en annexe)

Équilibre et niveau

Lorsqu'un sujet est en équilibre à un niveau d'apport azoté élevé, la diminution des apports protéiques entraînera bien en quelques semaines un nouvel équilibre, mais la négativité du bilan d'azote pendant l'adaptation ainsi que la diminution du niveau d'équilibre antérieur provoqueront une asthénie physique, psychique et sexuelle, une modifica-

Inventaire des sorties d'azote (N) (en g/24 h)

	Composés	Taux de N en g/24 h	Cause de la variation	
	N de l'urée	0,50-30	Selon l'azote alimentaire et l'état anabolique ou catabolique	Variable physiologique essentielle
Rein	N de l'ammoniaque	0,20-0,60	Selon l'équilibre acide-base	Quantités peu variables sauf états pathologiques ou conditions spéciales d'alimentation
	N de l'acide urique	0,10-0,18	Selon l'apport en bases puriques	
	N de la créatinine	0,30-0,80	Selon l'importance de la masse musculaire	
	N des : — acides aminés — protéines	 0,35 0,02	5 g dans les protéinuries pathologiques	
Peau	N de : — perspiration — transpiration	0,30	1 g en cas de sudation importante	
Tube digestif	N non absorbé N de : — corps microbiens — desquamation	0,50-1,50	2 g avec un régime riche en cellulose 5 g dans certaines diarrhées	

Total moyen : 1,5 à 3 g sans l'azote uréique

tion du comportement social. Une telle dénutrition protéique entraînerait aussi à brève échéance une diminution de la résistance aux infections par blocage de la synthèse des anticorps et de la production de lymphocytes, ainsi qu'un arrêt du processus de cicatrisation.

Il faut donc, au cours des états pathologiques, tâcher d'équilibrer le bilan d'azote, ou si ce n'est pas possible, limiter sa négativité.

BESOIN QUALITATIF

Il est défini comme le besoin en chacun des acides aminés indispensables.

Ces acides aminés ne sont pas fabriqués, ou fabriqués en quantité insuffisante, par l'organisme. *L'absence de l'apport d'un seul de ces acides aminés empêchera la synthèse protéique et entraînera la négativation du bilan d'azote.*

Acides aminés indispensables

Acides aminés indispensables : besoins quotidiens

ACIDES AMINÉS	*en g/j.*
Isoleucine	0,70 g
Leucine	1,10 g
Lysine	0,80 g
Méthionine :	
— en l'absence de cystéine	1,10 g
— en présence de cystéine	0,20 g
Phénylalanine :	
— en l'absence de tyrosine	1,10 g
— en présence de tyrosine	0,30 g
Thréonine	0,50 g
Tryptophane	0,25 g
Valine	0,80 g

Un apport protéique large comprenant par moitié des protéines d'origine animale suffit à assurer à l'ensemble de la ration protéique une valeur biologique satisfaisante ; par contre il faudra apporter une attention particulière à l'apport de tous les acides aminés indispensables :

— lorsque l'apport protéique est globalement réduit (régime des insuffisants rénaux ou régime des anorexiques) ;

— lorsqu'il est constitué exclusivement, ou presque, de protéines d'origine végétale (régimes végétarien ou végétalien), dont la valeur biologique est médiocre.

Valeur biologique des protéines des aliments usuels

La valeur biologique d'une protéine est son aptitude à équilibrer à elle seule le bilan d'azote lorsque tous les autres nutriments ont été fournis en quantité adéquate. Elle dépend de sa richesse en acides aminés indispensables.

■ ***L'acide aminé manquant ou fourni en quantité insuffisante par une protéine donnée*** s'appelle le *facteur limitant primaire* (si on compensait par l'adjonction à une protéine donnée l'acide aminé manquant, facteur limitant primaire, apparaîtrait alors un déficit relatif en un autre acide aminé ou *facteur limitant secondaire*).

Etant donné la composition des protéines des aliments usuels, seuls trois acides aminés suivants sont susceptibles d'être limitants : le tryptophane, la lysine et la méthionine.

D'une façon générale les protéines d'origine végétale contiennent une quantité insuffisante de lysine ; par contre, les protéines d'origine animale contiennent en quantité adéquate tous les acides aminés et lorsque leur ingestion est large, la connaissance des facteurs limitants présente peu d'intérêt pratique.

■ ***Il faut remarquer que le mélange de 2 protéines de valeur biologique médiocre*** peut être d'une bonne valeur biologique : par exemple, céréales + lait ; les facteurs limitants du lait étant la méthionine et la cystéine, et celui des céréales la lysine.

■ ***On envisagera successivement :***

— les protéines de l'œuf ;
— les protéines de la viande ;
— les protéines du lait ;
— les protéines des céréales.

(Les aliments riches en protéines sont traités dans la 3ème partie de cet ouvrage).

• L'ŒUF

	Besoins				Composition	
	Adulte		*Enfant*		*Œuf*	
	mg	Rapportés au Try.	mg/kg	Rapportés au Try.	% des protéines	Rapportée au Try.
Tryptophane	250	1	30	1	1,53	1
Lysine	800	3,2	170	5,6	7,05	4,6
Méthionine	1 100	4,4	85	2,8	3,65	2,4

Les proportions des concentrations du tryptophane, de la lysine et de la méthionine dans les protéines de l'œuf correspondent assez bien au besoin de l'enfant. Pour l'adulte, la méthionine constitue le facteur limitant.

Pour des raisons expérimentales pratiques, la valeur biologique des protéines a surtout été étudiée chez des petits animaux en croissance, pour lesquels l'œuf constitue le meilleur apport protéique naturel. Ainsi fut prise l'habitude de le prendre comme protéine de référence.

• LES VIANDES

La valeur biologique des fibres musculaires est de beaucoup supérieure à celle des tendons. La « bonne viande » est riche en lysine.

Qualité des protéines de la viande

	BESOINS DE L'ADULTE		TENEUR EN ACIDES AMINÉS POUR 100 G DE PROTÉINES			
	En g.	Rapportés au Try.	Pour 100	Rapportée au Try.	Collagène	Elastine
Tryptophane	0,25	1	1,2	1	0,01	0,01
Lysine	0,80	3,2	9	7,5	4,8	0,4
Méthionine	1,10	4,4	2,5	2,1	0,9	0,05

• LES LAITAGES

Pour les laitages le facteur limitant est constitué par les acides aminés soufrés (méthionine + cystéine).

Le facteur peut être d'autant plus limitant que les protéines du lait (3,4 g %) se subdivisent en caséine (2,8 g %), albumines (0,4 g %) et globulines (0,2 g %), ces deux dernières constituant les protéines du sérum qu'on élimine au cours de la fabrication des fromages. Or ce sont les protéines du sérum qui sont les plus riches en acides aminés soufrés. Ainsi : la précipitation de la caséine et l'élimination des protéines du sérum diminuent quelque peu la valeur biologique des protéines des laitages.

• LES PROTÉINES DES CÉRÉALES

Toutes les céréales contiennent quatre sortes de protéines : des albumines, des globulines, des glutélines et des prolamines, dont la distribution dans le grain n'est pas homogène. Les albumines et les globulines prédominent dans les assises superficielles, les glutélines et prolamines (qu'on réunit sous le nom de gluten), particulièrement pauvres en lysine, constituent la partie centrale. Or le blutage enlève la plus grande partie des assises superficielles, modifiant ainsi la valeur des produits consommés. D'une façon générale, le facteur limitant est la lysine.

IV. — GLUCIDES ET BESOINS GLUCIDIQUES

Les glucides sous forme de glucose sont un substrat énergétique utilisable par toutes les cellules, indispensables à certaines ; pourtant le stock en est très faible, quelques minutes sous forme de glucose, quelques heures sous forme de glycogène hépatique et musculaire.

Dans l'organisme les glucides ont deux origines :

— alimentaire directe après transformation ;
— métabolique (par néo-glucogenèse à partir des acides aminés).

STRUCTURE ET CLASSIFICATION

On distingue :

■ ***Les monosaccharides :*** on appelle *monosaccharides* les hydrates de carbone qui ne peuvent plus être dédoublés par hydrolyse.

Les hydrates de carbone dont la chaîne compte 3, 4, 5, 6, etc., atomes de carbone sont respectivement appelés « trioses », « tétroses », « pentoses », « hexoses », etc.

• En règle générale, les monosaccharides se trouvent sous forme cyclique (furanose et pyranose).

Exemple :

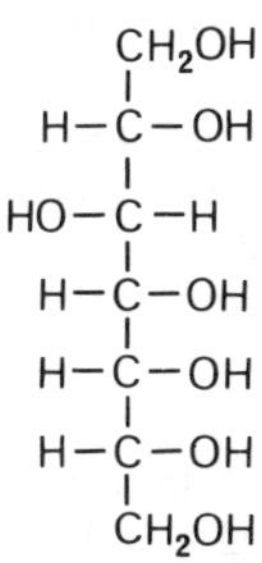

Glucose - forme linéaire

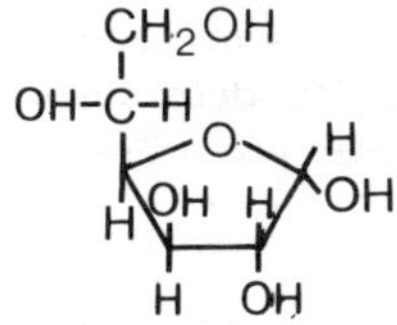

Glucofuranose

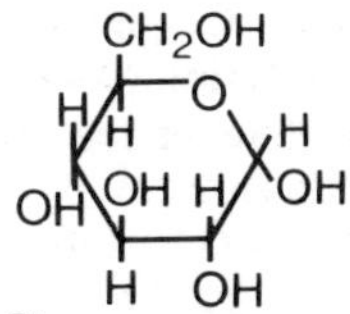

Glucopyranose

La fonction hydroxyle rattachée à l'atome en position 1 ou 2 est particulièrement apte à réagir avec d'autres substances, donnant des composés plus complexes appelés *glucosides*. Il s'agit d'un corps non glucidique s'unissant à un ose (par exemple, un alcool anhydre), ou bien des oligo ou polysaccharides si ce sont des glucides qui s'unissent entre eux.

• CHAQUE MOLÉCULE DE MONOSACCHARIDE PEUT EXISTER SOUS 3 FORMES :

— une forme lévogyre : L- ou (-) ;
— une forme dextrogyre : D- ou (+) ;
— une forme optiquement inactive ou racémique : DL- ou (±).

■ ***Les oligosaccharides*** résultent de la réunion de 2 à 10 molécules de monosaccharides ou de leurs dérivés par une liaison glucosidique.

■ ***Les polysaccharides*** contiennent de 10 à plusieurs milliers de groupements monosaccharidiques.

GLUCOSE

L'absorption est particulièrement rapide : en solution et lorsque le sujet est à jeun, plus de 3/4 sont absorbés en moins de 45 mn. Le glucose est un élément énergétique privilégié puisque toutes les cellules peuvent l'utiliser. Certaines d'entre elles, les cellules cérébrales, médullaires rénales et les globules rouges, ne peuvent dans des conditions normales utiliser que du glucose. La cellule cérébrale peut utiliser un autre substrat énergétique, les corps cétoniques, mais seulement après un jeûne glucidique de 4 ou 5 jours.

■ ***Métabolisme***

Certains acides aminés dits *acides aminés glucoformateurs* (ils constituent à peu près la moitié de la masse des acides aminés corporels) et le glycérol résultant de l'hydrolyse lipidique aboutissent à la néo-glucogénèse. Ce glucose, ainsi que le glucose alimentaire après absorption est soit utilisé immédiatement dans les deux voies de la glycolyse, soit stocké dans le foie et les muscles après glycogénèse.

• GLYCOLYSE :

— La *glycolyse aérobie* fournit l'énergie nécessaire à la synthèse de l'ATP, forme sous laquelle l'énergie est utilisée par les cellules.

— La *glycolyse anaérobie* spécifique du muscle à l'effort accomplit la même fonction avec un rendement très faible car elle s'arrête au glycérol et à l'acide lactique, métabolites intermédiaires qui devront être réutilisés par le foie.

— Les *acides lactique et pyruvique,* métabolites intermédiaires de la glycolyse, servent de substrats, s'il y a excès de glucose, à la synthèse des lipides. Au total la glycolyse fournit 668 cal./molécule (dont le PM est de 180), soit 4,1 cal./g de glucose.

• GLYCOGÈNE

Pour des raisons d'osmolarité l'organisme ne peut constituer des réserves importantes de glucides sous forme de glucose libre. Le glycogène formant des réserves est un polysaccharide de poids moléculaire de plusieurs millions.

Il est exclusivement composé de molécules de D-glucose liées entre elles par des liaisons 1-4 et 1-6.

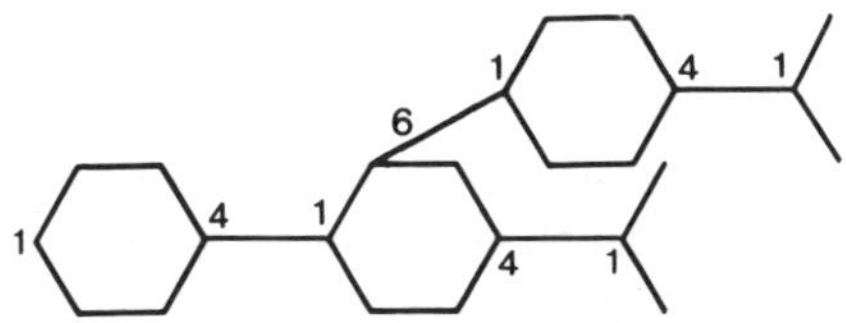

Les chaînes principales sont constituées de molécules liées par la liaison 1-4, le branchement de chaînes latérales se faisant par des liaisons 1-6.

La glycogénogénèse dépend de la valeur de la glycémie et des facteurs hormonaux, en particulier le cortisol. La glycogénolyse est indépendante de la glycémie et est provoquée en particulier par le glucagon et les catécholamines. Rappelons que le glucose provenant de la glycogénolyse hépatique se déverse dans la grande circulation, alors que celui libéré dans les muscles doit être métabolisé sur place.

■ *Facteurs modifiant la distribution et la répartition du glucose*

• LA SURCHARGE ALIMENTAIRE GLUCIDIQUE élève la glycémie, ce qui provoque une augmentation du captage du glucose par la cellule musculaire et adipeuse, et une diminution du flux de glucose du foie vers le sang.

• L'EFFORT MUSCULAIRE violent diminue la tolérance au glucose (c'est-à-dire élève la glycémie) si celui-ci est ingéré pendant l'effort.

■ *Facteurs hormonaux*

• L'INSULINE est la seule hormone hypoglycémiante. Elle provient par protéolyse d'une proinsuline stockée sous forme de grain ; l'augmentation du taux de glucose active l'enzyme qui provoque la transformation de la proinsuline en insuline.

L'insuline active la pénétration du glucose sous forme phosphorylée dans les cellules. Rappelons que les cellules cérébrales, hépatiques et celles des îlots bêta langerhansiens captent du glucose même en l'absence de l'insuline. Elle augmente la métabolisation du glucose, sa transformation en glycogène, en lipides et en chaînes carbonées servant aux transaminations.

• Le cortisol provoque :

— une élévation du taux du glycogène tissulaire ;

— un accroissement de la néo-glucogenèse et une réduction de l'utilisation du glucose.

• L'hormone de croissance, ou somatotrope, provoque une élévation de la glycémie, en particulier en augmentant la glycogénolyse hépatique.

• Le glucagon a une action hyperglycémiante, surtout par augmentation brutale de la glycogénolyse.

• L'adrénaline provoque une élévation très rapide de la glycémie, par une augmentation de la glycogénolyse hépatique et musculaire et par inhibition de la sécrétion insulinique. La sécrétion d'adrénaline obéit à une commande nerveuse : ainsi s'expliquent les hyperglycémies d'origine émotionnelle observées chez l'homme.

■ ***Sources alimentaires***

Le glucose en tant que tel est peu répandu. On en trouve dans le miel et en petites quantités dans les fruits.

FRUCTOSE (OU LÉVULOSE)

■ ***Le fructose est un hexose réducteur*** du fait de la présence d'une fonction cétone.

Sa formule est :

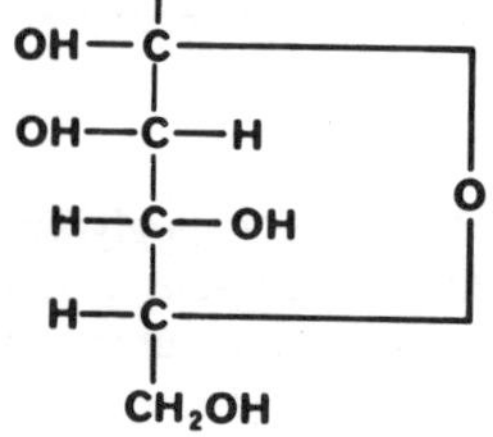

Il peut se présenter comme tous les oses sous forme pyronique ou furonique.

Il est lévogyre d'où le nom de lévulose.

■ *Absorption*

Le fructose est ingéré sous deux formes :

— *Une forme directe*, représentée par le fructose des fruits ou du miel,

— *Une forme où il est associé au glucose,* représentée par le saccharose. C'est cette forme qui est la source la plus importante de fructose.

La vitesse d'absorption est lente, environ 40 % de celle du glucose.

■ *Métabolisme*

Le fructose est phosphorylé dans le foie.

Le fructose-1- phosphate est scindé en deux trioses : D-glycéraldéhyde et phosphodihydroacétone. Ces 2 trioses peuvent alors soit rejoindre le cycle de Krebs, soit être utilisés pour la néo-glucogenèse.

Ainsi son utilisation ne nécessite-t-elle pas d'insuline.

■ *Teneur en fructose en g/100 g de différents aliments*

LAITS		— Pêche	1,6
— Femme	0	— Poire	8
— Vache	0	— Pomme	7
— Chèvre	0	— Prune	2,7
FRUITS FRAIS		— Raisin	7 à 11
— Abricot	0,4	FRUITS SECS	
— Ananas	1,4	— Abricot	34
— Banane	7	— Datte	15 à 20
— Cerise	7,2	— Figue	31
— Figue	8,2	PRODUITS SUCRÉS	
— Fraise	2,3	— Miel	40,5
— Orange	2,4	— Confiture	8

L'orge, le maïs, le soja, le blé germé, le cidre, la bière, les condiments composés en contiennent.

GALACTOSE

Sa formule est :

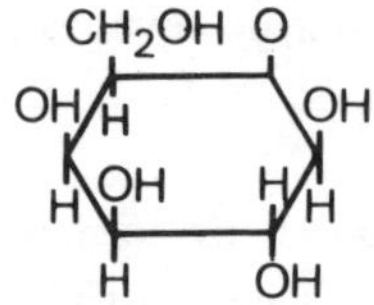

Galactose

Le D-galactose est, avec le glucose, un constituant du lactose.

On le trouve aussi dans les cérébrosides, lipides complexes du cerveau, ainsi que dans les végétaux sous forme de galactane.

Il a une saveur sucrée assez agréable.

Absorption : au niveau de grêle, le galactose est isomérisé en glucose.

LACTOSE

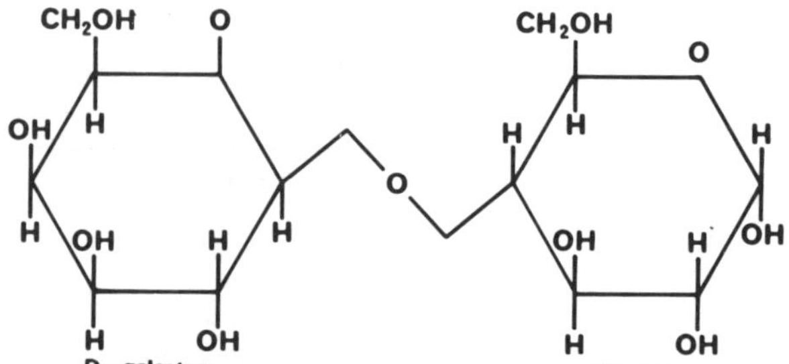

Le lactose est un dissaccharide réducteur, scindé au niveau du grêle en glucose et galactose par la lactase. La lactase est un enzyme adaptable de telle sorte qu'un adulte qui ne consomme pas habituellement de lactose est incapable d'hydrolyser celui-ci en grande quantité. Cela explique une bonne part des intolérances du lait.

On le trouve dans tous les laits de mammifères ; le lait de femme est particulièrement riche.

SACCHAROSE

Le saccharose est un diholoside très répandu dans la nature. C'est le « sucre de table » du fait des grandes quantités qu'on peut obtenir à partir des végétaux, en particulier à partir de la betterave et de la canne à sucre.

■ *Métabolisme*

Le saccharose est scindé dans le jéjunum sous l'influence d'un enzyme, l'invertase, en glucose et fructose. Cet enzyme est très abondant et très actif de telle sorte que l'hydrolyse du saccharose n'est jamais un facteur limitant.

■ *Richesse en saccharose en g/100 g de différents aliments*

LAITS		PRÉPARATIONS A BASE DE SUCRE	
— Femme		— Miel	2,6 à 3
— Vache	0	— Bonbon	93
— Chèvre		— Chocolat	20 à 60
FRUITS		— Confiture	50 à 55
— Abricot	3,6	— Sucre	99,5
— Ananas	7,5	LEGUMES FRAIS	
— Banane	6 à 9	— Betterave rouge	9 à 15
— Orange	4,2	— Carotte	1,7
— Pêche	4,2	— Chou	1 à 2
— Poire	1	— Melon	3,3 à 6,2
— Pomme	2	— Oignon	2 à 3
— Prune	2	— Pomme de terre et autres légumes	0 à 1
— Raisin	0	LÉGUMES SECS	
— Cerise	0	— Pois sec	6,7
FRUITS SÉCHÉS		— Lentilles	2,1
— Datte	45 à 48	— Haricots	1,6
FRUITS OLÉAGINEUX		PRODUITS FARINEUX	
— Amande	2,3	— Biscotte	1
— Cacahuète	4,5	— Croissant	2
— Noisette	0	TENEUR NULLE	
— Noix	0	— Viande	
— Olive	0	— Charcuterie	
BOISSONS		— Coquillage	0
— Limonade	10 à 12	— Œuf	
— Bière	0	— Laitage	
— Vin	0	— Fromage	

BESOINS GLUCIDIQUES

■ ***Il existe un besoin minimal en glucides*** de l'ordre de 150 g/24 h, pour assurer le glucose nécessaire aux organes glucodépendants (en particulier au cerveau, les globules rouges, la médullaire rénale) ; faute d'un tel apport, la quantité de glucides nécessaires sera fabriquée par néo-glucogenèse à partir des protéines, ou une cétogenèse prolongée provoquera une adaptation enzymatique du cerveau.

■ ***Si l'apport de glucose n'est plus assuré,*** s'installe une cétonémie massive. Les corps cétoniques proviennent du catabolisme lipidique. Après 8 à 15 jours apparaît une adaptation enzymatique du cerveau de telle sorte que celui-ci devient capable de se passer presque entièrement de glucose. La néo-glucogenèse hépatique, massive au début du jeûne glucidique, diminue alors.

Par contre, la médullaire rénale demeure glucodépendante et continue à couvrir son besoin glucidique par néo-glucogenèse locale.

Ainsi la notion du besoin glucidique est-elle toute relative, puisque un régime lipidoprotidique permet un équilibre nutritionnel, certes particulier, mais durable.

Le danger d'un tel équilibre est seulement qu'il nécessite, afin que l'apport calorique soit suffisant, un apport massif de lipides ; or, la tolérance génétique à un tel apport est chez un grand nombre d'individus limitée. Il en résulte alors une hypercholestérolémie et une augmentation du risque cardiovasculaire précoce. Il semble que l'hypercétonémie prolongée puisse constituer un risque cardiovasculaire complémentaire.

■ ***Par besoins glucidiques sont entendus*** à la fois le besoin en mono et disaccharides (tel le saccharose) et celui en amidon. En fait, l'apport en mono et disaccharides provoque une hyperglycémie brutale qui induit à son tour une réponse insulinique brutale, puis une lipidogenèse et une lipogenèse accrues. L'apport glucidique sous forme d'amidon est préférable et d'ailleurs c'est celui-ci qui a constitué l'apport alimentaire prédominant pendant un grand nombre de générations. Le besoin en saccharose n'est fondé que sur le plaisir que sa consommation procure.

TENEUR EN GLUCIDES DES PRINCIPAUX ALIMENTS

■ **en g/100 d'aliments avant cuisson**

(voir table des aliments en annexe)

■ ***En pourcentage approximatif***

0 % DE GLUCIDES
- Fromages
- Graisses
- Œufs
- Poissons
- Viandes

5 % DE GLUCIDES
- Lait
- Laitages
- Légumes verts

10 % DE GLUCIDES
— Artichaut
— Betterave
— Carotte
— Céléri
— Navet
— Petits pois

15 % DE GLUCIDES
— Fruits frais

20 % DE GLUCIDES
— Banane
— Légumes secs
— Pâtes
— Pomme de terre
— Raisin
— Riz

55 % DE GLUCIDES
— Pain

75 % DE GLUCIDES
— Biscotte

FIBRES ALIMENTAIRES VÉGÉTALES

Constituants des membranes des cellules végétales, les fibres alimentaires se trouvent principalement dans les céréales, les légumes et les fruits.

Elles sont constituées des résidus fibreux non hydrolysés par les enzymes digestifs, mais en partie dégradés par la flore colique (composants polysaccharidiques). On reconnaît 4 constituants principaux : cellulose, hémicellulose, pectine, lignine.

La teneur globale en fibres des végétaux varie avec leur âge, leur provenance et leur degré de maturation :

— la lignine, surtout localisée dans la partie dure des végétaux, n'est pas métabolisée ; elle est irritante pour l'intestin ;

— la cellulose, abondante dans les légumes verts, est dégradée partiellement par la flore intestinale (15 %) ; elle est très hydrophyle ;

— les hémicelluloses A et B, se trouvent dans les plantes jeunes ; elles sont dégradées de 60 à 85 % dans le côlon ; elles ont une très forte affinité pour l'eau ;

— les pectines (polymères d'acide galacturonique) sont présentes surtout dans les baies et les fruits à pépins. En absorbant de grandes quantités d'eau, elles se transforment en gel visqueux qui s'étale en couche mince sur la muqueuse intestinale, et ralentit l'absorption de certains nutriments.

— Par leur grand pouvoir hydrophile, les fibres augmentent le poids et le volume des selles ; elles accélèrent le transit intestinal, séquestrent les sels biliaires et le cholestérol ; elles ralentissent l'absorption des glucides ; elles peuvent être conseillées comme adjuvant dans le diabète et les hyperlipoprotéinémies.

Un inconvénient : elles réduisent l'absorption des minéraux et des vitamines B ; la présence d'acide phytique dans la cuticule des céréales majore cette action.

V. — LIPIDES ET BESOINS LIPIDIQUES

Dans l'organisme il y a approximativement 25 milliards d'adipocytes d'un diamètre moyen de 80 microns, ce qui correspond à une dizaine de kg de graisse ou encore approximativement 90 000 kcal. de réserves énergétiques, de l'ordre de grandeur de 6 semaines de dépense.

Ce stock d'énergie provient soit des lipides alimentaires réarrangés, soit par lipogenèse à partir du glucose.

STRUCTURE ET CLASSIFICATION

■ ***Les lipides, comme les glucides, sont des composés ternaires formés de carbone, d'oxygène et d'hydrogène.*** Mais leur composition est plus plastique que celle des sucres et des amidons ; ils forment des composés plus variés et contractent plus aisément des alliances avec d'autres éléments : phosphore (phospholipides), soufre, azote (lécithine, sphingomyélines), sucre (cérébrosides).

Le groupe des lipides est très hétérogène et rassemble diverses substances hydrophobes ; leur transport plasmatique se fait sous forme de lipoprotéines.

■ ***Les principaux lipides alimentaires*** sont les triglycérides : ils comportent un glycérol et trois acides gras.

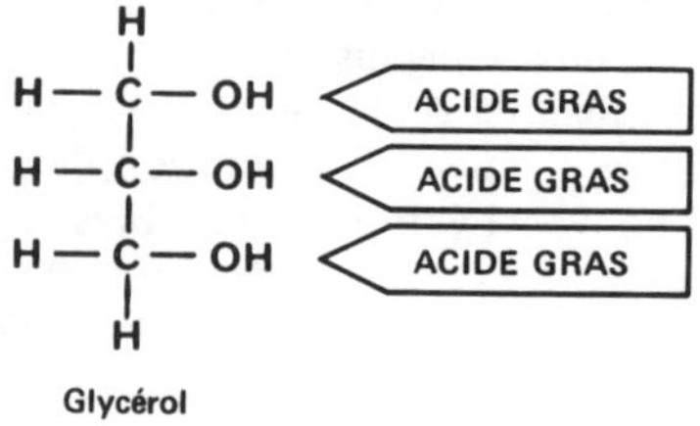

Glycérol

■ ***Le glycérol est un trialcool*** doté de 2 fonctions alcool primaire et d'1 fonction alcool secondaire.

Comme les autres alcools il est soluble dans l'eau et son métabolisme fait partie du métabolisme glucidique.

Il peut donner naissance à 3 ordres de « glycérides » :

— si les 3 fonctions sont saturées par 3 molécules d'acides gras (semblables ou différentes), on obtient un triester du glycérol ou triglycéride, encore appelé « glycéride neutre » ;

— si 2 fonctions alcool seulement sont saturées par 2 molécules d'acides gras (1 fonction alcool restant libre), on obtient un diglycéride ;

— si 1 seule fonction alcool est saturée par 1 molécule d'acide gras, on obtient un monoglycéride, corps doté de puissantes propriétés émulsifiantes, et qui joue à ce titre un grand rôle dans la traversée de la barrière intestinale par les lipides.

Les monoglycérides et les diglycérides sont des formes de passage, apparaissant transitoirement au cours du catabolisme ou de l'anabolisme lipidique.

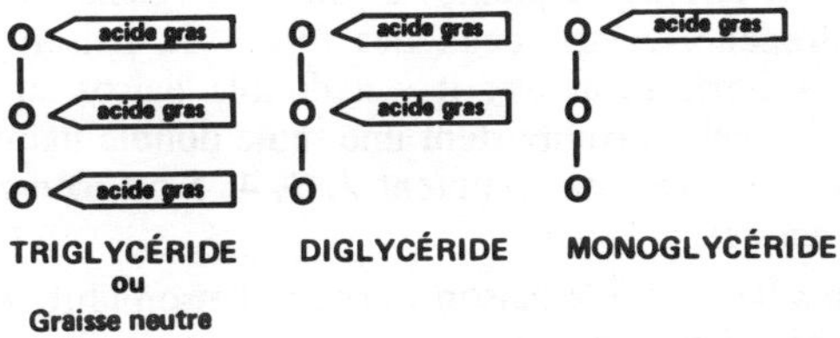

■ ***En raison de la petitesse de sa molécule par rapport à celle des acides gras,*** le glycérol représente à peine la 10e partie du poids des glycérides ; en valeur calorique, il en représente seulement la 25e partie.

Acides gras

Le radical est constitué par une chaîne linéaire d'atomes de carbone, de longueur variable (de 4 à 30 C, selon l'acide), sur chacun desquels sont fixés en principe 2 atomes d'hydrogène (1 seul, s'il existe à ce niveau une double liaison). A un bout, la chaîne se termine par un groupe méthyle CH_3. A l'autre bout, elle s'achève par un carboxyle COOH, porteur de la fonction acide.

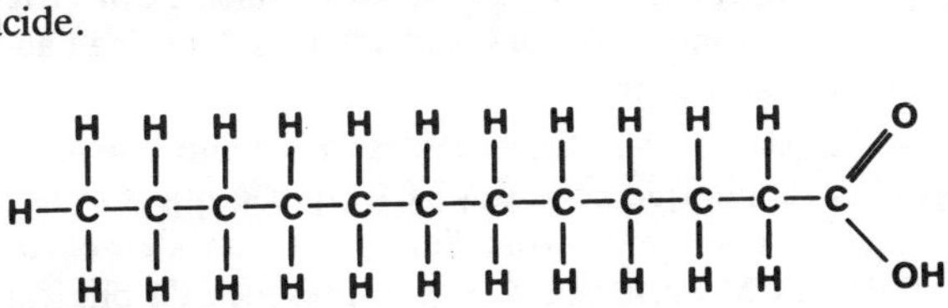

Exemple : Acide Laurique. Formule développée

Seuls les acides gras naturels *présentant un intérêt alimentaire* seront étudiés, ce qui limite aux acides à chaîne non ramifiée, dotés d'un seul carboxyle COOH (ces acides sont dits « monocarboxyliques ») et possédant un nombre pair d'atomes de carbone (les acides gras à nombre impair de carbone existent, mais sont rares dans la nature).

Des acides gras peuvent être distingués selon :

■ ***Le degré d'insaturation,*** c'est-à-dire le nombre de doubles liaisons présentes dans la chaîne carbonée : on distingue alors les acides gras *saturés* et les acides gras *insaturés.*

● LES ACIDES GRAS SATURÉS sont ceux dont toutes les liaisons internes sont saturées et dont le radical comprend 2 atomes d'hydrogène pour chaque atome de carbone. Leur formule générale est : CH_3 $(CH_2)n$ COOH (n étant un nombre pair, variable de 4 à 30).

● LES ACIDES GRAS INSATURÉS comportent un peu moins d'atomes d'hydrogène que le double du nombre de leurs carbones. Dans la formule la plus simple (et la plus fréquente) 2 carbones voisins ont perdu chacun 1 atome d'hydrogène. Ainsi, deux des forces de liaison internes de la molécule ne sont pas saturées : il y a double liaison et l'acide est dit *insaturé*. Certains acides comportent une seule double liaison (ils sont dits *monoinsaturés*) ; d'autres en comptent 2, 3, 4, 5 ou même 6 (ce sont les acides *polyinsaturés*).

Ce qu'on appelle « double liaison » est une liaison libre, qui confère à la molécule une réactivité plus grande.

La quantité d'iode (indice d'iode) captée par une matière grasse permet de connaître le nombre de doubles liaisons présentes dans les acides gras donc la proportion d'acides insaturés qu'elle contient.

L'hydrogénation consiste à saturer les doubles liaisons par des atomes d'hydrogène. Elle transforme un acide insaturé en acide saturé, le point de fusion s'élève (ainsi, une « huile » liquide se transforme en « graisse » solide) ; d'autre part, le produit rancit moins puisqu'il ne peut plus se former d'aldéhydes.

■ ***La longueur de la chaîne,*** due au nombre d'atomes de carbone *contenu* dans la molécule.

Tous les acides courts (jusqu'à C10) sont liquides alors qu'ils sont solides à partir de C12. Jusqu'à C12 inclus, on les nomme TCM (triglycérides à chaîne moyenne). Ces mêmes acides sont solubles dans l'eau au-dessous de C10, et insolubles au-dessus.

L'hydrolyse digestive des triglycérides à chaîne moyenne est plus complète et plus rapide que celle des TCL, quelle que soit la quantité de lipase disponible ; elle peut avoir lieu même en l'absence de lipase. L'absorption des TCM ne nécessite pas la présence de bile car les acides gras moyens sont hydrosolubles. Une fois absorbés ils passent par la veine porte, et dans le foie ils sont très rapidement oxydés. Ils peuvent assurer les besoins organiques de l'organisme même s'ils constituent la seule source d'apport énergétique. Par opposition schématique, les TCL ont une hydrolyse lente•et des micelles sont indispensables à leur absorption ; ils passent par le canal thoracique ; leur oxydation hépatique est beaucoup plus lente ; ils participent à la constitution des réserves adipeuses.

■ ***Pour les acides insaturés, la configuration structurale de la chaîne joue un rôle :*** forme *cis* (plus fréquente) et *trans* (plus rare).

La présence de la double liaison représente un point faible. La molécule insaturée prend généralement une forme repliée sur elle-même : c'est la forme dite *cis*. Plus rarement, elle se déplie et s'étend en longueur : c'est la forme *trans*. On obtient ainsi des isomères géométriques, chimiquement semblables, mais dotés de propriétés différentes.

■ ***Les acides gras saturés les plus répandus dans la nature*** sont les acides palmitique (C 16) et stéarique (C 18), accessoirement les acides myristique (C 14) et laurique (C 12).

■ ***Les acides gras monoinsaturés*** les plus répandus sont l'acide palmitoléique en C 16, et surtout l'acide oléique en C 18, principal constituant des huiles végétales, mais que l'on trouve également en abondance dans les graisses animales fluides (graisses d'oie, d'homme). L'acide oléique représente à lui seul 30 % des acides gras fournis par l'alimentation.

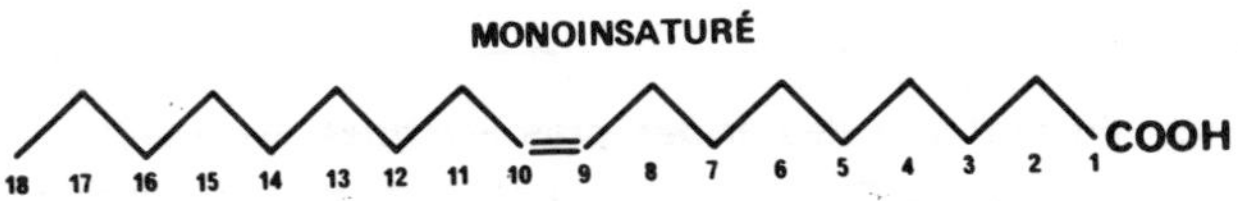

1Δ Acide oléique (9-octadécénoïque)

■ ***Les principaux acides polyinsaturés sont :***

— l'acide linoléique (C 18 : 2 N) de la famille des γ6
— l'acide linolénique (C 18 : 3 N) de la famille des γ3
— l'acide arachidonique (C 20 : 4 N)
— et les acides à 4,5 ou 6 doubles liaisons des huiles de poisson dont :

• l'acide eicosapentaénoïque (C 20/5) ou EPA et l'acide docosahexanoïque (C 22/16) ou DHA,

• tous deux en oméga 3.

Les acides gras de la série n-6 (acide linoléique) sont précurseurs de prostaglandine. Ils ont un rôle hypocholestérolémiant.

Les acides gras de la série n-3 ont des inhibiteurs compétitifs de l'acide arachidonique, ils participent à la formation d'une prostacycline aux propriétés antiagrégantes.

BESOINS EN LIPIDES ET ACIDES GRAS ESSENTIELS

— L'alimentation actuelle contient 40 % des calories sous forme lipidique. En fait cet apport peut être remplacé par des glucides car la capacité de lipidogénèse n'est jamais un facteur limitant. Ainsi n'existe-t-il pas de besoin lipidique quantitatif. Par contre certains acides gras sont indispensables.

— Les acides gras essentiels sont ceux que l'homme et d'autres mammifères supérieurs ne peuvent synthétiser à partir d'autres acides gras ou de glucose.

— Les acides γ linolénique et arachidonique sont synthétisés à partir de l'acide linoléique.

La synthèse de l'acide arachidonique diminue avec l'âge, il devient donc essentiel chez le sujet âgé.

Acides gras insaturés essentiels

Acide linoléique	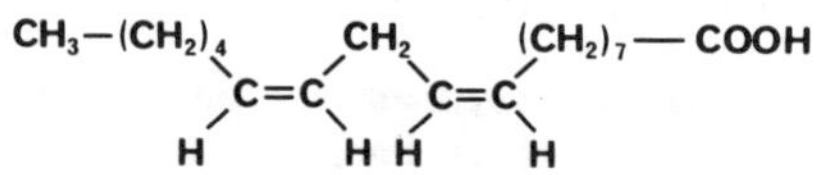
Acide α - linolénique	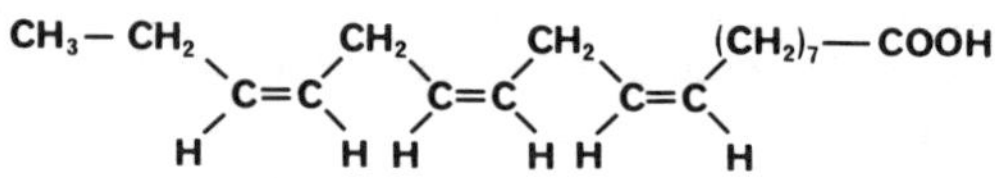

Biosynthèse des acides gras insaturés essentiels

PLANTES, LEVURES, ALGUES	ANIMAUX SUPÉRIEURS
Acide oléique (Octadécène - 9 oïque)	Acide linoléique (Octadécène - 9, 12 oïque)
↓ ← NADH, NADHP, O_2	↓
Acide linolénique (Octadécène - 9, 12 oïque)	Acide γ - linolénique (Octadécène - 6, 9, 12 oïque)
↓ ← NADH, NADHP, O_2	↓ + Malonyl CoA ↓
Acide α - linoléique (Octadécène - 9, 12, 15 oïque)	Acide eicosène - 8, 11, 14 oïque
	− 2H ↓
	Acide arachidonique Eicosène - 5, 8, 11, 14 oïque

■ ***Les plantes, les levures et les algues vertes*** transforment l'acide oléique en acides polyinsaturés.

■ ***Chez les animaux,*** l'acide linoléique et l'acide linolénique ne peuvent être synthétisés *in vivo,* mais il y a allongement de la chaîne et désaturation entre le carboxyle et la première insaturation menant à l'acide arachidonique.

Besoin en acide linoléique

La carence en acide linoléique a été surtout étudiée chez les rongeurs. Chez l'homme elle est très rare et ses signes les plus précoces sont des dermatites. On l'a décrite au cours des alimentations parentérales très prolongées et plus fréquemment chez les enfants nourris pendant plus d'un an exclusivement au lait de vache.

Le besoin est provisoirement fixé à 5 g/j.

Le test biologique en faveur d'une carence est le rapport :

$$\frac{\text{triènes}}{\text{tétraènes}} \text{ en particulier } \frac{C20:3n-9}{C20:4n-6}$$

Une valeur inférieure à 0,4 est certainement un signe de carence.

Besoins en acide alphalinolénique

L'index de carence en acide linolénique serait le rapport :

$$\frac{C22:5n-6}{C22:6n-3}$$

mais celui-ci a été peu étudié.

Cet acide gras essentiel est précurseur de l'acide eicosapentaénoïque et docosahexaénoïque dont le rôle métabolique est très important dans la prévention des maladies cardiovasculaires.

Sources alimentaires

Les acides gras essentiels se rencontrent dans toutes les graisses végétales et animales. Puisque seuls les végétaux sont susceptibles de les synthétiser, le beurre, le suif et le lard en sont très pauvres.

Les viandes contiennent, dans les structures phospholipidiques, de l'acide arachidonique qui provient par synthèse des acides gras essentiels

CORPS GRAS ALIMENTAIRE	ACIDE LINOLÉIQUE ($C_{18}H_{32}O_2$)	ACIDE LINOLÉNIQUE ($C_{18}H_{30}O_2$)		
Huiles et graisses végétales				
huile d'arachide	20 à 29	Traces		
huile de colza	12 à 16	7 à 9		
huile de coprah	2,5	Traces		
huile de noix	69 à 78	3 à 13		
huile d'olive	7	Traces		
huile de palme	10	"		
huile de soja	50 à 60	6 à 10		
huile de tournesol	55 à 65	Traces		
huile de maïs	45 à 50	Traces		
huile de pépins de raisins	⩾ 60	Traces		
Graisses animales			DHA	EPA
Poisson			8 %	9 %
graisse de porc (saindoux)	8	Traces		
graisse d'oie	6,5	"		
graisse de bœuf	2	0,5		
beurre	3 à 5	Traces		
jaune d'œuf	9	Traces		
graisse du lait	4 à 8	Traces		

plus courts d'origine végétale. (Peut-être la nourriture carnée n'est-elle indispensable que chez les vieillards).

Les poissons contiennent une forte proportion des dérivés de l'acide alphalinolénique : l'EPA et le DHA. Des études sur les populations consommant beaucoup de poissons ont montré la faible incidence des infarctus du myocarde chez ces sujets. D'autres études ont prouvé l'intérêt de l'enrichissement de la nourriture en ces acides gras, sur le métabolisme des prostaglandines, sur la cholestérolémie, et sur l'agrégation plaquettaire.

TENEUR EN LIPIDES DES PRINCIPAUX ALIMENTS

(voir table des aliments, en annexe)

VI. — VITAMINES

La consommation de la plupart des vitamines diminue car la ration globale diminue et les aliments sont plus purifiés. Les besoins en vitamines ont été fixés avec de confortables coefficients de sécurité. De la juxtaposition de ces deux phénomènes — apports diminués, apports conseillés élevés — résulte qu'une partie de la population se trouve théoriquement en état d'hypovitaminose. Ceci est un problème de population ; à l'échelle individuelle le médecin devra savoir, par l'interrogatoire alimentaire, qu'une carence est possible, par les signes cliniques, qu'elle est probable, par les explorations biologiques, qu'elle est certaine.

Le plus souvent, il s'agit de déficiences plutôt que de réelles carences. Ces états de déficit modéré sont impliqués comme facteurs de risque dans la survenue de nombreuses pathologies.

On traitera dans ce chapitre de la structure des vitamines, de leur principaux rôles physiologiques et aussi des principaux signes de carence. La teneur en vitamines des aliments est traitée avec ceux-ci, dans la troisième partie de cet ouvrage.

VITAMINES HYDROSOLUBLES ET BESOINS

Vitamine B_1 ou thiamine

La thiamine est nécessaire au métabolisme des hydrates de carbone.

■ *Structure et stabilité*

Formule de la thiamine :

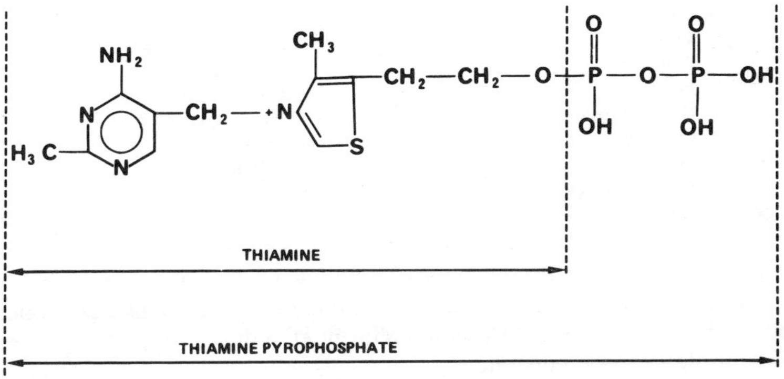

A l'abri de la lumière et de l'humidité, les sels de thiamine sont relativement stables à l'oxygène de l'air et même à la chaleur, mais ils sont sensibles à l'irradiation par les ultraviolets. En outre, la thiamine est stable en solution acide (pH 4) alors qu'il se produit une dégradation en solution neutre ou alcaline.

■ *Sources*

Les sources principales de thiamine sont les céréales, les légumineuses et les levures. Dans les céréales, la thiamine se trouve surtout dans le germe et le son. Les céréales à haute teneur en thiamine sont actuellement sélectionnées. La vitamine se rencontre dans toutes les légumineuses (petits pois, haricots, lentilles). On la rencontre en petites quantités dans la viande et le lait.

Une thiaminase (thermosensible) est contenue dans la chair de poisson. Elle peut, quand le poisson est consommé cru, être source de carence.

Dans les pays anglo-saxons, il existe des préparations céréalières enrichies.

Richesse des aliments crus en vitamine B_1 (en mg/100 g)

3 mg à 20 mg : — Extraits de levure — Germe de blé — Levure de bière sèche — Levure de boulanger	*0,1 mg à 0,5 mg :* — Banane — Carotte — Choux — Farines blanches — Légumes verts — Pain complet — Pomme de terre — Pâtes alimentaires — Poissons — Viandes
0,5 mg à 3 mg : — Abats — Châtaigne — Farine de blé complète — Haricots (frais) — Huître — Lentilles — Noisette — Noix — Œuf de poule — Orange — Pois — Viande de porc	*0,02 mg à 0,1 mg :* — Fromages — Fruits frais — Pain blanc — Laits — Salades

La thiamine est une des vitamines les plus sensibles à l'action de la chaleur en milieu humide. La cuisson en diminue la teneur dans des proportions variant entre 10 et 40 % selon l'aliment et la durée, en partie par l'élimination de l'eau de cuisson.

■ *Besoins*

La quantité quotidienne de thiamine nécessaire est fonction du poids corporel, de l'intensité du métabolisme, du niveau d'activité physique et de la composition de la ration alimentaire. Elle est en moyenne de 0,33 mg/1 000 kcal. Cependant, afin d'assurer une marge de sécurité (surtout en cas d'apport glucidique élevé), elle a été fixée de 1,3 à 1,5 mg/j chez l'adulte, à 1,8 mg/jr chez la femme enceinte.

■ *Rôle métabolique*

Sous sa forme d'ester pyrophosphorique (cocarboxylase), la vitamine B_1 intervient dans plusieurs réactions essentielles du métabolisme des hydrates de carbone, en particulier dans la décarboxylation des acides pyruvique et alpha-cétonique, et dans la métabolisation du glucose par la voie des pentoses.

• Absorption

Par voie intramusculaire, la résorption thiaminique est rapide et complète.

Par voie orale, elle est partielle : 8 à 15 mg de thiamine/j., au maximum, pour une administration de 40 mg/j.

La thiamine est absorbée par l'intestin grêle proximal et surtout par le duodénum. Cela explique que la thiamine produite par la flore microbienne intestinale n'est que très faiblement absorbée. L'absorption se fait d'une façon à la fois passive et active.

• Stockage

On trouve la thiamine dans tous les tissus, mais à concentration plus importante dans le foie, le cerveau, les reins et le cœur. Les réserves tissulaires ne sont jamais importantes ; elles sont sous la dépendance d'un apport alimentaire quotidien.

• Excrétion :

— 1 mg de thiamine/24 h est complètement dégradé par les tissus. Si l'apport ne dépasse pas 1 mg, on ne retrouve dans les urines que des traces de thiamine.

— Lorsque l'absorption thiaminique excède les besoins métaboliques de quelques mg, on retrouve dans les urines de la pyrimidine. La pyrimidine provient de la dégradation de la molécule de thiamine.

— Par contre, lorsque l'absorption thiaminique est très augmentée, l'excès se retrouve dans les urines, indiquant que la capacité des tissus à scinder la thiamine en pyrimidine est saturée.

— La demi-vie de la thiamine est d'une dizaine de jours.

■ *Carence*

La carence en thiamine peut prendre trois formes cliniques :

— une forme neurologique pour laquelle les résultats thérapeutiques seront longs à obtenir ;

— une forme caractérisée par l'atteinte cardiaque et répondant immédiatement à la vitaminothérapie ;

— une forme œdémateuse, contemporaine ou non de la forme cardiaque.

• DIAGNOSTIC POSITIF

L'insuffisance en thiamine augmente les taux plasmatiques de lactate et de pyruvate. Cette augmentation n'est pas spécifique car elle peut être provoquée, par exemple, par l'effort physique.

Un deuxième test plus spécifique est la mesure du contenu des globules rouges en transcétolase, enzyme qui intervient dans le shunt des pentose-phosphates et nécessite la thiamine comme cofacteur. L'adjonction *in vitro* de pyrophosphate de thiamine provoquera une augmentation de l'activité enzymatique.

• DOSAGES :

Les méthodes de dosage dans le sang sont *fluorométrique*, dosant la thiamine libre et totale, et *microbiologique,* utilisant la croissance de lactobacilles dans un milieu sans thiamine, additionné du plasma à doser.

Les valeurs normales sont comprises entre 4 à 7 μg/100 ml de sang.

Dans les urines :

une excrétion $\leq$ 30 μg/24 h est un argument en faveur d'une carence.

Le test le plus utilisé en cas d'avitaminose est le dosage, avant et après administration intramusculaire de 10 mg de thiamine, des transcétolases.

• SIGNES CLINIQUES

Les signes neurologiques sont d'apparition insidieuse.

Il s'agit d'abord d'une atteinte du système nerveux périphérique se caractérisant par : fatigabilité, lourdeur dans les jambes, raideur musculaire, suivie de sensation d'hyperesthésie ou d'anesthésie, brûlures et douleurs de certaines zones. En général les extenseurs du pied sont les premiers atteints ce qui se traduit par une flexion du pied. Puis sont atteints les muscles du mollet et de la cuisse. La force musculaire diminue progressivement. Les muscles des bras (avec fléchissement des poignets), puis du tronc, sont atteints ensuite. S'y associe une aréflexie. La démarche devient chancelante et hésitante. Enfin, une anesthésie de la musculature buccale apparaît et parfois même une aphonie.

L'atteinte du système nerveux central se manifeste par : agitation, irritabilité, tristesse, troubles de la personnalité, manque d'initiative et d'intérêt, manque de concentration.

Le rôle précis de la thiamine dans le maintien de l'intégrité du système nerveux reste inexpliqué. L'atteinte préférentielle du système nerveux central, consommateur exclusif de glucose, a été rapprochée du rôle de la thiamine dans le métabolisme glucidique.

Les signes cardio-vasculaires accompagnent les troubles neurologiques, mais surviennent parfois sans manifestations neurologiques préalables. Ils sont caractérisés par des signes d'insuffisance cardiaque droite.

L'amélioration très rapide du béribéri cardiaque sous traitement thiaminique confirme le diagnostic. Les mécanismes physiopathologiques sont mal connus.

La forme œdémateuse (béribéri humide) se caractérise par des œdèmes extensifs. Le facteur causal est l'hypoprotéinémie, associée ou non au béribéri cardiaque.

- FORMES DU NOURRISSON

Les signes carentiels du nourrisson sont plus sévères et ont parfois une évolution fulgurante. Les syndromes gastro-intestinaux sont les signes avant-coureurs de cette atteinte. Ils consistent en perte d'appétit, vomissements, diarrhées suivies de contractures musculaires paroxystiques entraînant une rigidité musculaire. Le pouls devient petit et rapide, la face cyanotique et les veines du cou pulsatiles. Après une période de plaintes, le nourrisson devient aphone. La mort peut survenir 12 à 24 heures après les premiers symptômes si un traitement vigoureux n'est pas institué.

- FORMES DE L'ALCOOLISME

La plus fréquente est une polynévrite avec atteinte sensitive et motrice. Elle est due pour partie à une carence d'apport, pour partie à une augmentation du besoin liée à la métabolisation de l'éthanol. L'effet thérapeutique n'est obtenu qu'après plusieurs semaines.

Le syndrome de Wernicke, se manifestant d'abord par des troubles du comportement, une atteinte de l'équilibre de type cérébelleux, un amaigrissement puis des troubles confusionnels, amnésiques et oculaires, réagit rapidement à la thérapeutique thiaminique.

Le syndrome de Korsakoff, associant une amnésie rétrograde et une amnésie antérograde, des fabulations d'événements réels ou imaginaires de survenue récente, une apathie, réagit mal à la thérapeutique.

Ces trois syndromes sont parfois associés.

- DES ANÉMIES MÉGALOBLASTIQUES SENSIBLES À LA THIAMINE ONT ÉTÉ DÉCRITES

■ *Traitement et surveillance*

EN CAS DE CARENCE THIAMINIQUE, la thérapeutique comprendra soit une injection intramusculaire à la dose de 20 à 30 mg, répétée 2 à 3 fois/j. soit l'usage de formes orales à la dose de 50 mg/j. (par cette voie un apport excédentaire n'est pas absorbé).

DANS LA POLYNÉVRITE ALCOOLIQUE et particulièrement dans le syndrome de Wernicke, considéré comme une urgence médicale, la thérapeutique nécessite une injection intramusculaire immédiate de 20 à 30 mg, 2 à 3 fois/j. Le relais est ensuite pris par un traitement *per os* procurant 250 mg à 1 g/j. suivant les cas.

LES ATTEINTES NEUROLOGIQUES AU COURS DE LA GROSSESSE nécessitent une dose de 5 à 10 mg/j. par voie orale (par voie parentérale en cas de vomissements sévères).

AU COURS DE L'ENCÉPHALOMYÉLOPATHIE NÉCROTIQUE subaiguë de l'enfant, le traitement quotidien par de larges doses de thiamine entraîne une amélioration transitoire.

DANS LES ATTEINTES CARDIO-VASCULAIRES, les effets thérapeutiques sont spectaculaires. Après administration de thiamine le débit sanguin est ramené à la normale ; la diurèse est augmentée et les œdèmes diminuent rapidement. La dose usuelle de thiamine est de 10 à 30 mg, 3 fois/j., administrée par voie intramusculaire ou intraveineuse. Cette dose peut être relayée par voie orale.

LES SYMPTÔMES GASTRO-INTESTINAUX DU BÉRIBÉRI sont rapidement améliorés, à la différence des signes neurologiques, par une thérapeutique parentérale.

UN TRAITEMENT PRÉVENTIF À FAIBLES DOSES EST INDIQUÉ DANS DES INSUFFISANCES DIGESTIVES CHRONIQUES telles que diarrhées chroniques de l'enfant, quelle que soit leur cause, résections et fistules intestinales.

■ *Incidents-accidents*

Il n'existe pas d'hypervitaminose B_1 ; toute quantité en excès est éliminée dans les urines.

Un choc thiaminique peut survenir au cours d'une injection intraveineuse. Cette voie ne sera donc utilisée que comme test diagnostique de certaines formes du béribéri cardiaque.

Vitamine B_2 ou riboflavine

La riboflavine participe à l'action de nombreux enzymes du métabolisme énergétique.

■ *Structure et stabilité*

Formule de la riboflavine (cf. p. suivante)

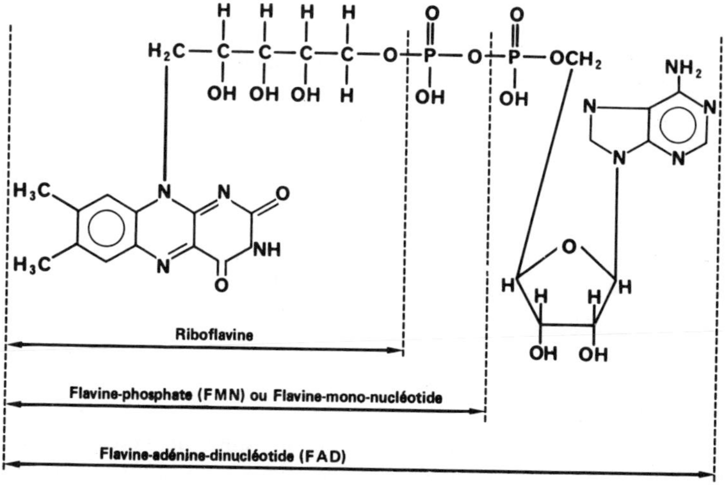

LA RIBOFLAVINE EST UNE SUBSTANCE CRISTALLINE qui se présente en fines aiguilles de couleur jaune orange et colore les urines. Elle est stable à la chaleur et ne s'oxyde pas à l'air atmosphérique.

DE MÊME QUE LA THIAMINE, LA RIBOFLAVINE est stable en milieu fortement acide et instable en solution alcaline. Elle est sensible à la lumière et aux rayons ultraviolets.

■ *Sources*

La riboflavine est relativement thermostable. La pasteurisation et les cuissons ménagères habituelles n'en diminuent que fort peu la teneur. Par contre, elle est photosensible, ce qui n'a d'importance pratique que pour un aliment liquide (par exemple, le lait exposé à la lumière du soleil pendant 2 heures perd 85 % de la riboflavine).

Teneur en vitamine B_2 en mg/100 g de substance comestible

FRUITS		— Endive	0,20
— Avocat	0,13	— Asperge	0,19
— Datte séchée	0,10	— Betterave rouge	0,17
— Figue	0,08	— Choux de Bruxelles	0,16
— Abricot	0,05	— Chicorée frisée	0,12
LEGUMES		CHAMPIGNONS	
— Persil	0,28	— Bolet (cèpe)	0,37
— Lentilles	0,25	FRUITS OLEAGINEUX	
— Haricots blancs secs	0,22	— Amande	0,67
— Épinards	0,20	— Noisette	0,55

ŒUFS	
— Œufs entiers crus	0,34
LAITS ET LAITAGES	
— Lait de brebis	0,50
— Fromage (camembert)	0,45
— Lait de vache	0,15
LEVURES ET FARINES	
— Levure de boulanger	2,5 à 3
— Grain de blé	3 à 5
— Germe de blé	0,5 à 4
— Farine de blé	0,1 à 4
— Farine : taux d'extraction 85 %	0,15
— Farine : taux d'extraction 75 %	0,08
VIANDES	
— Veau : foie	3,12
— Bœuf : foie	2,9
— Bœuf : aloyau	0,10
— Canard	0,24
— Porc : jambon cru	0,18
POISSONS	
— Maquereau	0,35
— Anguille	0,31
— Hareng	0,24

■ *Besoins*

De même que pour la thiamine, la quantité quotidienne de riboflavine nécessaire est fonction du poids corporel, de l'intensité du métabolisme, du niveau d'activité physique et de la composition de la ration alimentaire, en particulier de la richesse de celle-ci en protéines. Elle est de 0,3 mg/ 1 000 kcal. ; cependant, afin d'avoir une marge de sécurité, on recommande une dose légèrement supérieure : 0,5 mg/1 000 kcal.

Les besoins sont augmentés par la grossesse et la lactation.

Besoins en riboflavine (en mg/j)

HOMME	1,8
FEMME	1,5 (grossesse : 2 ; allaitement : 2,5)
ENFANT (selon l'âge)	0,6 à 2,5

■ *Rôle métabolique*

Les flavoprotéines forment un chaînon dans la chaîne respiratoire entre les dipyridine-nucléotides (NAD) et les cytochromes, le transfert à ces derniers se faisant par l'intermédiaire de l'ubiquinone.

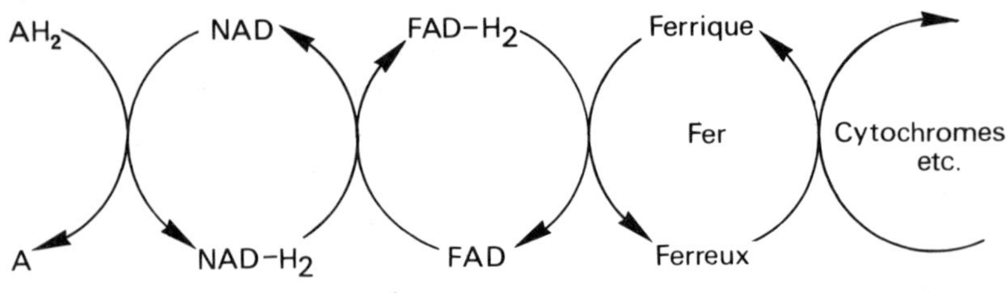

FAD : flavine adénine dinucléotide.

FMN et FAD sont les groupements prosthétiques de nombreux enzymes du métabolisme énergétique, en particulier de l'oxydation des acides gras. Ils interviennent également dans le métabolisme des purines et des acides aminés.

LA RIBOFLAVINE EST ABSORBÉE DANS LA PARTIE HAUTE DE L'INTESTIN GRÊLE. Son absorption est rapide, le pic plasmatique apparaît en 90 mn. Le mécanisme en est inconnu. Le maximum d'absorption pour une dose orale unique est de 10 à 12 mg de riboflavine, ou de riboflavine-monophosphate (pour cette raison la voie parentérale n'est nécessaire qu'exceptionnellement : au cours des résections intestinales larges, dans les insuffisances hépatiques, quelle qu'en soit l'origine, et chez les sujets recevant du probénécide).

COMPTE TENU DE SA GRANDE CAPACITÉ D'ABSORPTION, la riboflavine contenue dans les aliments ou dans les préparations pharmacologiques ne se retrouve pas dans les fèces (la riboflavine fécale étant d'origine microbienne).

■ *Carence*

La ration alimentaire de l'adulte fournit habituellement la vitamine B_2 en quantité suffisante.

Une carence d'apport peut être observée chez les nourrissons nourris au lait artificiel si ce dernier ne contient pas une dose suffisante de vitamine B_2.

Un arrêté du 1er juillet 1976 précise que les laits maternisés doivent contenir autant ou plus de riboflavine que le lait de femme à savoir : 0,03 à 0,04 mg/100 ml de lait.

Les symptômes de la carence en vitamine B_2 sont habituellement frustres, non spécifiques et imbriqués le plus souvent à des signes d'autres déficits vitaminiques ou de carence en protéines.

● DIAGNOSTIC POSITIF

Le test le plus sensible de carence est le dosage *de l'activité de la glutathionréductase érythrocytaire* (dosage spectrophotométrique) ; il y a carence lorsque l'adjonction in vitro de FAD augmente l'activité de plus de 30 %.

Le dosage dans les urines se fait par fluorescence :

La valeur normale est de : 0,03 à 2 g/ml.

Pour un rapport bas en riboflavine, de l'ordre de 1 mg/j., on retrouve une excrétion urinaire par 24 h d'à peu près 10 % de l'apport. Le pourcentage augmente pour les apports en vitamine plus élevés.

---

* (FMN : flavomononucléotide)

- SIGNES CLINIQUES

Les lésions sont muqueuses, cutanées, oculaires.

Sur les lèvres, lisses, brillantes et sèches, de couleur anormalement rouge, se forment des rhagades suintantes et croûteuses (cheilite) tandis que les commissures présentent des exulcérations (perlèche).

La glossite est à langue pourpre ou langue « rouge magenta », avec atrophie lisse des papilles. Elle peut prendre éventuellement une teinte noirâtre qui la rend difficile à distinguer d'une autre carence vitaminique (vitamine PP, acide folique, cobalamine) ou protéique. Elle s'accompagne d'une stomatite.

La dermite séborrhéique de la face prédomine aux ailes du nez ou éventuellement sur les lobes des oreilles ou la queue des sourcils.

Les symptômes oculaires comportent : photophobie ou larmoiement mais surtout une hypervascularisation de la conjonctive, qui envahit la cornée en formant des anastomoses en réseaux concentriques. On peut observer également des opacifications de la cornée.

■ *Traitement et surveillance*

DANS LES ARIBOFLAVINOSES PURES (ainsi que dans la cheilite, la perlèche, la glossite et la stomatite), on utilisera la riboflavine à la dose de 5 à 10 mg/24 h par voie orale. La concentration plasmatique maximale, d'approximativement 30 g/100 ml, est atteinte par un apport de 50 mg. Au-delà de cette limite, l'excès est entièrement éliminé.

AU COURS DES MALABSORPTIONS (résections intestinales, insuffisance hépatique), on pourra utiliser la voie parentérale aux mêmes doses.

ON UTILISERA LE PLUS SOUVENT DES PRÉPARATIONS POLYVITAMINÉES contenant, outre la riboflavine, les autres éléments du complexe B, du fait de la relative fréquence des polycarences.

COMPTE TENU DE L'INNOCUITÉ DES DOSES MODÉRÉES et de la facilité du dosage urinaire par fluorescence, l'adjonction de riboflavine à la dose de 2,5 mg à certains médicaments a pu être conseillée afin de vérifier que la prise du médicament actif était régulière.

■ *Interactions*

LE PROBÉNÉCIDE diminue l'absorption intestinale de la riboflavine. La glucoflavine (substance dans laquelle le ribose est remplacé par le glucose) est une antivitamine déclenchant rapidement une avitaminose.

L'ADJONCTION DE LA RIBOFLAVINE DIMINUE L'ACTIVITÉ DE CERTAINS ANTIBIOTIQUES, en particulier :

— la streptomycine ;
— l'érythromycine ;
— les tétracyclines.

L'ADJONCTION DE NICOTINAMIDE augmente la solubilité et la stabilité de la riboflavine.

INTERACTIONS SUR LES DOSAGES : la fluorescence de la riboflavine peut interférer sur celle des catécholamines.

Vitamine PP (vitamine B_3) ou acide nicotinique

L'acide nicotinique intervient dans la synthèse et le catabolisme des hydrates de carbone, des acides gras et des acides aminés.

C'est le précurseur du NAD et du NADP*, qui interviennent dans presque toutes les réactions d'oxydoréduction.

■ *Sources*

Teneur en vitamine PP en mg/100 g de substance comestible
(surtout sous forme de nicotinate dans les fruits et légumes et sous forme de nicotinamide dans les viandes, laitages et poissons)

FRUITS		— Amande	4,6
— Datte séchée	2,2	— Noix	1
— Pêche	0,9	CÉRÉALES ET FARINES	
— Abricot	0,7	— Germe de blé	4,6
— Autres fruits	0,6	— Blé, farine complète	4,6
— Prune	0,6	— Riz non décortiqué	4,6
LÉGUMES		— Maïs	1,7
— Fèves	2,5	— Riz décortiqué	1,6
— Petits pois frais	2,5	LAITS ET LAITAGES	
— Lentilles	2,2	— Camembert	1,45
— Soja	2,1	— Lait de brebis	0,50
— Asperge	1,4	— Lait de femme	0,20
— Oignon séché	1,4	— Lait de vache	0,07
— Persil	1,4	VIANDES	
— Pomme de terre	1,2	— Foie de veau	17
— Artichaut, pois mange-tout	0,8	— Bœuf : aloyau	4,6
— Pissenlit	0,8	— Lapin	12,6
— Chou-fleur	0,6	— Jambon cru	4,0
— Tomate	0,6	POISSONS	
CHAMPIGNONS		— Thon rouge en boîte	10,8
— Levure fraîche de bière	36,2	— Saumon frais	7,5
— Bolet (cèpe)	4,9	— Hareng	4,3
FRUITS OLÉAGINEUX		— Sardine	3,9
— Cacahuète	16,2		
— Noisette	5,3		

* NAD : nicotinamide adénine dinucléotide.
* NADP : nicotinamide adénine dinucléotide phosphate.

■ *Structure et stabilité*

ACIDE NICOTINIQUE :

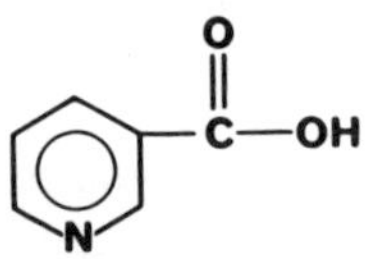

NICOTINAMIDE :

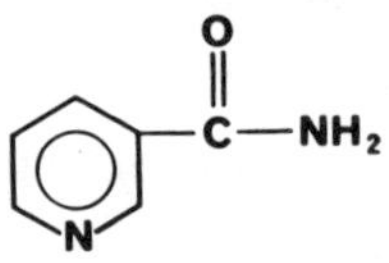

• L'ACIDE NICOTINIQUE est l'acide pyridine bêta-carboxylique, et le nicotinamide en est l'amide, un radical amide NH_2 ayant remplacé un groupement OH.

• LA NICOTINAMIDE ET L'ACIDE NICOTINIQUE sont stables à la lumière, à la chaleur et ils résistent aux oxydations.

Remarque : la teneur du maïs en acide nicotinique n'est pas particulièrement basse comparativement à d'autres céréales. Pourtant une alimentation à base de maïs provoque souvent la pellagre. Cela pose le problème de la disponibilité de l'acide nicotinique ou de la présence d'une antivitamine.

■ *Besoins en acide nicotinique*

Les besoins en acide nicotinique et en amide nicotinique sont approximativement de 4 mg/1 000 kcal. Le taux recommandé est de 6,6 mg/1 000 kcal., soit de 15 à 20 mg/j.

En fait, ce besoin diminue avec un éventuel apport de nicotinamide et surtout de tryptophane.

Le tryptophane, acide aminé indispensable, est un précurseur de l'acide nicotinique. L'équivalence serait approximativement de 60 mg de tryptophane pour 1 mg de vitamine.

■ *Rôle métabolique*

L'ABSORPTION de l'acide nicotinique est rapide. C'est la raison pour laquelle des formes retard (acide nicotinique lié à des sels ou procédé physique d'enrobement) ont été mises au point.

LA DISTRIBUTION de la vitamine se fait rapidement dans tous les tissus.

L'ACIDE NICOTINIQUE ET LE NICOTINAMIDE SONT TRANSFORMÉS en N-méthyl-nicotinamide.

L'ÉLIMINATION URINAIRE se fait dans l'urine, en très petite quantité sous forme libre, mais surtout sous forme de métabolites. En cas d'emploi à doses massives, une partie de l'acide nicotinique ou du nicotinamide est éliminée telle quelle.

SOUS FORME DE NICOTINAMIDE, LA VITAMINE PP INTERVIENT DANS LE MÉTABOLISME DES HYDRATES DE CARBONE, des acides gras et des acides aminés. Les 2 coenzymes sont le nicotinamide-adénine-dinucléotide (NAD) et le nicotinamide-adénine-dinucléotidephosphate (NADP).

• PROPRIÉTÉS PHARMACOLOGIQUES :

L'acide nicotinique, aux doses vitaminiques de 20 à 100 mg/24 h, est dépourvu d'effets pharmacologiques.

Par contre, utilisé à de fortes doses (2 à 12 g/24 h), son effet est double :

— *Hypotriglycéridémiant,* par deux mécanismes, encore hypothétiques :

- d'une part, diminution de la lipolyse dans le tissu adipeux et donc diminution du taux des acides gras plasmatiques, entraînant un ralentissement de la synthèse hépatique des triglycérides ;

- d'autre part, activation de la lipoprotéine-lipase du tissu adipeux, accélérant le catabolisme des triglycérides portés par les lipoprotéines.

— *Hypocholestérolémiant,* par diminution de la synthèse hépatique des LDL (low density-lipoprotein).

■ *Carence*

• DIAGNOSTIC POSITIF

Les dosages se font par *colorimétrie* et *microbiologie* utilisant la croissance de lactobacilles (Arabinosus) dans un milieu sans acide nicotinique additionné du plasma (ou de l'urine) à doser comparativement à une gamme.

Les résultats normaux sont dans le sang de 0,6 à 1,2 mg d'acide nicotinique/100 ml.

Les dosages urinaires sont plus utiles. Pour déceler une carence, on peut étudier l'excrétion urinaire de différents métabolites :

le taux de N-méthyl-nicotinamide rapporté au gramme de créatinine, dans un échantillon d'urine, est considéré comme indiquant un état de précarence si le rapport est situé entre 1,60 et 0,5, et comme un signe de carence confirmée si le chiffre est $\leqslant$ 0,5.

L'organisme est considéré comme saturé si 500 μg de N-méthyl-nicotinamide sont éliminés en l'espace de 4 heures après absorption *per os* de 50 mg de nicotinamide.

La présence de *Coramine* (diéthylamide nicotinique) et de nicotine peut constituer une cause d'erreur par excès.

• SIGNES CLINIQUES

La pellagre est fréquente chez des mangeurs presque exclusifs de céréales, telles que le maïs, le sorgo et le millet (Afrique et sous-continent indien).

Les déficiences en acide nicotinique sont fréquentes chez l'alcoolique chronique, parfois isolées, mais plus fréquemment intriquées avec un déficit en thiamine.

Les premiers signes sont cutanés. Ils se manifestent d'abord par un érythème au niveau des parties découvertes, puis la peau desquame, devenant sèche et rugueuse. S'y associent une inflammation de toutes les muqueuses digestives et une diarrhée. Les signes biologiques, plus tardifs, se traduisent par une polynévrite, des hallucinations et un délire.

D'un diagnostic plus difficile sont les formes mineures sans signes cutanés ou avec des signes cutanés discrets : avec soit prédominance d'insomnies, de céphalées et d'irritabilité, soit prédominance de troubles digestifs.

■ *Traitement et surveillance*

PELLAGRE : le traitement de la pellagre comporte 1 prise orale de 100 à 500 mg d'acide nicotinique/j. (ou de nicotinamide).

Si les vomissements rendent impossible l'utilisation de la voie orale, on utilisera des injections intraveineuses à la dose de 25 mg, 2 à 3 fois/j. Les stomatites, les troubles digestifs disparaissent très vite. Les troubles cutanés sont d'évolution plus lente.

ALCOOLISME : la carence en acide nicotinique consécutive à l'alcoolisme chronique est rarement pure. Le plus souvent il s'agit d'une polycarence, comportant en particulier une carence en thiamine et en pyridoxine.

DYSLIPOPROTÉINÉMIES : aux doses de 2 à 12 g/24 h, l'acide nicotinique est hypotriglycéridémiant et hypocholestérolémiant.

Il peut être employé dans tous les types de dysliproprotéinémies à l'exception du type I (hyperchylomicronémie).

Dans le type II A (de la classification de Frédérickson), l'effet de l'acide nicotinique est modéré mais constant. Son effet hypocholestérolémiant s'ajoute à celui du régime et de la cholestyramine.

Le type III constitue sa meilleure indication : en effet, il agit sur les deux composantes du syndrome. Par ailleurs, le traitement diétothérapique de celui-ci est particulièrement mal commode.

Dans le type IV, son effet est le plus souvent spectaculaire, mais la diminution des triglycérides plasmatiques s'obtient avec autant d'efficacité par l'observance d'un régime alimentaire.

LES DÉFICITS GÉNÉTIQUES D'ABSORPTION DU TRYPTOPHANE entraînant une aminoacidurie (massive) sont traités par une dose de 50 à 200 mg/24 h d'acide nicotinique.

LA MALADIE DE HARTNUP est caractérisée par une photosensibilité, une dermatite et des troubles psychiques. Elle est diagnostiquée par l'élimination urinaire des acides décarboxyliques et est due à une diminution de l'absorption du tryptophane et à une diminution de la réabsorption tubulaire de celui-ci. Le traitement par de fortes doses d'acide nicotinique suspend les troubles.

■ *Incidents-accidents*

Aux doses thérapeutiques vitaminiques par voie orale (50 à 100 mg/24 h) il n'existe guère d'incidents.

Aux doses hypocholestérolémiantes (2 à 12 g/24 h), on constate souvent des réactions vaso-motrices et un prurit.

Exceptionnellement surviennent des réactivations des ulcères gastro-duodénaux anciens, et même l'apparition d'ulcères.

Des détériorations transitoires des courbes d'hyperglycémie provoquée ont aussi été décrites.

■ *Interactions*

● Interactions médicamenteuses

L'isoniazide possède une puissante propriété antivitaminique, ainsi que :

— le 6-amino-nicotinamide, qui est un analogue structural de l'acide nicotinique.

— la 3-acétyl-pyridine.

Dans le traitement des dyslipoprotéinémies, l'acide nicotinique peut être associé à la cholestyramine et aux clofibrates.

● Interactions alimentaires

Les carences et subcarences en pyridoxine inhibent la transformation du tryptophane en acide nicotinique et augmentent le besoin.

Leucine : le millet a une teneur raisonnable en acide nicotinique et en tryptophane mais a une haute teneur en leucine. La pellagre existe dans des régions à forte consommation de millet car la leucine augmente l'élimination urinaire d'acide quinoléique (métabolite du tryptophane). L'addition d'acide nicotinique réduit cette élimination urinaire.

Vitamine B_5 ou acide pantothénique

Il n'existe pas de carence en dehors des avitaminoses expérimentales ; les actions pharmacologiques sont multiples et mal définies ; en l'absence d'essais contrôlés démontrant son efficacité, ses indications thérapeutiques restent hypothétiques.

■ *Formule*

Formule développée :

$$CH_2OH{-}\underset{CH_3}{\overset{CH_3}{C}}{-}CHOH{-}CO{-}NH{-}CH_2{-}CH_2{-}R$$

ACIDE PANTOTHÉNIQUE : R=COOH
PANTHÉNOL : $R=CH_2OH$

Formule brute :

SEL DE CALCIUM : $(C_9H_{16}O_5N)_2Ca$
SEL DE SODIUM : $C_9H_{16}O_5NNa$
PANTHÉNOL : $C_9H_{19}O_4N$

■ *Sources et besoins*

L'acide pantothénique est présent dans presque tous les aliments d'origine animale ou végétale. Le déficit alimentaire en acide pantothénique est inconnu, les besoins évalués à 7 à 10 mg/j ou 10 mg/j étant facilement couverts par le régime normal.

■ *Rôle métabolique*

L'acide pantothénique est un des constituants essentiels du coenzyme A. Il est également indispensable à de multiples réactions de synthèse.

L'ACIDE PANTOTHÉNIQUE FOURNI PAR LA RATION ALIMENTAIRE EST ABSORBÉ au niveau de la muqueuse intestinale, probablement par diffusion, et il est transporté dans la circulation sanguine jusqu'aux tissus où il est utilisé pour la formation du coenzyme A.

LES TAUX SANGUINS varient entre 0,2 et 2 mg/l.

IL EST ÉGALEMENT PRÉSENT sous forme de coenzyme A dans les érythrocytes alors que le plasma ne contient que la vitamine liée à une protéine de transport.

L'EXCRÉTION URINAIRE, de l'ordre de 0,5 à 4 mg/l, s'effectue sous la forme d'acide pantothénique libre. Les quantités d'acide pantothénique absorbées et excrétées étant pratiquement les mêmes, on en conclut que celui-ci n'est pas dégradé dans l'organisme ; 60 à 70 % de la quantité ingérée sont excrétés par voie urinaire tandis que les 30 à 40 % qui restent sont éliminés avec les fèces.

■ *Carence*

● DIAGNOSTIC POSITIF :

Dosage sanguin : L'acide pantothénique peut être dosé par méthode microbiologique utilisant le Lactobacillus plantarum.

Valeurs normales : 17 μg d'acide pantothénique total/100 ml de plasma ; 3 à 5 μg/ml par ml d'urines.

■ *Indications thérapeutiques*

L'acide pantothénique est utilisé dans le traitement des escarres. des ulcères variqueux, de certaines entérocolites, d'affections ORL ou stomatologiques, à la dose de 200 mg à 1 g/j. En fait aucune de ces indications ne semble être démontrée. Quant à l'action locale sur le cuir chevelu (chute des cheveux, calvitie), elle est « hypothétique ».

Vitamine B_6 ou pyridoxine

La vitamine B_6 est un coenzyme pour de très nombreux enzymes intervenant dans le métabolisme des acides aminés.

■ *Structure et stabilité*

La vitamine B_6 se trouve dans les aliments sous 3 formes : pyridoxine, pyridoxal et pyridoxamine.

Le chlorhydrate de pyridoxine est stable à la chaleur et à l'oxygène. La pyridoxine est dégradée par la lumière en solution neutre ou alcaline, beaucoup moins en solution acide.

PYRIDOXINE

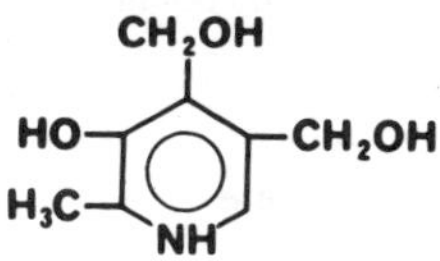

PYRIDOXAL

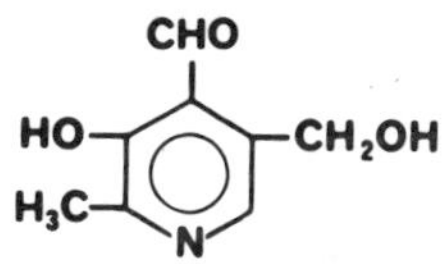

PYRIDOXAMINE

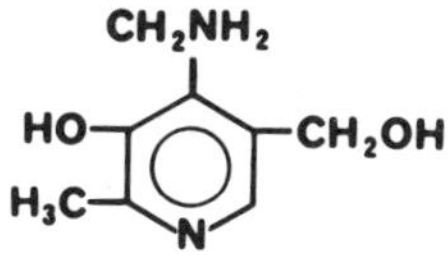

■ *Sources*

Il existe de très nombreuses sources, en particulier les viandes, les céréales et les légumes.

Teneur en vitamine B_6 en mg/100 g de substance comestible

VIANDES	
— Bœuf : viande	0,50
— Bœuf : abats	0,13 à 0,39
— Lapin	0,60
— Poulet	0,50
— Porc : côtelette	0,48
— Veau : côte	0,43
— Veau : foie	1,2
POISSONS ET CRUSTACÉS	
— Saumon frais	0,98
— Maquereau	0,70

— Hareng fumé	0,35
— Crabe	0,35
— Morue	0,20
— Haddock	0,20
— Sardines en boîtes avec huile	0,16
— Crevette fraîche	0,13
LÉGUMES	
— Soja	0,64
— Lentilles	0,49
— Pommes de terre	0,20
— Chou-fleur	0,20
— Épinards	0,20
— Petits pois	0,18
— Chou rouge	0,15
— Asperge	0,14
— Carotte	0,12
— Chou blanc	0,11
CÉRÉALES ET FARINES	
— Germe de blé	0,92
— Avoine flocons	0,75
— Maïs	0,22
— Riz poli	0,15
PAINS ET PATES	
— Pain de froment	0,14
— Pâtes aux œufs	0,08
ŒUFS	
— Œuf moyen (48 g)	0,12
— Jaune d'œuf (17 g)	0,05
LAITS ET LAITAGES	
— Camembert	0,25
— Emmenthal	0,09
— Yaourt	0,05
— Lait de vache	0,05
— Lait de chèvre	0,03
— Lait de femme	0,02
FRUITS ET JUS DE FRUIT	
— Avocat	0,61
— Banane	0,32
— Datte	0,10
— Raisin	0,10
— Ananas	0,08
— Abricot	0,07
— Pomme	0,03
— Poire	0,03
— Orange	0,03
— Pêche	0,02
CHAMPIGNONS	
— Levure de boulanger	1,2
FRUITS OLEAGINEUX	
— Noix	1
— Cacahuète	0,3
— Amande	0,1
BOISSONS	
— Bière	0,1
— Vin	0,09

■ *Besoins*

Les besoins dépendent de la teneur en protéines de la ration alimentaire. Ils ont été évalués, en moyenne, pour des rations protéiques de l'ordre de 100 g/24 h, à 1,25 mg. La dose recommandée est de 2 mg/24 h.

■ *Rôle métabolique*

L'absorption est rapide. Les carences d'absorption sont exceptionnelles. L'élimination se fait dans les urines, sous forme de l'acide 4-pyridoxique ou, pour les apports massifs, directement sous forme de pyridoxal. Dans l'organisme, la pyridoxine est un coenzyme de très nombreux enzymes, notamment dans le métabolisme des acides aminés, sous forme de pyridoxal-5-phosphate. La forme de stockage est la pyridoxamine-phosphate. La vitamine B_6 est indispensable à la transformation du tryptophane en acide nicotinique.

● Les principales voies métaboliques du tryptophane

Charge orale de 2 g de tryptophane *per os*.

Valeurs normales : moins de 35 mg d'acide xanthurénique en 8 heures.

Le mécanisme est le suivant : la voie menant à l'acide nicotinique passe par la transformation du tryptophane en cynurénine. Dans un second temps, celle-ci est transformée soit en acide xanthurénique, soit en acide hydroxyanthranilique, cette dernière réaction étant particulièrement sensible à la carence en pyridoxine.

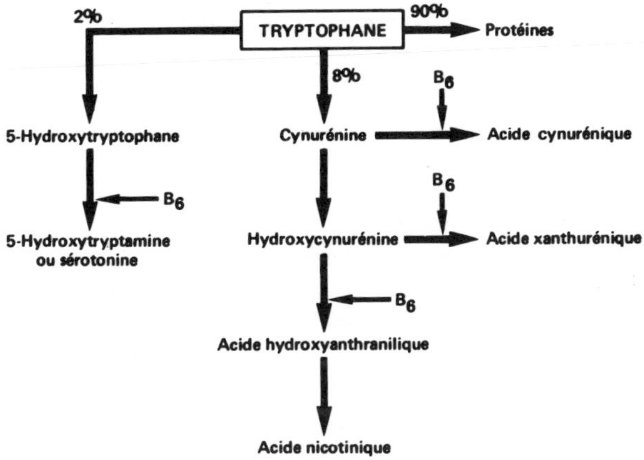

■ *Carence*

● Diagnostic positif

Une méthode de dosage indirect de la vitamine B_6 utilise le dosage *in vitro* de l'activité d'un enzyme érythrocytaire qui a comme coenzyme la vitamine B_6 : la transaminase glutamino-oxalocétique (TGO).

Cette activité est mesurée avant et après addition de vitamine B_6.

Le dosage direct se fait par fluorescence.

Le test de surcharge en tryptophane comporte le dosage urinaire de l'acide xanthurénique (la pyridoxine étant indispensable pour la transformation du tryptophane en acide nicotinique, la carence favorisera la voie métabolique aboutissant à l'acide xanthurénique).

● Signes cliniques

L'extrapolation à partir de l'expérimentation animale et l'avitaminose humaine expérimentale, induite par l'antagoniste de la pyridoxine, la 4-désoxy-pyridoxine, ont permis de décrire une dermatite avec hyperkératose et séborrhée, des crises convulsives spontanées, une anémie microcytaire et hypochrome. Mais, il n'existe pas de tableau clinique spécifique d'avitaminose spontanée.

Un cas particulier est celui d'un besoin génétique accru en pyridoxine. Il se manifeste chez l'enfant, soit par des convulsions, soit par une anémie, symptômes pyridoxino-sensibles. Il ne s'agit pas véritablement d'une carence en pyridoxine dont les taux sanguins sont normaux, mais d'une erreur innée du métabolisme par anomalie du site de fixation du coenzyme sur l'apoenzyme entraînant une perturbation de l'activité enzymatique.

■ *Traitement et surveillance*

AU COURS DE TRAITEMENTS PROLONGÉS PAR L'ISONIAZIDE, la dose de pyridoxine sera de 10 à 25 mg/24 h *per os*.

AU COURS DE LA PRISE DE CONTRACEPTIFS ORAUX, la vitaminothérapie préventive n'est pas justifiée. Cependant, dans 40 % des cas, on constate une carence biochimique en pyridoxine, s'accompagnant chez certains d'un syndrome dépressif. Les doses thérapeutiques sont de dix à vingt fois plus fortes que celles des apports conseillés.

L'HOMOCYSTINURIE (absence congénitale de la cystathionurie-synthétase) est souvent améliorée par des doses massives de pyridoxine (500 mg/24 h). Le traitement a été également proposé dans les cystathionuries et les cystinuries.

TRAITEMENT PAR LA D-PÉNICILLAMINE (diméthylcystéine). La D-pénicillamine forme un complexe avec la pyridoxine et en augmente ainsi l'élimination urinaire. Ce traitement par la D-pénicillamine augmente donc le besoin en pyridoxine et nécessite une supplémentation à la dose de 20 à 100 mg/24 h.

UNE INJECTION INTRAVEINEUSE DE 5 MG DE PYRIDOXINE diminue ou suspend l'état d'ivresse éthylique.

IL FAUT SIGNALER QU'IL EXISTE DES DÉPENDANCES CONGÉNITALES A LA PYRIDOXINE, *très exceptionnelles,* et qui se manifestent *in utero* ou à la naissance par des crises convulsives.

Les doses préconisées sont de 100 mg par voie intraveineuse chez la mère ou de 20 mg par voie sous-cutanée chez l'enfant.

■ *Interactions*

L'ISONIAZIDE a une activité antivitaminique entraînant fréquemment des polynévrites.

L'HYDRALAZINE, LA PÉNICILLAMINE ET LA CYCLOSÉRINE augmentent le besoin de l'organisme en vitamine B_6.

LES ŒSTROGÈNES activent la transformation du tryptophane en acide nicotinique, augmentant ainsi le besoin en phosphate de pyridoxal : en outre, l'activation de la voie tryptophane-acide nicotinique diminuerait l'activité de la voie tryptophane-sérotonine ; cet effet viendrait s'ajouter à celui de la carence en pyridoxine pour réaliser des syndromes dépressifs. De plus, il a été suggéré que les œstrogènes pouvaient avoir un effet de compétition directe avec les phosphates de pyridoxal pour les sites des apoenzymes.

ON A DÉCRIT DES DÉTÉRIORATIONS DE COURBES DE TOLÉRANCE AU GLUCOSE sensibles à la pyridoxine.

L'ADMINISTRATION DE LA PYRIDOXINE EST CONTRE-INDIQUÉE AU COURS DE TRAITEMENTS PAR LA LÉVODOPA. En effet, un excès de pyridoxine active la décarboxylation périphérique de la lévodopa et diminue les quantités disponibles pour l'encéphale. Cet effet existe pour des doses aussi faibles que 10 mg de pyridoxine.

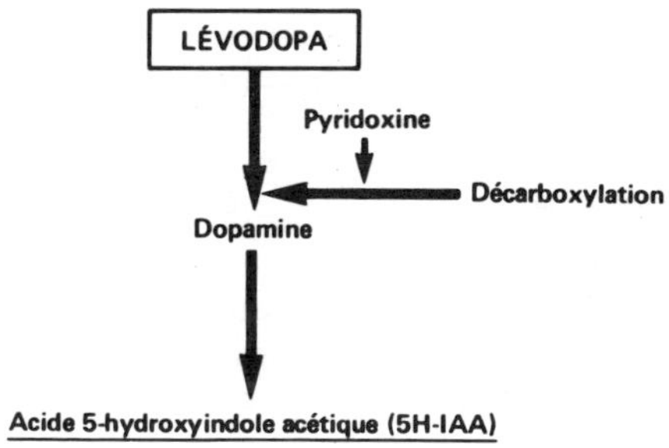

Mésoinositol ou vitamine B_7

Il n'existe pas de preuve que le mésoinositol soit une vitamine dans l'espèce humaine.

■ ***Structure***

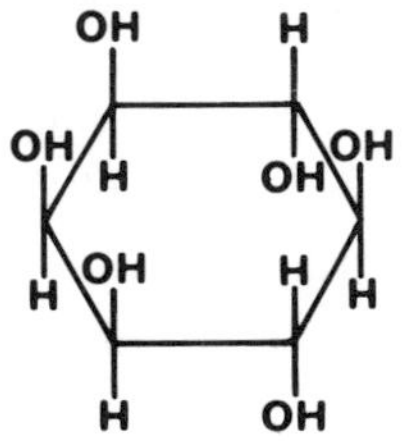

■ ***Besoins et sources***

Les besoins sont largement couverts par l'alimentation habituelle. On ne connaît pas de carence spontanée chez l'homme. Chez le rat, la carence se manifeste par une alopécie et une asthénie. Les sources essentielles de B_7 sont les protéines animales et végétales.

■ *Carence et traitement*

La prescription a pu être proposée dans les affections hépatiques et les phénomènes artérioscléreux sans aucune preuve de son efficacité.

Biotine ou vitamine B_8 ou vitamine H

■ *Structure*

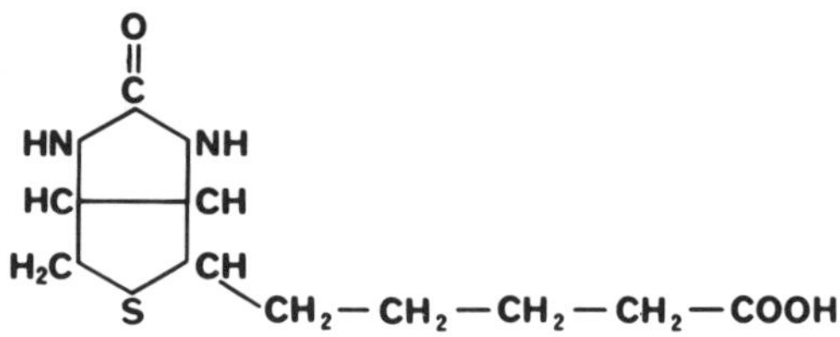

■ *Sources et besoins*

LES ALIMENTS LES PLUS RICHES EN BIOTINE sont le foie, les rognons et le jaune d'œuf. De même que toutes les autres vitamines du groupe B, elle est présente en quantité appréciable dans la levure de bière et en petite quantité dans tous les tissus animaux et végétaux.

LES BESOINS QUOTIDIENS en biotine, de l'ordre de 150 à 300 μg, sont largement couverts par l'alimentation normale.

■ *Carence*

● DIAGNOSTIC POSITIF

Le dosage de la biotine peut être réalisé par une méthode microbiologique utilisant des souches de lactobacilles (Arabinosus ou Ochromonas danicas).

Les valeurs normales sont 0,59 ± 0,14 ng/ml de sérum, elles sont de 30 à 50 μg/l dans l'urine en 24 h, chez un sujet normal.

● CARENCES ET TRAITEMENT

Les carences en biotines sont rares. Elles peuvent être ;

— acquises, suite à l'absorption de substances ayant une action antivitaminique, telle l'avidine du blanc d'œuf cru, l'oxybiotine, la biotine-sulfone ;

— congénitales ; il s'agit du syndrome de déficit multiple des carboxylases, principale cause d'acidose lactique congénitale. Ce syndrome se traduit cliniquement par des troubles digestifs, des troubles de la peau et des phanères, une hypotonie ; chez l'enfant par un retard de croissance et des troubles psycho-moteurs.

La posologie est en moyenne de 10 à 20 mg/j.

Vitamine C ou acide ascorbique

La carence (scorbut) et le traitement par les agrumes ont été décrits dès le dix-septième siècle dans la marine de guerre britannique.

■ *Structure et stabilité*

ACIDE ASCORBIQUE

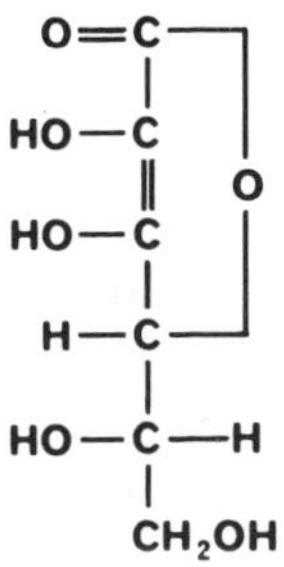

ACIDE DÉHYDROASCORBIQUE

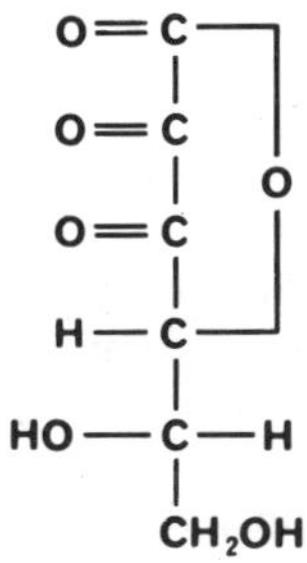

L'acide ascorbique est détruit par oxydation. Il est particulièrement sensible à la chaleur et à la lumière.

■ *Sources*

Tous les produits végétaux contiennent de la vitamine C ; les agrumes en sont plus particulièrement riches. La vitamine C est très oxydable, sensible à la chaleur et à la lumière.

Teneur des aliments crus en vitamine C (en mg/100 g)

FRUITS		— Abricot	4 à 15
— Cassis	140	— Airelle	4 à 15
— Kiwi	50 à 100	— Banane	4 à 15
— Fraise	60	— Cerise	4 à 15
— Citron	50	— Coing	4 à 15
— Orange	50	— Melon	4 à 15
— Pamplemousse	40	— Myrtille	4 à 15
— Groseille	30	— Pêche	4 à 15

— Poire	4 à 15
— Raisin	4 à 15
— Pomme	4 à 15
LEGUMES (grande fragilité à la cuisson)	
— Persil	200
— Raifort	120
— Choux de Bruxelles	100
— Cresson	75
— Chou-fleur	70
— Epinards	60
LÉGUMES	
— Chou	50
— Chou-rave	50
— Pissenlit	35
— Tomate	30
— Petits pois frais	26
— Mâche	20
— Pomme de terre	17
— Champignons	8
— Laitue	8
— Petits pois en boîte	9

Pour les autres légumes et fruits, les concentrations sont ≤ 12 mg/100 g.

Les fruits oléagineux, les céréales et les produits céréaliers ne comprennent que des traces de vitamine C, ainsi que les graisses, huiles, œufs, viandes et poissons.

FROMAGES ET LAITS	
— Lait de femme	5
— Lait de vache	1
— Fromages	0

L'acide ascorbique est utilisé comme additif alimentaire antioxydant. La législation de la Communauté économique européenne précise que les aliments ou boissons ne peuvent contenir plus de 300 mg/kg de vitamine C.

Dans l'organisme, les concentrations les plus importantes en vitamine C sont dans l'hypophyse et les corticosurrénales.

■ *Besoins en vitamine C*

Une dose de 10 mg/24 h est suffisante pour prévenir le scorbut. Les taux recommandés sont supérieurs : compris, selon l'âge et le pays, entre 60 et 100 mg/24 h, plus chez le fumeur, 120 mg.

■ *Rôle métabolique*

La vitamine C existe sous 2 formes : l'acide ascorbique et l'acide déhydroascorbique. Ainsi elle sert au transport d'ions H et intervient dans de nombreuses réactions d'oxydo-réduction. Elle participe à la dégradation des radicaux libres d'oxygène, ce qui protège la cellule des agents oxydants toxiques.

MÉTABOLISME GLUCIDIQUE : La carence provoque des troubles du métabolisme glucidique (hyperglycémie, diminution de la tolérance au glucose, diminution du taux de la concentration de glycogène hépatique, résistance à l'insuline).

AU NIVEAU DU TISSU CONJONCTIF, la vitamine C est nécessaire comme protecteur des systèmes enzymatiques assurant la synthèse de l'acide alpha-cétonique précurseur de l'hydroxyproline. Elle est indispensable à la synthèse du collagène de réparation.

AU NIVEAU DES CORTICOSURRENALES : on sait que la stimulation par l'ACTH provoque une chute brutale de la teneur en vitamine C des corticosurrénales (ancien dosage biologique de l'ACTH), mais chez le cobaye et chez l'homme scorbutique le fonctionnement cortico-surrénalien demeure non modifié. Chez le cobaye en situation de stress, la vitamine C est un modulateur de la sécrétion des hormones surrénaliennes.

MÉTABOLISME DU FER : la vitamine C est nécessaire à l'absorption du fer au niveau de la muqueuse gastro-duodénale, la carence étant susceptible d'entraîner une anémie hypochrome hyposidérémique.

SYNTHÈSE DES CATÉCHOLAMINES : la vitamine C intervient dans les réactions d'hydroxylation des précurseurs (phénylalanine et tyrosine).

MÉTABOLISME DE LA TYROSINE : l'acide ascorbique participe au métabolisme de la tyrosine en protégeant l'acide-p-hydroxyphénylpyruvique-oxydase. Chez le nouveau-né carencé en vitamine C, une partie de la tyrosine ingérée est éliminée sous forme d'un métabolite anormal (l'acide p-hydroxyphénylpyruvique dans l'urine ; important diagnostic différentiel avec la phénylcétonurie essentielle).

ACTION SUR LES OXYDASES HÉPATIQUES responsables de la détoxication et de la transformation des agents cancérigènes.

FONCTIONNEMENT OVARIEN : lors de l'ovulation, l'excrétion urinaire de vitamine C augmente. L'avitaminose C provoque la dégénérescence folliculaire et l'atrophie du corps jaune.

— La vitamine C intervient dans le métabolisme de l'histamine ;

— en présence d'ions cuivre, elle prévient son accumulation et contribue à sa dégradation et à son élimination ;

— elle participe à la destruction des radicaux libres oxygénés : radical hydroxyl, oxygène singlet, radical superoxyde ;

— la vitamine C augmente la mobilité des leucocytes et la transformation des lymphocytes ; elle protège leur membrane, participe à l'augmentation de la synthèse de l'interféron et joue un rôle important dans le fractionnement des cellules phagocytaires.

LA VITAMINE C EST ABSORBÉE tout au long de l'intestin grêle. Les capacités d'absorption sont très excédentaires.

■ *Carence*

• DIAGNOSTIC POSITIF

Les taux plasmatiques habituels de vitamine C sont compris entre 6,2 et 14 mg/l. Un taux inférieur à 2,5 mg/l correspond à un état de carence.

Le dosage le plus utile est celui de la vitamine C contenue dans les globules blancs : la teneur normale est de 16 mg/100 ml de globules blancs.

Les concentrations en dessous de 1 mg/100 ml sont certainement pathologiques.

Au cours du scorbut, les signes cliniques sont mieux corrélés avec la teneur globulaire qu'avec la teneur plasmatique.

Le dosage de la carnitine sérique et musculaire de base, et après charge en vitamine C peut être utile, sa biosynthèse hépatique requérant de l'acide ascorbique.

Test de surcharge :

On étudie l'élévation urinaire de la vitamine C chez des sujets recevant 200 ou 300 mg de vitamine C. Chez des sujets non carencés, plus de 75 % de la surcharge sont retrouvés dans les premières 48 heures.

Le temps de surcharge nécessaire pour obtenir cette concentration urinaire permet d'apprécier la gravité de la carence.

Aux doses physiologiques, une part de la vitamine C est oxydée jusqu'au CO_2 et H_2O.

La vitamine C subit une filtration glomérulaire et une réabsorption tubulaire qui reprend 97 à 99,5 % de la quantité filtrée. C'est seulement lorsque le taux plasmatique dépasse le seuil rénal de 14 mg/l que des proportions plus importantes sont excrétées.

Au cours des carences d'apport, l'arscorbémie s'abaisse en quelques jours, la teneur des globules blancs s'abaisse en quelques semaines et l'apparition de signes cliniques a un temps de latence de 5 à 6 mois.

L'effet thérapeutique est très rapide. Les signes cliniques disparaissent dès la 1re semaine du traitement.

• Signes cliniques

La carence provoque le scorbut.

Chez l'adulte, le signe le plus précoce est une gingivite avec une réaction hypertrophique et des hémorragies.

D'autres hémorragies peuvent se produire, en particulier des hématomes sous-périostés et des pétéchies avec une hyperkératose des follicules pileux. L'évolution peut se faire soit vers des hémorragies mortelles, soit vers des ischémies myocardiques.

Chez le nourrisson, le scorbut se rencontre au cours de l'allaitement par des laits stérilisés, lorsque cette alimentation n'est pas supplémentée en jus d'agrumes. Le délai de latence est approximativement de 6 mois.

Il y a des hémorragies sous-périostées, souvent localisées aux membres inférieurs (à remarquer qu'il n'y a aucun signe gingival avant l'apparition des dents).

Les hémorragies cutanées sont plus étendues que chez l'adulte.

■ *Traitement et surveillance*

• PRÉVENTION DU SCORBUT

L'apport nécessaire est obtenu chez l'adulte par une alimentation comportant des aliments végétaux crus ou peu cuits.

Le scorbut est exceptionnel dans les pays industrialisés. Toutefois, des états marginaux de carence sont plus fréquents : 20 % des adultes en France consomment moins des 2/3 des apports conseillés. Ce sont les sujets de plus de 60 ans qui sont les plus touchés.

Dans les circonstances nutritionnelles particulières, surtout en ce qui concerne l'alimentation du nourrisson au lait de vache, déjà 5 fois plus pauvre à la source que le lait de femme et encore appauvri par la stérilisation, on utilisera la classique technique de la marine à voile (absorption de petites quantités de jus d'agrumes). Le lait maternisé contient, conformément à une législation récente, un taux d'acide ascorbique égal à celui du lait de femme.

• TRAITEMENT DU SCORBUT

Des doses quotidiennes de 100 à 200 mg permettent d'obtenir un effet maximal. On sait en effet (voir *supra* Test de surcharge) que déjà pour ces doses la majeure partie de la vitamine fournie est éliminée par voie urinaire.

CHEZ LE NOURRISSON :

Méthémoglobinémie idiopathique du nourrisson: des doses de 300 mg/j. constituent un traitement adjuvant.

Dans la phénylcétonurie du nourrisson, en particulier du prématuré, une dose unique de 100 mg constitue un test thérapeutique permettant de séparer la phénylcétonurie de carence ascorbique de la phénylcétonurie essentielle, la plus fréquente.

Alcaptonurie : l'alcaptonurie, caractérisée par un défaut de l'activité enzymatique de l'acide homogentisique-oxydase, conduit à l'accumulation et à l'excrétion urinaire excessive d'acide homogentisique. S'y associe le dépôt d'un pigment sombre dans le tissu conjonctif (ochronose). On a préconisé l'emploi d'acide ascorbique, à fortes doses, pour empêcher l'oxydation et la polymérisation de l'acide homogentisique, permettant ainsi de prévenir la formation du pigment et sa déposition dans l'ochronose.

CERTAINS TRAITEMENTS (hémodialyse) nécessitent un apport en vitamine C de l'ordre de 100 à 200 mg/j. Des doses supérieures (500 mg à 1 g/j) se révèlent indispensables lors de certaines chimiothérapies, particulièrement avec les sels de platine.

TRAITEMENT D'APPOINT : la vitamine C, en raison de son action réductrice et de ses effets stimulants sur la synthèse du cytochrome P 450, a été utilisée comme traitement détoxicant d'appoint en cas de méthémoglobinémie, au cours des accidents de traitement par les sels d'or, le bismuth, le benzolisme, et les intoxications par les métaux lourds, comme le plomb, le mercure, le cadmium et le strontium radio-actif.

LA VITAMINE C A DOSES MASSIVES (1 à plusieurs g/j.) a été conseillée à titre de traitement préventif et curatif de rhino-pharyngites saisonnières virales et d'états grippaux et très largement utilisée dans ces indications. Son action stimulante sur le système immunitaire justifie cette application.

La vitamine C est antioxydante et, en tant que telle, intervient dans le taux des radicaux libres. L'excès de ceux-ci est fortement soupçonné de jouer un rôle dans un grand nombre de pathologies, dont les maladies cardiovasculaires, divers cancers, mais aussi le vieillissement. En faveur de cette théorie, il y a d'une part les expériences in vitro, d'autre part les corrélations épidémiologiques, mais pas de preuves qui pourraient seulement être obtenues par les études de supplémentation actuellement en cours. Dans ces études, sont utilisées conjointement d'autres vitamines antioxydantes telles le tocophérol.

■ *Incidents-accidents*

L'ABSORPTION AUX DOSES THÉRAPEUTIQUES RECOMMANDÉES, $\leqslant$ 200 mg, ne provoque ni incident, ni accident.

L'ABSORPTION MASSIVE DE PLUSIEURS GRAMMES/J. peut provoquer :

— des brûlures gastriques et de la diarrhée ;

— il n'y a pas de risque de lithiase oxalique : 5 % seulement de l'acide oxalique urinaire vient de l'acide ascorbique ;

— chez la femme enceinte, l'hyperascorbémie ainsi induite peut provoquer un accroissement du besoin chez le fœtus qui pourra aboutir à un scorbut précoce du nourrisson.

■ *Interactions*

• INTERACTIONS MÉDICAMENTEUSES

Dans les espèces non dépendantes de l'acide ascorbique exogène, tel le rat, de nombreux médicaments, en particulier les barbituriques, augmentent le taux de synthèse.

Dans les deux espèces, l'homme et le cobaye, incapables de transformer l'acide glucuronique en acide ascorbique, de tels effets d'induction n'aboutissent qu'à l'augmentation de la synthèse d'acide glucuronique.

L'emploi de larges doses de vitamine C est à déconseiller au cours des traitements par l'acide paraaminosalicylique afin d'éviter le cumul de deux causes d'acidification urinaire.

Il a été signalé que l'acide ascorbique diminue les effets anticoagulants de la warfarine (dérivé coumarinique).

• INTERACTIONS ALIMENTAIRES

Il faut rappeler que l'acide ascorbique est utilisé comme additif alimentaire antioxydant et que cet usage est réglementé (taux ≤ 300 mg/kg d'aliment).

• INTERACTIONS SUR LES DOSAGES

Sanguins :

— ***bilirubinémie :*** une concentration d'acide ascorbique ≥ 250 mg/ml peut faire surestimer le taux de la bilirubine,

— ***uricémie :*** des concentrations importantes d'acide ascorbique peuvent faire surestimer le taux d'uricémie.

Urinaires :

— *glycosurie* : l'acide ascorbique, agissant comme agent réducteur, peut entraîner des réactions faussement négatives (bandelettes à la glucose-oxydase).

Les taux recommandés pour le maintien d'un bon état général sont les suivants :

Taux recommandés en mg/24 h

	ÉDITION 1968	ÉDITION 1974	ÉDITION 1981
15-18 ans Sexe masculin	55	45	60 à 100
15-18 ans Sexe féminin	50	45	60 à 100
Homme adulte	60	45	60 à 100
Femme adulte	55	45	60 à 100
Femme allaitante	60	60	80 à 100

Chez le fumeur, l'apport doit être supérieur à 120 mg/j.

Vitamine B_{12} et acide folique

Voir anémies par carence. (2e partie de l'ouvrage)

■ *Vitamine B_{12} ou cyanocobalamine*

• LE BESOIN QUOTIDIEN A ÉTÉ FIXÉ A 3 µg chez l'adulte

• APPORTS ALIMENTAIRES

Teneur en vitamine B_{12} des aliments (en g par portion)

ALIMENTS	PORTION	µg
Foie de veau	100 g	60
Poissons (maquereaux, harengs)	100 g	10
Viandes	100 g	0,7 à 1
Lait	100 g	0,6
Jaune d'œuf	1	0,34
Céréales	100 g	0
Légumes	100 g	0
Fruits	100 g	0

La couverture du besoin quotidien est assurée par l'apport de 300 g de viande ou de 20 g de maquereau ou de hareng.

Acide folique ou folacine ou vitamine B_9

• LE BESOIN QUOTIDIEN est fixé à 400 µg, et à 800 µg chez la femme enceinte, car on observe une captation de l'acide folique par le fœtus.

Des états de déficience aiguë correspondant à des taux de folate érythrocytaire inférieurs à 100 µg/l sont rares. Par contre, des valeurs inférieures à 150 µg traduisent une déficience modérée et sont assez fréquentes.

• APPORTS ALIMENTAIRES

Les folates sont largement répartis dans l'alimentation ; ils sont sensibles à la chaleur et à l'oxydation.

Teneur en acide folique des aliments (en µg pour 100 g)

ALIMENTS	PORTION	µg
Asperge	100 g	10-30
Betterave, chou, épinards, haricots verts, laitue, petits pois	100 g	170-320
Carotte, concombre, navet, pomme de terre	100 g	35-130
Foie de veau	100 g	30-380
Viande, poisson	100 g	0,1-25

En dehors des diarrhées chroniques et de l'emploi d'antibiotiques, fongiques ou chimiques, la synthèse bactérienne intestinale constitue une source secondaire de folates.

Pendant la grossesse, des apports insuffisants en acide folique au cours des premières semaines peuvent être cause de malformations du tube neural (spina-bifida, bec de lièvre). Si l'apport est insuffisant tout au long de la grossesse, le risque de prématurité et d'hypotrophie augmente. Un apport insuffisant est également impliqué dans la survenue du cancer du col utérin.

VITAMINES LIPOSOLUBLES ET BESOINS

Vitamine A

■ *Structure et stabilité*

• LE RÉTINOL SE PRÉSENTE SOUS la forme d'un polyène-alcool alicyclique à 20 atomes de carbone dérivé du carotène.

Structure du bêta-carotène :

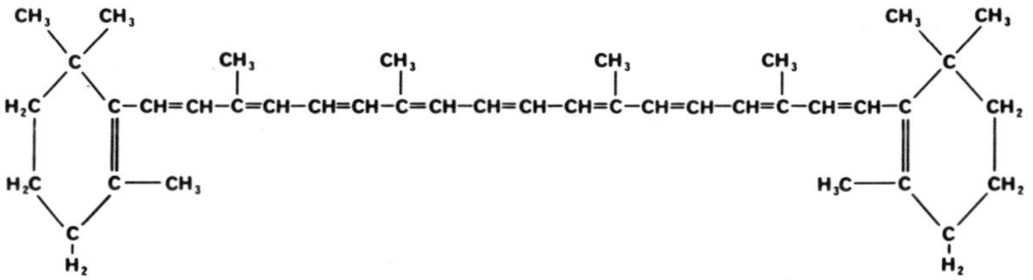

Formule développée de la vitamine A :

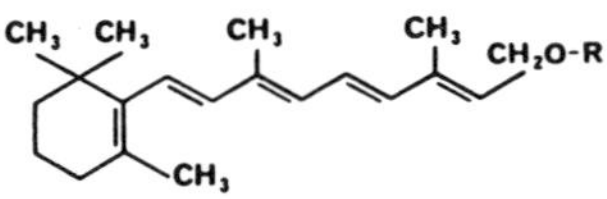

Acétate : R = $CO\text{-}CH_3$ Palmitate : R = $CO\text{-}(CH_2)_{14}\text{-}CH_3$

Formule brute :
ACÉTATE : $C_{22}H_{32}O_2$
PALMITATE : $C_{36}H_{60}O_2$

DEUX ISOMÈRES DE LA VITAMINE A ont une importance pratique : le rétinol all-trans qui est la forme biologiquement la plus active, et l'isomère 11-cis (néo-vitamine A) dont l'activité biologique relative n'atteint que 75 % de celle du précédent.

LA VITAMINE A_2, également connue sous le nom de 3-déhydrorétinol, ne se distingue de la vitamine A que par la présence d'une seconde double liaison sur le noyau bêta-ionone. On la trouve comme la vitamine A dans l'huile de foie de poisson et elle est dégradée selon les mêmes voies métaboliques, mais elle ne possède que 30 à 40 % environ de l'activité vitaminique A.

Le transrétinol et ses esters (acétate et palmitate) sont rapidement dégradés par la lumière, l'oxygène et les acides. La présence d'antioxydants, alpha-tocophérol, par exemple, augmente leur stabilité.

■ *Sources*

• Le rétinol est abondant dans les foies, en particulier ceux de poissons et mammifères marins (hypervitaminose aiguë classique après absorption d'une tranche de foie d'ours polaire).

Le β-carotène se trouve dans la plupart des fruits et légumes.

La vitamine A et les provitamines sont thermostables.

Teneur en vitamine A en U.I./100 g de substance comestible

LAITS. LAITAGES ET MATIÈRES GRASSES	
— Huile de foie de morue	85 000
— Beurre	3 300
— Œufs crus	1 140
— Fromage (camembert)	1 020
— Lait de femme	330
— Lait de brebis	200
— Yaourt	145
— Lait de vache	140
VIANDES	
— Bœuf :	
. foie	20 000
. rognons	1 000
— Mouton :	
. foie	50 500
. rognons	1 150
— Veau :	
. foie	22 500
. rognons	70
POISSONS	
— Anguille fraîche	2 000
— Sardine	710
— Carpe	300
— Moule	180
*En équivalent rétinol **	
FRUITS	
— Melon frais	3 420
— Abricot frais	2 790
— Pêche fraîche	880
— Orange fraîche	190
— Datte séchée	60
LEGUMES	
— Pissenlit frais	13 650
— Carotte fraîche	12 000
— Épinards frais	9 420
— Persil	8 320
— Patate douce	7 700
— Bette	6 500
— Ciboulette	5 800
— Cresson de fontaine	4 000
— Courge et potiron	3 400
— Endive	3 000
— Pomme de terre	20
CÉRÉALES	
— Germe de blé	650

* Pour les produits végétaux, les teneurs sont exprimées en équivalents rétinol, c'est-à-dire prenant en compte le carotène avec son coefficient de conversion de 6 μg de carotène pour 1 μg de rétinol.

■ *Besoins en vitamine A*

Autrefois exprimés en U.I. (unité internationale), les apports conseillés s'expriment maintenant en µg (1 µg rétinol = 3,3 U.I.) ou en E.R. carotinol (équivalent rétinol), cette dernière unité présentant l'avantage d'inclure les caroténoïdes précurseurs de vitamine A.

Les taux recommandés ont été calculés à partir de la quantité assurant la meilleure adaptation à la vision nocturne. Cette quantité a été triplée pour tenir compte des susceptibilités individuelles.

Les besoins sont augmentés chez la femme prenant des contraceptifs oraux, chez le fumeur et en cas de forte pollution de l'environnement.

Nourrisson jusqu'à 3 ans	400 E.R./j
4 ans à 9 ans	600 E.R.
Adolescent	800 à 1 000 E.R.
Homme	1 000 E.R.
Femme	800 E.R.
Femme enceinte, allaitante	1 200 à 1 400 E.R.

■ *Rôle métabolique*

LA PARTICIPATION DE LA VITAMINE A A LA FONCTION VISUELLE EST BIEN ÉTABLIE.

LES PIGMENTS PHOTOSENSIBLES DES BÂTONNETS ET DES CÔNES DE LA RÉTINE (respectivement une rhodopsine et trois iodopsines) sont constitués d'apoprotéines spécifiques. L'exposition à la lumière provoque la séparation des apoprotéines et du rétinol.

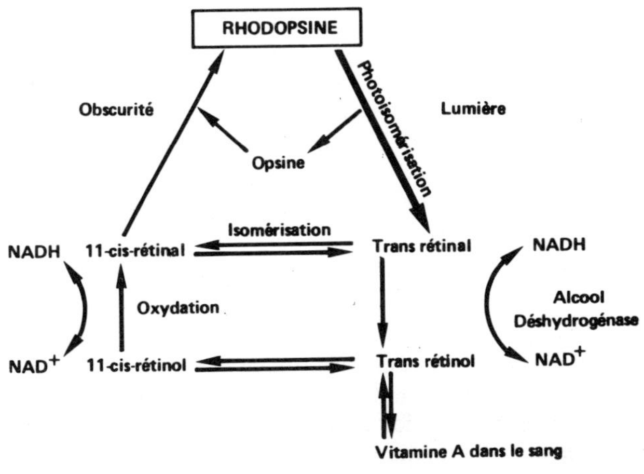

L'ADAPTATION A LA LUMIÈRE CRÉPUSCULAIRE comporte l'augmentation de la teneur des cônes et bâtonnets en leurs pigments spécifiques respectifs. Pour les cônes cette adaptation est de quelques min., pour les bâtonnets, elle est de l'ordre de 1 heure. Toutes les deux sont prolongées en cas d'avitaminose.

LE RÉTINOL EST INDISPENSABLE A TOUS LES TISSUS ÉPITHÉLIAUX. Il facilite en particulier la sécrétion de mucus et inhibe la kératinisation. En son absence, il existe une atrophie épithéliale, avec dyskératose.

De nombreux travaux font apparaître d'autres propriétés du rétinol et du β-carotène. Sur le *plan immunitaire*, un déficit en vitamine A ou de faibles apports en β-carotène peuvent altérer les fonctions immunitaires et majorer la gravité et la fréquence des infections. Dans la *prévention du cancer*, il semble qu'un apport élevé de β-carotène est associé à un risque moindre de cancer du poumon. De même, dans de moins fortes proportions, pour les cancers du col utérin, de l'œsophage, de l'estomac et du sein.

Les études de Wald ont prouvé une relation entre l'abaissement des taux sériques de vitamine A et le risque de cancer des épithéliums.

L'ABSORPTION DE LA VITAMINE A a lieu dans la partie supérieure de l'intestin grêle. Elle est liée à l'absorption des graisses et est modifiée par les mécanismes pathologiques qui détériorent celle-ci (insuffisances hépatiques ou pancréatiques, obstruction biliaire).

IL S'AGIT D'UNE ABSORPTION ACTIVE et elle est accélérée lorsque la vitamine ou les provitamines sont dispersées en milieu aqueux. Le pic de la concentration plasmatique a lieu 4 heures après l'absorption. Les carotènes sont moins bien absorbés que le rétinol. La conversion se fait dans la paroi de l'intestin grêle.

- STOCKAGE

Après absorption, la vitamine A est transportée dans les chylomicrons lymphatiques jusqu'au foie et elle y est stockée sous forme d'un ester d'acide palmitique. La concentration hépatique est de l'ordre de 800 U.I./g. Cette quantité représente 90 % du pool corporel et est susceptible de couvrir le besoin pendant plusieurs mois.

Le β-carotène est transformé dans l'organisme en vitamine A : ce qui n'est pas métabolisé est stocké dans le tissu adipeux sous-cutané. A partir du foie, le rétinol peut être libéré dans le sang et transformé par la « Retinol Binding Protein » dont le métabolisme est lié à celui du zinc.

- EXCRÉTION

Le rétinol est conjugué en bêta-glucuronide et oxydé en rétinal et acide rétinoïque. Les divers glucuronides, hydrosolubles, sont éliminés dans les urines. Le glucuronide de l'acide rétinoïde subit un cycle entéro-hépatique et donne lieu à une élimination fécale.

Au cours de maladies aiguës, ou au cours de surcharge en vitamine A, du rétinol libre apparaît dans les urines et dans les fèces.

■ *Carence*

● DIAGNOSTIC POSITIF

Le taux sérique de vitamine A peut être évalué par des méthodes spectrophotométriques.

Les valeurs habituelles sont comprises entre 40 et 80 µg/100 ml de plasma. La limite inférieure de la normale est de 40 µg/100 ml. Les taux bas peuvent être dus soit à une carence d'apport, soit à une carence de protéines de transfert.

Le dosage du carotène plasmatique ne fait que compléter les dosages précédents. En effet, le carotène ne sera actif qu'après transformation.

Le test le plus significatif est le *dosage hépatique,* mais il nécessite une ponction-biopsie. La valeur moyenne est de 100 µg/g.

Une appréciation qualitative est l'observation de la rétine en lumière fluorescente.

Le test de surcharge est une épreuve d'hypervitaminémie A provoquée. Une flèche relativement basse et retardée avec une vitaminémie de base normale oriente vers un trouble de l'absorption intestinale des lipides, tandis qu'une vitaminémie basse avec flèche d'hypervitaminémie normale doit faire plutôt penser à une carence d'apport. Ainsi la courbe d'hypervitaminémie A se montre-t-elle nettement pathologique en cas de stéatorrhée ou après intervention chirurgicale, qu'il s'agisse de gastrectomie ou de résection étendue à l'iléon.

● SIGNES CLINIQUES

Les signes les plus importants et les plus constants sont oculaires. Le premier est la nyctalopie (diminution de la vision en lumière crépusculaire). L'évolution se fait vers la xérophtalmie avec taches de Bitot, puis, vers les ulcérations cornéennes, qui peuvent aboutir à la cécité.

Les signes cutanéo-muqueux sont très divers : sécheresse et kératinisation de la peau avec éruption papillaire, liée à l'atrophie des glandes sudoripares, desquamation de l'épithélium génito-urinaire, avec fréquente formation de calculs urinaires, involution de la muqueuse intestinale pouvant provoquer des diarrhées.

Cette avitaminose est fréquente chez les enfants des pays sous-développés. Elle survient après le sevrage avec un délai de latence de plusieurs mois dû à l'importance du stock hépatique. Elle est fréquemment associée à la malnutrition protéique.

Dans les pays développés, les carences sont rares et dues le plus souvent à des maladies chroniques (hépatiques, biliaires et intestinales), susceptibles de diminuer la capacité d'absorption.

■ *Traitement et surveillance*

● TRAITEMENT CURATIF

Il comporte l'administration quotidienne de 10 à 50 000 U.I. pendant plusieurs semaines. Ces doses importantes en traitement prolongé sont justifiées par la nécessité de reconstituer un stock hépatique normal.

Dans les pays sous-développés, pour le traitement du kwashiorkor, il a été proposé une injection unique de 100 000 U.I.

● PRÉVENTION

Chez l'adulte bien-portant, la prévention de l'avitaminose se fait par un apport alimentaire varié.

Au cours de la grossesse, on constate fréquemment une diminution du taux plasmatique. L'utilité d'une supplémentation médicamenteuse (toujours à doses modérées : 2 000 U.I./24 h) demeure discutée, d'autant que plusieurs cas de malformations fœtales consécutives à l'administration de fortes doses de vitamine A en début de grossesse ont été décrits.

Au cours des stéatorrhées chroniques, une supplémentation de 1 000 à 5 000 U.I./24 h est souhaitable.

La prescription de la vitamine A à des doses pharmacologiques de 100 à 20 000 U.I./j. a été recommandée dans les infections respiratoires, au cours du psoriasis et de l'ichtyose ; elle a été même proposée comme traitement du syndrome prémenstruel. Son efficacité dans ces indications n'est pas prouvée.

● USAGES DIVERS

L'absorption de doses pharmacologiques de vitamine A chez des sujets adultes non carencés a été proposée pour améliorer la vision nocturne. Par ailleurs, l'absorption de carotène a été récemment prônée pour modifier le teint (« pilule à bronzer »). Il semble que, du fait de la limitation physiologique de la transformation en rétinol, une telle surcharge en carotène ne soit pas susceptible de provoquer une hypervitaminose A. Les traitements locaux par des topiques contenant de la vitamine A, ou de l'acide rétinoïque, sont utilisés pour le traitement du psoriasis et de l'acné et en vue d'améliorer la cicatrisation des plaies, en particulier chez des sujets recevant par voie générale des corticostéroïdes.

La vitamine A aurait une action thérapeutique sur des lésions précancéreuses telles les leucoplasies de la cavité buccale et les dysplasies œsophagiennes.

■ *Hypervitaminoses*

LES HYPERVITAMINOSES sont toujours dues à des surconsommations médicamenteuses ou à celles des huiles de foie de morue ou de flétan. Elles sont plus fréquentes lorsque sont administrées des associations de vitamines A et D.

LA DOSE TOXIQUE est de plus de 150 000 U.I./j. Les signes comprennent céphalées et vomissements, somnolence et irritabilité, et surtout une desquamation cutanée massive des lésions inflammatoires des muqueuses. Le diagnostic est confirmé par la constatation d'une teneur en rétinol $\geq$ 150 μg/ml de plasma.

CHEZ LE NOURRISSON, les signes cliniques précoces sont ceux d'une élévation de la pression intracrânienne : bombement de la fontanelle (syndrome de Marie-Sée) et vomissements. Plus tardivement apparaissent une hyperostose des os longs et une ossification prématurée des épiphyses (l'hypervitaminose expérimentale chez l'animal provoque des fractures spontanées). De telles intoxications ont été décrites pour des doses de 25 000 U.I./j. pendant 30 jours.

Par contre, l'ingestion de grandes quantités de β-carotène n'induit aucun effet toxique : elle se traduit simplement par une caroténémie élevée et une couleur orangée de la peau.

■ *Interactions*

L'administration de la vitamine E augmente le stockage du rétinol.

La consommation d'huiles minérales non digestibles diminuerait l'absorption de la vitamine A.

Vitamine D ou calciférol

La carence en vitamine D provoque deux maladies ostéodestructrices, le rachitisme chez l'enfant, l'ostéomalacie chez l'adulte.

La vitamine D est transformée en principe actif, le 1-25 dihydroxycolécalciférol, par hydroxylation en 25 dans le foie, puis en 1 dans le rein.

■ *Structure de la vitamine D_2 et de la vitamine D_3*

LA VITAMINE D EXISTE SOUS 2 FORMES :

— une forme synthétique obtenue par irradiation ultraviolette de l'ergostérol : c'est la vitamine D_2 ou ergocalciférol, la plus employée en thérapeutique ;

— une forme naturelle extraite de l'huile de foie de poisson, correspondant à l'ancienne désignation de vitamine D : c'est la vitamine D_3 ou colécalciférol.

LES VITAMINES D_2 et D_3 sont dégradées relativement rapidement par la lumière, l'oxygène et les acides. Elles doivent être conservées dans des flacons opaques et hermétiquement fermés, d'où l'air a été chassé par un gaz inerte (par exemple, l'azote). Les composés cristallisés sont relativement stables à la chaleur ; par contre, en solution huileuse, il se produit une isomérisation.

ERGOCALCIFÉROL ou VITAMINE D_2

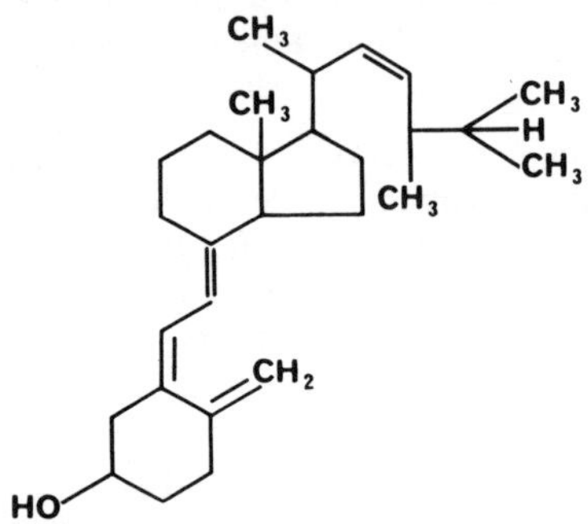

COLÉCALCIFÉROL ou VITAMINE D_3

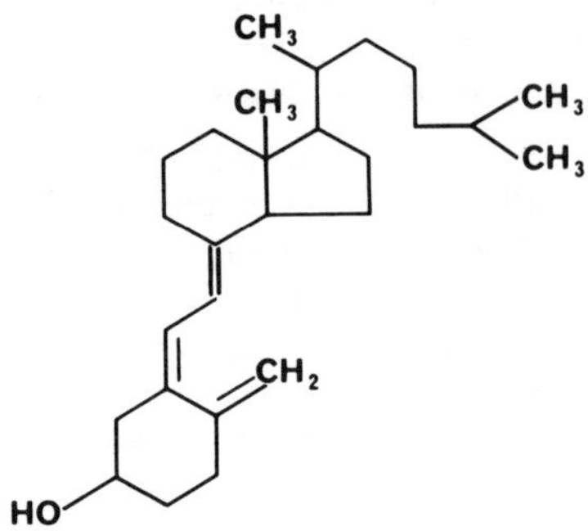

■ *Sources*

LA PRINCIPALE SOURCE DE LA VITAMINE D EST ENDOGÈNE par synthèse cutanée du 7-déhydrocholestérol, qui sous l'influence des rayonnements

Teneur en vitamine D en µg/100 g
(0,025 µg = 1 U.I.) de substance comestible
ou d'aliment cru

CÉRÉALES ET DÉRIVÉS	
— Germe de blé	0,7
VIANDES	
— Foie de veau	0,5
— Foie de porc	0,5
VOLAILLES	
— Foie de poulet	1,3
— Foie de poule	1,1
POISSONS DE MER	
— Sardine entière en conserve, sans huile	60
— Sardine fraîche	36
— Hareng frais	23
POISSONS D'EAU DOUCE	
— Anguille fumée	160
— Saumon frais	160
LAITS	
— Lait de femme	0,1
— Lait de vache cru	0,1
FROMAGES	
— Emmenthal	2,5
— Brie	0,5
ŒUFS	
— Œufs de poule entiers (48 g)	2 à 12
CHAMPIGNONS	
— Champignons de couche frais	3,8
CORPS GRAS	
— Huile de foie de morue	213
— Beurre frais non salé	1
DIVERS	
— Cacao sec en poudre	2,5

ultraviolets est transformé en vitamine D_3. C'est aussi sous la forme de 7-déhydrocholestérol qu'on trouve le précurseur de la vitamine D dans les aliments animaux.

DANS LES LEVURES, LES CHAMPIGNONS ET LES CÉRALES, on trouve de l'ergostérol, précurseur de la vitamine D_2. L'exposition des aliments aux rayons ultraviolets aboutit à la transformation des précurseurs en vitamine.

LES VITAMINES D sont contenues dans le lait, les viandes et les poissons. Elles sont le plus concentrées dans le foie, en particulier le foie de poisson.

Dans certains pays, mais non en France, les aliments lipidiques, tels les margarines et beurres, sont obligatoirement enrichis en vitamine D.

■ *Besoins en vitamine D*

Les stérols précurseurs de la vitamine D étant abondants dans l'alimentation et la peau synthétisant la vitamine D_3 à partir du 7-déhydrocholestérol, le besoin en vitamine D est nul si l'exposition solaire est suffisante.

Lorsque celle-ci est insuffisante (ensoleillement faible, sujet vivant confiné ou ayant coutume d'être très couvert), le besoin exogène en vitamine D est de l'ordre de 400 U.I./j soit 10 μg/j (1 μg = 40 U.I.).

■ *Rôle métabolique*

Comme il a été dit plus haut, la vitamine D subit une double hydroxylation : une hydroxylation en 25 dans le foie, puis une hydroxylation en 1 dans le rein.

Il s'agit d'une vitamine, mais la transformation de la vitamine en métabolites actifs est soumise à des systèmes de rétrocontrôles réalisant une régulation sur le modèle hormonal.

L'absorption de la vitamine D et de ses précurseurs a lieu surtout dans le jéjunum.

Cette absorption dépend de l'absorption des lipides : elle sera diminuée en cas d'insuffisance pancréatique (par défaut de lipase), en cas d'insuffisance de sécrétions biliaires (par défaut hépatique ou par obstruction), en cas d'ingestion alimentaire d'huiles minérales non absorbables.

Le transport plasmatique des vitamines D alimentaires et celles synthétisées dans la peau se fait par liaison à une globuline spécifique, la vitamine D Binding Protein (DBP). L'affinité de 25-(OH) D_3 pour la protéine est plus grande que celle des vitamines elles-mêmes. La demi-vie de ce composé est de 19 jours. C'est lui qui constitue la forme circulante la plus importante. Le 1-25-$(OH)_2$ D_3, métabolite directement actif, a une demi-vie très brève.

Le renouvellement du stock de vitamine D est particulièrement lent. Une charge massive unique empêche la carence pendant 2 à 3 mois. Le stockage a lieu surtout dans le tissu adipeux.

L'excrétion se fait par la bile, sous forme de vitamine active et de stérols inactivés. Une partie est réabsorbée réalisant ainsi un cycle entérohépatique. L'élimination fécale prédomine largement sur l'élimination urinaire.

MÉTABOLISME PHOSPHO-CALCIQUE :

— Elle augmente l'absorption digestive du calcium.
— La 1-25$(OH)_2$ D_3 stimule les ostéoclastes, tandis que la 25(OH) D_3 semble agir directement sur les ostéoblastes.
— Elle augmente la réabsorption tubulaire du phosphore et du calcium.

Ces trois effets tendent à élever la calcémie. Deux hormones sont impliquées dans ce métabolisme :

— la *parathormone,* hypercalcémiante, qui est stimulée en cas d'hypocalcémie et freinée par la vitamine D en cas d'hypercalcémie. Ce mécanisme est à la fois indirect (hypercalcémie) et direct (des sites de liaison spécifiques à la 1-25$(OH)_2$ D_3 ont été mis en évidence dans les cellules parathyroïdiennes) ;
— la *calcitonine,* hypocalcémiante, qui augmente en cas d'hypercalcémie, et exerce une action de rétrocontrôle négatif sur la régulation de la vitamine D.

D'autres organes concernés sont :

- INTESTIN GRÊLE

La vitamine D active le transport actif du calcium dans les microvillosités intestinales. Généralement, les phosphatases accompagnent le calcium, mais il existe aussi un système de transfert actif du phosphate également activé par la vitamine D.

- FOIE

Au cours d'insuffisances hépatiques graves, il peut y avoir carence par défaut d'hydroxylation en 25.

- MUSCLE

La vitamine D est nécessaire à son bon fonctionnement en régulant les concentrations de calcium.

- GLANDE MAMMAIRE

Pendant la grossesse, il existe un accroissement de l'absorption intestinale du calcium ; il y aurait des récepteurs spécifiques au 1-25$(OH)_2$ D_3 dans la glande mammaire.

- Placenta

Celui-ci possède des récepteurs spécifiques qui jouent un rôle dans la minéralisation du squelette fœtal.

■ *Carence*

Le dosage du 25(OH) D_3 plasmatique donne une bonne appréciation de l'état des réserves en vitamine D. Les valeurs normales sont de 10 à 30 μg/l.

- Diagnostic positif

L'hypovitaminose provoque une hypocalcémie ; celle-ci est souvent modérée et peut même manquer. La surcharge provoque toujours une hypercalcémie.

La phosphorémie est un indicateur plus sensible (diminution de la phosphorémie au cours des hypovitaminoses, augmentation de la phosphorémie au cours des surcharges).

La diminution des phosphatases alcalines au cours des hypervitaminoses est le paramètre le plus sensible.

L'effet rénal direct de la vitamine D est de diminuer la calciurie. L'effet indirect, par l'intermédiaire du calcium plasmatique, est de l'augmenter. La calciurie ne peut être interprétée qu'en tenant compte des autres paramètres.

Le taux de citrate plasmatique diminue au cours des hypovitaminoses.

- Signes cliniques

Les carences en vitamine D prennent chez l'enfant la forme du rachitisme et chez l'adulte, la forme de l'ostéomalacie. Il existe aussi un groupe d'affections liées à une anomalie du métabolisme de la vitamine D.

Le rachitisme est caractérisé par des déformations squelettiques : le craniotabès, le chapelet costal, costo-sternal, la cyphose vertébrale, des déformations des membres inférieurs, si l'enfant est en âge de marcher, un gonflement des poignets, un retard et des anomalies de la dentition, de fréquentes fractures spontanées.

L'ostéomalacie est rarement due à un déficit d'apport calcique ; elle est parfois due à un défaut d'hydroxylation de la vitamine D au cours des troubles rénaux, le plus souvent, elle survient par manque de synthèse de la vitamine D chez les sujets confinés, chez les sujets voilés et aussi chez des sujets à la peau noire.

La maladie se manifeste par des douleurs osseuses persistantes.

Le diagnostic est radiologique :

— épaississement apparent de la corticale des os longs, par suite de l'éclaircissement de l'os sous-jacent ;

— bandes claires de décalcification souvent symétriques (zones de Looser) ;

— érosions sous-périostées.

Le diagnostic pourra être confirmé par ponction-biopsie osseuse ; celle-ci montrera une grande richesse en matrice osseuse non calcifiée.

Formes génétiques de rachitisme vitamine D résistant :

— *Hypophosphatémie,* trouble lié au chromosome X, provoquant un tableau particulièrement sévère de rachitisme infantile. *Il n'y a ni déficit en vitamine D, ni trouble du métabolisme de celle-ci ;* néanmoins, le métabolisme phosphocalcique peut être amélioré par des doses massives de vitamine D.

— *Rachitisme par défaut d'hydroxylation.* Le trouble est celui du métabolisme de la vitamine D : le passage du 25-(OH) D_3 au 1-25-$(OH)_2$ D_3 ne se fait pas.

On utilise soit des doses massives de vitamine D, soit surtout des doses physiologiques de 1-25-$(OH)_2$ D_3.

Insuffisances rénales chroniques

Elles provoquent une ostéodystrophie dite « rénale ». On distingue une ostéite fibrokystique par hyperparathyroïdisme, mais surtout une ostéomalacie. Celle-ci est due à une insuffisance d'hydroxylation en 1 empêchant la formation du 1-25-dihydroxycolécalciférol, seul métabolite permettant l'absorption intestinale du calcium. Au total, l'ostéodystrophie comporte une hyperphosphatémie-hypophosphaturie et une hypocalcémie par carence d'absorption.

■ *Traitement et surveillance*

RACHITISME

Traitement curatif :

— 1 000 à 4 000 U.I./j. durant 3 mois ou une dose de charge unique *per os,* ou injectable, de 600 000 U.I.

Traitement prophylactique :

Chez les prématurés, chez les nourrissons noirs vivant sous un climat tempéré et chez des enfants cloîtrés, on préconise une dose de 400 U.I./j.

OSTÉOMALACIE : 1 200 U.I./j., prolongées jusqu'à guérison clinique et normalisation de la calciurie des 24 h, ou dose de charge de 300 000 U.I. pendant plusieurs mois.

OSTÉOPOROSE : une étude récente chez des sujets âgés montre une diminution significative de la fréquence des fractures du col du fémur chez ceux qui reçoivent une supplémentation en vitamine D et en calcium. Les doses quotidiennes reconnues comme efficaces pour préserver la masse osseuse sont de 800 U.I. de vitamine D associées à 1 000 mg de calcium.

HYPOPARATHYROÏDIE : on propose 40 à 400 U.I. par jour 25-(OH)D_3 ou 20 à 200 U.I. de 1-25$(OH)_2D_3$

Dans tous les cas, une précaution importante est celle du dosage de la calcémie et de la calciurie.

AU COURS DES INSUFFISANCES RÉNALES CHRONIQUES ainsi que chez les binéphrectomisés, les vitamines D sont inactives.

On peut alors utiliser :
— le dihydrotachystérol
— le 25-dihydrotachystérol car il est actif sans hydroxylation ;
— le 1-hydroxycolécalciférol aux doses de 1 à 2 μg/j. ;
— et le dihydroxycolécalciférol aux doses de 0,25 à 0,75 μg/j.

MALABSORPTION LIPIDIQUE : au cours des stéatorrhées chroniques, on utilisera les formes injectables : injection intramusculaire mensuelle de 10 000 à 30 000 U.I., correspondant à 400 à 1 000 U.I./j.

RACHITISME VITAMINE D-RÉSISTANT :

— *L'hypophosphatémie essentielle génétique* peut être améliorée par des doses massives de vitamine D.

— *Le rachitisme par défaut d'hydroxylation* en 1 sera traité par le 1-25 $(OH)_2D_3$ à la dose de 0,25 à 0,75 μg/j.

HYPERVITAMINOSE : la surveillance du traitement consiste à rechercher les signes cliniques et biologiques de surdosage vitaminique imposant l'arrêt du traitement. La vitamine D est toxique à fortes doses.

Signes cliniques :

anorexie, soif intense, nausées, vomissements, diarrhée.

Signes biologiques :

— hypercalcémie ; le traitement sera interrompu si la calcémie est supérieure à 105 mg/l ou la calciurie supérieure à 300 mg/24 h.
— diminution des phosphatases alcalines ;
— hypercalciurie ;
— perturbations des épreuves rénales.

■ *Interactions*

• INTERACTIONS MÉDICAMENTEUSES

Le phénobarbital et les autres médicaments anticonvulsivants diminuent la concentration plasmatique en 25 (OH)D_3 ; par ailleurs, leur usage est corrélé avec une augmentation de fréquence du rachitisme et de l'ostéomalacie.

Le mécanisme supposé est une induction des systèmes hépatiques d'inactivation. Il est par conséquent souhaitable de compléter les traitements antiépileptiques chroniques par une vitaminothérapie préventive.

• INTERACTIONS ALIMENTAIRES

La plus importante est l'apport calcique : un apport calcique bas facilite l'apparition des signes d'avitaminose, et au contraire un apport calcique élevé favorise l'apparition des signes d'hypervitaminose.

Vitamine E ou Tocophérol

■ Structure

Formule développée :

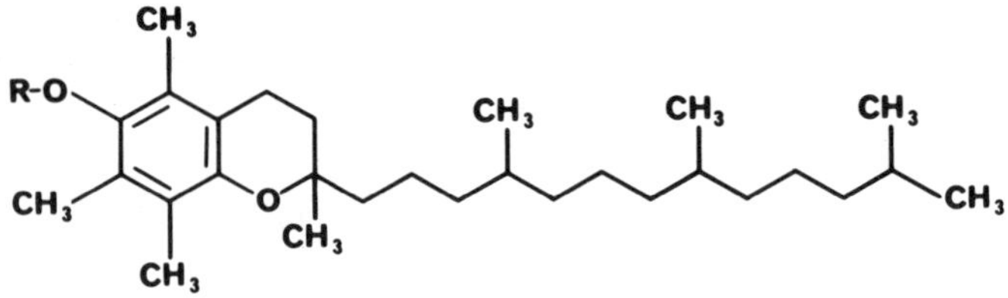

dl α . Tocophérol : R=H ; acétate de dl α.Tocophérol : R=CO-CH3

Formule brute :
TOCOPHÉROL : $C_{29}H_{50}O_2$
ACÉTATE : $C_{31}H_{52}O_3$

■ Sources et besoins

IL EXISTE PLUSIEURS TOCOPHÉROLS largement répandus dans les produits naturels d'origine végétale ou animale, mais l'activité vitaminique E est essentiellement fonction de la proportion d'alpha-tocophérol.

LES SOURCES NATURELLES les plus importantes de vitamine E sont végétales : huile et margarine, fruits oléagineux, germes de céréales. On en trouve en moindre quantité dans les fractions lipidiques de certains produits d'origine animale (foie, œufs, produits laitiers) ; les légumes verts en sont pauvres.

LES BESOINS VITAMINIQUES JOURNALIERS sont de 15 à 18 U.I. de vitamine E (1 U.I. = 1 mg d'acétate de dl tocophérol, forme de vitamine E reproduite par synthèse). Ils sont liés à l'apport en acides gras polyinsaturés : on admet que l'ingestion d'un gramme d'acides gras insaturés doit s'accompagner d'au moins 1 mg de vitamine E. Une alimentation équilibrée apportant 30 à 35 % des apports énergétiques sous forme de lipides d'origine végétale couvre les besoins en vitamine E.

Teneur en vitamine E des principaux aliments en contenant (en mg/100 g)

ALIMENTS	TENEUR EN mg/100 g
Huile de germe de blé	133
Huile d'olive	8
Cacao en poudre	3,1
Noix de coco fraîche	2,7
Beurre	2,6
Foie	1
Banane	0,4
Viande	0,3 à 0,7
Lait	0,06

■ *Rôle métabolique*

Les tocophérols se comportent essentiellement comme des antioxydants : tamponnement des radicaux libres, principalement au niveau des acides gras polyinsaturés, « stabilisation » des lipides membranaires.

La vitamine E diminue l'agrégabilité plaquettaire (action antithrombotique).

■ *Carence*

● DIAGNOSTIC POSITIF (dosage sanguin) :

Les valeurs normales de la tocophérolémie sont situées entre 0,7 et 1,6 mg/100 ml.

Pour mieux apprécier le déficit, il est conseillé de contrôler simultanément la concentration du plasma en bêta-lipoprotéines auxquelles est liée la vitamine E.

Le test d'hémolyse mesure la résistance osmotique des érythrocytes aux agents oxydants et constitue un indicateur relativement sensible. La baisse de la résistance des érythrocytes n'apparaît que lorsque les concentrations plasmatiques sont $\leqslant$ 0,4 mg/100 ml. Un taux d'hémolyse $\geqslant$ 25 % serait un signe de carence.

● SIGNES CLINIQUES

Dans les pays industrialisés, les manifestations de carence sont rares : elles ne s'observent que dans la prématurité, les pathologies digestives avec malabsorption, les maladies génétiques telle l'alpha-bêtalipoprotéinémie ; celle-ci comporte un déficit sévère en vitamine E lié à la malabsorption des graisses et au déficit en apolipoprotéine β des LDL. Elle se traduit par un syndrome neuro-dégénératif.

Une avitaminose est corrélée au risque de survenue de nombreuses affections, principalement les maladies cardio-ischémiques et certains cancers (poumon, sein). Un statut vitaminique E précaire aurait des conséquences sur l'état immunitaire et la résistance aux infections.

■ *Traitement*

Elle est utilisée en traitement curatif dans l'anémie hémolytique du prématuré carencé, dans les syndrômes dégénératifs des malabsorptions chroniques (50 à 200 mg/kg/j).

Elle est utilisée en traitement préventif :

— chez les prématurés,

— dans les malabsorptions chroniques,

— dans les alpha-β-lipoprotéinémies,

— dans les hypercholestérolémies : à la dose de 500 mg/j, elle entraîne une réduction modérée du cholestérol LDL et une augmentation modérée du cholestérol HDL,

— dans l'artérite des membres inférieurs, 300 à 600 mg/j améliorent le périmètre de marche.

Vitamine K

Il existe plusieurs vitamines K que l'on trouve principalement dans les végétaux et les poissons

■ *Structure*

Les vitamines K dérivent de la 1-4-naphtoquinone, la vitamine K_1 naturelle (phytoménadione) est la 2 méthyl-3 phytyl-1-4 naphtoquinone.

La vitamine K_2, également naturelle, est la 2-méthyl-3-difarnésyl-1-4-naphtoquinone ou ménaquinone.

La vitamine K_3, la plus usuelle, est la ménadione, ou 2-méthyl-1-4-naphtoquinone.

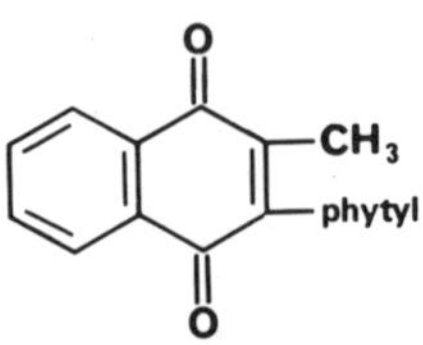

2 méthyl-3-phytyl-1-4-naphtoquinone

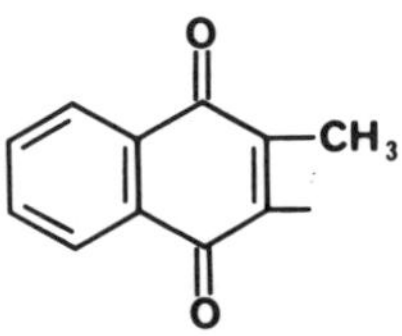

Ménadione

■ *Sources*

Les aliments les plus riches en vitamine K_1 sont la choucroute, les choux, les épinards, les huiles végétales. Les plus riches en vitamine K_2 sont les poissons macérés (tel le nuoc-mam) :

— poisson : 15 mg/100 g (1 500 µg)
— foie de porc et foie de veau : 0,3-0,8 mg/100 g (300-800 µg)
— épinards : 0,1-0,6 mg/100 g (100-600 µg)
— chou rouge et vert : 0,2-0,9 mg/100 g (200-900 µg)
— lait : traces.

La vitamine K est sensible aux oxydants, à la lumière et aux milieux basiques.

L'apport exogène n'est pas indispensable car il existe chez l'homme (à l'exception du nouveau-né) une synthèse de la vitamine K dans la partie terminale de l'intestin, sous l'influence de la fermentation bactérienne : cette vitamine synthétisée passe dans la circulation sanguine.

■ *Rôle métabolique*

La vitamine K est indispensable à la synthèse par le foie des différents facteurs de coagulation sanguine. Les principaux facteurs sont :
— la prothrombine (facteur II) ;
— la proconvertine (facteur VII) ;
— le facteur antithémophile (facteur IX) ;
— le facteur Stuart (facteur X).

Elle intervient aussi dans d'autres phénomènes biologiques impliquant la fixation du calcium.

■ *Carence*

La carence spontanée par défaut d'apport n'existe pas chez l'adulte. Des hémorragies dans les cirrhoses, les ictères et certaines colites chroniques peuvent être la conséquence d'un trouble de l'absorption ou de l'utilisation. Chez le nouveau-né, les carences sont plus fréquentes, d'où l'injection intramusculaire systématique de 5 mg de vitamine K_1 à la naissance.

■ *Traitement et surveillance*

Au cours de traitements par les antivitaminiques K (*dicoumarol* et dérivés) la surveillance se fait par les tests de coagulation classiques. Le syndrome hémorragique est à traiter par la vitamine K_1 ou la ménadione à des doses comprises entre 10 et 50 mg/j. chez l'adulte.

VII. — L'EAU ET LES SELS MINÉRAUX

EAU ET BESOINS HYDRIQUES

L'eau est le plus indispensable de tous les nutriments : dans une ambiance thermique modérée, la suppression d'apports provoque la mort en 2 à 3 jours.

■ *Apports*

L'apport à une triple origine :

— eau de boissons : en moyenne de 1 à 1,5 l par 24 h ;

— eau contenue dans les aliments : entre 0,5 à 1 l par 24 h ;

— eau métabolique ou eau de synthèse : l'oxydation de 1 g de glucides produit 0,6 ml d'eau, celle de 1 g de protéines 0,4 ml, celle de 1 g de lipides 1,07 ml. Au total, approximativement 120 ml par 1 000 calories métabolisées, soit 200 à 300 ml par 24 h.

■ *Composition corporelle*

Le contenu en eau d'un organisme adulte de 70 kg est approximativement de 42 kg, soit 60 % du poids total.

Eau plasmatique	3	Eau extra-cellulaire	19	Eau totale 42 kg
Eau interstitielle	8,5			
Eau des tissus de soutien	7,5			
		Eau intracellulaire	23	

En fait la part de l'eau dans le poids corporel varie :

— Elle augmente avec la part de la masse cellulaire, qui est hydratée à 72 % et dont le sous-compartiment le plus variable est la masse musculaire. La quantité d'eau corporelle est donc d'autant plus grande que le sujet est plus musclé.

— Elle diminue avec la part du tissu adipeux, qui est hydraté à 10 %. La quantité d'eau corporelle est donc d'autant plus petite que le sujet est plus gras.

Le capital hydrique est plus petit — en valeur absolue et en % du poids corporel — chez la femme que chez l'homme. La composition des compartiments liquidiens n'est pas différente, mais du fait d'une masse adipeuse plus grande et d'une masse musculaire plus petite, l'eau ne représente chez la femme qu'environ 50 % du poids du corps.

■ *Teneur en eau des différents aliments*

FRUITS		LAITAGES ET ŒUFS	
— Avocat, banane, olive	70 à 75 %	— Lait de vache	87 %
— Abricot	75 à 80 %	— Œufs	75 %
— Citron et melon	90 %	— Camembert	51 %
— Tous les autres fruits	80 à 85 %	— Emmenthal, roquefort	35 %
		— Beurre	15 %
LÉGUMES		AUTRES	
— Pomme de terre, petits pois	75 %	— Pain	35 %
— Tous les autres légumes	entre 90 et 95 %	— Confiture	33 %
VIANDES		— Biscotte	6 %
— Approximativement	60 %	— Chocolat	2 %
		— Huile	0 %

■ *Excrétion*

● LES FÈCES

L'élimination d'eau par les fèces est d'environ 100 ml par 24 h (sauf en cas de diarrhée), ce qui ne représente qu'environ 1 % du débit quotidien d'eau à travers le tube digestif.

(Au cours des diarrhées, la teneur des selles en eau peut atteindre 95 % et les pertes d'eau peuvent ainsi atteindre plusieurs litres).

● LA PERSPIRATION INSENSIBLE

L'air expiré est toujours saturé en vapeur d'eau pour 37 %, soit une sortie de 0,05 g d'eau par litre d'air expiré. Pour obtenir la perte journalière nette il y a lieu de tenir compte du débit ventilatoire ainsi que de la température et de la saturation de l'air inspiré. Par exemple avec un air inspiré à 20° saturé à 50 %, la perte est de 600 ml.

Eau perdue = (0,05 g × V_E) — (contenu en eau d'un litre d'air inspiré × V_I) = (0,05 × 15 000) – (0,01 × 14 500) # 600 ml. En cas de polypnée, ou d'ambiance sèche, cette perte respiratoire peut atteindre 1 l.

La perspiration insensible cutanée est liée aux besoins de thermolyse.

Les pertes d'eau de thermorégulation peuvent atteindre plusieurs litres par 24 heures. Le passage de l'état liquide à l'état gazeux consomme : 0,58 calorie par gramme, que la perspiration se fasse par voie cutanée ou pulmonaire. (Par contre la sudation a un effet thermolytique variable selon que la sueur s'évapore sur la peau ou soit éliminée sous forme liquide).

• L'URINE

Le débit urinaire constitue la part la plus variable des sorties d'eau. La perméabilité à l'eau du tube collecteur dépend de l'hormone antidiurétique. L'élimination urinaire de l'eau est partiellement indépendante de celle des électrolytes ; la pression osmotique de l'urine définitive est, selon les besoins du bilan d'eau, inférieure ou supérieure à celle du plasma. Cette élimination (ou rétention) sélective de l'eau s'énonce en termes de clearance de l'eau libre.

■ *Besoin*

Le besoin en eau chez un sujet placé dans une atmosphère à 20°C à moitié saturée de vapeur d'eau est de l'ordre de grandeur d'1 ml/kcal., soit approximativement 2 l/jour. Il augmente si le sujet est fébrile, s'il est en polypnée, s'il effectue un travail intense, si la température extérieure est plus chaude, si l'air est plus sec.

La satisfaction de ce besoin se fait, dans les conditions physiologiques, par un double ajustement (soif et clearance de l'eau libre) ; les troubles physiologiques sont liés à la gestion du capital sodique, puisque les deux régulations (hydrique et sodée) sont entrecroisées.

SODIUM

Le sodium est le principal cation extra-cellulaire. Sa concentration est régulée de telle sorte qu'elle demeure constante pour des apports alimentaires variant de 1 à 10.

■ *Apports*

Sources de sodium *

(En mg pour 100 g)

VIANDES		— Poulet	70
— Jambon fumé	2 100	— Porc	60
— Saucisse	1 000	— Lapin	40
— Cervelle de veau	110		
— Foie de veau	80	POISSONS	
— Mouton	80	— Sardine à l'huile	760
— Bœuf	70	— Thon (conserve)	360

POISSONS	
— Homard frais	300
— 12 huîtres	200
— Aiglefin	100
— Colinot (bouilli)	80
— Cabillaud	75
— Truite	70
— Saumon frais	48
— Brochet	29
FARINEUX	
— Pain blanc	500
— Biscotte	280 à 400
— Pâtes avant cuisson	5
— Tapioca	4
— Semoule	3
— Riz	3
— Farine	3
LÉGUMES	
— Choucroute	650
— Haricots verts (conserve)	410
— Haricots blancs (conserve)	310
— Petits pois (conserve)	270
— Céleri rave	100
— Céleri en branche	100
— Épinards frais	100
— Carotte	50
— Artichaut	47
— Pois cassé	40
— Chou-fleur	24
— Chou	15
— Radis	14
— Choux de Bruxelles	10
— Endive	10
— Oignon	7
— Poireau	5
— Lentilles	5
— Tomate	3
— Asperge	3
— Courge	3
— Haricots verts (frais)	négligeable
MATIÈRES GRASSES	
— Margarine	270 à 300
— Beurre	200
FROMAGES, LAITAGES ET ŒUFS	
— Gruyère	420
— Camembert	340
— Fromage à la crème	140
— Œufs entiers	130
— Lait de vache (frais)	50
— Jaune d'œuf cru	26
PRODUITS SUCRÉS	
— Biscuit sec	300
— Pain d'épice	200
— Lait concentré sucré	140
— Chocolat au lait	80
— Crème de marron	75
— Yaourt	50
— Crème glacée	50
— Sucre roux	24
— Cake aux fruits (sans sel)	22
— Confiture	15
— Salade de fruits	10
— Jus de fruits	10
— Miel	5
FRUITS	
— Abricot sec (cuit)	26
— Raisin sec	22
— Noisette	20
— Melon	19
— Figue sèche	17
— Pruneau	10
— Poire (conserve)	8
— Châtaigne	7
— Pêche (conserve)	5
— Figue fraîche	5
— Orange	3
— Amande	3
— Poire	3
— Groseille	3
— Prune	3
— Banane	3
— Pêche	3
— Framboise	2
— Abricot (conserve)	2
— Raisin	2
— Noix	2
— Pomme	2
— Rhubarbe	2
— Pamplemousse	2
— Fraise	2
— Cerise	2
— Jus de citron	1
— Ananas (conserve)	1
— Jus de raisin	1

— Datte	1
— Ananas frais	0,3
BOISSONS (mg/l)	
— Eau de Vichy	1 540 à 1 728
— Eau du robinet adoucie	100 à 150
— Cidre	100
— Bière	80
— Vin	70
— Jus de pamplemousse	20
— Perrier	14
— Coca-cola	10
— Eau du robinet	8 à 15
— Eau de Volvic	8
— Eau d'Évian	5

* Voir aussi produits diététiques (en 3e partie de l'ouvrage).

Les apports sont variables d'un pays à l'autre suivant le mode d'alimentation : l'apport moyen en France est de 10 g de chlorure de sodium, soit 430 mEq de sodium, dont approximativement la moitié est apportée sous forme de sel d'assaisonnement. Le monoglutamate de sodium utilisé de plus en plus dans les plats cuisinés industriels constitue une source complémentaire d'apports sodés.

■ *Besoin*

Le besoin en sodium, pour un sédentaire, en climat tempéré, est de l'ordre de 1 g de ClNa/24 h.

L'actuel excès de l'apport par rapport au besoin est lié à un appétit spécifique génétiquement programmé. Or, l'excès de l'apport en sodium est corrélé à la fréquence des hypertensions artérielles.

■ *Sodium dans l'organisme*

L'organisme contient 142 mEq de sodium par litre d'eau extra-cellulaire et moins de 10 mEq par litre d'eau intra-cellulaire.

Au total, le sodium échangeable est de l'ordre de 2 500 mEq. Approximativement 1 000 mEq se trouvent dans le compartiment osseux, très lentement échangeables.

Lorsque le capital sodique est diminué, soit par perte digestive (vomissements, diarrhée, drainage ou fistule), soit par perte cutanée excessive (transpiration), soit par néphropathie tubulaire, insuffisance surrénalienne ou emploi de diurétiques, il y a une déshydratation extra-cellulaire nécessitant une compensation par augmentation d'apports.

■ *Excrétion*

• LA PERSPIRATION RESPIRATOIRE ne s'accompagne pas de pertes en sodium. L'excrétion fécale est négligeable, la perspiration cutanée entraîne une perte de sodium négligeable dans un environnement thermique modéré. Dans une atmosphère très chaude, ou lors d'un exercice physique intense, l'élimination cutanée peut atteindre plusieurs grammes par jour.

• L'ÉLIMINATION URINAIRE est d'une extrême efficacité : au cours d'un régime désodé strict chez un sujet normal, il y a un fort hyperaldostéronisme et l'élimination de sodium descend en dessous de 1 mEq par litre.

POTASSIUM

Le potassium plasmatique ne représente que 0,8 % du potassium corporel, il s'agit pourtant du seul compartiment facilement accessible. La kalicystie (concentration intracellulaire en potassium) ne peut être appréciée qu'indirectement soit par la méthode du bilan, soit par la mesure du potassium échangeable, soit à partir de la concentration interglobulaire du potassium.

■ *Apports*

Sources de potassium (en mg pour 100 g)

VIANDES	
— Jambon fumé	610
— Veau	300
— Mouton	300
— Foie de veau	300
— Bœuf	300
— Porc (côte)	160
— Cheval	160
POISSONS	
— Sardine (huile)	510
— Thon (conserve)	480
— 12 huîtres	315
— Aiglefin	314
FARINEUX	
Pâtes (avant cuisson)	170
— Biscotte	160
— Riz	100
— Pain blanc	100
LÉGUMES	
— Levure sèche	1 900
— Lentilles	1 200
— Pois cassés	930
— Champignon	520
— Pomme de terre	500
— Petits pois frais	315
— Chou-fleur	300
— Carotte	300
— Chou	300
— Tomate	280
— Haricots verts	260
— Haricots blancs (conserve)	210
— Concombre	140
— Haricots verts (conserve)	120
— Petits pois (conserve)	90
MATIERES GRASSES	
— Beurre	14
FROMAGES, LAITAGES, ŒUFS	
— Lait concentré sucré	340
— Lait frais	100
— Œufs frais	100
— Jaune d'œuf	100
PRODUITS SUCRÉS	
— Chocolat au lait	420
— Biscuit sec	200
— Crème glacée	150
— Yaourt	135
— Jus de fruit	100 à 200
— Miel	5
FRUITS	
— Abricot sec cuit	1 600
— Figue sèche	983
— Amande	800
— Raisin sec	700

— Datte	650	— Jus de citron	170
— Noix	600	— Fraise	150
— Noisette	600	— Poire	130
— Banane	380	— Pomme	110
— Abricot frais	300	BOISSONS (mg/l)	
— Groseille	280	— Vin	1 040
— Cerise	250	— Cidre	750
— Prune	250	— Coca-cola	520
— Pêche	230	— Bière	300 à 450
— Raisin	198	— Eau de Vichy	130
— Pamplemousse	190	— Eau de Volvic	5,4
— Framboise	178	— Eau d'Évian	1

Le potassium est ubiquitaire, on en trouve de fortes concentrations aussi bien dans la viande que dans les légumes. La carence d'apport n'existe pas ; il n'existe pas non plus d'appétit spécifique.

■ *Potassium dans l'organisme*

L'eau intracellulaire contient approximativement 150 mEq de K/l, soit au total 90 % du potassium corporel ; le plasma et les autres liquides extra-cellulaires contiennent entre 4,5 et 5 mEq/l, soit 2 %.

Presque tout le potassium corporel est échangeable (approximativement 3 000 mEq).

La kaliémie est régulée avec une précision inférieure à celle de la natrémie.

Les hypokaliémies surviennent soit au cours des alcaloses par diminution du potassium d'entrée dans la cellule, soit, et c'est le cas le plus fréquent, au décours des acidoses (tel le coma diabétique) qui provoqueraient successivement une fuite cellulaire de potassium et une élimination urinaire accrue, puis lorsque la situation se rétablit, l'apparition d'un besoin aigu.

Un mécanisme semblable a été évoqué au cours de certaines morts subites qui surviennent pendant la réalimentation des dénutritions sévères.

■ *Excrétion*

L'excrétion est presque exclusivement urinaire et elle est liée à la régulation de l'élimination du sodium : l'aldostérone augmente la réabsorption tubulaire du sodium et diminue celle du potassium. La diminution du capital potassique et/ou de la kaliémie est fréquente au cours de traitements par les sels diurétiques qui font éliminer à la fois sodium et potassium (évidemment à l'exception des antialdostérones).

Au cours des régimes désodés très stricts l'organisme économise le sodium par hyperaldostéronisme, il y a fuite urinaire de potassium et donc augmentation du besoin.

Au total, le besoin en K avec un régime pauvre en sodium est de l'ordre de 1 g/24 h, et bien plus bas avec un apport sodique large.

CALCIUM

Le capital calcique est de l'ordre de 1 kg, soit 2 000 fois plus que l'apport journalier moyen.

■ *Apports*

Teneur en calcium des principaux aliments (en mg/100 g)

LAIT, FROMAGES, MATIÈRES GRASSES ET ŒUFS	
— Gruyère	1010
— Hollande	777
— Cantal	776
— Roquefort	700
— Pont l'Évêque	560
— Fromage blanc	162
— Camembert	154
— Yaourt	140
— Lait écrémé	130
— Lait entier	125
— 2 œufs entiers	108
— Beurre	15
— Huile	0
— Saindoux	0
BOISSONS* (mg/litre)	
— Vittel Hépar	581
— Contrexéville	451
— Rozana	285
— Vittel Grande Source	202
— Badoit	170
— Cidre	120
— Perrier	140
— Vichy	96
— Bière	80
— Évian	78
— Vin	70
— Vals	35
— Volvic	9
— Charrier	1
FRUITS	
— Amande sèche	254
— Figue sèche	160
— Noix	80
— Abricot sec	80
— Datte	71
— Cacahuète (grillée)	68
— Rhubarbe	50
— Pruneau	45
— Framboise	40
— Fraise	30
— Orange	28
— Ananas (conserve)	20
— Raisin	20
— Pamplemousse	20
— Cerise	18
— Prune	15
— Poire	13
— Banane	11
— Pêche	8
— Pomme	6
POISSONS ET CRUSTACÉS	
— Caviar	137
— Crevettes en boîte	120
— Moule	100
— 12 huîtres	70
— Saumon en boîte	66
— Colin	64

— Homard	62
— Merlan	45
— Crabe	45
— Sardine à l'huile	30
— Truite	20
— Brochet	20
VIANDES	
— Langue de bœuf	30
— Poulet	16
— Cheval	16
— Bœuf	10
— Mouton	10
— Porc	10
— Saucisse	10
— Jambon cuit	9
— Foie	8
LÉGUMES	
— Cresson	211
— Persil	200
— Haricots blancs	137
— Oignon séché	130
— Epinards	81
— Endive	80
— Haricots verts	65
— Lentilles	60
— Céleri rave	60
— Poireau	60
— Artichaut	50
— Chou, choucroute	45
— Carotte crue	40
— Radis	37
— Laitue	32
— Carotte cuite	25
— Chou-fleur	22
— Courge	21
— Asperge	20
— Melon	18
— Pomme de terre	15
— Tomate	11
— Concombre	10
FARINEUX	
— Semoule	362
— Biscotte	50
— Pain de seigle	25
— Pâtes	22
— Pain blanc	20
— Farine de blé	16
— Tapioca	12
— Riz	9
PRODUITS SUCRÉS	
— Lait concentré sucré	270
— Crème glacée	130
— Chocolat amer	107
— Sucre roux	80
— Chocolat au lait	80
— Pain d'épice	40-70
— Cake aux fruits	30
— Salade de fruits	18
— Biscuit sec	13
— Confiture	20
— Miel	5

* L'eau de consommation courante contient en moyenne 70 mg de Ca par litre.

Le rapport phosphocalcique favorable à l'absorption est compris entre 0,5 et 2. Les produits laitiers constituent une très bonne source à la fois à cause du rapport P/Ca favorable, mais aussi à cause de la présence du lactose.

Les acides phytiques et oxaliques contenus dans certains légumes gênent l'absorption calcique par formation de sels insolubles. Une des sources d'apport est l'eau de boisson. Les fibres alimentaires entraînent dans les fèces une partie du calcium alimentaire.

■ *Besoins*

Les besoins sont de 400 mg à 1 g/j pour un adulte ; en dessous de 400 mg il y a augmentation de risque d'ostéomalacie. L'apport en laitage est indispensable pour un apport calcique de sécurité.

■ *Calcium dans l'organisme*

Il y a approximativement 1 kg de calcium dans l'os sous forme de phosphate tricalcique (85 %) et de carbonate de calcium. Le calcium constitue 25 % du poids de l'os sec. La teneur du liquide intracellulaire est faible.

Le taux plasmatique est finement régulé à 100 mg ± 5/l, un tiers sous forme de calcium non diffusable lié aux protéines, 2/3 sous forme ionisée.

- L'HYPERCALCÉMIE comporte une polyurie avec polydipsie, acidurie et kaliurie ; les troubles digestifs sont spécifiques, une asthénie avec somnolence, une tachycardie avec raccourcissement de l'espace QT et des calcifications diffuses, en particulier rénales, de la média des artères, et des tissus périarticulaires.
- L'HYPOCALCÉMIE comporte des paresthésies et une hyperexitabilité neuro-musculaire dont le type est l'extension forcée des doigts en main d'accoucheur.

■ *Excrétion*

L'excrétion fécale est non régulée ; elle varie avec l'apport phosphoré (elle augmente et pour l'apport en P bas et pour les apports de P élevés).

On a déjà signalé que les phytates et les oxalates augmentaient l'élimination de calcium. Au cours des malabsorptions lipidiques, l'excrétion est augmentée par formation de sels calciques d'acides gras.

PHOSPHORE

Le phosphore constitue avec le calcium la trame minérale de l'os. Il est le substrat de liaisons phosphates riches en énergie.

■ *Apports*

Sources alimentaires de phosphore (en mg/100 g)

FRUITS		— Fraise	27
— Amande	470	— Orange	23
— Noisette	400	— Abricot	23
— Noix	400	— Pêche	22
— Avocat	38	— Citron	22
— Banane	28	— Raisin	21

— Cerise	20
— Poire	16
— Pomme	10
SUCRERIES	
— Chocolat	400
— Sucre	40
— Miel	16
— Confiture	15
VIANDES ET POISSONS	
— Poulet	220
— Veau	200
— Poissons sauf sardine et thon	200
— Mouton	200
— Cheval	200
— Bœuf	200
— Porc	175
LÉGUMES	
— Soja	580
— Petits pois	122
— Champignons	100
— Persil	80
— Chou-fleur	72
— Pomme de terre	60
— Haricots verts	44
— Carotte	37
— Tomate	27
— Salade	25
GRAISSE, HUILE	
— Huile	0
BOISSONS	
— Vin	200
— Bière	70
FÉCULENTS	
— Haricots blancs	400
— Lentilles	400
— Riz	300
— Pâtes	165
— Biscotte	110
— Pain	90
PRODUITS LAITIERS ET ŒUFS	
— Gruyère	600
— Jaune d'œuf	560
— Roquefort	360
— Œufs	200
— Camembert	139
— Lait de vache	90
— Lait maternel	20
— Beurre	16

L'absorption du phosphore est active, rapide et contrôlée. Avec la ration habituelle, 50 % du phosphore alimentaire est absorbé. La vitamine D augmente l'absorption ; la richesse du régime en calcium et l'ingestion d'hydroxyde d'alumine la diminuent.

Tous les aliments sont riches en phosphore ; le besoin est évalué à 800 mg/24 h, mais il s'agit d'une donnée sans portée pragmatique car il n'existe jamais de carence en phosphore. Le seul problème pratique est celui des formes d'apport susceptibles de modifier brutalement le bilan d'ions +.

■ *Phosphore dans l'organisme*

Le phosphore est toujours sous forme de phosphate. La teneur moyenne en phosphate est de 700 g dont 600 g pour le squelette sous forme de phosphate tricalcique, et 100 g dans la masse cellulaire, en particulier sous forme de phosphoprotéines, de phospholipides et d'acides nucléiques. La phosphorémie physiologique est comprise entre 30 et 44 mg/l, dont 10 % sous forme de phosphoprotéines.

■ *Excrétion*

Il n'existe pas d'excrétion fécale de phosphate endogène ; la perte fécale, correspondant au phosphore alimentaire non absorbé, est de quelques centaines de mg et varie avec l'alimentation. L'élimination régulée est urinaire. La parathormone inhibe la réabsorption tubulaire (en cas d'hyperparathyroïdie, il y a hyperphosphatémie) ; la thyrocalcitonine agit dans le même sens.

Les troubles de la phosphorémie ne sont pas d'origine nutritionnelle et ne sont guère curables par diétothérapie.

MAGNÉSIUM

La transformation des habitudes alimentaires explique la fréquence des états de subcarence magnésique, exceptionnels au début du siècle.

■ *Apports*

Aliments riches en magnésium (en mg/100 g)

— Cacao	410	— Épinards	50
— Soja	310	— Avocats	41
— Amandes	254	— Banane	35
— Arachides	170	— Riz	30
— Haricots blancs	170	— Persil	30
— Noix, noisettes	140	— Pâtes	30
— Flocon d'avoine	130	— Pommes de terre	30
— Maïs	120	— Artichaut	30
— Pain complet	90	— Betterave	23
— Lentilles	90	— Viandes	20 à 50
— Figue fraîche	72	— Poissons	20 à 30
— Chocolat	70	— Lait	traces
— Datte sèche	68	— Œufs	traces
— Pain blanc	50		
Eaux Minérales			
— Vittel Hépar	110 mg/l	— Badoit	83 mg/l
— Contrex	53 mg/l	— Vichy	67 mg/l

La diminution de la consommation des céréales, l'augmentation de leur taux de blutage, l'emploi d'engrais phosphatés, l'exclusion des aliments jugés trop « riches » (Cacao, fruits secs, légumes secs, oléagineux) contribuent à une diminution de l'apport magnésien. L'écorce des céréales contient des composés uroniques diminuant l'absorption de magnésium ; au contraire, la pyridoxine et le colécalciférol facilitent son absorption. Pour le régime habituel le taux d'absorption est de 30 à 40 %.

■ *Magnésium dans l'organisme*

Le corps contient approximativement 25 gr de magnésium, dont 99 % sous forme intracellulaire : 55 % dans les tissus osseux, 27 % dans le tissu musculaire, le reste dans les organes (foie, cœur, cerveau, etc.). La magnésémie moyenne est de 1,5 à 2 mEq/l et ne reflète qu'imparfaitement l'état des réserves en magnésium. On peut réaliser une épreuve de charge, la récupération dans les urines des 24 heures d'une faible quantité de magnésium (moins de 50 mg) perfusé signe un éventuel déficit.

Le magnésium participe à de nombreuses réactions métaboliques :

— transfert de phosphate (réactions énergétiques),
— synthèse des protéines,
— transmission de l'influx nerveux et contractions musculaires.

Il a aussi un rôle activateur sur certains enzymes (phosphatases, phosphokinases).

Il participe au maintien de l'intégrité cellulaire.

L'hypomagnésémie s'accompagne classiquement de signes de spasmophilie (comme l'hypocalcémie) : angoisse, insomnie, crampe, palpitations.

Des carences légères mais prolongées peuvent y conduire d'autant plus facilement qu'elles ne mobilisent pas les réserves (os, muscles striés squelettiques) ; le stress favorise l'hypomagnésémie, car il provoque une fuite rénale de magnésium.

Au total, cet équilibre magnésique est souvent fragile : des apports alimentaires limités aboutissent souvent à un état de déficit chronique.

Dans l'Est des USA, des teneurs de l'eau et du sol faibles en magnésium sont corrélées avec une mortalité cardiovasculaire plus importante que dans l'Ouest où le sol et l'eau sont riches en magnésium ; les mêmes constatations ont été faites en Finlande. Il est impossible de tirer de ces faits un argument de causalité.

Le sport augmente aussi les besoins de magnésium, surtout s'il entraîne une sudation abondante.

■ *Excrétion*

L'excrétion fécale n'est pas régulée. Elle est de plusieurs centaines de mg/kg et augmente avec l'apport de son ou de céréales complètes. Seule l'élimination rénale sert à ajuster le bilan : lorsque l'apport magnésique est réduit, la concentration urinaire descend au-dessous de 1 mEq/j, elle est augmentée en cas d'activité physique importante, dans les états de stress, de surmenage.

■ *Besoins*

Ils sont évalués à environ 6 mg/kg/j (les apports ne sont souvent que de 4 à 6 mg/kg/j) ; ils sont augmentés en cas de grossesse, de prise de contraceptifs oraux, et chez les sportifs. L'apport régulier d'une eau riche en magnésium couvre largement ces besoins.

— nourrisson	50 mg/jour
— de 1 à 3 ans	100 mg/jour
— après 4 ans	150 à 250 mg/jour
— adolescents - adultes	350 mg/jour
— femmes enceintes	
— femmes allaitant	400 mg/jour
— sportifs	

CHLORE

Dans l'alimentation, le chlore accompagne le sodium ; il est quelque peu artificiel de l'en séparer, mis à part le cas particulier de la sécrétion gastrique de l'acide chlorydrique.

■ *Apports*

Richesse en chlore des principaux aliments (en mg/100 g)

FRUITS	
— Banane	125
— Autres fruits	de 2 à 15
LEGUMES	
— Persil	152
— Céleri	137
— Cresson	109
— Pissenlit	100
— Poireau	50
— Tomate	40
— Pomme de terre — Petits pois	35
ALIMENTS AMYLACES	
— Pain	620
— Farine complète	180
— Farine blanche	80
— Pâtes	52
— Riz	6
SUCRERIES	
— Chocolat	120
VIANDES	70 à 85
PRODUITS LAITIERS ET ŒUFS	
— Fromages	200
— Lait	105
— Œufs	100
POISSONS DE MER	125 à 170
POISSONS D'EAU DOUCE	25 à 50
HUÎTRE	630
BOISSONS	
— Bière	4
— Vin	2

■ *Besoin*

Le besoin est très arbitrairement fixé à à peu près 1 g/24 h. En fait les seules hypochlorémies connues, qui s'accompagnent évidemment d'alcalose, sont celles des vomissements abondants, et celles rencontrées exceptionnellement au cours des diarrhées abondantes.

■ *Chlore dans l'organisme*

Le chlore est présent dans le liquide extra-cellulaire à la concentration très stable de 102 ± 2 mEq/l. Pour l'ensemble de l'organisme il y a approximativement 2 000 mEq extra-cellulaires, un millier dans l'os (lentement échangeable) et quelques centaines dans les liquides intra et trans-cellulaires. La sécrétion gastrique peut atteindre 150 mEq/24 h.

■ *Excrétion*

L'excrétion fécale est négligeable car la presque totalité du chlore des sécrétions digestives est réabsorbée.

L'excrétion urinaire ajuste le bilan avec échange tubulaire du chlore contre l'ion CO_3H^-.

L'apport en chlore, en dehors du cas des vomissements répétés, ne pose guère de problème en diététique.

VIII. — OLIGO-ÉLÉMENTS OU ÉLÉMENTS-TRACES

La teneur approximative en divers éléments dans le corps humain est la suivante :

MACRO-ÉLÉMENTS EN g/70 kg		— Silicium	1,4
— Oxygène	45 500	— Rubidium	1,1
— Carbone	12 600	— Zirconium	0,3
— Hydrogène	7 000	— Strionium	0,14
— Azote	2 100	— Niobium	0,1
— Calcium	1 050	— Plomb	0,08
— Phosphore	700	— Antimoine	0,07
— Soufre	175	— Cadmium	0,03
— Potassium	140	— Etain	0,03
— Sodium	105	— Iode	0,03
— Chlore	105	— Vanadium	0,02
— Magnésium	35	— Sélénium	0,02
		— Manganèse	0,02
OLIGO-ÉLÉMENTS		— Baryum	0,016
— Fer	4,2	— Cuivre	0,1
— Fluor	2,59	— Aluminium	0,1
— Zinc	2,33	— Molybdène	0,007

(Tableau d'après KIEFFER)

L'iode, le fer, le cuivre, le zinc, le sélénium, le chrome, le fluor, le molybdène sont considérés comme des éléments essentiels pour lesquels peuvent exister des signes de carence.

FER

Chez l'homme la carence martiale est exceptionnelle. Chez la femme du fait des pertes menstruelles et des grossesses, elle est fréquente.

■ *Apports*

Sources

DE 5 A 15 mg DE FER/100 g		— Haricots blancs	9 mg
— Farine de soja	13 mg	— Lentilles	7 mg
— Cacao	12 mg	— Huître	7 mg
— Foie de bœuf	12 mg	— Jaune d'œuf	7 mg
— Abats	6 à 10 mg	— Pois secs	6 mg

DE 5 A 15 mg DE FER/100 g		— Persil	3 mg
— Foie de veau	5 mg	— Viandes (en moyenne)	3 mg
DE 2 A 5 mg DE FER/100 g		— Pain	2,5 mg
— Fruits secs (en moyenne)	4 mg	VINS	6 à 12 mg/l
— Épinards	3 mg		

Le fer héminique apporté par la viande et le poisson a une biodisponibilité nettement supérieure à celle du fer non héminique apporté par les autres aliments.

L'absorption se fait sous forme de fer ferreux, le fer ferrique devant être transformé en fer ferreux sous l'influence de l'acide chlorhydrique gastrique. Cette absorption est régulée (sauf au cours des hémosidéroses) en fonction des besoins par fixation sur l'apoferritine duodénale, qui transfère le fer ferreux à la transferrine plasmatique.

■ *Fer dans l'organisme*

La quantité totale est d'environ 3,5 g chez l'homme et de 2 g chez la femme. 60 % du fer se trouve sous forme d'hémoglobine. L'hémoglobine contient 0,33 % de fer soit, pour 100 ml de sang, qui correspond à 15 g d'hémoglobine, 50 mg.

L'hématopoïèse nécessite approximativement 1 mg/jour, mais une grande partie du fer utilisé sera récupérée après destruction des globules rouges.

3,5 % du fer se trouvent sous forme de myoglobine musculaire ; 1/3 est stocké sous forme d'hémosidérine et de ferritine, en particulier dans le foie, la rate et la moelle.

La sidérémie est de 13 à 25 μmol et l'hémoglobinémie de 7,5 à 11 mmol/l.

■ *Excrétion*

L'excrétion urinaire est faible, de 0,1 à 0,5 mg/24 h. L'excrétion fécale correspond surtout au fer non capté par l'apoferritine mais aussi à la desquamation intestinale. Ainsi le contrôle du bilan se fait-il non par excrétion, mais par non-absorption.

Toutes les pertes sanguines correspondent évidemment à des pertes martiales. En particulier les pertes menstruelles éliminent plusieurs mg de fer/jour.

■ *Besoins*

Les besoins sont chez l'homme de 5 à 10 mg/jour, compte tenu du fait que seule une partie est absorbée. Ils sont de l'ordre de 15 mg à 20 mg chez la femme réglée et chez la femme enceinte lorsqu'elles consomment des aliments d'origine animale, de 20 à 30 mg si son alimentation est à base de produits végétaux.

L'acide ascorbique facilite l'absorption du fer non héminique. Même en l'absence d'anémie, une déficience en fer peut se traduire par une réduction de la capacité physique à l'effort et une diminution des performances intellectuelles. Chez l'enfant anémique, on constate une plus grande vulnérabilité aux infections et une altération des défenses immunologiques.

IODE

La carence en iode provoquait fréquemment le crétinisme myxœdémateux dans les régions montagneuses, la supplémentation en iode de l'eau de robinet ou du sel constitue un moyen de prévention très efficace.

Iodémie = 235 à 470 mmol/l.

■ *Apports*

Le poisson de mer en apporte de 0,2 à 0,5 mg/100 g. Certains légumes (tels soja, haricot, oignon) en apportent de 0,02 à 0,1 mg mais cette teneur dépend de la richesse du sol. C'est ainsi que dans les régions où le sol et l'eau sont pauvres en iode et où on ne consomme pas de poisson, il y a carence, y compris dans le lait maternel. De plus, il existe une compétition entre iodures et autres cations monovalents (perchlorates, nitrates, thiocyanates) qui sont des facteurs de goitre.

Le besoin est évalué à 150 à 200 µg/jour.

■ *Iode dans l'organisme*

La presque totalité de l'iode se trouve dans la thyroïde sous forme de iodures et d'hormones. Une faible partie est captée par l'os et les globules rouges.

Dans le plasma l'iode se trouve surtout sous forme d'hormone thyroïdienne ; l'iode plasmatique inorganique est à une concentration inférieure à 1 microgramme pour 100 ml. En fait, les hyperiodémies sont fréquentes du fait de l'usage de la teinture d'iode, des produits de contraste radiologiques iodés, et de nombreux médicaments.

ZINC

Dans les pays industrialisés, de nombreuses fractions de la population ont des apports insuffisants en zinc. On trouve du zinc principalement dans les viandes et le poisson, les fruits de mer et les céréales complètes.

Le zinc dans l'organisme

La métallothionéine transporte le zinc et permet son stockage dans les organes, dans le foie en particulier. Il est essentiellement intracellulaire : le taux de zinc plasmatique ne représente qu'1 % du zinc cellulaire total.

Pour une ration alimentaire normale apportant de 12 à 15 mg Zn/24 h, 20 à 30 % du zinc est absorbé par le tube digestif, dont 70 à 80 % fixés sur les sérums albumines plasmatiques et les alpha 2 macroglobulines.

Le zinc participe à la synthèse de nombreux métalloenzymes (par ex. anhydrase carbonique, lactico déshydrogénase, phosphatases alcalines...) il joue un rôle catalytique et module l'activité des enzymes.

Il est impliqué dans le métabolisme des glucides, des lipides, des protéines et des acides nucléiques. Il protège l'organisme des effets toxiques des radicaux libres car il est protecteur des groupements thiols des protéines et du glutathion.

Le cuivre et le fer exercent un effet compétitif sur l'absorption du zinc. Certains médicaments sont des chélateurs du zinc (D pénicillamine, cimétidine).

■ *Excrétion*

Le zinc est essentiellement excrété par les selles. L'excrétion urinaire, ainsi que la sueur, sont des voies mineures d'élimination.

■ *Besoins*

Les carences en zinc se traduisent par une hypogneusie, une hypoosmie, des troubles cutanéo-muqueux avec retard de cicatrisation.

Un apport déficitaire en zinc :

— augmente la morbidité fœto-maternelle,
— retentit sur l'immunité cellulaire,
— peut diminuer l'appétit et ralentir la croissance,
— pourrait être un facteur de risque des maladies cardio-vasculaires.

Les besoins sont évalués : 12 à 15 mg/j chez l'adulte, 3 à 5 mg/j au cours de la première année, 10 mg chez l'enfant d'1 à 10 ans.

Pour la femme enceinte et allaitante, de nombreux pays recommandent un apport quotidien de 25 mg.

CUIVRE

Des carences ont été démontrées seulement chez les nourrissons nourris exclusivement et de façon prolongée avec du lait de vache. Chez l'adulte aucun cas certain de carence n'a été décrit : le syndrome de Menkes (cheveux en vrille) est lié à une malabsorption génétique de cuivre et non à une carence d'apport.

Le besoin est très approximativement fixé à 3 mg/j.

Un apport insuffisant en cuivre peut être un facteur de risque de maladie cardio-vasculaire par augmentation du cholestérol total.

■ ***Principaux aliments riches en cuivre (teneur en m/100 g) :***

— Foie de veau et foie de mouton : 15 mg ;
— Coquille Saint-Jacques : 10 mg ;
— Huître, moule : 4 à 9 mg ;
— Cacao : 3,5 mg ;
— Écrevisse, foie de bœuf : 2 mg ;
— Crustacé, œuf de poisson, blé et avoine, pain d'épice, soja, poivre : 1 mg.

Il faut ajouter à ces aliments de nombreuses espèces de poissons et de légumes verts.

Par contre, le fromage, le lait entier frais ou en poudre, la viande de bœuf et de mouton, le pain blanc ou bis fournissent très peu de cuivre.

Les hypercuprémies (au-dessus de 100 µg/100 ml) s'observent au cours de la grossesse et de l'utilisation de contraceptifs oraux.

FLUOR

Il n'y a pas d'apport conseillé en fluor, car aucun signe de carence n'a pu être mis en évidence. Des études épidémiologiques ont montré l'intérêt des eaux riches en fluor dans la prévention de la carie dentaire.

C'est l'eau de boisson qui assure la majeure partie de nos apports en fluor, son taux est très variable suivant les régions ; le thé est très riche en fluor (0,3 mg par tasse de 15 ml). A la concentration optimale de 1 mg/l d'eau de boisson, il est prouvé que le taux de caries est abaissé de 50 % chez l'enfant par rapport à ceux recevant une eau pauvre en fluor. Au-delà de 2 mg, des signes de fluorose dentaire (stries, taches blanches) apparaissent sur l'émail.

La marge entre la dose utile et la dose toxique est étroite, il y a lieu d'y veiller et de se renseigner sur la teneur en fluor de l'eau d'alimentation avant de prescrire des comprimés de fluorure aux enfants.

Il existe maintenant du sel de table fluoré.

Une supplémentation en fluor peut être conseillée :

— dans les régions à eau pauvre en fluor, chez les femmes enceintes et les nouveau-nés ;

— chez les femmes ayant des signes d'ostéoporose, à doses plus élevées, associée à une calcithérapie.

SÉLÉNIUM

Cet oligoélement est reconnu essentiel depuis que les effets pathologiques d'une alimentation carencée en sélénium ont été observés chez l'animal.

Chez l'homme, les premiers cas de carence ont été décrits sous le nom de maladie de Keshan, province chinoise ou sévissait à l'état endémique une cardiomyopathie congestive.

La supplémentation en sélénium de la ration alimentaire de ses habitants a permis la prévention de la maladie.

Le Sélénium active la glutathion-peroxydase, qui possède un effet antioxydant majeur et prévient l'altération de la membrane cellulaire ; cet effet est potentialisé en présence de vitamine E.

De nombreuses études mettent en évidence une corrélation négative entre taux sérique de sélénium et mortalité par cancers (de localisations différentes). D'autres études montrent que des apports élevés de sélénium et de vitamine E protègent du cancer.

■ *Apports*

Ils proviennent essentiellement des céréales, des graines, du poisson et de la viande ; fruits et légumes n'apportent que des quantités négligeables.

œufs : 0,184 µg/100 g	carottes : 0,022 µg/100 g
bœuf : 0,340 µg/100 g	pommes : 0,004 µg/100 g

■ *Besoins*

Établis en 1980 par le « FOOD and NUTRITION BOARD » selon les âges :

de 0 à 3 ans : 20 µg/j
4 à 6 ans : 30 µg/j
adolescents et adultes.

En France la consommation moyenne est proche des apports recommandés (60-75 µg/j).

■ *Dans l'organisme*

Le 1/3 du sélénium total se trouve localisé au niveau des muscles.

■ *Excrétion*

L'élimination est urinaire à 60 % et fécale à 30 %.

CHROME

Le chrome est nécessaire au métabolisme des glucides et améliore la tolérance au glucose. On le trouve principalement dans le pain noir, le thym, la levure de bière, le foie et le jaune d'œuf.

Le besoin quotidien est de 125 µg/jour. Le chrome serait aussi impliqué dans le métabolisme lipidique : diminution du cholestérol total et augmentation du cholestérol HDL.

Certaines études montrent une corrélation inverse entre le taux de chrome de l'eau et la survenue de maladies cardio-vasculaires.

MOLYBDÈNE

Le molybdène participe à la synthèse d'enzymes (xanthène-oxydase, aldéhyde-et sulfite oxydase). Il intervient dans le métabolisme de la xanthine, de l'acide urique et des dérivés soufrés.

Les besoins en molybdène sont de 150 µg/jour.

IX. — BESOINS PARTICULIERS (ÂGE, GROSSESSE, SPORT)

NOURRISSON

Les besoins du nourrisson, liés à la croissance, sont importants pendant les premiers mois et diminuent ensuite. Le nouveau-né et les nourrissons sont sensibles au froid et les dépenses de thermorégulation peuvent être importantes.

Besoins énergétiques

■ ***Apports conseillés en calories (par kilo et par 24 h)***

ÂGE	CALORIES (kg/24 h)
0-2 mois	120
3-5 mois	115
6-8 mois	110
9-11 mois	105

La valeur moyenne pour la première année est de 112 calories par kilo de poids corporel et par jour.

Besoins protéiques

Les besoins conseillés tiennent compte des besoins liés à la « maintenance » et de ceux liés à la croissance, et ceci en assurant une marge de sécurité. Les besoins protéiques directement liés à la croissance, c'est-à-dire à l'augmentation de la masse corporelle, peuvent être calculés à partir de l'accroissement pondéral moyen, sachant que les protéines représentent environ 20 % du poids corporel. Les besoins en acides aminés essentiels sont plus élevés que ceux de l'adulte.

■ ***Apports protéiques liés à l'augmentation de la masse corporelle chez le nourrisson***

ÂGE	GAIN DE POIDS	PROTÉINES (en g/24 h correspondant au gain de poids)
de 0 à 2 mois	30 g	6 g
de 3 à 6 mois	25 g	5 g
de 7 à 12 mois	15 g	3 g

L'apport protéique par le lait maternel permet une croissance et un développement normal de l'enfant jusqu'au 6e mois. Les protéines du lait maternel sont d'excellente valeur biologique.

Dès que l'alimentation est diversifiée les apports protéiques deviennent, dans notre société, supérieurs aux apports conseillés.

Besoins en eau, sels minéraux et vitamines

■ ***Les besoins hydriques*** sont impérieux chez le nouveau-né : ils sont plus élevés qu'aux autres âges de la vie : ces besoins sont de 120 ml par kilo et par 24 heures.

■ ***Apports conseillés en sels minéraux :***

— Calcium 1 000 mg/j
— Fer 1,5 mg/kg/j
— Cuivre 80 µg/kilo/j

■ ***Apports conseillés en vitamines :***

— Vitamine B_1 0,33 mg/24 h
— Vitamine B_2 0,6 mg/24 h
— Vitamine PP 7 mg/24 h
— Vitamine B_6 0,6 mg/24 h
— Vitamine C 25 mg/24 h
— Vitamine A 400 µg/24 h
— Vitamine D 10 µg/24 h

ENFANT

Il faut tenir compte, dans l'étude des besoins nutritionnels de l'enfant, de larges variations entre sujets du même âge. En période prépubertaire, des enfants de même sexe et de même âge peuvent se trouver à des stades de développement très différents (la puberté ayant lieu à des âges variables). L'établissement des apports conseillés chez l'enfant n'est donc significatif que pour un groupe d'individus. Sur le plan individuel, plus que l'âge, interviennent le stade de développement, la vitesse de croissance, l'activité physique.

Besoins énergétiques

Les besoins nutritionnels sont, lorsque rapportés au poids, plus élevés qu'aux autres âges de la vie. Les besoins liés à la croissance sont compris entre 3 et 7 calories par gramme de tissu formé : ils correspondent à l'énergie emmagasinée sous forme de protéines et de graisses (augmentation du poids) et à l'énergie dépensée dans les processus anaboliques (c'est-à-dire les rendements des synthèses).

Chez l'enfant d'âge scolaire, les besoins énergétiques ne peuvent être dissociés des activités physiques.

■ *Apports énergétiques conseillés (en calories/24 h)*

ÂGE	CALORIES
Enfant de 1 à 3 ans	1 360
Enfant de 4 à 6 ans	1 830
Enfant de 7 à 9 ans	2 190
Garçon de 10 à 12 ans	2 600
Fille de 10 à 12 ans	2 350

Besoins protéiques

Les besoins protéiques sont directement liés à la croissance (cf. nourrisson).

■ *Apports protéiques conseillés*

ÂGE	PROTÉINES (en g/24 h)
Enfant de 1 an	20 - 22
Enfant de 2 à 3 ans	40
Enfant de 4 à 6 ans	55
Enfant de 7 à 9 ans	66
Garçon de 10 à 12 ans	78
Fille de 10 à 12 ans	71

Les besoins en chacun des acides aminés essentiels sont proportionnellement plus élevés chez l'enfant que chez l'adulte.

■ *Apports conseillés en acides aminés essentiels (en mg/kg/24 h)*

ACIDES AMINÉS	ENFANT DE 1 AN	ENFANT DE 10-12 ANS	ADULTE
Histidine	33	10	4
Isoleucine	83	28	12
Leucine	135	42	16
Lysine	99	44	12
Méthionine et cystine	49	22	10
Phénylalanine et tyrosine	141	22	16
Thréonine	68	28	8
Tryptophane	21	4	3
Valine	92	25	14

Besoins en sels minéraux et vitamines

Chez l'enfant, à partir de l'âge de 1 an, une alimentation variée et diversifiée a toutes les chances de couvrir les besoins en acides gras essentiels et en sels minéraux. Jusqu'à 3 ans cependant un complément en vitamine D peut être poursuivi (jusque vers 5 ans dans les régions de faible ensoleillement).

■ *Apports conseillés en sels minéraux (en mg/24 h)*

ÂGE	CALCIUM	MAGNÉSIUM	FER	IODE
Enfant de 1 à 3 ans	600	100	10	0,07
Enfant de 4 à 9 ans	700	150	10	0,09
Garçon et fille de 10 à 12 ans	900	200	10	0,09

■ *Apports conseillés en vitamines/24 h*

ÂGE	VITAMINES HYDROSOLUBLES							VITAMINES LIPOSOLUBLES		
	B_1 (mg)	B_2 (mg)	PP (mg)	B_6 (mg)	Ac. folique (μg)	B_{12} (μg)	C (mg)	A (μg)	D (μg)	E (mg)
Enfant de 1 à 3 ans	0,7	0,8	9	0,8	100	1	35	400	10	6
Enfant de 4 à 9 ans	0,8	1	12	1,4	300	2	50	600	10	10
Enfant de 10 à 12 ans	1,2	1,2	12	1,6	300	3	60	800	10	15

ADOLESCENT

On considère que l'adolescence s'inscrit dans une période qui va de la puberté à l'âge de 18-19 ans. Cela crée des hybrides comportementaux dont l'exemple est la jeune fille ; en effet, entre l'enfant et la femme adulte, notre civilisation a introduit une catégorie intermédiaire : un corps de femme avec des servitudes d'enfant. Il y a là une différence fondamentale avec les autres civilisations qui considèrent qu'à partir de sa puberté, la femme peut avoir une vie sexuelle et surtout mettre des enfants au monde.

Besoins énergétiques

Les besoins de l'adolescent pour assurer sa croissance sont mineurs par rapport à ceux de l'enfant car après la puberté, à une dizaine de centimètres près, la taille est définitive et l'on peut considérer la poussée de croissance comme relativement négligeable.

■ *Apports énergétiques conseillés (en calories/24 h)*

ÂGE	ADOLESCENTES	ADOLESCENTS
12 - 13 ans	2 350	2 600
14 - 15 ans	2 490	2 900
16 - 20 ans	2 310	3 070

En fait ces apports recommandés semblent excessifs, mais sont de toute façon modifiés par :

— l'environnement alimentaire, avec offre de boissons sucrées ou glacées ;
— le comportement de groupe (écoles, facultés, sports, etc.) à l'origine de perturbations du rythme et de la nature des prises alimentaires ;
— la pulsion libidinale génitale, plus ou moins réprimée, qui rejaillit sur l'oralité, d'où la fréquence à cet âge de phénomènes anorectiques, de manifestations boulimiques ou de grignotage ;
— la pression sociale qui conduit souvent certains adolescents à des régimes restrictifs mal équilibrés.

Besoins protéiques

■ *Apports protéiques conseillés (en g/24 h)*

ÂGE	ADOLESCENTES	ADOLESCENTS
12 - 13 ans	72	75
14 - 15 ans	78	95
16 - 20 ans	75	100

Besoins en sels minéraux et vitamines

Comme pour l'enfant, une alimentation variée et diversifiée couvre largement les besoins en acides gras essentiels.

Les besoins en sels minéraux ne diffèrent de ceux de l'adulte que par une nécessité d'augmentation des apports en calcium.

■ *Apports conseillés en calcium (en mg/24 h) :*

ÂGE	ADOLESCENTES	ADOLESCENTS
12-15 ans	1 300	1 400
15-20 ans	1 000	1 100

N.B. : Besoins en calcium de l'adulte : 800 mg/24 h.

Les besoins en vitamines B_1, B_2 et PP sont supérieurs à ceux de l'adulte, les besoins en autres vitamines sont comparables.

■ *Apports conseillés en vitamines par 24 heures :*

ÂGE	VITAMINES HYDROSOLUBLES							VITAMINES LIPOSOLUBLES		
	B_1 (mg)	B_2 (mg)	PP (mg)	B_6 (mg)	Acide folique (μg)	B_{12} (μg)	C (mg)	A (μg)	D (μg)	E (mg)
13-15 ans										
	♀ 1	1,4	18,2	1,8	300	3	50	800	10	15
	♂ 1,2	1,7	19,2	2	300	3	60	800	10	15
16-19 ans										
	♀ 1	1,3	20,8	2,1	400	3	70	1 000	10	15
	♂ 1,4	2	21,8	2,2	400	3	80	1 000	10	15

FEMME ENCEINTE

La surveillance alimentaire de la femme enceinte a pour but d'éviter d'une part une hypotrophie ou une hypertrophie du fœtus, d'autre part, une prise pondérale excessive de la mère ; la « normale » est de 11 à 13 kg.

Besoins énergétiques

Une femme en bonne santé, de poids stable avant sa grossesse, doit s'alimenter normalement lorsqu'elle est enceinte. Pendant le 1er trimestre, il n'y a pas d'augmentation du besoin d'énergie et les habitudes alimentaires antérieures ne seront pas modifiées. Le coût énergétique est d'environ 100 calories supplémentaires par jour au cours du 2e trimestre et 250 à 300 calories supplémentaires par jour au cours du 3e trimestre. Cette élévation des besoins est due pour la majeure partie aux diverses synthèses (développement du fœtus et du placenta, accroissement de la masse sanguine circulante) et surtout accroissement physiologique de la masse grasse.

■ ***Apport énergétique conseillé (en calories/24 h)***

STADE DE GROSSESSE	CALORIES
1er trimestre	2 000
2e trimestre	2 200
3e trimestre	2 500

Besoins protéiques

Les apports de protéines doivent, au cours de la grossesse, être augmentés de 10 à 20 grammes par jour, selon le stade de celle-ci. La moitié de ces apports doit être d'origine animale.

Autres besoins

Les besoins en glucides augmentent proportionnellement aux apports caloriques. Le besoin en acides gras essentiels est très augmenté, mais on ne dispose pas de chiffres documentés. En pratique, il y a lieu de conseiller l'usage des huiles riches en acide linoléique (l'hypercholestérolémie et surtout l'hypertriglycéridémie des 2e et 3e trimestres sont physiologiques et semblent dépendre peu de la quantité des lipides consommés ou de leur nature).

Les besoins en vitamines de la femme enceinte augmentent légèrement par rapport à ses besoins antérieurs. Pour ce qui est des sels minéraux, ce sont essentiellement les apports en calcium qui doivent être majorés (le classique régime désodé ou partiellement désodé ne semble guère justifié).

■ ***Apports conseillés en vitamines et sels minéraux par 24 heures :***

— Calcium	1 200 mg	— Vitamine B_6	2,5 mg
— Magnésium	400 mg	— Vitamine C	100 mg
— Fer	20 mg	— Vitamine K	1 mg
— Iode	0,14 mg	— Vitamine A	1 200 µg
— Sodium	8 g	— Vitamine D	15 µg
— Vitamine B_1	1,8 mg	— Vitamine E	15 mg

Cas particuliers

■ ***Pour les femmes enceintes excerçant une activité physique*** importante, le niveau calorique peut être élevé jusqu'à 3 200 calories avec élévation des apports glucidiques.

■ ***Les grossesses gémellaires*** nécessitent une alimentation particulièrement riche en protéines, calcium, fer et vitamines.

■ ***La femme enceinte obèse :*** si l'excès pondéral est moyen, les apports sont limités à 1 800-2 000 calories par jour, en réduisant les apports glucidiques par suppression des sucres à absorption rapide. Si l'excès pondéral est important, l'apport est limité à 1 400 calories par jour, avec augmentation des apports protéiques et supplémentation en calcium, fer et vitamines. Des apports inférieurs à 1 400 calories doivent être évités par crainte d'hypotrophie du fœtus.

Besoins au cours de l'allaitement

Chez la femme qui allaite, les besoins sont augmentés. On conseille une augmentation d'apports d'environ 750 calories/jour.

Le lait de femme contenant 1,2 % de protéines et la production quotidienne étant d'environ 850 ml (soit 10 g de protéines), la femme a besoin, pour produire ces 10 g, d'un supplément de 17 à 20 g de protéines de haute valeur biologique.

Les apports conseillés en sels minéraux et vitamines sont semblables à ceux de la grossesse, sauf pour le calcium pour lequel l'apport conseillé est 1 400 mg par jour.

SPORTIF

Il y a lieu de différencier les activités sportives de loisir, qui donnent une élévation de dépense énergétique ponctuelle, de la pratique d'un sport de compétition, et surtout de haute compétition.

■ *Coût calorique de l'effort*

K CALORIES/HEURE	K JOULES/HEURE	SPORT
360	1 500	Marche rapide
600	2 500	Patinage - Aviron Tennis - Ski alpin Boxe
700	3 000	Football - Cyclisme Marathon
800	3 700	Courses de demi-fond
1 000	4 200	Ski de fond

La diététique ne peut en aucune sorte être un moyen de dopage. Elle permet seulement à un athlète d'être au maximum de sa puissance musculaire.

Alimentation au cours de l'entraînement

Variables selon le sport pratiqué, les apports quotidiens conseillés sont d'environ 3 500 calories pour les hommes et 2 800 pour les femmes. Il est habituel, sans preuve expérimentale, d'augmenter préférentiellement les apports glucidiques.

Les apports protéiques conseillés sont de 110 à 135 g par jour, avec un rapport protéines animales/protéines végétales approximativement égal à 1.

Les sels minéraux et les vitamines étant apportés en quantité suffisante par les aliments, aucune supplémentation n'est indiquée. Par contre, les besoins hydriques sont importants et souvent négligés, de l'ordre de 3,5 litres par jour soit 1,75 litre de boisson, le reste étant inclus dans l'alimentation.

Alimentation au cours de la compétition

Les besoins diffèrent selon le sport pratiqué, en fonction de l'intensité et de la durée de l'effort. Au cours des efforts de longue durée un apport calorique mais aussi hydro-électrolytique est indispensable. Cet apport comporte essentiellement des glucides facilement assimilables. Dans les sports d'équipe (au cours des mi-temps) ou dans les sports individuels (au cours des repos) un apport d'environ 200 ml d'eau contenant 20 g de dextrose, 1 g de chlorure de sodium et 1 g de gluconate de potassium semble souhaitable.

La pratique du régime dissocié est de plus en plus fréquente lors des épreuves de longue durée.

5 jours avant la compétition, le régime est cétogène et aglucidique, et 24 h avant l'épreuve, il devient très hyperglucidique : les réserves de glycogène hépatique et musculaire, très augmentées, permettent une amélioration sensible des performances.

Alimentation après la compétition (récupération)

Les apports en période de récupération ont pour but de reconstituer les stocks énergétiques.

- ***Une première phase,*** dite de « désintoxication », au cours de laquelle les besoins d'épuration des déchets azotés priment les besoins de réparation, dure 24 heures et nécessite une réhydratation avec de l'eau contenant sodium et potassium et un apport réduit en protéines et en graisses. Les glucides seront apportés sous forme d'hydrates de carbone à absorption lente.

- ***Une seconde phase,*** dite de « reconstitution » de 48 h, nécessite un apport de 4 000 à 5 000 calories avec apport protidique proportionnel (près de 180 g).

- ***A la suite de ces deux phases,*** c'est-à-dire 3 jours après la compétition, les besoins et les apports redeviennent ceux de la période d'entraînement.

VIEILLARD

Les besoins nutritionnels des personnes âgées sont difficiles à fixer car les différences d'âges et d'activités physiques compliquent l'établissement des « apports conseillés ».

Besoins énergétiques

■ **Apports conseillés selon l'âge, pour un sujet de taille et de poids moyens (en calories/24 heures)**

ÂGE	HOMME	FEMME
60-65 ans	2 400	1 800
65-70 ans	2 200	1 700
70-75 ans	2 100	1 650
75 ans	1 900	1 600

■ **Apports conseillés en fonction de l'activité chez les personnes âgées de plus de 75 ans (en calories/24 heures)**

	ACTIVITE	CALORIES
HOMMES	Sédentaires	1 800-2 000
	Actifs	2 000-2 500
FEMMES	Sédentaires	1 600-1 800
	Actives	1 800-2 300

Répétons-le encore, il s'agit d'ordres de grandeurs valables à l'échelle de groupes ; il serait particulièrement inadéquat d'essayer de changer de vieilles habitudes alimentaires chez quelqu'un qui s'en porte bien.

Besoins protéiques

Les apports protéiques doivent être maintenus à un taux suffisant tant que l'élimination rénale reste elle-même suffisante (des augmentations discrètes d'urée et/ou de créatinine plasmatiques ne doivent pas être sanctionnées par une diminution de l'apport). La ration protéique doit se situer entre 1 g et 1,25 g par kilo de poids et par jour, dont au moins 50 % en protéines animales de haute valeur biologique contenant en particulier de la lysine et de la méthionine, dont les besoins augmentent avec l'âge.

■ *Apports recommandés au-delà de 75 ans (en g par 24 heures)*

	ACTIVITÉ	PROTÉINES	LYSINE	MÉTHIONINE
HOMMES	Sédentaires	60-80	1,4	2,4
	Actifs	80-85	1,8	3
FEMMES	Sédentaires	50-70	1,2	2,1
	Actives	70-80	1,7	2,6

Autres besoins

Les besoins hydriques sont de 1,5 à 2 litres par jour, afin d'assurer une diurèse abondante.

Il est assez généralement admis que les besoins en calcium et en fer sont plus élevés que chez l'adulte, ainsi que les besoins en vitamine A, B et D.

■ *Besoins comparatifs chez le vieillard et l'adulte (par 24 heures)*

	VIEILLARD	ADULTE
Calcium (mg)	1 000-1 400	1 000
Phosphore (mg)	800	800
Iode (mg)	1,5	0,2-0,5
Fer (mg)	12	5-10
Vitamine A (µg)	1 800-2 000	1 400-1 600
Vitamine D (µg)	13	10
Vitamine E (mg)	15-20	12-15
Vitamine B_1 (mg)	1,5-2,5	1,3-1,5
Vitamine B_2 (mg)	1,5-2,5	1,5-2
Vitamine PP (mg)	15-20	15-20
Vitamine B_6 (mg)	2	2-2,5
Acide folique (µg)	400	400
Vitamine B_{12} (µg)	3	3
Vitamine C (mg)	80-120	80-100

Il est à peu près prouvé qu'il apparaît chez les vieillards un besoin en viande (qui n'existe pas chez l'homme jeune). En effet, la synthèse de l'acide arachidonique à partir de l'acide linoléique semble diminuer avec l'âge.

2

DIÉTÉTIQUE

Les objectifs des diétothérapies sont divisés en trois parties :

— La première traite des règles générales, théoriques et pratiques à appliquer au cours de toute prescription de régime.

— La deuxième concerne les maladies de la nutrition, définies comme celles où le régime est l'unique ou la principale thérapeutique. Seule cette partie comporte pour chaque syndrome une étiopathogénie et des critères de diagnostic.

— La troisième partie concerne des syndromes où la diétothérapie a un rôle adjuvant.

Un cas particulier est constitué par les avitaminoses ; pour éviter les répétitions, celles-ci ne sont pas traitées dans les maladies nutritionnelles, mais uniquement dans les vitamines.

I. — COMMENT PRESCRIRE UN RÉGIME ?

Les habitudes alimentaires se créent tout au long de la vie ; dès l'enfance, tel ou tel aliment acquiert une connotation positive ou négative qui s'enrichira au fil des années, des circonstances dans lesquelles l'aliment est consommé, de sa valeur de prestige social et du confort digestif qui accompagne sa consommation. Il faudra en tenir compte pour la prescription de régime. Ainsi la prescription d'un régime de même valeur nutritionnelle sera très différente selon les habitudes du sujet.

RÈGLES GÉNÉRALES

La prescription d'un régime modifie le comportement alimentaire du patient et réalise ainsi une *contrainte bien plus sévère que celle d'un traitement médicamenteux.* De plus, les régimes sont les plus souvent prescrits *pour une longue période,* ce qui légitime un investissement de temps de la part du médecin et du patient : il faut en pratique prévoir, selon la nature du régime et la structure psychique du patient, entre 1 et 2 heures, et prévoir aussi plusieurs contrôles d'approximativement 1/2 heure chacun.

Deux règles générales sont impératives :

— *le régime prescrit ne doit pas être nocif,* ce qui signifie qu'il doit apporter tous les nutriments plastiques et énergétiques en quantité adéquate et qu'en d'autres termes *sa valeur nutritionnelle soit bonne ;*

— *les modifications apportées aux habitudes et aux goûts du sujet, tels qu'ils sont déterminés par l'interrogatoire alimentaire, doivent être aussi prudentes que possible,* afin de ne pas créer des frustrations inutiles. Les résultats seront contrôlés périodiquement, et si l'évolution le permet les contraintes pourront être allégées.

D'une façon générale, la prescription devra être positive, c'est-à-dire consister en la prescription de ce qu'il faut manger et non de ce qui est interdit.

Ainsi, *l'interrogatoire alimentaire* fait au cours d'un entretien prolongé ou par un questionnaire écrit, aura-t-il non seulement pour but de définir les niveaux calorique et protéique initiaux, mais aussi d'établir la liste des aliments que le sujet aime consommer, de ceux qu'il consomme rarement ou pas du tout, de ceux qu'il considérera comme mauvais pour sa santé. Cet interrogatoire *sera long,* il portera au moins sur une semaine pour apprécier les fréquences diverses de prises alimentaires, devra inventorier repas sur repas, faire des recoupements par groupe d'aliments, ne pas omettre les boissons et le grignotage, noter les portions chiffrées. Le mode de préparation est une cause particulière d'imprécision : pour apprécier la quantité de graisse, il sera parfois utile de se renseigner sur la consommation hebdomadaire ou mensuelle par la famille de beurre et d'huile de table.

Les *quantités d'aliments* consommés par 24 h seront traduites *en termes de nutriments* à l'aide de tables de composition des aliments.

La précision de la valeur chiffrée sera fonction de la patience et de l'entraînement de celui, ou celle, qui mène l'interrogatoire, et aussi de l'intelligence du patient.

Le mensonge systématique est très facile à dépister. En fait, les seuls interrogatoires inchiffrables sont ceux de sujets n'ayant pas d'habitudes alimentaires stables, par exemple, ceux des « grignoteurs ». Ces cas mis à part, l'erreur *habituelle* est de l'ordre de grandeur *de plus ou moins 10 %.*

En pratique, *deux types de prescriptions diététiques* sont possibles :

— Le premier qui ne constitue qu'un pis-aller comprend une prescription positive de tous les aliments indispensables et de leurs équivalences approximatives laissant aux sujets la nécessité de les adapter à leurs goûts et à leurs habitudes.

— Le second qui consiste à prescrire entièrement un régime personnalisé présente l'inconvénient de nécessiter énormément de temps (c'est pour cette raison qu'ont été mis au point des programmes informatiques qui, à partir d'une prescription médicale, prennent en compte la presque totalité des habitudes alimentaires du sujet, habitudes qu'il fait connaître à travers le questionnaire alimentaire qu'il remplit).

Une fois le régime prescrit, il est nécessaire de reprendre périodiquement l'interrogatoire, d'une part pour vérifier qu'il n'y ait pas eu glissement dans son application susceptible de détériorer la valeur nutritionnelle de la ration, d'autre part que l'acceptation des aliments prescrits, leur organisation en repas, et la possibilité sociale de consommer de tels repas soient aussi bonnes que possible.

Au total, pour être efficace, la prescription diététique doit être modeste, c'est-à-dire ne doit modifier que :

— le taux d'un seul nutriment ;
— ou redresser des erreurs alimentaires qui, à l'évidence, seraient pathogènes.

CONSOMMATION ALIMENTAIRE DU « FRANÇAIS MOYEN »

Nous prendrons comme exemple de prescription, un « régime » ayant pour base de départ les taux moyens de nutriments actuellement consommés dans les grandes villes françaises, sous forme des aliments eux-mêmes habituels. Il ne s'agit donc là ni d'une ration alimentaire « idéale », ni d'un régime thérapeutique ; en particulier les apports caloriques et protéiques proposés ne sont que des exemples moyens ; les apports individuels réellement consommés varient autour de ces moyennes, du simple au double, et c'est de ces taux réels qu'il faudra partir pour une éventuelle diétothérapie.

La ration alimentaire quotidienne comprend de fait en France :

— 2 200 calories chez la femme ;
— 2 500 calories chez l'homme ;
— 13-15 % de calories protéiques, soit 80 à 85 % de protéines ;
— > 40 % de calories lipidiques, soit 85 à 90 g de lipides (la consommation moyenne est en fait de 43 %) ;
— > 40 % de calories glucidiques, soit 210 g de glucides ;
— 7 % de calories d'origine alcoolique.

Il existe actuellement une controverse sur les éventuels bienfaits d'une diminution des lipides au profit des amidons. Il est difficile, dans l'état actuel de nos connaissances, de prendre position.

Analyse d'une alimentation « moyenne »

Aliments	Quantités	Calories	Protéines (g)	Lipides (g)	Glucides (g)	Alcool (g)
Lait entier	150 ml	90	4,9 g	2,1 g	7,5 g	
Fromage	50 mg	180	12,4 g	12,4 g		
Viande ou équivalence	250 g	400	50 g	20 g		
Pomme de terre ou équivalence	200 g	180	4 g		40 g	
Légumes verts	400 g	120			30 g	
Pain	140 g	350	11,2 g		77 g	
Fruit	300 g	150			36 g	
Beurre	25 g	190		21 g		
Huile	30 g	270		30 g		
Sucre	20 g	80			20 g	
Vin 11⁰	1/4 l	200				22 g
Total		2 210	82,5 g	85,5 g	210,5 g	22 g

A noter l'imprécision de l'évaluation de la teneur en graisses d'assaisonnement et de la teneur en graisses et sucres « cachés ».

- ÉQUIVALENCES

Se reporter aux équivalences indiquées au chapitre « obésité ».

CONTRÔLE NUTRITIONNEL D'UN RÉGIME THÉRAPEUTIQUE

La vérification que le régime ne présente de carence en aucun des éléments plastiques est longue et complexe.

En fait, lorsque le régime prescrit est à la fois abondant et varié, le contrôle ne porte que sur *l'apport protéique* et *l'apport calcique.* Par contre, lorsque le régime prescrit comporte l'interdiction d'un grand nombre d'aliments, il est indispensable de refaire une vérification quantitative nutriment par nutriment.

Un des avantages de la prescription de régime à l'aide de l'informatique est qu'un tel contrôle est fait de façon systématique.

Un régime thérapeutique ne doit pas provoquer de dénutrition. Cette affirmation, d'apparence paradoxale, est importante en clinique : ainsi un grand nombre de sujets obèses, en cours d'amaigrissement, sont en déficit soit protéique, soit calcique, soit vitaminique.

L'apport protéique, chez le sujet sédentaire, ne doit pas être inférieur à 55 g chez la femme, à 70 g chez l'homme dont la moitié doit être en protéines d'origine animale, sous peine d'entraîner une dénutrition protéique.

Dans le cas de régimes prolongés plusieurs mois, il faut vérifier l'apport nutritionnel en acides aminés soufrés.

L'apport en calcium ne doit pas être inférieur à 600 mg par jour ; toutes les vitamines doivent être apportées. Chez la femme, on quantifiera aussi l'apport en fer.

RÉGIMES PARTICULIERS

Pour des raisons diverses, religieuses, philosophiques, médicales, voire médiatiques, certains régimes sont utilisés sans directive médicale. A l'exception du régime végétarien, qui est bien équilibré lorsqu'il comporte au moins 30 g de protéines animales, et de ceux prescrits par les Weight Watchers, tous sont cause :

— *de dénutrition protéique,* car les protéines végétales sont de faible valeur biologique. Les protéines animales sont alors prises sur la masse musculaire même du sujet (autophagie) ;

— *de déficit en calcium,* car le coefficient d'assimilation est bas pour le calcium d'origine végétale ;

— *d'une alcalinisation des urines* car les cations des végétaux (Na, K) ne sont pas métabolisables alors que les anions (acides organiques) le sont.

■ *Régime végétarien*

Il exclut la chair animale et le poisson, mais il autorise le lait, les fromages et les œufs. S'il peut être bien équilibré, il fait souvent l'objet d'une application restrictive et est générateur de carence protéique.

■ *Régime végétalien*

Il exclut tout aliment d'origine animale, y compris le lait, le beurre et l'œuf. La valeur biologique des protéines végétales étant faible, la carence protéique est rapide et sévère.

■ *Régime dissocié*

Chaque jour, le sujet consomme exclusivement un type d'aliment : viande, fruits, fromages, légumes etc. Le déséquilibre nutritionnel, évident, favorise un amaigrissement, mais également des troubles de carence rapides.

■ *Régime macrobiotique*

Il consiste en la prise de riz complet additionné de légumes et légumineux divers. Il est accompagné d'une restriction hydrique. Cette restriction associée à la carence en protéines animales, font de ce régime asocial un véritable danger.

Les régimes amaigrissants « médiatiques » sont traités dans le chapitre Obésité (p. 137).

II. — MALADIES NUTRITIONNELLES

On entend par maladies nutritionnelles tous les syndromes pour lesquels la diététique constitue l'unique ou principale thérapeutique.

OBÉSITÉ

■ ***Définition :*** il en existe au moins trois : 1) une physiologique : un excès de masse grasse (plus de 20 % de poids corporel chez l'homme ; plus de 25 % chez la femme) ; 2) une psycho-sociale : certitude subjective qu'on sera plus beau et/ou plus heureux si l'on maigrissait ; 3) une médicale : peser davantage que le poids « souhaitable » c'est-à-dire le poids qui, pour un sexe et une taille donnée assure l'espérance de vie le plus large. En pratique, l'usage de l'index de Quetelet ou index de masse corporelle est plus commode que les tables.

Il donne en effet des résultats très proches des tables actuelles des compagnies d'assurance qui ont fixé le poids souhaitable pour une taille donnée, en fonction d'une espérance de vie maximale.

$$\text{BMI* ou IMC} = \frac{P}{T^2} \qquad P = \text{poids}, \quad T = \text{taille en mètre}$$

Il est admis que l'IMC est < 25 chez l'homme et à 23,8 chez la femme.

Les sujets sont en surpoids moyen entre 25 et 30 et obèses au-delà de 30.

Au-dessus de 40, l'obésité est massive… Deux nuances en contre-point de l'apparente sécurité des chiffres : pour les surpoids modérés — en-dessous de 30 — l'absence ou la présence des facteurs de risque doit être prise en compte pour la décision thérapeutique ; la forme de l'obésité abdominale, ou androïde est plus dangereuse que celle périphérique ou gynoïde.

L'IMC est devenu la référence internationale. Un normogramme en permet une appréciation rapide.

Physiopathologie

Il n'existe pas d'explication étiopathogénique unique. Seront traités le facteur héréditaire, le comportement alimentaire, les liens entre l'obésité et la dysinsulinémie, les perturbations endocriniennes.

---

* BMI = Body Mass Index.

■ *Hérédité et environnement nutritionnel*

L'obésité massive est très souvent familiale : 69 % des obèses ont un parent obèse, et 18 % les deux.

Les parts respectives de l'hérédité vraie et de l'environnement nutritionnel sont inconnues. Il semble que l'hérédité est prédominante, car la relation entre le poids du père et celui des enfants est aussi fréquente que celle entre le poids des mères et celui des enfants (or le père joue un rôle moindre dans l'environnement nutritionnel). Ces corrélations n'existent pas lorsqu'il s'agit d'enfants adoptifs, même adoptés très jeunes. Mais alors persistent des corrélations étroites entre le poids des enfants, devenus adultes, et celui de leurs parents biologiques. Les poids des vrais jumeaux sont en règle générale étroitement corrélés.

Pour ce qui est du rôle de l'environnement nutritionnel, les seules preuves sont celles obtenues chez l'animal d'expérience : chez ces animaux, il existe un âge limite jusqu'où la suralimentation détermine une augmentation irréversible du nombre des adipocytes, et la sous-alimentation une diminution de ces cellules. Dans le premier cas, il y aurait obésité irréversible ; dans le second cas, une maigreur irréversible.

En pratique, si l'un des deux parents est obèse, on surveillera le régime alimentaire de l'enfant dès la naissance, en portant une attention particulière à la première enfance et à l'adolescence. Mais aucun régime restrictif sévère ne devra être prescrit avant la fin de la croissance, de crainte de compromettre celle-ci, et en particulier de diminuer la taille définitive.

Des progrès ont été faits en ce qui concerne la génétique de l'obésité des rongeurs ; ils sont à l'origine de travaux sur l'homme (voir page suivante).

■ **Comportement alimentaire** (boulimie exclue : voir troubles du comportement alimentaire)

Le comportement alimentaire du sujet obèse adulte semble différent de celui des adultes non obèses, par une plus grande dépendance à l'égard des stimuli externes. Les sujets obèses modifient leur prise alimentaire, en plus ou en moins, selon le goût des aliments, la difficulté à les obtenir, l'horaire des repas, alors que les sujets normopondéraux « ajustent » beaucoup mieux leur prise alimentaire. On ne sait si cette plus grande dépendance du comportement alimentaire chez le sujet obèse est un facteur primaire, c'est-à-dire préexistant à l'obésité et qui en serait cause, ou secondaire, c'est-à-dire provoqué par l'état de l'obésité, voire tertiaire, induit par une pression sociale ou par la longue expérience des régimes restrictifs.

■ *Perturbations de la régulation des prises alimentaires*

Les centres de la faim et de la satiété, situés dans le diencéphale, sont soumis à diverses incitations neuro-hormonales dont le point de départ est central ou périphérique. Le centre de la faim est situé dans l'hypothalamus latéral, celui de la satiété dans l'hypothalamus ventro-médian.

La régulation peut être directe par les médiateurs centraux : peptides opioïdes (dynorphine, β-endorphine), neuropeptide γ, système α-adrénergique, qui stimulent les prises alimentaires. A l'inverse, les systèmes β-adrénergiques, la dopamine et la sérotonine bloquent l'envie de s'alimenter.

Il existe une régulation par le goût : les récepteurs sont situés au niveau de la langue et transmettent la stimulation au noyau du tractus solitaire, dans le tronc cérébral : les sensations sont captées au niveau de trois aires corticales, l'une intégrant la sensation du goût, l'autre la mémoire alimentaire, la troisième la préférence ou l'aversion. Les médiateurs sont des neuropeptides : la substance P qui inhibe la prise de solutions salées, la cholécystokinine qui inhibe l'ingestion de solutions sucrées, enfin les opioïdes endogènes qui inhibent la mémoire alimentaire.

La régulation digestive : les inhibiteurs de la prise alimentaire sont d'une part la distension gastrique, mais surtout la sécrétion de peptides intestinaux tels que la bombésine, la cholécystokinine et le GIP (Gastrin Inhibitory Peptide). Les stimulants de la prise alimentaire sont les hormones adrénergiques et l'hypoglycémie insulinique.

Des travaux sont actuellement en cours sur l'effet d'une hormone peptidique, la **leptine,** qui guérit l'obésité génétique de certains rongeurs en augmentant les dépenses énergétiques et en diminuant les prises alimentaires. Une hormone presque identique existe chez l'homme. Paradoxalement, le taux de leptine chez les obèses humains est, en moyenne, très élevé.

■ *Obésité et insulinémie*

L'incidence d'une réponse anormale au test de tolérance au glucose est, pour l'ensemble de la population, comprise entre 2 et 4 %. Elle est comprise entre 25 et 50 % pour les groupes de sujets obèses. Mais lequel des phénomènes est-il premier ? On sait que l'hyperinsulinémie (par insulinome ou par surdosage thérapeutique) suffit à déclencher une obésité. On sait aussi que l'amaigrissement obtenu par des régimes restrictifs suffit dans 3/4 des cas à normaliser les courbes d'hyperinsulinémie provoquée. La présence d'une dysinsulinémie aura une importance pratique majeure, car elle aggrave considérablement le pronostic cardiovasculaire.

■ *Autres troubles endocriniens*

La conviction, fréquente chez beaucoup d'obèses, que la cause de l'obésité est d'origine endocrinienne est presque toujours fausse. Au cours de l'obésité sévère, on ne rencontre pratiquement jamais de dysfonctionnement thyroïdien ou surrénalien.

Les troubles ovariens sont par contre fréquents, mais divers et non systématisables.

Au cours de la grossesse, la prise de poids dépasse la somme du poids de l'embryon et de ses enveloppes, car il y a aussi un engraissement gravidique. Lorsque l'anamnèse a mis en évidence, chez une patiente ou chez sa mère, une prise de poids définitive pendant une grossesse, il sera nécessaire, lors des grossesses ultérieures, de surveiller le poids et de contrôler la prise pondérale par un régime équilibré mais restrictif dès le 3e mois.

■ ***Obésité iatrogène***

De fréquentes séquences de régimes restrictifs, ainsi que la prise de médicaments « amaigrissants », suivies de périodes d'alimentation libre, suffisent chez l'homme à induire une obésité.

■ ***Au total,*** il est utile de préciser :

— si l'obésité est familiale et apparue au cours de la première enfance ou de l'adolescence ;

— si l'obésité est accompagnée d'hyperphagie ou d'autres troubles du comportement alimentaire ;

— s'il y a des anomalies biologiques, en particulier une dyslipoprotéinémie ou une dysinsulinémie.

Critères de diagnostic

Chez tout sujet consultant pour obésité il faut vérifier :

— *qu'il y a bien surpoids :* en fonction du sexe, de la taille, de la morphologie ; il y a surpoids quand le sujet sort des fourchettes du poids souhaitable (telles qu'appréciées par l'IMC) ;

— *que le surpoids est lié à une augmentation de la masse du tissu adipeux :* en vérifiant que les plis cutanés sont plus épais que la moyenne.

■ ***Mesure du pli tricipital et déviations standard en fonction de l'âge***

ÂGE	HOMME		FEMME	
	Mesure (mm)	D.S.	Mesure (mm)	D.S.
15-24	8,2	2,3	14,2	3,7
25-34	7,8	1,7	15,8	5,8
35-44	10,8	4,1	15,8	8
45-54	10,9	5,7	17,8	3,7
55-64	9,3	6,7	12,2	3,2

Des formules de régression permettent de calculer le pourcentage du tissu adipeux par rapport au poids total en fonction des mesures des plis cutanés, mais cela n'est pas indispensable en pratique.

■ *Types d'obésité*

Il est important de définir la répartition masculine (androïde) ou féminine (gynoïde) de la masse grasse. Celle-ci est prédominante au niveau du cou et du tronc dans la forme androïde, et au niveau des hanches et des cuisses dans la forme gynoïde. Cette répartition est corrélée avec la fréquence des perturbations métaboliques (diabète, hypertension, hyperlipidémie). Elle est exprimée par le Rapport Abdomino-Pelvien (RAP) : la limite supérieure est de 0,8 chez la femme et 1 chez l'homme.

■ *Bio-impédancemétrie*

Elle permet, par la simple pose d'une électrode sur le poignet et sur la cheville, de mesurer les quantités d'eau intra et extracellulaire et d'en déduire l'importance des masses grasse et maigre, de mesurer les dépenses énergétiques de repos, de fixer une fourchette pondérale de stabilisation raisonnable, et de vérifier que la part de masse grasse diminue au cours de l'amaigrissement.

Bilan

Le diagnostic établi, *il faudra procéder à un bilan clinique, biologique et psychologique* comprenant :

— L'appréciation des fonctions circulatoire, respiratoire, articulaire :

– *Circulatoire :* les risques de maladie coronarienne, d'accident vasculaire cérébral seront, ainsi que l'hypertension, considérablement réduits par la perte pondérale.

– *Respiratoire :* il en est de même pour les insuffisances respiratoires. L'amaigrissement reste la base du traitement des apnées du sommeil, des désaturations nocturnes en oxygène et du syndrome de Pickwick.

– *Articulaire :* coxarthrose, gonarthrose ou nécrose ischémique de la tête fémorale imposent une réduction de la masse grasse.

— Le dépistage des complications métaboliques, très fréquentes dans l'obésité.

On demandera, avant que le sujet n'ait modifié ses habitudes alimentaires, le dosage à jeun :

- des triglycérides, et s'il est élevé, une électrophorèse des lipoprotéines. 25 % des patients obèses sont hypertriglycéridémiques et, le plus souvent, le taux se normalise au cours d'un amaigrissement, même modeste ;

- du cholestérol et ses formes de transports, ainsi que les apolipoprotéines A1 et B. Le taux de cholestérol total est fréquemment élevé, alors que le taux de cholestérol HDL, facteur de risque négatif est, en moyenne, abaissé ;

- de l'acide urique ;

- une épreuve d'hyperglycémie provoquée, s'il y a des antécédents de diabète.

— Sur le plan psychologique, on appréciera :

- l'éventail des comportements hédoniques non alimentaires ; plus large est un tel éventail, plus probable sera l'acceptation de la frustration alimentaire ;

- les espérances liées à l'amaigrissement : parfois la demande d'amaigrissement masque des insatisfactions non reliées au poids.

Diétothérapie - Principes

Le principe de la diétothérapie est d'assurer au patient une perte de poids par diminution exclusive de sa masse grasse, sans fonte musculaire.

Pour cela le régime devra en particulier apporter suffisamment de protéines. La règle essentielle de la prescription d'un régime hypocalorique est de s'assurer qu'il contienne une quantité suffisante de tous les nutriments indispensables.

• L'INTERROGATOIRE ALIMENTAIRE permet :

— de s'informer des habitudes alimentaires du patient, afin de lui prescrire un régime personnalisé adapté à ses goûts et à son mode de vie ;

— de prévoir la vitesse d'amaigrissement, compte tenu de la différence entre le niveau calorique habituel et celui du régime prescrit : la vitesse initiale d'amaigrissement sera égale à :

$$\frac{\text{niveau calorique initial} - \text{niveau calorique du régime prescrit}}{9}$$

Dans cette formule, les niveaux caloriques sont en kcal/j, et la vitesse d'amaigrissement en g/j ; 9 étant la valeur calorique de 1 g de lipides, que ceux-ci soient endogènes ou exogènes.

La vitesse d'amaigrissement diminue avec ce dernier, approximativement de 20 kcal par kg de poids perdu. Par exemple, un sujet obèse vivant à poids stable de 100 kg avec 2 200 kcal/j, ne pourra stabiliser un nouveau poids de 80 kg qu'à 1 800 kcal : 2 200 − (20 × 20).

• Le régime sera fait de prescriptions positives, c'est-à-dire comportera les aliments qu'il faut consommer et non uniquement ceux qui sont interdits.

Il apportera au moins 55 g de protéines chez la femme et 70 g chez l'homme, ainsi comportera-t-il au moins 220 calories ; ces protéines doivent être d'excellente valeur biologique. Le régime sera partiellement désodé dans l'unique but de réduire l'appétit, en effet la perte hydrosodée sera réversible dès le retour au régime normosalé.

■ *Quand doit-on supplémenter ?*

A 1 400 calories, tous les nutriments nécessaires sont apportés, si le régime est varié. En dessous de 1 200 calories/j, il faut un supplément en vitamines. Si l'apport de sodium est inférieur à 500 mg/j, il faut apporter sous forme médicamenteuse 500 mg à 1 g de potassium/j. Si le sujet consomme sa ration protidique exclusivement sous forme de poisson et de viande par dégoût du lait et des fromages, il faut supplémenter avec 500 mg de calcium/j.

Enfin, lorsque les régimes sont très restrictifs et répétitifs, on ajoindra des acides aminés soufrés (cystéine) et 10 mg de fer/24 h chez la femme.

■ *Choix du régime*

Il dépend du type de la demande du patient, des niveaux de l'alimentation spontanée et de l'ampleur de l'obésité. Il faut de toute façon, en accord avec le patient, faire un projet thérapeutique prévoyant à l'avance la nature du ou des régimes, la durée, et les variations pondérales attendues.

• Soit il s'agit d'une « obésité-maladie » : la demande du patient au cours d'une consultation pour obésité peut survenir à l'occasion d'un événement tel qu'infarctus, insuffisance respiratoire, affection rhumatologique, ou découverte d'une anomalie métabolique précédemment décrite. Il s'agit donc d'une obésité-maladie ou d'une obésité-risque : la demande est univoque. Le projet thérapeutique se donne pour but à la fois de faire maigrir le patient et de supprimer le trouble (ou le risque). La prescription diététique représente l'essentiel du traitement.

• Soit il s'agit d'une demande de réduction pondérale pour raison « esthétique »

— *Parfois la demande paraît raisonnable et fondée :*

Le surpoids est réel et le bénéfice esthétique et social vraisemblable. Le traitement diététique ressemblera à celui de l'obésité « maladie », le patient sera mis en garde contre le fait que la stabilisation du nouveau poids nécessitera dans le meilleur cas plus de 1 an de contrainte alimentaire.

— *Parfois les demandes d'amaigrissement pour raison esthétique ne correspondent :*

- ni à une motivation durable ;
- ni à un espoir de bénéfice réaliste (être plus beau, plus heureux).

Le danger est alors de provoquer des états dépressifs iatrogènes et, de plus, d'aggraver à terme l'obésité par des traitements diététiques discontinus. L'expression « Tout va bien sauf mon poids » peut constituer une défense plus ou moins fragile ; l'état d'obésité lui-même peut ne pas être dépourvu de bénéfices secondaires.

Après une écoute attentive, le médecin aura à proposer :

- soit le maintien du surpoids si cette solution apparaît au patient, après plusieurs consultations, comme finalement acceptable ;
- soit l'établissement d'un contrat le moins frustrant possible et de longue durée, sous forme de conseils alimentaires sans aucune valeur d'interdit (dont la transgression serait vécue dramatiquement) ; le thérapeute est là pour offrir une image de stabilité rassurante. Dans certains cas, notamment chez les adolescentes, la prescription de règles très strictes (et de courte durée) peut être vécue comme rassurante.

Dans tous les cas, la demande d'amaigrissement ne doit pas être rejetée et il doit lui être donné réponse sous forme de conseils diététiques, même si le thérapeute juge que le surpoids ne constitue pas le problème psychologique majeur.

• DE FAÇON GÉNÉRALE, c'est autour de l'interrogatoire alimentaire et de la table de composition des aliments que se passe le contrat médecin-malade. On établit un plan sur la période allant jusqu'au poids souhaitable.

— En pratique, si le sujet est *hyperphage,* on se contentera d'établir une prescription proche de l'alimentation moyenne (1 500 à 2 000 calories), mais en tenant bien compte des habitudes antérieures, en faisant peut-être tenir un cahier alimentaire pour que chaque consultation soit l'occasion d'une véritable éducation. Ainsi dans un premier temps obtiendra-t-on une perte pondérale puis une stabilisation sans modification de régime.

— Chez un sujet *normophage,* voire *hypophage,* ou encore chez un sujet modérément hyperphage et très obèse, il est utile d'utiliser des régimes très restrictifs : ceux-ci peuvent être donnés d'emblée, ou, ce qui est souvent préférable, on commencera par la mise au point d'un régime de stabilisation et on testera pendant quelques semaines l'aptitude du patient à la frustration chronique ; puis on proposera un régime très restrictif.

Ces deux façons de procéder présentent trois avantages :

- les régimes très restrictifs cétogènes s'accompagnent d'une anorexie ;

- l'augmentation progressive du taux calorique du régime constituera une gratification ;
- chaque étape sert à l'éducation diététique.

■ ***Types de régimes très restrictifs***

— Diète protéique ;
— Régime à 600 calories (2 500 kJoules) ;
— Régime à 900 calories (3 800 kJoules) ;

La prescription des régimes restrictifs doit être précédée d'un bilan clinique et biologique. Tout processus infectieux ou inflammatoire, même bénin, est une contre-indication. Ces régimes sont très efficaces, et leur efficacité même peut être dangereuse : la perte de poids ne devra pas dépasser 10 kg par trimestre, sauf dans le cas d'une obésité compliquée (Pickwick, insuffisance cardiaque etc.) où un amaigrissement rapide doit être obtenu par le biais d'une diète protéique.

▶ **Diète protéique**

La perte pondérale, de 8 kg en moyenne, provoquée par une diète de 3 semaines correspond pour plus d'un tiers à une diminution de la masse cellulaire. Un apport quotidien de protéines, sous forme hydrique de protéines purifiées de bonne valeur biologique permet d'éviter presque entièrement cette diminution de masse cellulaire, comme le démontre le bilan d'azote.

● CARACTÉRISTIQUES :

— calories : environ 220 (soit 920 kJ) chez la femme et 280 (soit 1 170 kJ) chez l'homme ;

● ALIMENTS INDISPENSABLES à CONSOMMER EN QUANTITÉ CONTRÔLÉE PAR 24 HEURES (voir infra Produits diététiques) :

— Soit des aliments « naturels » : fromage blanc maigre, yaourts maigres, blancs d'œufs (durs pour la commodité), supplémentés en sels de potassium (1 g de K) et en mélanges de micronutriments.

— Soit des protéines extraites du lait (voir produits diététiques) nécessitant la même supplémentation.

— Soit des préparations hyperprotéiques complètes (voir produits diététiques) comportant toute la supplémentation nécessaire. Ces produits contiennent, en plus, une quantité modeste ou modérée d'hydrates de carbone.

▶ **Régimes très restrictifs 2 500 à 3 000 kJ (600-700 calories)**

● CARACTÉRISTIQUES :

— 70-80 g de protéines ;
— sans sucre et produits sucrés ;
— sans sel de cuisson ou d'assaisonnement.

• ALIMENTS INDISPENSABLES A CONSOMMER EN QUANTITÉ CONTRÔLÉE PAR 24 HEURES :

— viande maigre et dégraissée : 250 g ou équivalence ;
— yaourt à 0 % M.G. : 2 ou équivalence ;
— poudre de protéines extraites du lait : 20 g ;
— légumes verts : 400 g (voir équivalence) ;
— boisson : 1,5 l à 2 l.

• ALIMENTS A CONSOMMER SELON L'APPÉTIT :

— salade verte ;
— citron : 1.

• ÉQUIVALENCES (voir p. 154).

• EXEMPLE DE RÉPARTITION DES ALIMENTS AUTORISÉS AU COURS DE LA JOURNÉE

* *Petit déjeuner :*

— café ou thé sans sucre, avec ou sans édulcorant ;

— 1 yaourt à 0 % M.G. sans sucre, avec ou sans édulcorant (voir équivalence supra) ;

— poudre de protéines extraites du lait : (10 g) 3 cuil. à soupe rases à mélanger à un bol d'eau (+ parfum + édulcorant ou pas) ou au yaourt à 0 % M.G.

* *Matinée :*

— eau, eau citronnée, thé, café léger, infusion sans sucre, avec ou sans édulcorant.

* *Déjeuner :*

— salade verte assaisonnée à l'huile de paraffine ;

— viande maigre et dégraissée (125 g) cuite sans matière grasse (voir mode de cuisson *infra*) ;

— légumes verts (200 g) cuits à l'eau nature : 5 à 6 cuil. à soupe environ ;

— 1 yaourt à 0 % M.G. sans sucre, avec ou sans édulcorant ;

— poudre de protéines extraites du lait : 10 g (voir petit déjeuner) ;

— eau ;

— café, thé, infusion sans sucre, avec ou sans édulcorant.

* *Après-midi :*

— eau, eau citronnée, thé, café léger, infusion, etc.

* *Dîner :*

— *idem* déjeuner sauf suppression du yaourt et de la poudre de protéines.

• CONSEILS IMPÉRATIFS :

— *ces conseils alimentaires doivent être suivis le plus scrupuleusement possible afin d'être efficaces.* Tout écart de régime annulerait l'effet bénéfique des efforts précédents ;

— *prendre 3 repas par jour,* sans en sauter ;

— ne pas grignoter entre les repas et pendant leur préparation ;

— il est indispensable de faire *un petit déjeuner protéique* tel qu'il est prescrit ;

— boire *1,5 l à 2 l de liquide par jour :* eau du robinet, eaux minérales (Évian, Vittel, Volvic, Perrier, etc.), eau citronnée, thé, café léger, infusion, eau de cuisson de légumes, etc ;

— surveiller son poids 2 à 3 fois par semaine : se peser le matin à jeun (sur la même balance), après avoir uriné, dans la même tenue. Noter date et poids sur une fiche ;

— il est souhaitable de peser les aliments au début afin de se rendre compte des volumes correspondants aux quantités d'aliments prescrites ;

— ne pas dépasser les quantités d'aliments autorisés ;

— ne consommer que les aliments cités dans ce régime ;

— ne pas oublier de prendre la supplémentation (vitamines, potassium).

• EMPLOI DE LA POUDRE DE PROTÉINES (voir aussi *supra* Diète protéique) :

20 g sont indispensables à consommer par 24 heures afin que l'apport protéique soit suffisant et pour empêcher la faim.

La poudre de protéines peut être consommée de deux façons :

1) Mettre dans un bol les 10 g de poudre (1/2 sachet ou 3 c. à soupe rases), ajouter le yaourt, mélanger avec un fouet ou une fourchette, ajouter un parfum : café soluble, vanille en poudre, etc., avec ou sans édulcorant.

Cette préparation peut être consommée au petit déjeuner et à midi.

2) Mixer dans 200 ml d'eau (1/5 l) les 20 g de poudre pour la journée, ajouter édulcorant ou pas, parfum (café soluble, vanille en poudre, fleur d'oranger, zeste de citron ou d'orange, 1/2 c. à café de chocolat en poudre non sucré, purée de fruits non sucrée : 1 cuillère à soupe, etc.).

Prendre de ce mélange : la moitié au petit déjeuner, l'autre moitié au déjeuner, en consommant alors les 2 yaourts nature, avec ou sans édulcorant.

• QUELQUES CONSEILS PRATIQUES :

— *Manières de consommer le yaourt à 0 % M.G. :*

- nature, sans sucre, avec ou sans édulcorant ;
- avec poivre, fines herbes (ciboulette, persil, menthe, etc.), oignon, ail haché finement, épices (curry, paprika, etc.).

— *Les légumes verts* peuvent être consommés :

- frais ;
- surgelés, non cuisinés.

— *En guise d'apéritif,* il est possible de prendre : un jus de tomate nature ou eau minérale très partiellement sodée, gazeuse ou non + 1 rondelle de citron.

— *Assaisonnement des crudités, de la salade, de certains légumes verts cuits :*

- huile de paraffine aromatisée ou ordinaire (moins chère) ;

ou

- yaourt ou fromage blanc à 0 % M.G., avec citron ou vinaigre, poivre, moutarde sans sel, persil, estragon, ail, oignon ou échalote, etc.

• CHOIX DES ALIMENTS

* *Aliments déconseillés*

— Sucre et produits sucrés : sucre, miel, gelée, confiture, biscuits, pâtisserie, entremets, glace, sorbet, chocolat, bonbon, confiture, yaourts et fromages blancs fruités, fruits au sirop, fruits secs (raisin, pruneau, abricot, figue, etc.), préparation chocolatée sucrée, jus de fruits industriel, soda.

On trouve en pharmacie un sucre de remplacement appelé *édulcorant :* en comprimé, en morceau, en poudre ou liquide (voir *infra* produits diététiques).

— Boissons alcoolisées : vin, bière, cidre, champagne, whisky, apéritif, digestif, viandes flambées, sauces au vin, etc.

— Féculents : pain, biscotte, pain complet, cracker, biscuit apéritif, pomme de terre, pâtes, riz, semoule, farine, céréales, légumes secs, marron, grain de maïs, etc.

— Aliments gras : sauces, fritures, beignets, avocat, pizza, quiche, etc.

- Charcuterie : pâté, saucisson, saucisse, andouillette, etc.

- Viande grasse, persillée : porc, mouton, agneau, canard, dinde, oie, chevreuil, rôti bardé.

- Poisson gras : maquereau, sardine, thon, hareng, saumon, carpe, anchois, lamproie, alose, anguille, palourde, poisson pané, etc.

- Tous les fromages.

— Matière grasse de cuisson et d'assaisonnement : beurre, huile d'arachide, d'olive, de maïs, de soja, de tournesol, de colza, margarine au tournesol, huile de palme, saindoux, suif, graisse d'oie, crème fraîche.

— Sel de cuisson et d'assaisonnement, aliments salés préparés industriellement, etc.

— Conserves.

— Eaux gazeuses, à part l'eau de Perrier qui est autorisée.

* *Aliments autorisés :*

— Viande maigre, dégraissée, non persillée : cheval, bœuf, veau, poulet, pintade, faisan (à consommer sans peau), filet de dinde, rôti de dindonneau, lapin, gigot maigre, etc.

— Poisson maigre : merlan, merlu, morue, carrelet, limande, sole, congre, lieu, églefin, colin, daurade, loup, lotte, cabillaud, bar, saint pierre, rouget, turbot, raie, etc.

En consommer plusieurs fois par semaine.

● MODES DE CUISSON

* *L'alimentation doit* être *:*

— sans sel de cuisson ou d'assaisonnement ;
— sans graisse de cuisson ou d'assaisonnement ;

* *Viande :*

— grillée (gril, poêle à revêtement antiadhésif) ;
— cuite au four (rôti) ;
— cuite à la broche (volaille, rôti) ;
— bouillie (jarret de veau, blanquette de veau, etc.) ;
— cuite en papillote (lapin, etc.).

* *Poisson :*

— grillé (gril) + citron + persil ;
— cuit au four + tomate + poivron + ail + oignon + thym + laurier ;
— cuit au court-bouillon + citron + persil ;
— cuit en papillote + origan ou sauge, poivre, etc.
— cuit à la vapeur + citron.

* *Légumes verts :*

— cuits à l'eau ;
— cuits à la vapeur ;

— cuits au four ;
— braisés.

A consommer nature ou en vinaigrette à l'huile de paraffine.

* *Utiliser le plus souvent possible :*

— fines herbes : persil, estragon, basilic, cerfeuil, menthe, ciboulette, etc. ;
— herbes aromatiques : thym, laurier, origan, romarin, sauge, etc. ;
— épices : curry, paprika, safran, etc. ;
— ail, oignon, échalote.

* *Sauce tomate maison :*

— faire mijoter dans une casserole à feu doux : tomates sans peau ni pépin, coupées en quartiers, avec ail, oignon, thym, laurier, origan, poivre, persil ;

— une fois cuite, la mixer. Elle se conserve quelques jours au réfrigérateur. A utiliser pour accommoder : courgettes, viande, poisson, chou-fleur, etc.

* *L'huile de paraffine ne se fait pas cuire ni chauffer.*

▶ Régime apportant 3 800-4 000 kJ (900-950 kcal)

• CARACTÉRISTIQUES :

— 70-80 g de protéines ;
— sans sucre ni produits sucrés ;
— sans boissons alcoolisées ;
— sans sel de cuisson ou d'assaisonnement.

• ALIMENTS INDISPENSABLES A CONSOMMER EN QUANTITE CONTROLEE PAR 24 HEURES :

— viande maigre et dégraissée : 250 g ou équivalence ;
— yaourt à 0 % M.G. : 2 ou équivalence ;
— fromage titrant moins de 50 % M.G. : 30 g ;
— pain : 30 g ;
— fruits : 300 g (à peser au début, voir équivalences) ;
— légumes verts : 600 g (voir équivalences) ;
— boissons : 1,5 l à 2 l.

• ALIMENTS A CONSOMMER SELON L'APPÉTIT :

— salade, verte ;
— citron : 1.

• ÉQUIVALENCES (voir plus loin Équivalences).

■ ***Régimes modérément restrictifs et de stabilisation***

Ces régimes peuvent se prescrire :

— soit sous forme positive avec des équivalences ;

— soit sous forme de prescriptions positives à l'échelle de la semaine comportant un semainier.

Rappelons que de tels régimes peuvent être utilisés de première intention chez des sujets initialement hyperphages, ou comme régimes de stabilisation progressive après des régimes très restrictifs, ou encore à deux reprises, avant et après un régime très restrictif.

On donnera trois exemples :

— régime à 1 200-1 300 calories ;

— régime à 1 400-1 500 calories ;

— élargissement du régime par rations d'approximativement 200 calories.

▶ **Régime apportant 5 000 à 5 400 kJ (1 200 à 1 300 calories)**

• CARACTÉRISTIQUES :

— protéines : 75 à 85 g ;
— glucides : 130 à 150 g ;
— normalement salé ;
— sans sucre ni produits sucrés ;
— sans boissons alcoolisées.

• ALIMENTS INDISPENSABLES A CONSOMMER EN QUANTITÉ CONTRÔLÉE PAR 24 HEURES :

— viande maigre et dégraissée : 200 g (ou équivalence) ;
— fromage blanc à 0 % de M.G. : 200 g (ou équivalence) ;
— fromage titrant moins de 50 % en M.G. : 30 g (ou équivalence) ;
— fruits : 400 g ;
— huile d'arachide, d'olive, de maïs, etc. 10 g (1 cuillère à soupe) ;
— beurre : 5 g (1 noisette) ;
— féculents : 150 g ;
— pain : 50 g.

• ALIMENTS A CONSOMMER SELON L'APPÉTIT :

— salade verte ;
— légumes verts : 400 g (voir *infra* équivalences) ;
— boissons : 1,5 à 2 litres ;
— citron : 1.

• EXEMPLE DE RÉPARTITION AU COURS DE LA JOURNÉE :

* *Petit déjeuner :*

— café ou thé (sans sucre ou avec édulcorant) ;
— fromage : 30 g (1/4 de camembert ou portion d'un autre fromage de même volume ou équivalence) ;
— lait écrémé : 100 ml ;
— pain : 30 g.
— 1 fruit : 130 g.

* *Matinée :*

— eau, eau citronnée, thé, ou café léger (sans sucre ou avec édulcorant).

* *Déjeuner :*

— salade verte ou 100 g de crudités + assaisonnement avec 1 cuillère à café d'huile d'arachide (ou d'olive, de maïs, tournesol etc.) ;
— viande maigre dégraissée (100 g ou équivalence) cuite sans graisse ;
— féculents cuits : 150 g + 1 noisette de beurre cru (5 g = 1 cuillère à café rase) ;
— fromage blanc à 0 % de M.G. (100 g soit environ 3 à 4 cuillères à soupe) sans sucre + édulcorant (ou équivalence) ;
— fruits : 130 g (1 moyen) ;
— eau ;
— café (sans sucre ou avec édulcorant).

* *Après-midi :*

— eau, eau citronnée, thé, café, infusion (sans sucre ou avec édulcorant).

* *Dîner :* comme à midi, avec :
— pain : 20 g ;
— remplacer féculents par 400 g de légumes verts.

• ÉQUIVALENCES (voir plus loin Équivalences).

▶ **Régime apportant 5 900 à 6 300 kJ (1 400 à 1 500 calories)**

• CARACTÉRISTIQUES :

— protéines : 75 à 80 g ;
— glucides : 150 à 170 g ;
— normalement salé ;
— sans sucre ni produits sucrés ;
— sans boissons alcoolisées.

• ALIMENTS INDISPENSABLES À CONSOMMER EN QUANTITÉ CONTRÔLÉE PAR 24 HEURES :

— viande maigre et dégraissée : 200 g (ou équivalence) ;
— fromage titrant moins de 60 % de M.G. : 40 g (ou équivalence) ;
— fromage blanc à 0 % de M.G. : 200 g (ou équivalence) ;
— fruits : 400 g ;
— pommes de terre : 200 g (ou équivalence) ;
— pain : 80 g;
— beurre : 20 g (2 noix) ;
— huile d'arachide, d'olive, de maïs, etc. : 10 g (1 cuillère à soupe).

• ALIMENTS A CONSOMMER SELON L'APPÉTIT :

— légumes verts : 400 g (voir équivalences caloriques),
— salade verte ;
— boissons : 1,5 à 2 l ;
— citron : 1.

• EXEMPLE DE RÉPARTITION AU COURS DE LA JOURNÉE (voir régime 1 200 calories).

• ÉQUIVALENCES CALORIQUES (voir plus loin Équivalences).

— *2 biscottes =*
- 25 g de pain (1/4 de ficelle ou 1/10 de baguette) ;
- 1 tranche de pain de mie.
— *100 g de pomme de terre :*
- 25 g de pâtes, riz, semoule (poids cru) ;
- 100 g de pâtes, riz, semoule (poids cuit) ;
- 1 cuillère à soupe d'huile ;
- 10 g de beurre (1 noix) ;
- 3 biscottes ;
- 40 g de pain ;

ÉQUIVALENCES. — Elles permettent au patient de varier ses menus, de mieux assumer la responsabilité de son alimentation par un rôle actif qu'il n'aurait pas dans le cas d'une prescription imposée jour après jour. Les équivalences permettent d'envisager une recréation d'habitudes culinaires, qui apparaît essentielle pour l'établissement d'une nouvelle hygiène alimentaire.

Tableau récapitulatif des régimes restrictifs (aliments à consommer en 24 h)

Aliments	600-700 kcalories 2 500-3 000 kJoules	900-950 kcalories 3 800-4 000 kJoules	1 200-1 300 kcalories 5 000-5 400 kJoules	1 400-1 500 kcalories 5 900-6 300 kJoules
	70-80 g protéines	70-80 g protéines	75-85 g protéines	75-85 g protéines
Lait	100 ml	100 ml	100 ml	200 ml
Fromage blanc 0 % ou	100 g	100 g	200 g	200 g
yaourt 0 % M.G.	1	1	—	—
Fromage 50 % M.G.	—	30 g	30 g	40 g
Alburone sachet	1	—	—	—
Viandes ou équivalences	250 g	250 g	200 g	200 g
Pain ou équivalent biscottes	—	30 g	50 g	80 g
Féculents	—	—	150 g	200 g
Légumes verts	400 g	600 g	400 g	400 g
Salade	à volonté	à volonté	à volonté	à volonté
Fruits	—	300 g	400 g	400 g
Citron	1	1	1	1
Beurre	—	—	5 g	20 g
Margarine				
Huile	—	—	10 g	10 g
Boissons Eau-Thé-Café-Tisanes	1,5-2 litres	1,5-2 litres	1,5-2 litres	1,5-2 litres
Sel	—	±	+	+
Alcool	—	—	—	—
Sucre	—	—	—	—
	Très restrictifs		**Modérément restrictifs**	

• PRINCIPALES ÉQUIVALENCES GLUCIDIQUES

200 g de légumes verts : artichaut entier, asperge, aubergine, bette, brocoli, cardon, champignon de Paris, cèpe, cœur de palmier, côte de céléri, chou blanc, chou vert, chou-fleur, chou rouge, courgette, choucroute, crue non cuisinée, endive, épinard, fenouil, girolle, navet, oseille, poivron, potiron, salade, radis...

— 300 g concombre, tomate

— 150 g betterave, carotte, céleri rave, haricot vert, oignon, poireau, pousses de soja

— 100 g chou de Bruxelles, fond d'artichaut, petit pois, salsifi.

100 g de fruits : abricot, ananas frais, groseille, mandarine, orange, pêche, pomme, poire, goyave, papaye...

— 400 g rhubarbe crue

— 300 g melon

— 200 g fraise, pamplemousse, pastèque

— 125 g cerise, figue fraîche, framboise, mangue, mûre, myrtille, prune, kiwis

— 75 g de raisin

— 60 g de banane.

100 g de féculents :

— 100 g de maïs en boîte

— 100 g de pommes de terre

— 40 g de pain

— 3 biscottes

— 25 g de pâtes, riz cru

— 30 g de céréales sans sucre

— 100 g de légumes verts + 25 g de pain.

• PRINCIPALES ÉQUIVALENCES PROTÉIQUES

125 g de viande maigre : steak, escalope, côte de veau, gigot maigre, escalope de dinde, foie...

— 150-175 g de poisson maigre sans déchets, seiche, coquilles St-Jacques

— 150 g de crevettes, langoustines, crabe, langouste, homard...

— 85 g (poids cuit) poulet, pintade, faisan (à consommer sans la peau)

— 80 g jambon de Paris ou d'York maigre, dégraissé, non persillé (2 tranches environ) 1 à 2 fois par semaine

— 2 œufs

— 2 barquettes de fromage blanc allégé nature (200 g) + 1 œuf dur ou + 30 g de fromage tirant moins de 50 % M.G.

— 80 g de fromage (– de 50 % M.G.).

30 g de fromage titrant moins de 50 % M.G.

— 30 g de fromage allégé titrant au maximum 25 % M.G. :

— 1 yaourt nature

— 200 ml de lait à 0 % M.G. (1 grand verre)

— 100 g de fromage blanc allégé nature

— 1/2 tranche de jambon de Paris maigre

1 yaourt à 0 % M.G.

— 125 g de fromage blanc à 0 % M.G.
— 200 ml de lait écrémé
— 20 g poudre lait écrémé.

• PRINCIPALES ÉQUIVALENCES LIPIDIQUES EN LIPIDES TOTAUX, COMPTE NON TENU DE LA NATURE DES ACIDES GRAS

10 g d'huile (animale ou végétale) soit une cuillerée à soupe

— crème fraîche : 3 cuillerées à soupe (30 g)
— crème fraîche allégée : 6 cuillerées à soupe (60 g)
— beurre : une noix et demie (15 g)
— beurre allégé : 3 noix (30 g)
— margarine : une noix et demie (15 g)
— mayonnaise : une cuillerée et demie à soupe
— saindoux : une noix.

▶ **Le régime de stabilisation peut se présenter**

• SOIT SOUS FORME POSITIVE AVEC LISTE D'ÉQUIVALENCES

Il s'agit du régime à 1 400 calories auquel sera ajouté un supplément de 200 calories tous les 15 jours, en fonction de l'évolution du poids qui doit rester stable.

Ces 200 calories pourront être apportées par l'une des rations suivantes que le patient choisira en fonction de son goût.

* *Équivalences caloriques apportant chacune 200 calories* :

— viande : 100 g ;
— charcuterie : 50 g ;
— fromage : 50 g ;
— lait entier : 350 ml ;
— lait écrémé : 500 ml ;
— 50 g de chair à saucisse ;
— pommes de terre, pâtes, riz, semoule, couscous (poids cuit) : 200 g ;
— pâtes, riz, semoule (poids cru) : 50 g ;
— pain : 80 g (1/3 baguette) ;
— 6 à 7 biscottes ;
— pain : 40 g + fromage : 25 g ;
— pain : 40 g + charcuterie : 25 g ;
— pain : 50 g + 10 g de beurre (1 noix) ;
— 2 cuillères à soupe d'huile d'arachide, d'olive, etc. ;
— 25 g de beurre.

• SOIT SOUS FORME DE SEMAINIER

Ce régime sera établi en fonction des taux caloriques et protéiques du régime précédemment suivi, ainsi qu'en tenant compte des goûts, du rythme alimentaire du sujet, de son mode de vie (ceci pourra être précisé par un nouvel interrogatoire alimentaire). Ce régime sera établi sous forme de prescriptions positives, et fixera l'apport journalier moyen en nutriment en privilégiant les aliments pouvant être consommés *ad libitum*.

Les prescriptions seront faites sous la forme suivante :

— Le régime personnalisé sera soit manuscrit, ce qui est fort long, soit traité par ordinateur : à l'aide de programmes informatiques et à partir de la prescription médicale, en tenant compte des habitudes alimentaires du sujet.

— Ce régime sera rédigé de façon explicative, détaillant les modes de cuisson, les assaisonnements, les équivalences.

★ 1er exemple de semainier

Mettre une croix dans la case correspondante :
— au repas consommé,
— à l'aliment choisi.

☐ aliment à consommer obligatoirement, selon la fréquence prescrite.

⬚ 2 CAS :
1° *Il n'y a pas de choix :* aliment à consommer ou à ne pas consommer ;
2° *Il y a un choix :* aliment à consommer choisi dans les propositions pour compléter la fréquence prescrite en tête de chapitre.

△ aliment à consommer une fois chacun pour respecter la fréquence prescrite à côté de « au choix », l'aliment ne pouvant être consommé une seconde fois les semaines suivantes sans que les autres aliments proposés aient été consommés.

---

* *Petit déjeuner tous les jours*
. *café sans sucre* ☐ ☐ ☐ ☐ ☐ ☐ ☐
. *3 croissants* ☐ ☐
. 1 tranche *viande maigre* froide ☐ ☐ ☐ ☐ ☐ ☐ ☐

* *Déjeuner cuisiné 1 fois au plus* ⬚
. *crudité salade + huile de tournesol* ☐
. *plat au choix* ☐
— viande maigre + beurre ou sauce △
— poisson maigre + beurre ou sauce △

. *légumes au choix* □

— 2 portions légumes verts catégorie 1 (voir régime 600 cal.) + 1 noix de beurre △

— 2 portions légumes verts catégorie 1 (voir régime 600 cal.) △

. *salade* + huile de tournesol □

. *1 fruit* □

. *café* non sucré □

* *Déjeunèr non cuisiné 6 à 7 fois* □ □ □ □ □ □ ⬚

. *plat 6 à 7 fois*

— 1 sandwich sans beurre + charcuterie ou fromage □ ⬚

— 1 salade composée □ ⬚

— 1 plat viande ou poisson maigre + beurre ou sauce □ ⬚

— 2 œufs + huile ou beurre □ ⬚

. *crudité salade* + huile paraffine □ □ □ ⬚

. *1 yaourt sans sucre* □ □ □ ⬚

. *pain au choix* □ ⬚

— 1/8 baguette (30 g) △

— 1 tranche pain △

. 2 verres de *vin ou champagne* □ □ □ □ □ □ ⬚

. *boisson après le repas 6 à 7 fois*

— thé sans sucre □ □ □ ⬚

— café sans sucre □ □ □ ⬚

* *Dîner cuisiné tous les jours*

. *Entrée et plat :* voir dîner cuisiné 2e semaine, p. suivante.

. *légumes tous les jours*

— 2 portions légumes verts catégorie 2 + 1 noix de beurre □ ⬚

— 2 portions légumes verts catégorie 1 nature □ ⬚

— au choix □ □ □

- 2 portions pommes de terre + 1 noix de beurre △
- 2 portions pommes de terre bouillies nature △
- 2 portions pâtes riz semoule + 1 noix de beurre △
- 2 portions pâtes riz semoule nature △

. *salade* + huile de tournesol □ □ □ □ ⬚

. *fromage tous les jours*

— 2 yaourts sans sucre □ □ ⬚

— 2 portions fromage à pâte molle □ □ ⬚

— 2 portions fromage à pâte dure □ □ ⬚

. *1 fruit frais* □ □ ⬚
. *pain 4 à 5 fois*
— 1/8 baguette (pain 30 g) □ □ ⬚
— 1 tranche de pain (30 g) □ □ ⬚
. 1 verre de *vin* □ □ □ □ □ □ □
. *thé* sans sucre □ □ □ □ ⬚

*
* *

★ 2e exemple de semainier

* *Petit déjeuner tous les jours*
. *thé* sans sucre □ □ □ □ □ □ □
. *25 g de pain* ou *biscottes* + 2 noisettes de *beurre* □ □ □ □ □ □ □
. *9 c. à soupe fromage blanc maigre* sans sucre □ □ □ □ □ □ □
* *Déjeuner cuisiné 3 à 4 fois* □ □ □ ⬚
. *crudité salade* + huile d'arachide □ □ □
. *plat* 3 à 4 fois :
— viande maigre grillée, rôtie sans graisse □ ⬚
— au choix □ □ ⬚
- abats grillés pochés sans graisse △
- poisson maigre + beurre ou sauce △
- poisson maigre poché grillé sans graisse △
- crustacés ou coquillages + beurre ou sauce △
. *légumes 3 à 4 fois*
— 2 portions légumes verts catégorie 1 nature □ □
— 2 portions légumes verts catégorie 2 + 1 noix de beurre □
. *salade* + huile d'arachide □ ⬚
. *1 fruit frais* □ □ □ ⬚
. *2 tasses de café* sans sucre □ □ □ ⬚

* *Déjeuner non cuisiné 3 à 4 fois* □ □ □ ⬚
. *plat au choix* □ □ □ ⬚
— charcuterie 50 g ou 1 tranche viande grasse nature △
— 2 tranches jambon maigre △
— 1 portion viande ou poisson maigre grillé sans graisse △
— 2 œufs nature △
. *crudité salade* + huile paraffine □ ⬚

. *fromage 3 à 4 fois*
— 2 portions fromage à pâte molle ou dure □ □ ⬚
— 2 portions fromage blanc maigre sans sucre □ ⬚
. *1 fruit* frais □ ⬚
. *1 biscotte* □ ⬚ (ou 15 g pain)
. *café* sans sucre □ □ □ ⬚

* *Dîner cuisiné tous les jours*
. *plat tous les jours*
— viande maigre grillée, rôtie sans graisse □ ⬚
— poisson maigre + beurre ou sauce □ ⬚
— poisson maigre poché grillé sans graisse □ ⬚
— 2 œufs nature □ ⬚
— au choix □ ⬚
- viande maigre + beurre ou sauce △
- 1 tranche jambon maigre △
. *légumes 4 à 5 fois*
— 1 portion pomme de terre bouillies + 1 noix de beurre □ ⬚
— 1 portion pomme de terre bouillies nature □ ⬚
— 1 portion pâtes riz semoule + 1 noix de beurre □ ⬚
— 1 portion légumes verts catégorie 2 + 1 noix de beurre □ ⬚
. *salade* + huile d'arachide □ □ □ □ □ □ □
. *3 c. à soupe fromage blanc maigre* sans sucre □ □ □ □ □ □ □
. *1 fruit frais* □ □ □ □ ⬚
. *2 biscottes* ou *25 g de pain* □ □ □ □ □ □ □

La formule du semainier évitera la monotonie et le caractère punitif lié à tout régime restrictif ; le pourcentage de réussite au long cours de ce type de régimes est plus élevé que pour les autres types de régimes.

• SURVEILLANCE

Elle doit se poursuivre pendant toute la durée des régimes de stabilisation.

A chaque fois on vérifiera la courbe du poids, le carnet alimentaire ou le semainier. Les examens biologiques seront refaits périodiquement s'ils étaient perturbés.

Le régime sera à chaque fois modifié en fonction de l'évolution du poids et de l'adaptation du malade à ce régime.

Il faudra veiller à ce qu'un régime très restrictif ne soit pas suivi au-delà de la date fixée, veiller également à ce que le patient n'élimine pas de lui-même un certain type d'aliment, ce qui pourrait entraîner des carences.

• PRONOSTIC

Le pronostic pondéral à court terme est en règle générale très bon, en particulier les régimes très restrictifs sont suivis volontiers ; et les patients sont gratifiés par la perte de poids spectaculaire.

Par contre, les régimes de stabilisation ne comptent en eux-mêmes aucune gratification mais seulement une contrainte. Si le bénéfice médical ou social attendu n'est pas obtenu, la reprise pondérale est inévitable et aboutit parfois à un poids supérieur au poids initial. Pour cette raison il est indispensable de bien analyser les motivations avant toute prescription diététique.

■ ***Régimes « médiatiques »***

Ils n'ont qu'une valeur vénale pour ceux qui les proposent.

a) Les systèmes Mayo ou Scarsdale, très restrictifs, ont l'inconvénient de se terminer en cul-de-sac au 15e jour et de ne pas proposer une diétothérapie progressive permettant de revenir à un niveau calorique normal.

b) Le régime Atkins prônant un apport de graisses libre et une suppression des hydrates de carbone, est un non sens dangereux chez des obèses dont le risque majeur est cardio-vasculaire : encore le non sens est-il ici un délicat euphémisme.

c) Toute une série de régimes « amaigrissants » sont proposés par les médias et portent le nom de leur « créateur » : il s'agit en fait d'idéologies et de physiopathologies fumeuses laissant croire en de *bonnes* ou *mauvaises* associations d'aliments. Comme tout système restrictif, ces r*égimes* font perdre du poids dans un premier temps. Ils se caractérisent par un échec constant à moyen terme.

■ ***Régimes Weight Watchers***

La gamme de régimes se trouve dans une zone de restriction modérée. Leur efficacité repose sur des réunions de motivation périodiques. Le plus souvent, les résultats sont appréciables tant que le sujet assiste à ces réunions.

Thérapeutiques adjuvantes

■ ***Les seules prescriptions médicamenteuses*** réellement utiles sont celles de supplémentations déjà décrites pour les régimes ⩽ 1 200 calories.

■ ***Concernant les diurétiques et les extraits thyroïdiens,*** il existe un consensus général sur l'inefficacité et les dangers de telles thérapeutiques.

■ Il a été récemment découvert que la prise des **anorexigènes amphétaminés ou sérotoninergiques** est corrélée avec les risques d'une affection très rare (1 cas sur 500 000 sujets) mais gravissime : l'hypertension artérielle pulmonaire primitive. Le mécanisme étiopathogénique demeure inconnu. Pour cette raison, la première prescription ne peut être faite que chez des obèses à haut risque par un Service hospitalier spécialisé et, si les résultats sont probants, le renouvellement sera fait par le médecin traitant.

■ ***Ballasts ou aliments de lest :*** Un certain nombre de produits pharmaceutiques à base de gélifiants végétaux donnent une sensation de réplétion gastrique pour un apport calorique nul (il faut évidemment éviter les prescriptions de produits ayant un excipient sucré). Ils peuvent être prescrits chez des sujets se plaignant d'une sensation de vacuité gastrique.

■ ***En cas de troubles métaboliques,*** on appliquera les précautions diététiques correspondantes, éventuellement associées à un traitement médicamenteux spécifique.

■ ***En cas d'hypercholestérolémie,*** on supprimera les graisses saturées et les aliments riches en cholestérol, ce qui entraîne une réduction moyenne de 20 % de la cholestérolémie initiale. Si après 2 mois de régime restrictif, elle demeure trop élevée, il faudra y associer un traitement médicamenteux.

■ ***En cas d'hypertriglycéridémie et/ou de dysinsulinémie,*** sous l'effet du régime restrictif en hydrates de carbone et en alcool, la normalisation survient, le plus souvent, en quelques semaines, sans qu'il soit nécessaire le plus souvent d'associer un traitement médicamenteux.

■ ***En cas d'hyperuricémie*** fréquente chez les obèses, il est nécessaire de prescrire une cure de diurèse alcaline et un traitement uricosurique ou inhibiteur de la synthèse d'acide urique. En effet, le régime hypocalorique peut aggraver l'hyperuricémie préexistante. Ce n'est que tardivement, 1 an à 18 mois, après la stabilisation du nouveau poids, qu'on constatera le retour à une uricémie normale sans couverture médicamenteuse.

■ ***La mécanothérapie,*** associée au régime restrictif, aura des effets positifs. Dans la plupart des obésités modérées et dans toutes les obésités majeures, il existe un relâchement de la sangle abdominale, une bascule en avant du bassin avec hyperlordose, une mise en position varus des genoux. Une kinésithérapie quotidienne pendant quelques mois améliore ces malpositions. La récupération de la statique normale et la modification du tonus musculaire, que le patient apprend à maintenir, ont des effets euphorisants particulièrement bénéfiques.

■ ***La chirurgie de l'obésité.*** Il en existe 2 types :

— la chirurgie esthétique, à appliquer après amaigrissement. Il y a lieu d'attendre au moins 6 mois de stabilisation ;

— la chirurgie d'amaigrissement. Toutes sortes de court-circuits ont été proposées. Elles aboutissent toutes à une infirmité définitive par malabsorption, et doivent être proscrites. Plus récemment, des « petits estomacs » ont été proposés — par résection, couture, ou bandage — il n'y a pas de malabsorption. Les indications (obésités massives, compliquées, rebelles aux traitements), doivent être cependant mûrement pesées.

DIABÈTE GRAS

C'est le plus fréquent des diabètes, encore appelé diabète de type II. Non insulino-dépendant il s'améliore avec un régime alimentaire et l'éducation alimentaire reste la base du traitement.

■ *Physiopathologie*

Il existe chez l'obèse une réduction importante du nombre des récepteurs périphériques de l'insuline.

La sécrétion de celle-ci est donc normale ou excessive mais la diminution de sa captation est à l'origine de la mauvaise tolérance au glucose. Ceci n'est cependant nullement proportionnel au degré de l'obésité. On le constate parfois au cours d'un surpoids modéré et on ne le retrouve pas dans certaines obésités massives. Ce qui est déterminant est le facteur génétique. En pratique, il y a lieu de rechercher cette intolérance au glucose chez tous les sujets obèses, ou en surpoids modéré, lorsque l'un des ascendants ou collatéraux est diabétique.

Quoiqu'il en soit, l'amaigrissement, en augmentant le nombre de récepteurs normalise le plus souvent la tolérance au glucose.

■ *Critères de diagnostic*

Ce diabète survient le plus souvent chez un sujet obèse de plus de 40 ans :

Dans la plupart des cas, il est découvert à l'occasion d'une consultation pour obésité, lors d'une HGPO systématique.

Parfois le bilan est pratiqué parce qu'existent des manifestations évocatrices telles des affections à staphylocoques (furonculose, orgelets).

C'est parfois la découverte d'une microangiopathie, ou plus souvent d'une macroangiopathie (coronarite, artérite) qui oriente le diagnostic.

Une fois celui-ci posé, il faudra, afin d'apprécier la gravité et le retentissement du diabète, faire un bilan ophtalmique (angiographie rétinienne), neurologique (vitesse de conduction nerveuse), artériel (Doppler), rénal (HLM) et métabolique.

Le syndrome métabolique X consiste en une baisse de la résistance à l'insuline associée à un hyperinsulinisme, une élévation des triglycérides, une baisse du cholestérol HDL et une hypertension artérielle. Il est particulièrement athérogène. La cause de ce syndrome est l'hyperinsulinisme provoqué par la résistance à l'insuline.

■ *Principes de la diétothérapie*

— La diétothérapie a pour but de faire retrouver au patient un poids normal, à l'aide d'un régime hypocalorique (voir traitement de l'obésité).

— Le régime sera équilibré en tous les nutriments, suffisamment riche en protéines, apportant plus de 55 g de protéines par 24 heures.

— Il sera sans sucre à absorption rapide, tout au moins entre les repas, mais la consommation d'un certain nombre de desserts sucrés reste raisonnable.

■ *Modalités pratiques*

— S'il s'agit d'un obèse, les modalités seront exactement les mêmes que celles employées dans tout régime hypocalorique.

— S'il existe une autre anomalie biologique, hypercholestérolémie ou/et hyperuricémie, elles seront traitées par leur régime spécifique associé au régime hypocalorique.

■ *Surveillance* (voir obésité)

Le patient apprendra à faire des autocontrôles à l'aide d'un appareil autopiqueur et de bandelettes de mesure de la glycémie. Ce contrôle permet de mesurer la glycémie capillaire à divers moments de la journée. Il surveillera également l'acétone dans les urines et sera revu tous les mois avec une courbe de poids et un carnet alimentaire.

Tous les trois mois on dosera l'hémoglobine glycosylée A_1C.

Tous les ans on procèdera à un bilan critique et biologique.

Parfois, malgré la perte de poids sous l'action d'un régime bien suivi, le diabète continue à évoluer et apparaissent des complications dégénératives : rétinopathies, néphropathies, neuropathies.

Bien entendu il est préférable d'éviter les médicaments qui stimulent la sécrétion d'insuline (sulfamides hypoglycémiants).

Ce sont donc les biguanides qui pourront être utilisés si les mesures diététiques ne permettent pas une normalisation de la glycémie.

Ceux-ci, ne provoquant pas d'hypoglycémie, augmentent la consommation de glucose par les cellules tout en réduisant l'absorption digestive des glucides.

HYPOGLYCÉMIES

Une fois éliminées les hypoglycémies secondaires à des insulinomes, à des causes endocriniennes, hépatiques, ou enfin à des tumeurs extra-pancréatiques, le diagnostic d'hypoglycémie neurovégétative (ou post-stimulative) reste le plus fréquent : chez des patients émotifs, souvent spasmophiles ou présentant des troubles spasmodiques de la sphère digestive, les manifestations d'hypoglycémie se produisent, non à jeun, mais 2 à 3 heures après l'ingestion d'aliments souvent riches en glucides simples. La glycémie post-prandiale tombe rarement au-dessous de 0,55 g (3,20 mmol) et la glycémie à jeun est normale. Le traitement diététique consiste à privilégier les glucides complexes par rapport aux simples, afin d'éviter un hyperinsulinisme passager déclenché par l'hyperglycémie post-prandiale. Il est également conseillé d'instaurer des *collations* aux heures des éventuels malaises (10 h, 16 h). Celles-ci comporteront nécessairement des glucides complexes associés à des fibres qui ralentissent l'absorption digestive glucidique (pain, biscottes).

DYSLIPOPROTÉINÉMIES

4 % des sujets sont porteurs d'une dyslipoprotéinémie.

Les dyslipoprotéinémies se définissent par l'existence d'un taux trop élevé d'une lipoprotéine existant physiologiquement dans le plasma, ou par l'apparition d'une lipoprotéinémie anormale. Elles sont le plus souvent recherchées (par électrophorèse et ultracentrifugation) à la suite de la découverte d'une anomalie du lipidogramme qui aura pu être demandé dans les circonstances suivantes:

— accident cardio-vasculaire, syndrome douloureux abdominal, pancréatite aiguë ;
— antécédents familiaux d'accident vasculaire précoce ;
— découverte d'une HTA, d'une maladie métabolique: diabète, goutte ;
— bilan d'une obésité ;
— bilan systématique.

Quelle que soit la circonstance ayant provoqué la demande de lipidogramme, les conséquences pathologiques de la dyslipoprotéinémie et la thérapeutique dépendent de sa forme.

La classification et le bilan des autres facteurs de risque vasculaire, doivent être faits très attentivement, avant tout régime et toute médication.

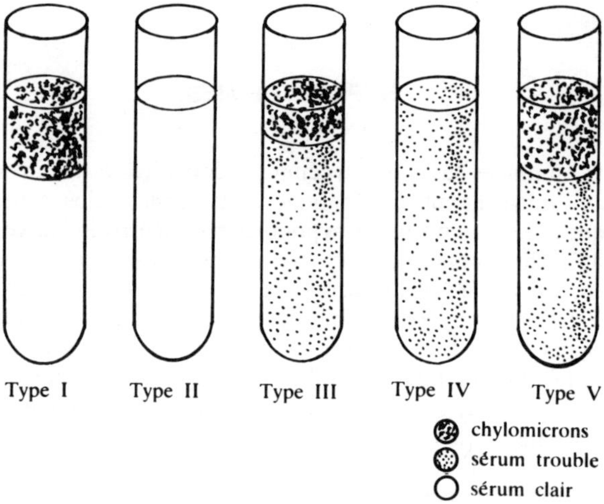

Aspects des différents sérums à jeun selon le type de dyslipoprotéinémie

■ *Classification*

Classification des hyperlipidémies selon Fredrickson

	ASPECTS DU PLASMA APRÈS 12 H A 4°	CHOLES-TÉROL	TRIGLY-CÉRIDES	ÉLECTROPHORÈSE DES LIPIDES
Type I	Surnageant lactescent	N ou ↗	↗↗	Chylomicrons
Type II a	Clair	↗↗	N	β-lipoprotéines ↗
Type II b	Trouble	↗↗	N ou ↗	β-lipoprotéines ↗ pré-β-lipoprotéines ↗
Type III	Trouble ± couche lactescente	↗↗	↗↗	présence d'une fraction β large s'étendant vers la fraction pré β
Type IV	Trouble	N ou ↗	↗↗	pré-β-lipoprotéines ↗
Type V	Trouble + couche lactescente	N ou ↗	↗	Chylomicrons pré-β-lipoprotéines ↗

N = normal

■ *Physiopathologie*

Il y a normalement dans le plasma environ 6 g de lipides par litre. Les lipides sont constitués de phospholipides (≤ 2,8 g/l), de cholestérol (≤ 2,50 g/l) et de triglycérides (≤ 1,50 g/l). Ils sont insolubles dans l'eau et sont transportés au sein d'ensembles complexes, les lipoprotéines, qui associent une fraction lipidique et une fraction protéique.

• LA FRACTION LIPIDIQUE est constituée de :

— phospholipides (lécithine) ;
— cholestérol libre et estérifié ;
— triglycérides ;
— acides gras libres.

Avec nos habitudes alimentaires, la cholestérolémie augmente avec l'âge. Elle est en moyenne chez l'adulte de 2,25 g/l. Au-dessus de 3 g/l, il existe une hypercholestérolémie qu'il convient de traiter.

Entre 2,5 g/l et 3 g/l, il est nécessaire de demander un dosage des sous-fractions HDL et LDL du cholestérol.

Le LDL cholestérol est considéré comme athérogène au-dessus de 1,60 g/l mais son rôle prédicteur du risque cardio-vasculaire est moindre après 65 ans. En revanche le HDL cholestérol, normalement ≥ 0,55 g/l chez la femme et ≥ 0,45 g/l chez l'homme, a un rôle cardioprotecteur qui persiste au cours du vieillissement.

Taux normaux de TG : 1,50 g/l ;

Taux normaux de lipides totaux : 7 g/l.

• LES FRACTIONS PROTÉIQUES sont des apoprotéines dont la nature varie suivant la lipoprotéine.

L'électrophorèse et l'ultracentrifugation sont les techniques les plus utilisées pour identifier ces lipoprotéines en fonction de leurs qualités physico-chimiques.

Actuellement on les dose directement grâce à l'aide d'anticorps.

Classification physico-chimique des dyslipoprotéinémies

■ ***L'électrophorèse*** utilise la mobilité électrophorétique des lipoprotéines dans un champ électrique, sur un support approprié (papier, gel d'agarose, gel de polyacrylamide), dans un milieu tamponné à un pH convenable. Les lipoprotéines sont colorées par un colorant sélectif.

La plus rapide correspond aux alphalipoprotéines.

La plus lente correspond aux bêtalipoprotéines. A ces deux fractions peut être ajoutée inconstamment une troisième lipoprotéine de mobilité intermédiaire, dite « *prébêtalipoprotéine* ».

Parfois on peut discerner la migration d'une lipoprotéine particulière juste après les pré-bêta. On a l'impression visuelle d'une double bande.

Cette « *Sinking pré-β* » correspond souvent à une lipoprotéine Lpa à des taux plasmatiques élevés.

■ ***L'ultracentrifugation*** isole les lipoprotéines suivant leur densité spécifique.

La présence de lipides confère aux lipoprotéines une densité nettement inférieure à celle des protéines plasmatiques, de l'ordre de 2,21 (protéines plasmatiques ≥ 1,33).

En ultracentrifugation, on peut partager les lipoprotéines en différents groupes en fonction de leurs constantes de sédimentation de flottation (sf).

Cet examen permet aussi de doser dans chaque fraction le cholestérol, les triglycérides et les phospholipides et de déterminer le type des apoprotéines.

On obtient la classification suivante :

— les *chylomicrons* sont des particules de grandes dimensions, d'environ 1 000 Å, de basse densité ;

— les *VLDL* (very low density lipoproteins) : ces protéines très légères, de 800 Å de diamètre, correspondent au prébêtalipoprotéines ;

— les *LDL* (low density lipoproteins), ou lipoprotéines légères, de 200 à 300 Å de diamètre correspondent aux bêtalipoprotéines ;

— les *HDL* (high density lipoproteins), ou lipoprotéines lourdes, de 50 à 100 Å de diamètre, correspondent aux alphalipoprotéines.

La composition de ces lipoprotéines est la suivante :

CLASSE	PROTÉINES	TYPE D'APOPROTÉINES	CHOLESTÉROL	TRIGLYCÉRIDES	PHOSPHOLIPIDES
Chylomicrons	2	Apo C Apo E	7	84	7
VLDL	10	Apo B Apo C Apo E	19	51	18
LDL	21	Apo B	45	11	22
HDL	50	Apo A Apo C	17	8	22

On constate que les chylomicrons et VLDL transportent essentiellement des triglycérides, alors que le cholestérol est surtout véhiculé par les LDL et par les HDL.

L'Apo B100 est un constituant de structure des VLDL et des LDL. Il s'agit d'une apoprotéine non échangeable.

Toutes les autres apoprotéines sont échangeables entre lipoprotéines.

Chez le sujet normal à jeun, la répartition des lipoprotéines est la suivante :

- 10 % de VLDL ;
- 50 % de LDL ;
- 40 % de HDL.

Les chylomicrons n'apparaissent qu'en période postprandiale. Tout bilan doit être fait après 12 h de jeûne.

Classification immunochimique des lipoprotéines

A l'aide d'anticorps anti-apoprotéines on a pu mettre en évidence des lipoprotéines particulièrement riches en une catégorie d'apoprotéine (classification d'Alaupovic).

Cette approche a permis de distinguer l'existence de :

• **la Lpa :** cette lipoprotéine possède des points communs avec les LDL, en particulier elle est riche en cholestérol et renferme de l'apoprotéine B100 liée à un pont disulfure à l'apoprotéine a.

Elle migre en électrophorèse en position pré-β.

Son taux est généralement inférieur à 0,30 g/l.

Au-delà de ces concentrations, plusieurs études épidémiologiques ont montré l'existence d'un risque cardio-vasculaire accru. Ceci tient au fait qu'il s'agit d'une particule riche en cholestérol proche des LDL à potentiel athérogène qui présente, d'autre part, des analogies de structure avec le plasminogène et inhiberait, de ce fait, la fibrinolyse. Malheureusement, il n'existe à l'heure actuelle aucun régime ou traitement médicamenteux capable de diminuer les taux plasmatiques de Lpa à part la niacine et la néomycine qui ne sont pas d'emploi courant.

• **la LpAI :** la lipoprotéine AI est une particule HDL riche en apoprotéine AI qui possède la particularité d'être impliquée dans le retour du cholestérol des cellules périphériques au foie.

En effet, cette particule a été décrite comme favorisant l'efflux de cholestérol cellulaire et sa concentration plasmatique serait inversement corrélée au risque de maladie cardio-vasculaire

■ *Rôle des Chylomicrons, VLDL, LDL, HDL*

• LES CHYLOMICRONS sont les transporteurs des graisses alimentaires récemment ingérées. Ces particules sont hydrolysées par une enzyme : la LPL. Leur captation hépatique s'effectue par l'intermédiaire de leur apoprotéine E de surface, grâce à un récepteur reconnaissant les apolipoprotéines E et B.

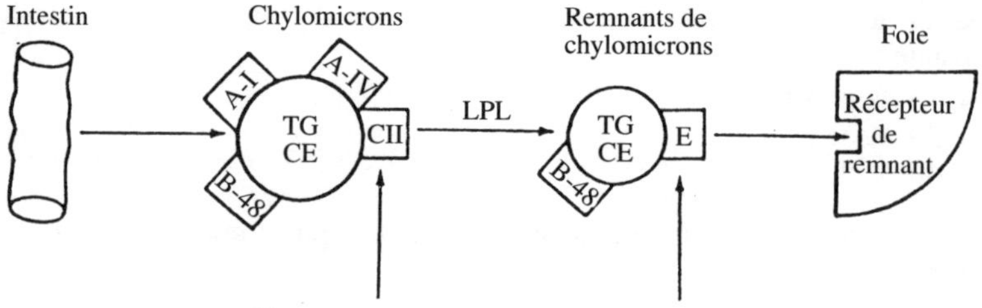

Transport des graisses exogènes

• LES VLDL SONT SYNTHÉTISÉES dans le foie et ont pour fonction le transport des triglycérides endogènes du foie vers la périphérie. Dans la circulation générale, sous l'action de la lipoprotéine lipase, les triglycérides sont progressivement hydrolysés.

En même temps, sous l'action de la LCAT (lécithine-cholestérol acyltransférase), le cholestérol des HDL circulant est estérifié, et est échangé contre les TG des VLDL, grâce à une protéine de transfert la CETP (cholesterol ester transfert protein).

Les VLDL s'appauvrissent donc en TG et s'enrichissent en cholestérol. Une partie d'entre elles deviennent des IDL (intermediate density lipoprotein) puis des LDL.

L'autre partie est captée au niveau du foie par l'intermédiaire de récepteurs cellulaires reconnaissant à la fois l'Apo E et l'Apo B (récepteurs B/E). C'est grâce à leur Apo E de surface que les VLDL sont épurées par

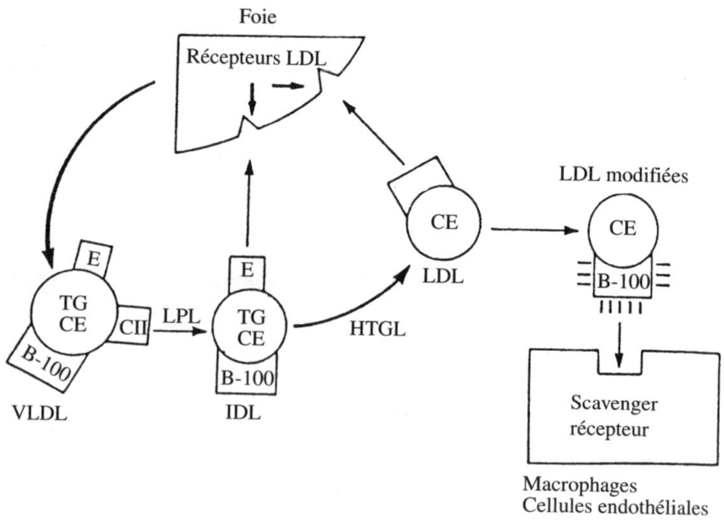

Transport des graisses endogènes

le foie. Il existe plusieurs isoformes de l'Apo E (E_2, E_3, E_4) et l'affinité de l'Apo E pour le récepteur cellulaire est variable en fonction de celles-ci ($E_2 > E_3 > E_4$). Ainsi, les individus homozygotes $\varepsilon_2\varepsilon_2$ ont une tendance à épurer plus difficilement leurs VLDL que les individus ne possédant pas cette allèle. Des taux de cholestérol plus élevés ont été mis en évidence chez une population d'individus possédant l'allèle ε_4.

• LES LDL SE FIXENT ÉGALEMENT SUR CES RÉCEPTEURS B/E, mais grâce, cette fois, à leur Apo B. L'internalisation des particules LDL dans la cellule va aboutir à toute une série de phénomènes visant à diminuer la concentration cellulaire de cholestérol :

— diminution de l'HMG-CoA réductase, enzyme clé de la synthèse cellulaire de cholestérol ;
— augmentation de l'ACAT enzyme estérifiant le cholestérol libre ;
— diminution du nombre et de l'activité des récepteurs B/E.

Toutes les cellules possèdent ce type de régulation. Sauf le macrophage de la paroi artérielle qui peut se transformer en cellule spumeuse en cas d'excès de cholestérol plasmatique.

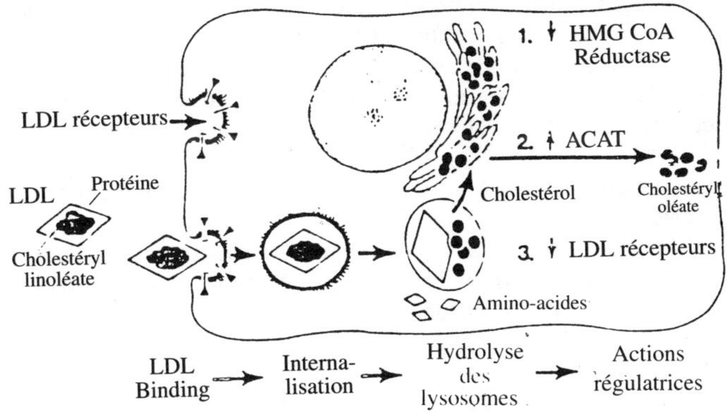

Régulation du pool de cholestérol cellulaire

• LES HDL SONT PRODUITES EN GRANDE PARTIE par le foie et l'intestin. Elles contiennent peu de cholestérol ; elles ont pour rôle de transporter le cholestérol des tissus périphériques vers le foie. Sous l'action de la lécithine cholestérol acyltransférase (LCAT) ; le cholestérol libre qui était en surface de la particule d'HDL va être estérifié, et du fait de son caractère hydrophobe, va migrer au centre de la particule d'HDL. Une nouvelle molécule de cholestérol libre, issue d'une membrane cellulaire, pourra se remettre à la périphérie de la particule d'HDL. D'abord de forme plate, les HDL s'arrondissent au fur et à mesure qu'ils se chargent en cholestérol estérifié qui sera véhiculé jusqu'au foie où il sera catabolisé.

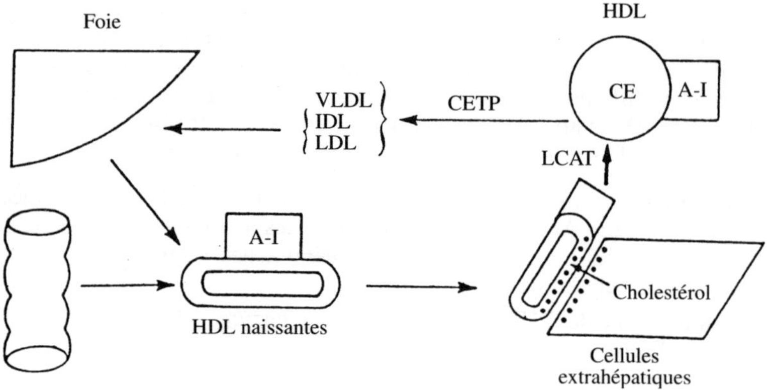

Transport reverse du cholestérol

Le dosage d'Apo A_1 est une façon efficace d'apprécier de taux de HDL. Les valeurs fréquentes sont entre 1 g et 1,30 g par litre.

De nombreuses études épidémiologiques prouvent le rôle protecteur « *anti-athérome* » de ces lipoprotéines HDL.

Il est donc indispensable de suivre l'évolution de ces particules au cours d'un régime. En effet, un régime hypocholestérolémiant aura une tendance à diminuer également le taux de HDL et devra être individuellement ajusté.

Il faut savoir qu'il existe d'autres facteurs pouvant influencer le taux de HDL-cholestérol.

L'obésité, surtout lorsqu'elle est de répartition abdominale (rapport taille/hanches ≥ 0,80 chez la femme et ≥ 1 chez l'homme) et le tabagisme s'accompagnent en règle générale d'un taux bas de HDL-cholestérol.

A l'inverse, l'activité physique régulière et la consommation d'alcool s'accompagne d'un taux élevé de HDL.

■ *Diétothérapie*

Elle sera adaptée au type de dyslipidémie dont les étapes du diagnostic et de l'établissement du régime sont décrits et réunis dans le tableau p. 174 et 175.

Certains principes de la diétothérapie seront les mêmes, quelle que soit la forme de la dyslipoprotéinémie :

— D'abord, ce régime, devant être poursuivi toute la vie, devra être efficace, sans contrainte inutile, et bien équilibré.

— Il sera établi à la suite d'un bilan biologique permettant de faire le diagnostic exact de la dyslipidémie.

— Ce bilan biologique sera établi chez un sujet consommant une alimentation habituelle et répétée 3 fois afin de bien typer la dyslipidémie avant de mettre en route un traitement.

— Le régime définitif sera institué après avoir fait suivre au patient un régime d'épreuve : il s'agit de régimes caricaturaux brefs prouvant que l'ingestion de tel ou tel type de nutriments majore les troubles.

— On vérifiera que la dyslipoprotéinémie est bien sensible au régime prévu et qu'un taux de nutriment incriminé plus élevé que le taux prescrit réinduit les troubles.

Type I

■ *Rappel clinique*

Affection familiale transmise sur le mode autosomique récessif, elle se manifeste par des crises douloureuses abdominales survenant à la suite d'un repas trop riche en graisses pour le patient. Ces crises peuvent aller jusqu'à la pancréatite aiguë, liée à la sécrétion brutale et anarchique du suc pancréatique.

Cette pathologie rare est due à un déficit en lipoprotéine lipase ou en apoprotéine CII qui stimule l'activité de cette enzyme.

Le bilan lipidique permettra d'établir le diagnostic.

Le taux de triglycérides est massivement élevé à jeun et variable d'un jour à l'autre.

Le cholestérol plasmatique est normal ou légèrement élevé.

Le diagnostic est fait par la présence, à jeun, de chylomicrons à l'électrophorèse. Une forte présomption est constituée par l'aspect très trouble du sérum et par la constitution en 4 heures d'une couche de « crème » au réfrigérateur (test de décantation).

Lorsque le taux de triglycérides est ≥ 20 g, il y a danger de pancréatite aiguë.

■ *Diététique (tests diagnostiques)*

• Lorsque la présence de chylomicrons a été constatée après un jeûne lipidique de 12 heures, mais en quantité suffisante pour affirmer le diagnostic, il convient de demander au sujet de consommer pendant 2 jours un *régime d'épreuve* contenant plus de 100 g de lipides/j se terminant par un dîner contenant au moins 50 g de lipides (voir *infra*).

La prise de sang aura lieu 12 heures après ce dîner.

• S'il s'agit d'une forme I majeure avec une vitesse d'épuration de chylomicrons presque nulle, les 200 g de lipides consommés sur les 2 jours seront présents pour leur plus grande part dans l'espace vasculaire et l'augmentation de la lipémie sera de plus de 20 g/l, c'est-à-dire suffisante pour que le seul séjour du plasma au réfrigérateur pendant 3 heures permette d'affirmer le diagnostique.

Démarche thérapeutiq

CONSULTATION INITIALE

Laboratoire	**Hypercholestérolémie**				**Hypercholestérolémie associée à une hypertriglycéridémie**			
Interrogatoire alimentaire								
Electrophorèse lipoprotéines	Normal		Hyper β lipo protéinémie (si hyper β massive, ultra-centrifugation non utile)		Hyper β + hyper pré β ou large bande de β à pré β (broad β)			
Ultra-centrifugation	HDL rôle protecteur		LDL haute athérogénicité		HDL VLDL		LDL VLDL	
Poids du malade	Obèse	Normal	Obèse	Normal	Obèse	Normal	Obèse	Norm
Régime	ou Hypo-calorique	Pas de régime	Hypo-calorique Enrichi en graisses insaturées d'assaison-nement (maïs, tournesol) Limité en cholestérol alimentaire	Normo-calorique Idem Idem	Hypo-calorique Contrôle en sucres à absorp-tion rapide (sucre, miel, confi-tures...)	Normo-calorique Idem	Hypo-calorique Enrichi en graisses insaturées d'assaison-nement Limité en cholestérol alimentaire Contrôlé en sucres à absorption rapide	Normo-calorique Idem Idem Idem

vant une dyslipoprotéinémie

Hypertriglycéridémie

Lipido-dépendante		Glucido-dépendante		Alcoolo-dépendante	
Hyperchylomicronémie		Hyper pré β lipoprotéinémie		Hyper pré β lipoprotéinémie	
Obèse	Normal	Obèse ou obèse diabétique	Normal	Obèse	Normal
ocalorique	Normocalorique	Hypocalorique	Normocalorique	Hypocalorique	Normocalorique
duction ortante en tes formes graisses	Idem	Réduction des sucres à absorption rapide et lente (amidon...)	Réduction des sucres à absorption rapide	Sans alcool	Sans alcool

• Lorsqu'il y a un doute entre la forme I et la forme V (voir *infra* forme V), une brève ultracentrifugation permettra de débarrasser le plasma des chylomicrons. Une électrophorèse permettra alors d'affirmer ou d'infirmer une anomalie des pré-β-lipoprotéines.

■ *Diététique (régime d'épreuve et modalités pratiques du régime)*

• Une fois le diagnostic précisé, la thérapeutique (exclusivement diététique) n'aura pas pour finalité d'assurer un taux normal des lipides plasmatiques, mais un taux non dangereux quoique élevé. En effet, souvent seul un régime très pauvre en lipides permettrait la normalisation, mais son observance pendant des périodes prolongées serait incompatible avec une vie sociale normale. Or, on sait que les chylomicrons ne sont pas athérogènes et que la seule complication à craindre est la pancréatite aiguë ou suraiguë.

• Pour éviter cette complication, il suffit de s'assurer que la lipidémie est ≤ 20 g/l : c'est donc cette limite que l'on fixe pour établir la tolérance aux lipides du sujet.

• Au cours de la 1ère semaine, le sujet recevra un régime comportant 40 g de lipides/j (il faut rappeler que la nature des acides gras n'intervient guère ; donc les graisses peuvent être indifféremment saturées ou insaturées – mais à ce taux, il y a peu d'assaisonnement).

• Si, après cette 1ère semaine, la lipidémie est à jeun ≤ 15 g/l, on essaiera un régime à 60 g de lipides/j.

• Si elle est comprise entre 15 et 20 g/l, on maintiendra d'une façon durable le régime précédent en effectuant un simple contrôle de lipidémie tous les mois d'abord, puis tous les trimestres.

• Si elle est ≥ 20 g/l (ce qui est exceptionnel), on prescrira un régime pauvre en lipides autour de 30 g/j, ce qui, même complété par des triglycérides à chaîne moyenne est très difficile à suivre au long cours.

• On mettra le sujet en garde contre les festivités, repas d'affaires et alimentation au cours des voyages, en lui recommandant, si un excès a été fait, de le compenser pendant 2 à 3 jours par un régime pauvre en lipides.

Le seul dosage des triglycérides plasmatiques permettra au patient d'apprécier la gravité des écarts ou l'efficacité de la restriction.

■ *Régime comportant ≤ 20 g de lipides de constitution par 24 heures*

Aliments conseillés et déconseillés dans un régime apportant ≤ 20 g lipides de constitution

ALIMENTS	CONSEILLÉS	DÉCONSEILLÉS
Laits et dérivés	Lait écrémé liquide, en poudre, concentré Yaourt à 0 % M G Fromage blanc à 0 % M G	Lait entier, demi-écrémé ou dit « allégé », lait Ribot, Buttermilk Yaourt dit « nature » (au lait demi-écrémé), au lait entier, suisse Fromages blancs autres que ceux à 0 % M G Fromages, crème fraîche
Viandes	Cheval, bœuf, veau maigres et dégraissés, non persillés Lapin, lièvre, chevreuil, sanglier, poulet, pigeon, pintade, perdrix (à consommer sans la peau) Jambon cuit maigre, dégraissé, non persillé Foie	Bœuf, veau : morceau persillé gras. Viande bardée Porc, mouton, agneau Oie, canard, dinde Charcuterie, saucisse, lard, jambon cru Abats sauf le foie, tripes
Poissons	Tous autorisés sauf déconseillés. Cuisses de grenouilles, escargots Crustacés : crabe, crevette, écrevisse, homard, langouste, langoustine Coquillages, mollusques : bigorneaux, clovisses, coques, coquilles St-Jacques Huîtres non grasses, moules. Œufs de lump	Anguille, hareng, maquereau, thon, saumon, sardine, lamproie, morène, anchois, truite et carpe d'élevage Thon, sardines à l'huile Caviar Palourdes Huîtres grasses Poisson pané surgelé
Œufs	Blanc d'œuf	Œuf entier, jaune, poudre d'œuf, mayonnaise
Céréales	Riz, pâtes, semoule, tapioca, farine, fécule, maïzéna, pain blanc, complet, au son, gressin, pain azyme	Pâtes aux œufs, raviolis, cannellonis, tortellonis, gnocchis, pain de mie, brioché, viennois, biscottes, triscottes, pâtisserie, croissants, biscuits apéritifs
Légumes	Pommes de terre Tous les légumes verts, potage maison, légumes secs	Chips, frites, pommes dauphines, surgelées... avocat, potages en sachet, en boîte, surgelés Graines de soja

ALIMENTS	CONSEILLÉS	DÉCONSEILLÉS
Fruits	Tous Raisin sans pépin	Fruits oléagineux : amande, noix, noisette, pignon, cacahuète, pistache, noix de cajou, du Brésil, de coco Olive Raisins, abricots, pruneaux secs, etc.
Corps gras	Huile de paraffine ordinaire ou aromatisée	Beurre, crème fraîche, toutes les margarines, végétalines. Huiles d'arachide, d'olive, de maïs, de tournesol, de soja, de colza, de palme, de pépins de raisins. Saindoux, suif, graisse d'oie, huile de foie de morue, sauces
Sucre et produits sucrés	Sucre Miel, confiture, gelée, pâtes de fruits, bonbons acidulés ou fourrés aux fruits Marrons glacés Entremets au lait écrémé sans œufs à base de céréales : riz, semoule, farine instantanée parfumée garantie sans œuf... Sorbet maison à la pulpe de fruit + sirop de sucre, meringue maison	Cacao, poudre chocolatée pour petit déjeuner, chocolat, caramel. Bonbons autres que ceux autorisés. Entremets pâtisseries, glaces, biscuits secs contenant œufs, beurre, huile, crème, lait entier ou demi-écrémé, etc., poudre d'amande, chocolat, etc., Sorbets de commerce
Boissons	Eau, soda, sirop de fruit, jus de fruits et légumes, bouillon de légumes et de viande dégraissé Boissons alcoolisées, café, thé, chicorée, infusion Lait écrémé	Lait entier, demi-écrémé, bouillon gras de viande. Cocktails à base de jaune d'œufs : portoflip, etc. Lait de poule
Divers	Aromates, épices, cornichons, tomate au naturel, en conserves, sauce tomate maison, concentré de tomate Béchamel « diététique »	Sauce du commerce, sauce tomate cuisinée du commerce. Bouillon Kub, Maggi, fritures, sauces, ragoûts

Exemple d'un régime pauvre en lipides apportant ⩽ 20 g de lipides de constitution

ALIMENTS	QUANTITÉ	CALORIES	kJoules	PROTÉINES
Viande maigre, dégraissée, non persillée ou équivalence, poisson maigre	250 g	400	1 672	50
Lait écrémé	150 ml	57	238	5,2
Fromage blanc à 0 % MG	200 g	100	418	10
Yaourts à 0 % MG	1	50	209	5
Pomme de terre ou équivalence	200 g	180	752	4
Légumes verts	40 g	120	501	
Fruits	300 g	150	627	
Pain	250 g	625	2 612	20
Confiture	75 g	192	802	
Sucre	20 g	80	334	
Jus de fruit	1/2 l	200	836	
		2 154	9 001	94,2 g

■ ***Ration d'aliment apportant chacun 10 g de lipides à acides gras saturés***

* 10 g huile arachide
* 12 g beurre
* 30 g crème fraîche
* 1 1/2 cuil. à soupe de sauce
* 75 g viande mi-grasse non dégraissée
* 75 g jambon non dégraissé
* 25 g charcuterie
* 25 g chair à saucisse
* 2 œufs
* 350 ml lait entier
* 600 ml lait 1/2 écrémé
* 125 g fromage blanc à 20 % MG
* 3 petits suisses de 30 g chacun à 40 % MG
* 4 petits suisses de 60 g chacun à 20 % MG
* 40 g fromage ⩽ 50 % MG
* 100 g fromage à 20-25 % MG
* 30 g chocolat

Type II a

■ *Rappel clinique*

• Il existe des formes familiales associées le plus souvent à des xanthomes tendineux ou cutanés tendineux.

Il s'agit d'une maladie monogénétique rare de transmission autosomique dominante en rapport avec une anomalie des récepteurs des LDL. La fréquence de cette anomalie est de 1 sur 500 naissances pour les formes hétérozygotes (50 % des récepteurs B/E) et de 1 sur 1 million pour la forme homozygotes (0 à 30 % de récepteurs B/E).

Le plus souvent, l'hypercholestérolémie est importante entre 4 et 6 g/l pour les formes hétérozygotes et plus de 6 g/l pour les formes homozygotes.

Il faudra pour ces patients réaliser un bilan de retentissement cardio-vasculaire ECG, ECG d'effort, F0 et échodoppler artériel des troncs supra-aortiques et des artères des membres inférieurs.

Le bilan lipidique met en évidence :

— un taux de cholestérol élevé ou très élevé ;
— un taux de TG normal ou subnormal.

A l'électrophorèse, il existe une hyper-β-lipoprotéinémie.

Le taux de LDL est très nettement supérieur à 1,60 g/l. Le taux de HDL cholestérol sera un marqueur supplémentaire du risque cardio-vasculaire encouru par le patient.

Il existe également des formes mineures de cette hypercholestérolémie familiale. Ces formes peuvent être dues également à des anomalies des récepteurs B/E, mais également à des mutations du gène de l'apoprotéine B.

Dans ces cas d'hypercholestérolémie familiale mineure, quand la cholestérolémie est inférieure à 3,5 g/l, la détermination des sous-fractions LDL et HDL du cholestérol, ainsi que des apoprotéines B et AI est particulièrement nécessaire.

• Le plus souvent, il s'agit d'une hypercholestérolémie polygénique. C'est le cas le plus fréquent en pratique courante. Le mode de transmission génétique n'est pas bien défini, et l'on parle volontiers d'anomalies génétiques mineures interagissant avec un environnement particulier (obésité, régime riche en graisses saturées et/ou en cholestérol…) pour favoriser le développement d'une hypercholestérolémie. Ceci explique pourquoi ce type de dyslipidémie répond souvent très bien aux prescriptions diététiques.

Le problème n'est donc pas de faire le diagnostic de ces hypercholestérolémies mais d'affirmer qu'elles sont isolées, et qu'elles sont dangereuses. Pour vérifier que l'hypercholestérolémie est isolée, si le sujet a réduit son alimentation, il est nécessaire de lui demander pendant une semaine de reprendre, en la caricaturant quelque peu, sa consommation en glucides et en alcool (voir *infra* Type III)

Même lorsque l'hypercholestérolémie est une hypercholestérolémie isolée, on tiendra compte pour l'établissement du régime de ce qu'une surcharge massive en glucides à absorption rapide entraîne une hypertriglycéridémie et, pour cette raison, on suivra l'état biologique du sujet non seulement sur les dosages de cholestérol répétés, mais aussi sur les dosages de triglycérides.

• SI L'HYPERCHOLESTÉROLÉMIE EST MODÉRÉE, ≤ 3 g/l, et le sujet obèse, le seul amaigrissement suffira souvent à normaliser le taux de cholestérol.

• Si le sujet a un poids normal ou qu'il a retrouvé celui-ci sans que sa cholestérolémie ait été normalisée, et que le rapport $\frac{chol.\ LDL}{chol.\ HDL} \geq 3$,

le régime sera :

— normocalorique (le niveau normal ayant été défini comme consommation habituelle assurant la stabilité pondérale) ;
— normal en hydrates de carbone à absorption lente ;
— pas trop chargé en sucres à absorption rapide ;
— normal en alcool si la consommation journalière ne dépasse pas 1 litre de vin ou son équivalent en alcool ;
— pauvre en cholestérol exogène : la diminution de l'apport alimentaire de cholestérol est logique, mais, à elle seule, d'une efficacité modeste ;
— normolipidique, mais il ne faudra conserver des lipides saturés que sous forme de lipides de constitution (7 % de la ration calorique totale) et compléter par des graisses d'assaisonnement riches en acides gras polyinsaturés (7 %) et monoinsaturés (acide oléique 15 à 20 % de la ration calorique totale).

Il faut rappeler que l'indice d'insaturation des margarines fabriquées à partir d'huiles insaturées est plus bas que celui de ces dernières.

Par ailleurs, les produits d'hydrogénation industrielle (margarine, beurre allégés…) sont riches en acide stéarique et en acides gras trans-monoinsaturés. Si l'acide stéarique a un effet neutre sur la cholestérolémie, les acides gras trans-monoinsaturés (acide élaïdique...) ont tendance à augmenter le cholestérol LDL et à faire baisser le cholestérol HDL par rapport à l'acide oléique, acide monoinsaturé neutre.

Ces produits ne sont donc pas des substituts idéaux aux acides gras saturés même si leurs effets sur la cholestérolémie est moins néfaste. Cependant, de nouvelles margarines sans acides gras trans sont en cours de développement dans l'industrie agro-alimentaire et commencent à apparaître sur le marché.

Après mise en route du régime les contrôles biologiques se feront mensuellement et l'effet optimal ne sera obtenu qu'après 4 à 6 mois.

Chez un sujet non obèse et initialement gros consommateur de graisses saturées, la baisse de cholestérolémie à attendre est de l'ordre de 25 % du taux initial

La relative richesse des poissons et fruits de mer en cholestérol, est à mettre en rapport avec leur richesse en acides gras polyinsaturés de la série oméga 3.

Teneur en cholestérol des aliments (en mg pour 100 g)

Cervelle de veau		1 810 mg	→ Acides gras saturés
Rognon de porc		365 mg	
Foie de veau		314 mg	
Jaune d'œuf (soit 17 g)		220 mg	
Beurre		28 mg	
Fromage 30 à 45 % MG		125 mg	
Viande		76 mg	
Poisson		76 mg	
Langouste, crevettes, huîtres		220 mg	→ Acides gras mono ou poly-insaturés en ω_6
Avocat	→ stérols à action méconnue	2 000 mg	
Olive verte		1 000 mg	

• SI LE RÉSULTAT DE LA DIÉTOTHÉRAPIE demeure insuffisant, on ajoutera un traitement médicamenteux sous la forme de :

— *résines échangeuses* qui agissent sur l'absorption intestinale du cholestérol et des acides biliaires : cholestyramine. Ces résines doivent être prises à doses progressives sous peine d'entraîner une constipation (1 sachet par jour pendant 8 j, puis 2 sachets/j, maximum 6 sachets/j). A part cette constipation et le goût désagréable, le traitement n'induit, puisque non absorbé, aucun effet secondaire. Il est conseillé de prendre ce médicament 1h 30 après la prise d'autres traitements pour ne pas diminuer leur absorption ;

— *fibrates* qui agissent essentiellement par inhibition de la synthèse hépatique des VLDL à l'origine des LDL. Ces médicaments sont très efficaces lorsqu'il existe une hypertriglycéridémie associée, mais également en cas d'hypercholestérolémie isolée. La tolérance est en général bonne, à part quelques troubles digestifs transitoires. Cependant, il faut systématiquement vérifier le bilan hépatique ainsi que les CPK après mise en route du traitement. En effet, on peut mettre en évidence une augmentation transitoire des transaminases. Des myalgies ont été rapportées avec le clofibrate. La fréquence des lithiases biliaires est augmentée sous ce médicament ;

— *d'inhibiteurs de l'HMG-CoA réductase* qui diminuent l'enzyme-clé de la synthèse cellulaire du cholestérol et entraînent par rétrocontrôle une augmentation des récepteurs membranaires des LDL. Ces médicaments sont très efficaces, ils peuvent être utilisés en association avec les résines. Il faut effectuer la même surveillance biologique que pour les fibrates. Une augmentation des transaminases hépatiques est possible de même que celle des CPK. Des cas de rhabdomyolyse sont cependant exceptionnels. Pour ces raisons, on évitera d'associer fibrates et inhibiteurs de l'HMG-CoA réductase ;

— *d'acide nicotinique*. Ce médicament diminue la concentration des LDL et des VLDL en abaissant la synthèse hépatique des VLDL. Mal supporté, puisqu'il entraîne des flushs et des troubles gastro-intestinaux (nausées, vomissements, diarrhées), il est peu utilisé en pratique.

— On conseillera également la mise en route d'un traitement hormonal substitutif de la ménopause en l'absence de contre-indication chez la femme porteuse d'une hypercholestérolémie. En effet, l'œstrogénothérapie substitutive améliore le profil lipidique de la femme ménopausée et diminue de ce fait son risque de maladie cardio-vasculaire.

Type IV

■ *Rappel clinique*

Il n'y a pas de signe clinique propre à cette hypertriglycéridémie. Cependant, quand celle-ci est majeure, des manifestations digestives (pancréatite) ou des signes cutanés (xanthomatose éruptive) peuvent se manifester comme dans le type I.

En revanche, à l'inverse du type I on peut assister à des complications cardio-vasculaires.

■ *Biologiquement :*

— le taux de TG est élevé, voir très élevé dans les types IV majeurs ;
— le taux de cholestérol est normal ou légèrement élevé ;
— à l'électrophorèse il existe une hyperpré-β-lipoprotéinémie.

Si l'ultracentrifugation était pratiquée, elle montrerait une augmentation isolée des VLDL.

Une fois le diagnostic posé, il faut rechercher quel est le nutriment incriminé : alcool, glucides ou lipides, pour faire la distinction entre un type I ou V.

Pour cela il faut employer des régimes d'exclusion caricaturaux et des régimes d'induction.

Même si le sujet est obèse, ces régimes devront être utilisés avant le traitement amaigrissant. Car les types de sensibilité demeureront identiques chez le même sujet pendant toute sa vie. On testera successivement l'alcool, les glucides à absorption rapide, les taux glucidiques globaux.

• LE RÉGIME SANS ALCOOL, mais isocalorique et isoglucidique, sera prescrit pendant 1 semaine et contrôlé par un bilan biologique.

Puis il sera suivi d'un régime contenant approximativement le double de la ration alcoolique habituelle connue par l'interrogatoire alimentaire pendant 1 semaine.

• LE RÉGIME SANS HYDRATES DE CARBONE À ABSORPTION RAPIDE sera essayé lui aussi pendant 1 semaine. Afin de simplifier l'interprétation des résultats, l'alcool aura été supprimé quel que soit le résultat de l'épreuve précédente. On expliquera au sujet qu'il s'agit bien d'un régime d'épreuve de durée limitée et non définitif, afin de l'encourager à le faire avec exactitude.

Enfin, après le bilan, on vérifiera les résultats de 1 semaine avec surcharge en sucre à absorption rapide, environ le double, dans ce cas également, du régime habituel.

• L'ÉPREUVE DE SURCHARGE EN AMIDON, en pratique sans grand intérêt, pourrait être faite sans une période préalable de restriction en amidon, en particulier chez le sujet normopondéral ou maigre.

• LES PÉRIODES DE RÉGIME DE 1 SEMAINE, même si elles sont insuffisantes pour mettre en évidence la totalité des effets du nutriment considéré, montreront des tendances qui permettront de ne retenir que des interdits efficaces.

Le contrôle sera alors mensuel, puis trimestriel et annuel.

■ *Régime d'induction à l'alcool*

• PENDANT CETTE PÉRIODE, LE PATIENT DEVRA :

— *supprimer sucre et produits sucrés ;*

— *augmenter sa ration de boissons alcoolisées* de façon notable en fonction de sa tolérance (les quantités sont établies d'avance en accord avec le patient).

• BOISSONS ALCOOLISÉES AUTORISÉES :

— vin ;

— whisky, vodka, gin ;

— alcool blanc sec.

• BOISSONS ALCOOLISÉES INTERDITES : car elles sont également riches en sucre :

— vin blanc doux ;

— cidre, bière ;

— Martini, Porto, vins cuits sucrés, pastis ;

— rhum ;

— liqueur ;

— fruits conservés dans l'alcool.

• LA VEILLE DU BILAN LIPIDIQUE, le dîner devra être terminé 12 heures avant l'heure de la prise de sang.

■ *Régime d'induction aux sucres et produits sucrés*

Il est basé sur les habitudes alimentaires du patient révélées au cours de l'interrogatoire alimentaire.

• PENDANT CETTE PÉRIODE, LE PATIENT DEVRA :
— *supprimer tout apport de boissons alcoolisées ;*
— *augmenter sa ration de sucre et produits sucrés* de façon notable, sous forme de sucre, de confiture, de gelée, de miel, de bonbons, de jus de fruits, de pâtisseries, etc. (les quantités seront établies d'avance en accord avec le patient).

• LA VEILLE DU BILAN LIPIDIQUE, le dîner devra être terminé 12 heures avant l'heure de la prise de sang.

■ ***Le seul traitement diétothérapique est en règle générale suffisant*** dans la forme IV, que celle-ci soit glucodépendante ou mixte ; ce n'est qu'exceptionnellement qu'il y aura lieu d'y adjoindre un traitement médicamenteux par fibrate.

Types particuliers

■ *Type IIb*

Il est plus fréquent que le type IIa. Il peut avoir les mêmes signes cliniques que le type IIa. Il est athérogène. Il comporte une hypercholestérolémie et une hypertriglycéridémie. L'électrophorèse montre une hyper-pré-β et une hyper-β-lipoprotéinémie.

Le régime sera normo ou hypocalorique suivant que le sujet est normopondéral ou obèse. Comme dans la forme IIa, il sera pauvre en graisses de substitution, enrichi en graisses insaturées et monoinsaturées d'assaisonnement, il sera pauvre en glucides simples.

■ *Type III*

Il est la conjonction de la forme II et de la forme IV. C'est une maladie familiale apparaissant à l'âge adulte. Cliniquement, on constate des xanthomes tubéreux et des xanthomes plans. Cholestérol et triglycérides sont également élevés. A l'électrophorèse, on constate une « broad bêtalipoprotéines » : il s'agit d'une bêtalipoprotéine anormale riche en TG. Cette dyslipoprotéinémie est très athérogène.

A l'ultracentrifugation, on constate un taux élevé du cholestérol des VLDL.

La diétothérapie sera identique à celle du type IIb.

■ *Type V*

Il se traduit cliniquement et biologiquement par la conjonction de la forme I et de la forme IV.

La diétothérapie devrait être celle des formes I et IV conjuguée : en fait, celle-ci étant très difficile à suivre, et péniblement compatible avec une vie socio-professionnelle normale, le thérapeute doit tenter de l'adapter le plus possible aux impératifs sociaux du patient.

D'autres formes sont définies par leur taux de HDL

■ ***La maladie de Tangier*** se caractérise par l'absence de HDL. Elle se traduit cliniquement par des accumulations de cholestérol, particulièrement au niveau des amygdales.

■ ***Abaissement du cholestérol HDL (et de l'Apo A_1)***

Le syndrome ne comporte pas de traitement diététique.

Le taux de HDL peut être tout simplement abaissé ; il en résulte alors un rapport LDL/HDL ≥ 3. Même si la cholestérolémie totale est normale, il faudra alors considérer qu'il s'agit d'une hypercholestérolémie LDL relative et la traiter comme la forme IIa.

De plus, il y a lieu d'augmenter le taux de cholestérol HDL, par exercice physique quotidien, si possible, et par un usage modéré et quotidien d'alcool. Il semble que l'effet maximum soit atteint dès 20 g d'alcool par jour.

■ ***Normo/ou hypercholestérolémie à cholestérol HDL élevé***

Il s'agit là d'un facteur de protection cardio-vasculaire constituant un syndrome de longévité familiale ; à condition d'avoir écarté les causes secondaires d'augmentation du HDL cholestérol que sont l'hypothyroïdie, la corticothérapie, la prise d'œstrogènes et d'alcool.

Surveillance du traitement

Le patient sera suivi à intervalles réguliers. L'efficacité du régime sera contrôlée sur la courbe de poids, l'interrogatoire alimentaire et le carnet alimentaire, et des contrôles biologiques. Ces contrôles comprendront : triglycérides, cholestérol, et ses fractions LDL et HDL, électrophorèse ; et si nécessaire, ultracentrifugation.

Rappelons-le, les régimes hypocaloriques provoquent souvent une diminution du taux du cholestérol HDL, et dans ce cas, doivent être modifiés et vérifiés à nouveau.

■ ***Dans la forme IV,*** un régime adapté suffit à normaliser l'hypertriglycéridémie. Sinon, il faudra s'évertuer à trouver en quoi le régime n'est pas correctement suivi ; il peut s'agir, par exemple, de la prise de sirop, ou de pâtes pectorales.

■ ***Dans les formes I et V,*** on cherchera le meilleur compromis entre des taux lipidiques acceptables et un régime mangeable.

■ ***Dans les formes II et III,*** un régime bien prescrit et bien suivi est en règle insuffisant, et il faudra employer des thérapeutiques hypolipidémiantes.

■ *Au total*

— La classification du trouble se fera avec un régime normal.

— La dépendance diététique aura été vérifiée avant tout traitement.

— On écartera les causes secondaires de dyslipidémies que sont le diabète, l'hypothyroïdie, la cholestase, le syndrome néphrotique et l'insuffisance rénale chronique ; mais également les causes iatrogènes (corticothérapie, œstrothérapie et traitements antihypertenseurs de type bêtabloquants, diurétiques).

— On évitera absolument des interdits non accompagnés de prescription diététique positive.

— On expliquera au sujet que le régime ainsi adapté à son rythme de vie et à ses goûts devra être poursuivi et contrôlé pendant toute sa vie.

— On considérera à priori les dyslipoprotéinémies du sujet obèse comme de particulièrement bon pronostic diététique.

— On n'omettra pas d'explorer les autres membres de la famille.

ANÉMIES PAR CARENCE

On désigne sous ce nom les états pathologiques dans lesquels la teneur du sang en hémoglobine, l'hématocrite ou le nombre des hématies, est devenue anormalement faible par suite d'une carence en un ou plusieurs nutriments essentiels, quelle que soit la cause de cette carence.

■ *Physiopathologie*

Les anémies par carence martiale sont les plus fréquentes. Les carences en acide folique et en vitamine B_{12} ne sont pas exceptionnelles. L'anémie scorbutique a pratiquement disparu. Les femmes sont plus exposées aux anémies par carence du fait de leurs pertes sanguines menstruelles.

Outre les syndromes de carence vraie, les anémies peuvent accompagner des syndromes digestifs comportant une malabsorption ou un trouble de métabolisation : ainsi dans les gastrectomies, les entéropathies chroniques.

Le cuivre, le zinc, le cobalt, le magnésium, le molybdène interviennent aussi, soit dans la formation et la maturation des hématies, soit dans la synthèse d'hémoglobine. Les syndromes carentiels correspondants sont mal définis.

Anémie par carence en fer

■ Rappel physiologique

Rappelons que les besoins quotidiens sont de :
— chez l'homme : 5 à 10 mg ;
— chez la femme réglée : 15 à 18 mg ;
— chez la femme enceinte : 20 à 22 mg.

Sur ces 5 à 30 mg de fer apportés chaque jour par l'alimentation, seulement 0,5 à 1 mg de fer est absorbé sous forme de fer ionisé combiné à l'apoferritine, au niveau du duodénum et du jéjunum.

Les carences d'apport sont très rares chez les hommes, mais relativement fréquentes chez les femmes (25 % des femmes ont un taux d'Hb < 12 g/100 ml, dans une étude récente suédoise).

Teneur en fer des aliments
(en μg par portion)

ALIMENTS	PORTION	μg
(Veau, porc, mouton, bœuf)	125 g	3 à 4
Volaille	»	3
Foie, rognons	»	12 à 16
Poissons	»	1 à 2
Crustacés	100 g	0,5 à 1
Coquillages	»	3 à 25
Huîtres	»	7
Moules	»	24
Jambon (1 tranche)	80 g	2
Œufs	2	3
Légumes		
Carotte, chou, navet pommes de terre, tomate	200 g	1 à 2
Champignon de couche, cresson	»	2 à 5
Salsifis, petits pois, épinards, pissenlits	100 g	2 à 3
Persil	10 g	1 à 2
Lait (1 bol)	200 c	0,2
Fromages	25 g	0,5 à 1
Pain blanc (1/2 baguette)	125 g	1,25
Pain complet (1 tranche)	75 g	1,25

■ *Diagnostic*

— L'apparition de l'anémie est une manifestation tardive de la carence en fer. Il s'agit d'une anémie hypochrome, microcytaire et hyposidérémique.

— L'interrogatoire alimentaire fera la preuve d'un apport insuffisant d'aliments riches en fer.

■ *Diétothérapie*

● PRINCIPE

— Elle consiste à apporter *des aliments riches en fer,* à coefficient d'absorption élevé.

— L'alimentation doit apporter des aliments riches en vitamine C, tels les agrumes, l'acide ascorbique favorisant l'absorption du fer alimentaire.

— Il faut éviter les aliments riches en phytates, qui forment avec le fer des sels insolubles, inassimilables.

Coefficients d'absorption en fer

Riz	1 %	Soja	< 11 %
Laitue	3 %	Œuf	< 5 %
Autres végétaux	4 %	Poisson	< 11 %
Maïs, blé	< 5 %	Viande	entre 10 et 22 %

● MODALITÉS PRATIQUES

Si la carence en fer est sévère, un régime riche en fer est insuffisant pour reconstituer rapidement les stocks. Il faut prescrire du fer sous forme de sels ferreux.

■ *Anémies consécutives à certains régimes*

Les régimes végétariens, en particulier le « régime macrobiotique », quand ils sont suivis strictement aboutissent très souvent à une carence en fer.

Les régimes restrictifs lorsqu'ils comportent peu ou pas de viande doivent comporter une supplémentation martiale.

Anémie par carence en acide folique

■ *Rappel physiologique*

L'acide folique est présent dans les légumes verts, les légumes feuilles (d'où son nom), dans la viande, le foie, les abats, les œufs.

Teneur en acide folique des aliments
(voir page 78)

Il existe une synthèse bactérienne intestinale de l'acide folique. Sous l'action de la vitamine B12, il se transforme en acide folinique, sa forme active, qui intervient dans différents métabolismes. Les besoins sont assez mal connus. Les taux recommandés sont de 400 μg (800 μg chez la femme enceinte).

■ ***Rappel clinique***

Des signes de carence en acide folique peuvent se rencontrer chez le vieillard, chez les gastrectomisés, chez les sujets atteints d'entéropathies chroniques, chez la femme enceinte.

Il s'agit d'une anémie hypochrome avec macrocytose et anisocytose. Les polynucléaires sont polysegmentés. Le taux d'acide folique dans le sang est très abaissé :

— acide folique sérique : $\leqslant$ 3 μg/ml ;
— acide folique érythrocytaire : $\leqslant$ 100 μg/ml.

Le test au Figlu est positif (élimination urinaire massive d'acide forminoglutamique après surchage en histidine).

Le myélogramme montrerait qu'il s'agit d'une anémie mégaloblastique.

■ ***Diétothérapie :***

— Avant d'instaurer un régime spécifique, il faut procéder à une enquête étiologique afin de *traiter la cause.*

— On associera un régime riche en viande, œufs, foie, légumes verts et un apport médicamenteux d'acide folique ou d'acide folinique.

Anémie par carence en vitamine B_{12} (maladie de Biermer)

■ ***Rappel physiologique :***

— La vitamine B_{12} ou cyanocobalamine est absorbée au niveau des anses grêles après avoir été complexée au « facteur intrinsèque » sécrété par les cellules du fond de l'estomac.

— Dans les atteintes de la muqueuse gastrique (gastrite atrophique) ou dans les suites de gastrectomie totale, le facteur intrinsèque n'est plus sécrété, ce qui entraîne une carence en vitamine B_{12}.

Teneur en vitamine B_{12} des aliments
(voir besoins en vitamine B_{12} - page 78)

— L'apport quotidien recommandé est de 3 μg et de 4 μg chez la femme enceinte.

— La vitamine B_{12} se trouve dans la viande, et le foie.

■ ***Eléments de diagnostic :***

— L'anémie est de même type que celle de la carence en acide folique : anémie mégaloblastique, avec anisocytose, macrocytose, hypochromie.

— La teneur en vitamine B_{12} du sérum sanguin est $\leqslant$ 100 pg/ml (normale : entre 150 et 900 pg/ml).

— Avant d'instaurer une vitaminothérapie, il faudra rechercher et traiter la cause de cette anémie : entéropathie, gastrectomie, maladie de Biermer, affection métabolique. Il faut penser à rechercher le botriocéphale, parasite avide de la vitamine B_{12}, qui atteint les populations riveraines des lacs et des cours d'eau (Suisse, Scandinavie, Roumanie, Canada).

■ ***Diétothérapie***

Le traitement sera médicamenteux (B_{12} par voie parentérale).

Anémie par carence en acide folique et en vitamine B_{12}

Ces formes mixtes sont fréquentes, en particulier chez les gastrectomisés et dans les entéropathies.

A un éventuel traitement étiologique on associera une vitaminothérapie et une alimentation riche en vitamine B_{12} et en acide folique ; les taux calorico-protéiques, le rythme et le nombre des repas seront adaptés à l'état du malade.

DÉNUTRITIONS PROTÉIQUES

Les dénutritions protéiques comportent une diminution de la masse de protéines-enzymes dans divers organes qui s'accompagne d'une détérioration de la plupart des performances physiologiques.

Les dénutritions sont soit d'origine endogène, par catabolisme ou malabsorption, soit d'origine exogène par carences d'apport, soit mixtes.

Par exemple, la dénutrition protéique qui peut se produire à l'occasion d'une intervention chirurgicale a souvent une double origine :

— augmentation des besoins liée au stress de l'intervention ;

— mais surtout carence d'apport quand la période de jeûne préopératoire et postopératoire se prolonge.

Pour les dénutritions d'origine endogène il y a fréquemment anorexie secondaire, donc carence d'apport.

DÉNUTRITIONS	ENDOGÈNES	DÉNUTRITION PAR MALABSORPTION	PATHOLOGIE DIGESTIVE	— Pancréatite chronique — Cirrhoses biliaire ou éthylique — Maladie de Crohn colique — Recto-colique hémorragique — Résections jéjuno-iléales — Diarrhées chroniques avec stéatorrhée et créatorrhée quelle qu'en soit la cause
		MALADIES CATABOLISANTES		— Maladie de Basedow et autres hyperthyroïdies — Tous les cancers hémopathies malignes — Viroses chroniques subaiguës telle la mononucléose infectieuse — Maladies du système (collagénoses), — Suppurations profondes — Sida
	MIXTES	CATABOLISME + CARENCE D'APPORT		— Diabète isulinodépendant — Interventions chirurgicales
	EXOGÈNES	DÉNUTRITION PAR CARENCE D'APPORT	LIÉE AUX CONDITIONS D'ENVIRONNEMENT	— Famine (tiers monde) — Marginaux : clochards, idéologie ou mystique particulières — Niveau de vie insuffisant : travailleurs immigrés, vieillards
			LIÉE À UN TROUBLE DU COMPORTEMENT ALIMENTAIRE	— Œsophagite — Régime d'exclusion des fonctionnels digestifs — Traitement des états de pléthore — Anorexies mentales

Cas particuliers du Sida : au cours du Sida, la dépense énergétique de base est très augmentée, même en dehors des infections opportunistes. Or, le pronostic vital est fonction de la dénutrition : il est donc indispensable d'essayer d'augmenter les rations caloriques et protéiques d'au moins 20 % par rapport au niveau des besoins habituels. Lorsque cela n'est pas possible, soit du fait de l'anorexie, soit par suite de l'état du tube digestif haut, il faut compléter le traitement par l'alimentation parentérale.

Il en est de même dans les cancers : pendant une **chimiothérapie**, il est indispensable d'assurer la ration protéique, au besoin par voie parentérale, en y associant une supplémentation polyvitaminique parentérale, et en insistant sur la vitamine C.

■ *Rappel physiologique*

L'organisme ne contient pas de réserve protéique et ne contient de réserves glucidiques que pour quelques heures. Par contre, les réserves lipidiques constituent un réservoir énergétique permettant d'assurer les besoins de l'organisme pendant plusieurs semaines chez un sujet non amaigri et de morphologie habituelle : pour un sujet de 70 kg, il y a quelques dizaines de g de glycogène hépatique, quelques centaines de g de glycogène musculaire, dont on sait que la mobilisation pour les besoins de l'organisme n'est que partielle, une dizaine de kg de graisses de réserve qui correspondent approximativement à 80 000 calories mobilisables, 25 à 30 kg de masse cellulaire (quantité variable avec la musculature surtout), ce qui correspond approximativement à 6 kg de protéines et à 1 kg d'azote protéique ; ce qui est très peu.

Aussi, la diminution de l'apport protéique aboutit à une autophagie. Chez un sujet initialement fort mangeur de protéines, par exemple 100 g/j., une suppression de l'apport protéique aboutit en une dizaine de jours à la mobilisation de toutes les protéines disponibles, réalisant une dénutrition protéique grave alors que l'aspect du sujet demeure floride car ses réserves énergétiques n'ont été que peu entamées.

L'apport de 150 g de glucose par jour est suffisant pour couvrir les besoins énergétiques des organes glucodépendants tels le cerveau, les hématies, la médullaire rénale ; les besoins énergétiques des autres organes sont couverts par les réserves adipeuses. Si l'apport glucidique était < 150 g, il en résulterait un catabolisme protéique additionnel destiné à la néo-glucogenèse. Lorsque ce besoin glucidique a été couvert, l'ampleur du déficit protéique dépend du niveau habituel des apports protéiques et de la durée du jeûne protéique.

Chez un mangeur moyen et pour des périodes inférieures à 5 jours, le déficit est de l'ordre de 250 g et il est couvert par la mobilisation des protéines provenant de compartiments protéiques à renouvellement rapide (foie, tube digestif, organe lymphoïde). Si la réalimentation protéique a lieu alors, la teneur protéique de ces organes se reconstituera en 2 à 3 semaines.

Si le jeûne protéique se prolonge au-delà de 5 jours, les organes à renouvellement rapide auront perdu la moitié de leur teneur totale en protéines ; malgré la persistance d'une masse musculaire encore importante, et du fait du renouvellement très lent des protéines musculaires, l'organisme se trouvera en état de dénutrition protéique, et mettra en place des mesures d'économie protéique d'urgence qui comprennent :

1) l'arrêt de la synthèse des polynucléaires ;

2) l'arrêt de la synthèse des anticorps (ces deux facteurs aboutiront à une diminution brutale de la résistance aux infections) ;

3) surtout, un arrêt de toute cicatrisation qui aboutira dans les jours suivants au lâchage des sutures superficielles et profondes si le patient vient de subir une opération.

■ *Diétothérapie*

● PRINCIPES

— La diétothérapie sera mise en route à la suite d'un bilan appréciant la part respective de la dénutrition énergétique et de la dénutrition protéique.

— L'apport protéique et calorique sera progressivement croissant jusqu'à atteindre des *taux supérieurs à 2 500 calories et 125 g de protéines par jour.*

— Même quand l'alimentation orale ou entérale est impossible, il *faut apporter 150 à 200 g de glucose* en perfusion pour éviter la néoglucogenèse qui aggraverait la dénutrition protéique, et au moins 50 g d'acides aminés.

— *L'apport potassique* sera abondant ; en effet, il faut fixer 5 mEq de potassium lorsqu'on incorpore dans les tissus 1 g d'azote.

● MODALITÉS PRATIQUES

Sauf mention contraire, les modalités pratiques vont être celles à employer à l'occasion d'une intervention chirurgicale.

Avant d'établir le régime, il faut obligatoirement *procéder à un bilan* pour évaluer l'état nutritionnel, qui repose sur :

— *L'appréciation des réserves adipeuses :*

- si le sujet a un pannicule adipeux abdominal sous-cutané ⩾1cm, son corps contient plus de 10 kg de graisses, et il n'existe aucun besoin urgent d'apport énergétique ;
- si par contre, il a un pli cutané abdominal ⩽ 1 cm, qu'il s'agisse soit d'un sujet habituellement maigre, soit d'un sujet amaigri, la couverture énergétique deviendra un problème urgent afin d'empêcher que la masse protéique déjà appelée à couvrir le besoin protéique ne devienne aussi une source d'énergie, ce qui l'épuiserait très vite.

L'impédancemétrie (voir diagnostic de l'obésité) est un examen indispensable pour l'appréciation des dénutritions : elle permet une estimation fiable de la masse protéique et de la masse grasse.

— *L'appréciation de la dénutrition protéique*

On jugera d'une telle dénutrition protéique non pas sur une hypoprotéinémie sanguine globale, signe très tardif, mais :

- sur certaines protéines plasmatiques, à demi-vie courte ou moyenne, qui sont des marqueurs classiques (telles la préalbumine, l'albumine, le Rétinol-Banding Protéine). Même ces marqueurs sensibles peuvent être normaux si la dénutrition protéique a été progressive (anorexie mentale) ;
- sur la fonte des masses musculaires, à apprécier surtout au niveau du quadriceps et du biceps ;

- sur l'anamnèse apprenant que l'apport protéique n'a pas été assuré depuis des jours, voire des semaines ;
- sur les dosages de l'azote urinaire des 24 heures, et de l'azote uréique des urines de 24 heures qui donnent une approximation suffisante du bilan d'azote ;
- sur le dosage de la 3-méthyl-histidine, qui renseigne sur le catabolisme musculaire mais il faut alors un régime dépourvu de 3-méthylhistidine.

— *L'interrogatoire alimentaire*

L'appréciation de la dénutrition protéique repose sur l'interrogatoire alimentaire. Il est donc essentiel d'apprécier le niveau protéique initial et le niveau protéique depuis le début de la maladie, car plus il était élevé, plus le turn-over protéique sera important.

Quand l'alimentation par la bouche est impossible ou l'anorexie très importante, ou la réalimentation urgente, on commencera la réalimentation par une réalimentation entérale à faible débit continu par sonde naso-gastrique, de gastrostomie, ou de jéjunostomie, plus ou moins associée à la réalimentation parentérale.

ALIMENTATION ENTÉRALE CONTINUE

■ *Indications*

Les indications de l'alimentation entérale continue sont celles où l'alimentation habituelle est impossible ou difficile. L'utilisation de la voie digestive de façon ininterrompue marque un progrès technique et thérapeutique considérable, et la *nutripompe* qui permet cette alimentation à faible débit continue pallie aux incidents fréquents survenant dans le procédé basé sur l'utilisation de la gravité : accélération intempestive, obstruction des tubulures. Ce procédé permet un ralentissement important de la vitesse du transit digestif, l'obtention de taux caloriques élevés sans intolérance, et surtout la rapidité de la progression quotidienne du niveau calorique.

■ *Réalisation*

• LES SONDES. — Elles sont souples, non mouillables, faites en élastomère de silicone. Leur longueur est de 100 cm pour la voie naso-pharyngée et 50 cm pour la gastrostomie. Leur diamètre intérieur ne descend pas au-dessous de 3 mm. Des connecteurs tronconiques assurent une fixation étanche avec les prolongateurs.

• LES NUTRIPOMPES. — Elles comprennent un groupe propulseur formé par une pompe à galets et un groupe agitateur permettant le brassage du contenu d'un récipient de 1 000 ml. Un variateur de vitesse assure une gamme de débit de 0,1 à 14 ml par minute.

Un type plus perfectionné permet la réfrigération des mélanges nutritifs à 4° pendant une durée de 24 heures. Le volume du récipient peut alors atteindre 5 000 ml.

• LES MÉLANGES. — Ils doivent présenter les caractéristiques suivantes :

a) Apporter les nutriments en quantité nécessaire, soit, pour une « unité alimentaire » de 1 000 calories (4 200 kJ), 35 g de protéines, 21 g de lipides et 170 g de glucides.

b) Présenter une facilité de digestion et d'absorption intestinale.

c) Être enrichis en sels de sodium et potassium en fonction des entrées et des pertes (contrôle des ionogrammes sanguins et urinaires).

d) Lorsqu'il est nécessaire d'assurer des apports énergétiques très élevés (>2 500 kcal, > 10 000 kJ) il est souvent utile de limiter l'apport protéique à 80-90 g/j.

De plus en plus on utilise des préparations alimentaires prêtes à l'emploi, et des préparations de produits spécifiques (augmentation selon les besoins des taux protéiques, lipidiques ou glucidiques). Ces préparations sont réalisées par plusieurs laboratoires pharmaceutiques, et permettent aux diététiciennes et aux infirmières une intervention simple et immédiate (voir aliments diététiques).

La ration quotidienne moyenne est, en général, un multiple simple de l'unité alimentaire, donc de 1 000 calories (4 200 kJ). C'est ainsi que, débutant le premier jour d'une réalimentation par une unité, on augmente chaque jour suivant d'une demi-unité (soit 500 calories) (2 100 kJ), parallèlement à un accroissement de la vitesse de 0,5 ml/minute par jour. On arrive ainsi en 7 jours à un passage de 4 000 calories par 24 heures sur la base de 3 ml/minute, soit 4 300 ml par 24 heures.

Très rapidement on obtient un gain pondéral et une nette amélioration de l'état clinique (état général, état local, cicatrisation).

■ *Précautions*

La durée moyenne de ce type d'alimentation est d'une quinzaine de jours. La surveillance doit être très attentive (principalement quant à la vitesse de la nutripompe, et à la propreté de la sonde et des connecteurs), pour éviter les complications. Celles-ci peuvent être :

— *bénignes* : nausées, pharyngites, vomissements, diarrhée : elles n'entraînent pas l'arrêt de la diétothérapie, mais son aménagement,

— *graves* : bronchopneumonie de déglutition qui impose le retrait immédiat de la sonde.

A l'arrêt de l'alimentation par sonde, ou si l'alimentation orale est possible d'emblée, on commencera par une *alimentation liquide, fractionnée et sans résidu, stricte* (voir tableau ci-après).

Le principe de ce régime est de supprimer :

— tous les aliments contenant de la cellulose afin de ne pas stimuler les sécrétions digestives et le péristaltisme intestinal ;

— les graisses cuites, qui augmentent le transit par stimulation des sécrétions biliaires et pancréatiques ;

— le lactose, du fait de la fréquente limitation lactasique.

Par exemple, on pourra donner les mélanges liquides ci-contre empruntés au Pr Trémolières, répartis en 6 prises de même volume.

De nombreuses préparations industrielles sont en vente pour ce type d'alimentation (voir Produits diététiques dans la 3ème partie de l'ouvrage).

PRÉPARATIONS LIQUIDES PER OS
apportant 1 000 calories, et 50 g de protéines :

Caséine ou lactoglobulines	50 g
Glucose	180 g
Lait	200 cc
Eau	700 cc (+ eau de boisson)
Parfum	

le tout mixé à répartir en 3 ou 4 prises au cours de la journée.

SOUPE AU JAMBON
(ou au poulet, ou au veau) apportant :
210 calories, 28 g de protéines :

Jambon ou poulet ou veau cuit	100 g
Beurre	10 g
Maïzéna ou tapioca	15 g
Légumes	250 ml

MÉLANGE A BASE DE JAMBON apportant
308 calories, 23,8 g de protéines :

Bouillon de légumes	300 ml
Maïzéna ou tapioca	15 g
Jambon	75 g
Beurre	10 g
Jaune d'œuf	1 g

S'il n'y a pas eu d'alimentation entérale continue préalable, on commencera par des rations quotidiennes de 500 ml avec 500 calories et 25 g de protéines. Puis on augmentera quotidiennement de 200 ml avec 200 calories dont 12,5 g de protéines, pour atteindre en 10 jours 2 000 calories et 115 g de protéines (voir tableau de réalimentation au chapitre Pathologie digestive).

S'il y a eu une réalimentation entérale continue préalable, on reprendra l'alimentation *per os* aux mêmes taux protéique et calorique que ceux du dernier jour de l'alimentation entérale.

Puis, suivant la tolérance individuelle, on passera à *un régime sans résidu large,* présenté sous forme *semi-liquide ou pâteuse,* en introduisant progressivement les aliments qui étaient interdits, et en *fractionnant* toujours les prises alimentaires (Tableau ci-dessus).

Peu à peu on réintroduira des aliments naturellement mous ou rendus mous par cuisson, trempage, maturité, écrasage, tamisage pour parvenir *à un régime pauvre en fibres.*

Parmi les légumes, on pourra choisir : salade cuite, endive cuite, carotte cuite, courgette sans pépins, haricot vert extra-fin, fond d'artichaut, boîte d'asperge, betterave rouge, blanc de poireau.

Plus tard on pourra donner certaines crudités assaisonnées d'huile et de citron : tomate sans peau, ni pépin, salade verte tendre sans côte, laitue.

Viandes, poissons, abats seront d'abord homogénéisés, puis coupés finement, puis en morceaux à mastiquer.

Si le lait était totalement supprimé, il serait progressivement réintroduit en l'incluant dans des préparations. Plus tard il pourra être consommé pur.

On pourra donner des fruits très mûrs sans peau, ni pépin : banane, pêche, poire, pomme crue râpée, orange douce, pulpe de raisin, etc.

En fonction de la maladie initiale certains interdits diététiques peuvent subsister. La durée de cette période transitoire dépend évidemment de l'étiologie : de quelques jours chez un anorexique à tube digestif intact, à quelques semaines pour des amputés du tube digestif.

■ *Surveillance*

• Cas du sujet sans aspiration, sans fistule, sans diarrhée : la perte fécale d'azote, en dehors de toute diarrhée, étant de l'ordre de grandeur de 1 g/j., elle pourra être négligée (si le poids fécal est ⩾ 100 g, s'il y a fistule ou aspiration, il est indispensable de tenir compte de ces pertes, en mesurant le volume recueilli et en y dosant l'azote).

On pratiquera journellement un dosage d'azote urinaire sur un échantillon des urines de 24 h mélangées, et on comparera la perte d'azote à l'apport, en se souvenant que 1 g d'azote équivaut à 6,25 g de protéines. Par exemple, le sujet reçoit 60 g de protéines *per os ;* sa diurèse est de 1,5 l, la concentration d'azote est de 10 g/l (ce qui équivaut à 20 g d'urée/l, mais les dosages d'azote ont l'avantage de tenir compte de l'élimination de l'azote urinaire non uréique). La sortie est alors égale à 15 g/j., l'apport est égal à 10 g/j. (60 g/6,25) et le bilan est négatif de 5 g.

Il est illusoire d'espérer équilibrer le bilan d'azote en pleine période d'agression chirurgicale, et un bilan négatif de 2 à 5 g/j. est inévitable pendant quelques jours.

Si la période de négativité du bilan devait se prolonger, on essaierait d'augmenter les apports : par exemple, dans l'hypothèse précédente, à 90 g (= 15 g d'azote), et on jugerait de l'efficacité de cette mesure sur un nouveau bilan. Si l'augmentation d'excrétion d'azote est égale à l'augmentation de l'apport, la mesure a été illusoire, si elle est inférieure, la mesure est bénéfique.

• Cas de pertes extra-urinaires : au cours des diarrhées profuses, la perte d'azote peut dépasser 10 g/j. ; il en est de même au cours des fistules et des aspirations : un dosage quotidien de la teneur en azote sera nécessaire. Les pertes extra-urinaires seront compensées gramme pour gramme car, à la différence d'élimination unique urinaire, ces sorties d'azote ne sont soumises à aucune régulation les adaptant à l'état nutritionnel.

• L'inspection des masses musculaires permettra de suivre leur utilisation progressive au cours de la maladie. Mais la persistance de masses musculaires encore imposantes ne met pas à l'abri d'une dénutrition protéique aiguë, car la mobilisation des protéines à partir des muscles est très lente.

• L'appréciation du pli cutané abdominal entre pouce et index, ou mieux à l'aide d'un compas spécial, renseignera sur la diminution des réserves adipeuses.

La marge de sécurité n'existe plus lorsque ces plis sont de l'ordre de grandeur de 1 cm.

• L'équilibration en eau et en électrolytes sera suivie plutôt sur la diurèse et l'ionogramme urinaire que sur l'ionogramme sanguin. En effet ce dernier peut demeurer non perturbé lorsque l'adaptation physiologique à un défaut d'apport se fait par des diminutions de volume plutôt que de concentration.

On n'oubliera pas qu'à chaque fois que cela est possible l'apport entéral d'eau et d'électrolytes est mieux supporté, plus souple et plus efficace que par voie veineuse.

• Suivant la cause de la dénutrition, il faudra apporter quelques modifications au régime, ou quelques précautions supplémentaires.

Certains de ces régimes sont développés dans les chapitres correspondants :

— pathologie digestive, diabète, anorexie mentale, alimentation du vieillard ;

Dans les dénutritions liées a l'environnement :

Même dans les pays industrialisés prospères, il existe une dénutrition pour cause sociale. Aux U.S.A., on a évalué ce chiffre à 5 % de la population.

Cet ordre de grandeur est vrai aussi pour la France. Il s'agit de sujets exclus ou s'étant exclus du système social, individuellement (« clochards ») ou en groupes (fondés sur une idéologie ou une mystique particulières), de travailleurs immigrés dont le rituel alimentaire a été brisé par le dépaysement et qui ne sont pas adaptés aux habitudes alimentaires du pays d'accueil, ou encore de vieillards isolés aux ressources financières très faibles.

L'interrogatoire alimentaire est parfois difficile soit à cause de l'hostilité ou des barrières linguistiques, soit encore à cause du sentiment de pudeur empêchant parfois le vieillard d'avouer la modicité de ses ressources.

Le déficit énergétique sera là encore apprécié par le pli cutané ; le déficit protéique par le dosage de l'albumine plasmatique et les excrétions urinaires d'azote des 24 heures. La réalimentation, en particulier protéique, se fera uniquement par voie orale : elle sera très progressive, car d'une part les positivations des bilans d'azote seront obtenues avec des apports modérés, et d'autre part les réalimentations trop brutales sont susceptibles de provoquer une maladie aiguë de réalimentation, survenant souvent autour du dixième jour, et se manifestant soit par des diarrhées profuses sans aucune infection intestinale, soit par des collapsus parfois brutaux et mortels. On procèdera donc par palier : par exemple de 100 calories et 5 g de protéines tous les 3 jours en partant du niveau présent.

DANS LES DÉNUTRITIONS PAR TROUBLE DU COMPORTEMENT ALIMENTAIRE :

— *Régime d'exclusion des fonctionnels digestifs* : il s'agit de sujets chez qui la consommation de tel ou tel aliment ou groupe d'aliments provoque une sensation d'inconfort digestif et chez lesquels n'existe aucune lésion organique décelable. Les exclusions alimentaires sont cumulatives et associent, d'une part des auto-prescriptions, d'autre part le souvenir d'interdits médicaux plus ou moins fondés. Outre la reprise des explorations parfois nécessaire, à la recherche d'une lésion somatique, le temps essentiel est l'interrogatoire alimentaire suivi d'une prescription prenant en compte la totalité des interdits imposés par le sujet, et utilisant des produits de remplacement assurant une ration alimentaire suffisante et équilibrée. Évidemment, aucune systématisation des prescriptions n'est possible.

— *Dénutritions au cours des traitements des états de pléthore* : il s'agit le plus souvent de sujets obèses ou se croyant obèses, et de sujets sachant que leur taux de cholestérol est trop élevé.

Le régime suivi par les obsèses comporte très souvent une ration protéique basse et des subcarences vitaminiques. Pour prévenir cette erreur, il faut s'assurer par l'interrogatoire alimentaire que ce régime comporte une quantité suffisante de protéines (au moins 55 g/j.), de calcium (500 mg/j.), de fer (18 mg chez la femme en période d'activité génitale), et, lorsqu'il s'agit d'un régime monotone de longue durée, de conseiller par précaution la prise d'un mélange polyvitaminique. Les explorations de la dénutrition protéique seraient celles déjà décrites ; elles sont en règle inutiles car les mesures préventives auront de toute façon les effets curatifs nécessaires.

Les dénutritions iatrogènes secondaires à un traitement imparfait de l'obésité sont la forme de carence d'apport la plus fréquente dans notre société. Un cas particulier, survenant par épidémies, est celui des régimes « dissociés », ou des « cures » à base d'un seul aliment, ou encore des « cures de jeunesse ». Signalons l'apparition récente d'une nouvelle cause de dénutrition iatrogène, observée chez les sujets n'aimant pas les laitages écrémés ni le poisson, et qui suppriment par ailleurs de leur alimentation les œufs, la viande et le fromage par crainte du « cholestérol ».

MAIGREURS

■ *Définition*

La maigreur est définie comme une diminution isolée de la masse adipeuse : à moins de 10 % de poids corporel chez l'homme, à moins de 14 % chez la femme.

■ *Physiopathologie*

Suivant l'étiologie, on distingue 2 types de maigreurs.

• LES MAIGREURS ESSENTIELLES OU CONSTITUTIONNELLES OU STÉNIQUES, qui apparaissent le plus souvent dès l'enfance, plus rarement à l'adolescence. A l'âge adulte, le poids est devenu stable. Parfois l'évolution se fait vers l'aggravation de la maigreur, mais très lentement, par des plateaux successifs de plusieurs années.

Au cours des maigreurs constitutionnelles, la masse adipeuse est diminuée par la seule réduction du nombre des adipocytes.

L'étiologie est parfois génétique (famille de maigres), parfois consécutive à une dénutrition durable et profonde de la première enfance. Le plus souvent l'étiologie demeure inconnue.

• LES MAIGREURS SECONDAIRES, ASTHÉNIQUES, qui sont en fait des amaigrissements consécutifs :

— soit à une maladie cachectisante ;

— soit à des troubles digestifs chroniques ;

— soit à un trouble endocrinien (diabète insulinoprive ou hyperthyroïdie) ;

— soit à des anorexies psychogènes (traitées dans Troubles du comportement alimentaire).

■ Diétothérapie des maigreurs sténiques

C'est uniquement sur la demande instante du patient qu'on prescrira un régime hypercalorique. En effet ces maigreurs n'ont aucune incidence pathologique propre, au contraire, l'espérance de vie chez ces sujets est plus grande que pour les sujets normopondéraux.

Le cas échéant, on prescrira :

— *un régime hypercalorique* en partie pâteux et liquide (pour faciliter l'ingestion malgré la sensation de satiété permanente) ; il faut remarquer que ces sujets sont, avant tout régime, normophages ou déjà légèrement hyperphages ;

— *rarement, des orexigènes : Périactine, Méréprine, Bicarnésine,* d'efficacité limitée dans le temps ;

— *très exceptionnellement des neuroleptiques et des antidépresseurs,* mais ces sujets sont en règle générale normothymiques et le traitement risque d'induire des troubles comportementaux.

• SURVEILLANCE

Le traitement est le plus souvent décevant. Le contrôle se fait sur la courbe pondérale. On ne peut en pratique dépasser une prise pondérale de 5 kg. Ce bénéfice pondéral ne sera maintenu que si un régime modérément hypercalorique est maintenu de façon permanente.

■ Diétothérapie des maigreurs asthéniques

Le traitement de la maladie primitive, lorsqu'il est possible, constitue la thérapeutique essentielle, les conseils de suralimentation ci-dessus n'ayant qu'un rôle adjuvant.

Exemple de mélange nutritif familial riche en calories et protéines

Le lait de poule : il contient 526 calories (soit 2 199 kJoules) et apporte 19,6 g de protéines, 17,6 g de lipides, et 71,8 g de glucides (composition : 400 ml lait écrémé, 2 jaunes d'œuf, 50 g de sucre, parfum au choix).

Mélanges nutritifs industriels liquides riches en calories (voir produits diététiques)

• CAS PARTICULIERS

On peut aussi rencontrer :

— *les maigreurs localisées ou lipodystrophies* associant chez un même sujet zone d'atrophie et zone d'hypertrophie. Il n'existe aucun traitement diététique. Le régime restrictif peut au contraire aggraver la dysharmonie ;

— *le diabète lipoatrophique* : il est exceptionnel. Il se caractérise par la disparition progressive de tous les tissus adipeux. Il est associé à un diabète insulinorésistant et à une hyperlipidémie de type IV. Le traitement palliatif des troubles métaboliques est uniquement diététique. La ration calorique est divisée en 5 repas et progressivement réduite afin de correspondre aux besoins énergétiques individuels.

ALLERGIES ALIMENTAIRES

Il s'agit d'un phénomène antigène-anticorps dans lequel l'antigène est soit un aliment, soit un métabolite d'aliment, soit une moisissure ingérée avec les aliments, soit un additif alimentaire (voir colorants).

■ ***La symptomatologie*** est digestive à type de nausées, sentiment de malaise épigastrique, exceptionnellement de troubles du transit ; ou cutanée à type d'éruption urticarienne, prurigineuse ou d'œdème de Quincke.

Le diagnostic d'allergie est très souvent proposé par le patient qui incrimine empiriquement tel ou tel aliment. Les aliments les plus fréquemment cités sont les fraises et le chocolat (il n'existe pas de preuve qu'il s'agisse là des allergènes réellement fréquents). Le diagnostic différentiel est à faire d'une part avec des troubles auto-suggestifs, ce qui n'a pas une grande importance pratique, et d'autre part avec une hypersensibilité à l'histamine provoquée par l'ingestion de certains poissons et crustacés dont la chair est à la fois fragile et riche en histidine (l'ingestion de ces aliments ne provoque des troubles que lorsque leur état de fraîcheur n'est pas parfait).

Les classiques tests cutanés sont tout à fait inutiles car cette réaction antigène-anticorps ne prend son départ que dans la sphère digestive.

La recherche de l'allergène se fera par une série de régime d'exclusion : les aliments sont divisés en une dizaine de classes selon les groupes d'allergènes les plus fréquents (voir Dictionnaire pratique). La classe sera entièrement exclue pendant quatre jours, puis on testera la réintroduction des aliments un par un. Cela nécessite donc une enquête alimentaire approfondie et une auto-expérimentation durant à peu près 2 mois. Lorsque les réactions allergiques sont cutanées les résultats sont fiables. Lorsqu'il s'agit de troubles digestifs mal définis cette longue quête n'exclut nullement des mécanismes auto-suggestifs.

■ ***Le traitement*** aigu comporte les antihistaminiques quoique, outre l'histamine, sont impliqués dans la réaction : l'acétylcholine, la sérotonine, les prostaglandines. Lorsqu'il s'agit d'un œdème de Quincke dramatique on utilisera des corticoïdes injectables.

Le traitement de fond est préventif : il nécessite la suppression de la classe des aliments comportant l'allergène incriminé.

Ce qui complique et le diagnostic et le traitement de fond est que le phénomène allergique peut se traduire soit à chaque fois que l'allergène est consommé, soit seulement lorsqu'il y a eu plusieurs ingestions consécutives.

Au total, il s'agit d'un diagnostic rare et difficile nécessitant de la part du thérapeute et du patient une infinie patience.

TROUBLES DU COMPORTEMENT ALIMENTAIRE

Il y a une ou deux générations, le comportement alimentaire était, en particulier pour les enfants et les adolescents, pris dans le carcan de ce qu'il « convenait » de manger. Ce consensus social comprenait les heures de repas, leur phase, l'ordre de consommation des aliments et souvent leur fréquence hebdomadaire ou mensuelle. Actuellement, beaucoup d'entre nous mangeons dans un libre choix alimentaire à horaires variables. Il n'est donc pas raisonnable de décrire ce qui est un comportement normal et par opposition quelles sont les limites des troubles. Les deux situations décrites ici — anorexie essentielle et boulimie — sont des situations extrêmes, pathologiques à l'évidence.

Anorexie mentale

L'anorexie mentale peut être, soit un syndrome autonome, soit un symptôme d'une maladie psychotique, le plus souvent une schizophrénie. Il est évidemment indispensable d'éliminer un tel diagnostic (qui nécessite un traitement psychiatrique lourd) avant d'entreprendre le traitement de l'anorexie.

■ ***Le tableau typique*** est celui de l'anorexie essentielle de la jeune fille : il s'agit d'une réduction volontaire des apports, mais la sensation de faim est conservé longtemps. L'activité sociale (scolaire, sportive) est conservée et le plus souvent augmentée : le maintien énergique, l'affirmation du sujet qu'il est en excellente santé, contrastent avec l'extrême cachexie constatée à l'examen. L'origine de l'affection est psychologique : conflit parental, refus de la féminité, crainte déraisonnable de l'obésité. Fréquemment, les périodes d'anorexie sont entrecoupées de périodes de boulimie et parfois, en particulier lorsque la pression familiale est forte mais aussi pour satisfaire à la fois le sentiment de faim et de maigreur, le sujet se fait vomir entre chaque repas et/ou utilise régulièrement de fortes doses de laxatifs. L'aménorrhée est constante, parfois consécutive à la dénutrition elle-même, parfois très précoce dès le début des troubles du comportement alimentaire.

D'autres formes d'anorexie mentale peuvent être observées : l'exceptionnelle forme masculine de l'adolescent, souvent liée à une psychose ; les formes de la femme adulte, où le plus souvent l'anamèse retrouve un épisode d'anorexie ou de boulimie au cours de l'adolescence ; les anorexies du nourrisson, liées soit à un « holding » défectueux, soit à une séparation brutale d'avec la mère. Le diagnostic est facilité par l'utilisation de la liste des symptômes réunis dans le DSM (Manuel Statistique et Diagnostique) :

A — Peur intense de devenir obèse qui ne diminue pas au fur et à mesure de l'amaigrissement.

B — Perturbation de l'image du corps, p. ex., prétend « se sentir gros(se) » même quand il (elle) est décharné(e).

C — Perte de poids d'au moins 25 % du poids initial ; avant 18 ans, le pourcentage de la perte de poids à partir du poids initial additionné à la prise de poids escomptée, extrapolée à partir des diagrammes de croissance normale, représente un total de 25 %.

D — Refus de maintenir son poids au-dessus d'un poids normal minimal compte tenu de l'âge et de la taille.

E — Absence de maladie physique identifiée qui pourrait expliquer la perte de poids.

Les examens complémentaires ne permettent pas de confirmer la ***dénutrition d'origine protéique.*** Le non-fonctionnement ovarien est d'origine hypothalamique et les examens complémentaires aboutissent à des résultats stéréotypés :

Taux bas œstrogènes, progestérone FSH.
Taux paradoxalement normaux des marqueurs protéiques.
Taux bas des hormones surrénalienne et thyroïdienne.

A l'inverse des dénutritions aiguës, l'élimination urinaire de la 3-Méthylhistidine reste normale. L'hypercholestérolémie, dont le mécanisme est inconnu, est très fréquente. Au total, les examens complémentaires ne sont pas indispensables au diagnostic et n'ajoutent que peu aux conclusions de l'examen clinique.

Le Ionogramme ne fait pas exception à cette règle, mais est indispensable pour dépister les hypokaliémies de patients utilisant des laxatifs et/ou des diurétiques.

■ ***Le traitement,*** en présence d'une cachexie extrême, comporte, une réalimentation prudente et progressive. La voie veineuse ou l'alimentation par sonde peuvent être nécessaires. D'une façon générale, le traitement a pour but dans un premier temps d'assurer un état nutritionnel raisonnable.

Le plus souvent, il nécessite une coupure totale d'avec le milieu familial. Il comprend 2 composantes :

1) *Une réalimentation* avec prise de poids planifiée, le thérapeute promettant, dans le cadre d'un contrat, une gratification à chaque palier pondéral, démarche autoritaire au début, de plus en plus contractuelle au cours du déroulement du traitement.

L'alimentation par sonde gastrique rend la reprise pondérale plus rapide et plus facile. Le patient, évidemment, n'y est pas favorable : cette thérapeutique doit faire partie du contrat pondéral — telle prise de poids à telle date ; sinon... — Les mélanges nutritionnels à utiliser sont normoproétiques — environ 14 % —, quand le niveau calorique est bas. Audessus de 2 000 kcal, ils doivent être hypoprotéiques (la ration globale devant être entre 75 et 100 g). Le poids fixé doit être dans la zone du poids normal ; les reprises pondérales partielles sont particulièrement instables.

2) *Une psychothérapie (de type psychanalytique ou familial ou comportementaliste)* destinée à permettre une vie alimentaire et sociale. Elle est impossible à mettre en place au début devant l'absence de toute demande ; elle prendra progressivement la place de la diétothérapie dès que le danger somatique aura été éloigné. Quant à la séparation d'avec le milieu familial, souvent nécessaire, elle peut se faire simplement par le départ de la maison parentale, sans hospitalisation. Cette solution est préférable lorsqu'elle est socialement possible, sinon, et de toute façon lorsque le tableau somatique semble immédiatement dangereux, une hospitalisation est nécessaire.

Le pronostic est directement fonction de l'âge et surtout de la durée de l'anorexie (notamment lorsqu'elle a nécessité des hospitalisations prolongées ou multiples). Parfois la guérison est totale ; le plus souvent, il subsiste une rigidité du comportement, non seulement alimentaire mais aussi social ; parfois l'anorexie devient chronique, le sujet se cachectisant régulièrement entre deux hospitalisations. Toute médication même anodine doit être évitée (sauf impératif évident de maladie intercurrente), car il est indispensable de faire comprendre au sujet que seule l'*alimentation* est efficace. Parfois l'évolution se fait vers la boulimie et l'anorexie-boulimie.

Le syndrome d'anorexie mentale en tant que refus de nourriture n'est possible que lorsque l'offre alimentaire est abondante ; il a été réservé aux 19e siècle et dans la moitié du 20e siècle aux filles de familles aisées ; depuis que l'abondance et un choix alimentaire varié se sont étendus dans presque tous les pays occidentaux, la fréquence des anorexies a augmenté.

Boulimie

■ ***Définition :*** conduite alimentaire compulsive, précédée d'une sensation d'angoisse (et non d'appétit), et portant soit sur n'importe quel aliment disponible, soit, plus rarement, sur des aliments jugés par le patient mauvais au goût ou pour la santé. Les crises boulimiques sont séparées par des périodes de normophagie et/ou d'anorexie. Selon la fréquence et la gravité des crises boulimiques et des périodes anorexiques, le sujet boulimique est obèse, normopondéral ou maigre.

A la différence des fringales, la boulimie n'a jamais de cause somatique.

Le diagnostic positif peut être facilité en usant de la liste des symptômes du DMS :

A — Épisodes répétés d'accès boulimiques (consommation rapide d'une grande quantité de nourriture dans une période de temps limitée, habituellement moins de deux heures).

B — Au moins trois des manifestations suivantes :

1) absorption de nourriture hypercalorique, facilement absorbable durant un accès boulimique,

2) ingestion en cachette durant ces accès,

3) fin de ces épisodes par des douleurs abdominales, un endormissement, un événement extérieur ou des vomissements provoqués,

4) tentatives répétées pour perdre du poids par des régimes très restrictifs, des vomissements provoqués ou l'usage de laxatifs ou de diurétiques,

5) fréquentes fluctuations pondérales supérieures à 5 kg, dues à l'alternance d'accès boulimiques et de jeûnes.

C — Conscience du caractère anormal de cette conduite alimentaire et crainte de ne pouvoir s'arrêter volontairement de manger.

D — Tristesse de l'humeur et autodépréciation après les accès boulimiques.

E — Les épisodes boulimiques ne sont pas dus à une anorexie mentale ou à un autre trouble physique identifié.

■ ***Le traitement*** est surtout psychothérapique. L'interrogatoire alimentaire et l'éventuelle prescription de régime sont des supports relationnels essentiels bien qu'inefficaces à eux seuls à empêcher la conduite compulsive.

III. — DIÉTÉTIQUE COMME TRAITEMENT D'APPOINT

Ce chapitre traite des états pathologiques au cours desquels la diétothérapie n'est qu'un traitement d'appoint. L'aspect physiopathologique et la description clinique ont été omis car ils sont supposés connus. Chaque partie comporte simplement le principe de diétothérapie et les modalités pratiques de son exécution.

LES ÉTATS FÉBRILES

La fièvre, quelle qu'en soit la cause, modifie les dépenses énergétiques, protéiques et hydriques, et il faudra en tenir compte en prescrivant le régime.

■ *Principes*

• LES DÉPENSES ÉNERGÉTIQUES liées à la fièvre sont faibles et peuvent parfaitement être couvertes par les réserves de lipides (seules les montées et les défervescences thermiques sont coûteuses en énergie). Cependant certains organes tel le système nerveux central ne peuvent couvrir leur dépense énergétique qu'à partir du glucose sous peine de voir s'installer un catabolisme protéique. *Il faut donc assurer au sujet fébrile un apport glucidique de 150 g d'hydrates de carbone par jour.*

Les dépenses protéiques sont accrues par augmentation du catabolisme protéique, ceci même s'il n'existe pas de catabolisme de néo-glucogenèse, (les besoins en glucose étant couverts), et il y a une négativation du bilan d'azote. Pourtant, les besoins protéiques diminuent, une partie des réactions anaboliques ne pouvant se faire.

En pratique, le sujet fébrile doit recevoir la moitié de ses apports protéiques habituels lorsque ceux-ci sont élevés.

Un apport d'environ 50 g de protéines par jour est nécessaire, afin d'économiser les protéines propres du sujet.

• AU COURS DES ACCÈS THERMIQUES s'accompagnant d'accès de sudation importants, *un apport excédentaire très large en sel est nécessaire.* En revanche, lorsque la température est en plateau, et dans une ambiance thermique favorable, le besoin en sel est normal.

• L'AUGMENTATION DE LA SUDATION ET DE LA PERSPIRATION entraîne une augmentation des besoins d'eau, les pertes supplémentaires étant d'environ 150 $cm^3/24\ h/C^0$ dans une ambiance thermique favorable avec une hygrométrie moyenne.

■ *Modalités pratiques*

• D'ABORD, il ne faut conseiller les classiques « purées compotes » que dans la limite des 150 g d'hydrates de carbone qui peuvent être donnés en effet sous cette forme, mais aussi sous forme de boissons sucrées.

• ENSUITE, il est capital d'insister pour que le sujet prenne 50 g de protéines de bonne valeur biologique s'il est très anorexique (s'il n'est pas anorexique, on peut le faire manger normalement).

• ENFIN, il est nécessaire d'assurer un large apport d'eau et de suivre la diurèse, et simultanément de fournir un apport salé important ; et lorsque le sujet fébrile est anorexique, donc absorbe peu de sel au cours de ses repas, il ne faut pas hésiter à lui donner des cachets de chlorure de sodium qui sont très facilement acceptés.

Mais ces prescriptions simples doivent triompher de divers obstacles.

• OBSTACLES PHYSIOLOGIQUES ET SOCIOCULTURELS : s'il est relativement facile d'administrer au sujet fébrile des glucides, de l'eau et du sel, en revanche lui faire absorber au moins 50 g de protéines/j. l'est moins et on doit tenir compte d'un certain nombre d'obstacles, certains physiologiques, d'autres sociopsychologiques. Or il va de soi qu'il ne faut pas chercher à refaire l'éducation diététique du sujet au moment où il a 40°C ; il est donc inutile, voire abusif, de lui imposer des aliments qu'il croit nocifs pour « la fièvre ».

Deux obstacles physiologiques :

L'ingestion de protéines se heurte, d'une part, à l'anorexie constante chez le malade fébrile (on la retrouve expérimentalement lorsque l'on élève la température centrale d'un animal bien portant, mais il est bien évident que chez l'homme ce phénomène purement physiologique est fortement majoré par des facteurs psychologiques).

D'autre part, l'extra-chaleur postprandiale élevée des protéines constitue un autre obstacle : dans les heures qui suivent la prise d'un repas protéique, 25 à 35 % de l'énergie consommée sont obligatoirement dépensés sous forme de chaleur, ce qui accroît l'inconfort. La solution consiste à ne pas donner de repas protéiques massifs, mais à les étaler dans la journée.

Les obstacles socioculturels majorent l'anorexie physiologique du fébrile. Des symboles à peu près constants dans les civilisations du bassin méditerranéen font penser que les nourritures rouges ou foncées sont des nourritures qui donnent à la fois de la force et de la chaleur et qu'elles sont contre-indiquées chez les malades qui ont de la fièvre. La solution la plus raisonnable est de se conformer à ces croyances : d'abord, il n'est pas certain que l'extra-chaleur postprandiale de la viande rouge ne soit pas réellement supérieure à celle d'autres sources de protéines ; et, par ailleurs, il existe des protéines de remplacement dont il est aussi légitime, et plus simple, de se servir, les « nourritures blanches » : viandes blanches, poissons, laitages. (La consommation de lait est psychologiquement très bien supportée par le malade, mais elle doit être évitée lorsque celui-ci n'en a pas l'habitude : en effet, les intolérances sont fréquentes chez l'adulte).

• EN PRATIQUE, il suffit de se rappeler qu'en première approximation toutes les viandes contiennent 20 % de protéines, si bien que, pour donner les 50 g de protéines nécessaires, on doit prescrire 250 g de viande blanche ou 300 g de poisson ou 5 œufs. Bien souvent le malade anorexique acceptera beaucoup plus volontiers une nourriture qu'il n'aura pas à mâcher même si aucune raison pathologique ne s'oppose à la mastication, d'où l'intérêt de préparations hachées, voire mixées.

• RIEN NE MOTIVE LA DIÈTE CHEZ LE MALADE FÉBRILE ; mieux vaut encore le répéter : la diète chez le fébrile, qu'il soit enfant ou adulte, est une ineptie ; de l'eau, du sel, des hydrates de carbone et des protéines doivent être apportés, sinon on risque de provoquer très artificiellement des complications nouvelles qui ne seraient alors pas dues à l'agent causal mais à une mauvaise diététique ; il est parfaitement inutile de mettre un sujet fébrile à la diète ; si bien que lorsque pour des raisons spécifiques, digestives ou autres, il ne peut s'alimenter par la bouche, il faut avoir recours à la sonde ou aux perfusions veineuses pour apporter les éléments indispensables, en particulier les acides aminés.

PATHOLOGIE DIGESTIVE

Cette partie comporte la diétothérapie des états pathologiques du tube digestif, à partir de l'œsophage jusqu'au côlon ; puis sont traités les glandes annexes et les cancers inopérables.

• **Intervention sur patient digestif compliqué.** — Le schéma donné page 208, avec l'ajout de préparations enrichies en protéines (voir produits diététiques). Si la voie orale est difficile, il ne faut pas hésiter à utiliser l'alimentation entérale continue.

• **Précautions**

a) *La survenue d'une diarrhée* nécessite un régime sans résidu (voir principaux types de régimes) ni lait. Cette diarrhée est souvent la conséquence d'une réalimentation trop rapide. Si la diarrhée est importante ou résistante, il faut utiliser l'alimentation parentérale.

b) *Retard de cicatrisation.*

Dans ce cas, une supplémentation protéique par préparations hyperprotéiques est nécessaire : il faut apporter 2 500 à 3 000 calories et 125 à 150 g de protéines par jour.

Pathologie de l'œsophage

Parmi les affections de l'œsophage, certaines peuvent bénéficier d'un traitement diététique ; ce sont :

— la hernie hiatale ;
— le cancer de l'œsophage ;
— l'œsophagite.

Le traitement de la hernie hiatale bénéficiera de mesures hygiéno-diététiques particulières qui permettront d'augmenter le confort en limitant le reflux.

Le cancer de l'œsophage et l'œsophagite aiguë ont en commun une dysphagie : leurs traitements diétothérapiques reposeront sur les mêmes principes.

■ Diétothérapie des hernies hiatales

La diétothérapie des hernies hiatales comporte une série de mesures qui ont pour but :

— de lutter contre le reflux gastro-œsophagien ;
— et d'éviter l'irritation mécanique et chronique de la muqueuse.

La diétothérapie ne doit être instituée que lorsque le malade souffre.

• RÉALISATION PRATIQUE :

* *Les prescriptions diététiques seront les suivantes :*

— faire des repas peu abondants et fractionnés : 3 à 5 repas par jour ;
— boire peu pendant les repas et mastiquer longuement ;
— prendre le repas du soir au moins 3 heures avant de se coucher ;
— éviter de consommer les aliments suivants :

- les crudités, les croûtes de pains, et tous ceux qui par leur consistance dure ou fibreuse peuvent irriter mécaniquement la muqueuse ;

- les aliments qui fermentent : chou et dérivés, légumes secs, légumes à goût fort, pain frais, boisson gazeuse ;

- les aliments irritants : fritures, épices, sauces, boissons alcoolisées ;
- les aliments « concentrés », salés ou sucrés.

* *A ces mesures diététiques, on associera :*

— des mesures posturales :

- éviter de se pencher en avant pendant le repas ;
- rester en position assise après le repas, ou mieux, faire une promenade digestive ;
- dormir la tête surélevée.

— l'éviction des causes d'hyperpression abdominale afin d'empêcher l'expulsion rétrograde du contenu de l'estomac :

- en supprimant les ceintures, gaines, corsets ;
- en traitant la constipation et la toux.

— le tabac, surtout à jeun, sera déconseillé.

* *Si malgré ces mesures, le reflux persiste,* il faut penser à la possibilité d'un reflux alcalin : ce qu'il faut vérifier à l'aide d'une bandelette à pH. Dans ce cas, on le neutralisera en conseillant la consommation d'agrumes au début du repas et de yaourts ou de kefir à la fin des repas.

Les hernies hiatales peuvent se compliquer d'œsophagites aiguës qui bénéficieront des mêmes mesures hygiéno-diététiques que les œsophagites d'une autre origine.

■ ***Diétothérapie des affections de l'œsophage :*** cancer de l'œsophage et œsophagite aiguë.

Le principe de cette diétothérapie est d'assurer au patient, souvent dénutri, un apport calorico-azoté suffisant pour restaurer son état nutritionnel et pour améliorer son confort.

Cette alimentation devra être :

— liquide ou pâteuse, au moins au début ;
— fractionnée en 3 à 5 prises de petits volumes ;
— hypercalorique et hyperprotéique au bout de 2 à 3 semaines.

• Réalisation pratique

Qu'il s'agisse d'un cancer de l'œsophage venant d'être opéré, ou d'une œsophagite aiguë, on se trouve en face d'un sujet dénutri qu'il faut réalimenter *progressivement.*

On procèdera par paliers de 150 calories à 200 calories par jour et de 10 à 20 g de protéines par jour suivant la tolérance, pour arriver à un taux supérieur à 2 500 calories par jour et supérieur à 100 g de protéines par jour ; cette alimentation doit être suffisamment progressive pour ne pas entraîner une diahrrée, surtout après les interventions de cancer de l'œsophage.

* ***Après plus d'un mois,*** l'alimentation doit tendre à ***une alimentation de type normal,*** en restant cependant *hypercalorique* et *hyperprotéique* (≥ 2 500 calories et ≥ 100 g de protéines par jour).

Par prudence, on conseillera au patient d'éviter certains aliments durs, tels que croûte de pain, grosses bouchées de viande, aliments à fibres longues et dures (viande de pot-au-feu), poireau, crudités, aliments grumeleux (telle la semoule).

A ces précautions, on associera les mêmes règles hygiéno-diététiques que dans la hernie hiatale afin d'éviter le reflux gastro-œsophagien.

■ ***Surveillance :***

— On devra suivre régulièrement l'évolution du poids et de l'état général du patient. L'interrogatoire alimentaire permettra de vérifier si le régime hypercalorique, hyperprotéique est bien suivi.

— Certains sujets opérés d'un cancer de l'œsophage restent anorexiques, leur poids stagne ; il faut alors user de préparations culinaires variées et appétissantes, prescrire des boissons nutritives à base de lait à donner entre les repas.

■ ***Cas particuliers***

• LES SUJETS ATTEINTS D'UN CANCER DE L'ŒSOPHAGE sont souvent de grands dénutris, et *avant l'intervention,* il faudra procéder à une réalimentation de même type que celle employée dans les dénutritions protéiques. Cette alimentation sera donnée suivant les cas soit *per os,* soit par voie entérale continue par sonde naso-gastrique ou de gastrostomie (voir alimentation entérale continue dans Dénutrition).

• CHEZ CERTAINS PATIENTS OPÉRÉS D'UN CANCER DE L'ŒSOPHAGE, *on ne peut rétablir la continuité ;* ils devront alors être nourris par sonde de gastrostomie :

— par nutripompe à faible débit continu est nécessaire ;
— la seringue ne doit pas être utilisée, car génératrice de complications.

• POUR LES PATIENTS TRAITÉS PAR IRRADIATIONS, que ce traitement soit seul ou associé, il faudra souvent modifier l'alimentation. En effet, la cobaltothérapie entraîne des brûlures œsophagiennes, des pertes de goût ou des dégoûts, et elle augmente l'anorexie.

Pathologie de l'estomac

Parmi les affections de l'estomac, certaines peuvent bénéficier d'un traitement diététique. Ce sont :

— les gastrites, les ulcères gastro-duodénaux, pour lesquels l'attitude diétothérapique suivra les mêmes principes ;

— les gastrectomies partielles ou totales, pour lesquelles la diétothérapie est particulière.

Diétothérapie des gastrites et des ulcères gastro-duodénaux

Principes

Ces régimes ont pour but commun d'éviter :

— *l'hyperkinésie :* pour cela il faudra éliminer tous les aliments susceptibles de provoquer une irritation mécanique de l'estomac, en particulier tous les aliments à fibre dure ;

— *l'hypersécrétion ;* la suppression de certains aliments irritants tels les épices, les fritures, l'alcool, associée à des règles d'hygiène strictes permettront de diminuer les sécrétions gastriques ; au besoin, on pourra employer des aliments tampons, tels le lait et ses dérivés.

Modalités pratiques

Compte tenu de l'action rapide et efficace des antiulcéreux et des inhibiteurs de la sécrétion acide actuellement à la disposition des médecins, la diétothérapie a perdu de son importance, et le classique régime lacté en période de crise est quelque peu désuet.

En fait, il est utile de respecter une hygiène alimentaire proche d'un régime normal : les aliments et boissons susceptibles d'entraîner une hypersécrétion gastrique sont à surveiller (alcool, épices principalement). Les boissons gazeuses, apéritifs, digestifs, café et thé en excès sont déconseillés.

On insistera sur certaines règles d'hygiène de vie toutes aussi importantes que le régime :

— prendre les repas à heures régulières ; manger lentement, bien mastiquer les aliments, et boire peu pendant les repas ;
— recommander une bonne hygiène dentaire ;
— proscription du tabac, surtout à jeun.

Formes particulières : les ulcères compliqués

▶ *En cas de sténose*

On se trouve en face d'un malade dénutri et déshydraté.

La *diétothérapie* sera celle *des dénutritions protéiques.* Suivant l'importance de la sténose, l'alimentation sera prise *per os*, sous forme liquide et fractionnée ou bien par sonde, en continu, à la nutripompe.

Cette réalimentation permet de restaurer l'état général du malade, qui pourra être opéré dans les meilleures conditions.

► *En cas d'hémorragie digestive*

Il est préférable les premiers jours de mettre en route une *réanimation par voie veineuse* en autorisant des boissons glacées.

Puis on passe à une alimentation lisse, glacée : lactée et glucidique avec un bon apport vitaminique.

Ensuite, on suivra les étapes précédemment décrites : régime sans fibres strict semi-liquide puis pâteux ; toujours fractionné et de petit volume.

► *En cas de suspicion de perforation*

Toute alimentation *per os* ou par sonde sera exclue. *L'alimentation parentérale* seule sera employée.

■ Diétothérapie des gastrectomies

Qu'il s'agisse d'une gastrectomie partielle ou totale, les principes diétothérapiques seront les mêmes ; dans tous les cas, l'état nutritionnel préopératoire conditionnera le pronostic postopératoire.

• Diétothérapie préopératoire

Elle aura pour but de restaurer l'état nutritionnel du patient et de le conduire dans les meilleures conditions possibles à l'opération. Cette réalimentation se fera suivant les mêmes modalités que pour tout malade en état de dénutrition protéique, *per os* ou par sonde, en continu, suivant les cas.

• Diétothérapie postopératoire

Les principes de cette alimentation sont les suivants :

Elle doit être :

— *fractionnée,* la capacité de l'estomac étant limitée ou nulle ;

— suffisamment *riche en protéines et en calories* pour maintenir un état nutritionnel satisfaisant et éviter ainsi les complications (fistules, suppuration, retard de cicatrisation).

Comme dans toutes les affections de l'estomac, cette alimentation devra également être *non irritante,* pour le petit estomac, ou pour la bouche d'anastomose en cas de gastrectomie totale ; et de *consistance molle, sans fibres* dures pour éviter l'hyperkinésie. De plus son pouvoir osmotique devra être modéré ce qui exclut les préparations trop salées ou trop sucrées.

• Traitement diététique après une gastrectomie partielle

Il doit permettre au patient d'atteindre le plus rapidement possible une ration quotidienne supérieure à 2 000 calories et à 80 g de protéines.

Ce taux peut être atteint :

— en fractionnant l'alimentation en prise de 100 cm^3 au début ;

— en augmentant l'apport calorique de 150 à 200 calories par jour, et l'apport protéique de 10 à 20 g de protéines par jour. p. 208).

* Le premier jour après l'arrêt de l'aspiration, l'apport calorique sera réduit à des tisanes sucrées (50 g de glucides) (voir tableau)

* Pendant la convalescence, cette ration doit être maintenue quantitativement et qualitativement afin de stabiliser le poids du patient avant sa reprise d'activité. Lorsque le malade se sent ballonné il est nécessaire de fractionner les prises alimentaires et d'ajouter une collation l'après-midi, mais cette phase est transitoire et on doit parvenir tôt ou tard à faire retrouver au gastrectomisé un rythme normal de 3 repas par jour.

• SURVEILLANCE

Périodiquement, il faudra revoir le gastrectomisé, le peser, procéder à un interrogatoire alimentaire, veiller à ce que sa ration calorico-protéique quotidienne ne soit pas insuffisante, élargir ou supplémenter son régime si nécessaire.

• DIÉTÉTIQUE DES COMPLICATIONS

► *Le dumping syndrome,* qui serait lié à l'arrivée brutale dans le jéjunum d'un bol alimentaire hypertonique, demandera les mesures diététiques suivantes :

— suppression :
- des aliments très sucrés ; confiture, miel, sirop non dilué, jus de fruit ;
- parfois du lait et des aliments riches en lactose ;
- quelquefois des pommes de terre et autres féculents ;
- éventuellement d'autres aliments qu'il faudra rechercher à l'aide d'un interrogatoire alimentaire soigneux ;

— de plus, il faut veiller à ce que les repas soient de volume modéré, à température moyenne (pas de glace ni de plats ou de boissons brûlants).

Il faut rappeler l'importance d'une bonne mastication et déconseiller fortement l'alcool.

► *Les diarrhées* peuvent être liées :

— soit à une intolérance alimentaire, il faudra alors faire une enquête alimentaire pour détecter l'aliment responsable et le supprimer de l'alimentation ;

— soit à une infection colique qui sera traitée pour son compte.

• TRAITEMENT DIÉTÉTIQUE APRÈS UNE GASTRECTOMIE TOTALE SUR CANCER DE L'ESTOMAC

A tous les stades diététiques postopératoires, les problèmes sont considérablement plus complexes que dans la gastrectomie partielle.

En effet, les sujets sont en moyenne plus âgés, et surtout souvent plus dénutris. La réalimentation sera donc plus longue, plus difficile, la convalescence plus prolongée, les troubles fonctionnels plus nombreux.

Les étapes de la réalimentation se feront suivant les mêmes modalités que pour la gastrectomie partielle, mais elles seront souvent plus longues. Aussi, pour assurer un apport calorique et protéique suffisant, faudra-t-il utiliser souvent l'alimentation parentérale.

Ces patients sont souvent anorexiques, il faudra flatter leur appétit par des préparations appétissantes, et multiplier les repas pour assurer une surcharge calorico-azotée.

Si toutes ces mesures s'avèrent insuffisantes, il ne faut pas hésiter à avoir recours à l'alimentation entérale à faible débit continu par sonde, pour passer un cap difficile.

Au total, pour les affections gastriques, l'alimentation doit être non irritante ; il faudra soit prévenir, soit guérir la dénutrition calorico-azotée.

Pathologie du grêle

De nombreuses affections du grêle peuvent bénéficier d'un traitement diététique, en particulier :

— les maladies inflammatoires telle la maladie de Crohn ;
— les résections étendues ;
— les atteintes du grêle consécutives à une irradiation abdominale.

Quelle que soit la nature de l'affection causale, *toute atteinte d'un segment du grêle se traduira cliniquement par une malabsorption.* Suivant le siège et l'étendue de l'atteinte du grêle, la malabsorption sera plus ou moins importante.

■ *Niveau de la lésion*

• EN CAS D'ATTEINTE JÉJUNALE

La malabsorption est souvent minime et transitoire, en effet :

— le cycle entéro-hépatique reste intact ;

— l'iléon a une grande faculté d'adaptation et supplée au jéjunum déficient en augmentant sa capacité d'absorption : son diamètre augmente, les villosités s'hypertrophient et les entérocytes se multiplient.

• EN CAS D'ATTEINTE ILÉALE

▶ *S'il s'agit d'une atteinte iléale limitée,* il n'existe qu'une fuite minime de sels biliaires facilement compensée par synthèse hépatique : la digestion et l'absorption des lipides sont presque normales ; cette fuite de sels biliaires peut entraîner une diarrhée hydroélectrolytique par irritation de la muqueuse colique.

▶ *En cas d'atteinte iléale étendue,* supérieure à 1 mètre, apparaît une stéatorrhée importante, secondaire à la baisse de la concentration intraluminale des sels biliaires, et au défaut de formation des micelles.

A cette malabsorption lipidique s'ajoute souvent la prolifération d'une flore microbienne capable de conjuguer les sels biliaires et donc de perturber encore davantage la formation des micelles. Il existe aussi une malabsorption de la vitamine B_{12}.

Physiologie de l'intestin grêle

ÉTAGE	ABSORPTION
Duodénum	Triglycérides Absorption passive du Ca^{+}
Jéjunum 1re portion	— Vitamines hydrosolubles — Folates — Vitamines liposolubles — Glucides (monosaccharides)
Jéjunum 2e portion	Na^{+} Absorption active du Ca^{+} Protéines (peptides)
Iléon Grêle	Acides aminés Vitamine B_{12} CO_3H Na^{+} Cl^{-}

■ *Principes de la diétothérapie*

La diétothérapie doit permettre :

— de ne pas aggraver la malabsorption par accélération du transit en éliminant les aliments péristaltogènes, et en fractionnant les prises alimentaires ;

— de lutter contre l'existence fréquente d'une malabsorption des graisses mise en évidence par une stéatorrhée supérieure à 20 g par 24 h, en supprimant plus ou moins totalement les graisses alimentaires, car la présence de quantité notable de graisse dans les selles entraîne la malabsorption des autres nutriments ;

— d'assurer l'apport des micronutriments malabsorbés, au besoin par voie parentérale.

■ *Modalités pratiques*

● En période de poussée aiguë ou dans les suites opératoires immédiates

* Dans les atteintes très graves, ou dans les résections iléales étendues, il est nécessaire au début d'employer une alimentation parentérale et/ou *l'alimentation entérale à faible débit continu* par nutripompe (voir dénutritions protéiques), qui apporteront les nutriments, les vitamines, sels minéraux et eau nécessaires pour compenser les pertes ;

— Les mélanges pour sonde ne devront pas être trop hyperosmolaires, inférieurs à 600 mOs/l.

— Au début ces mélanges seront surtout glucidiques et protéiques.

* Puis, si l'état général s'améliore, si la diarrhée diminue, on peut passer *à une alimentation en repas :* elle sera *liquide ou pâteuse, fractionnée, sans résidu strict* (voir tableau dans Pathologie du colon).

* *Le régime sera progressivement élargi,* en tenant compte de la tolérance personnelle, de l'importance du volume fécal, et éventuellement du dosage de stéatorrhée.

Parfois il faut élargir le régime plus rapidement car ces malades sont souvent anorexiques et le régime précédent ne stimule guère l'appétit.

* On aboutira à un *régime sans fibre large,* en contrôlant les quantités d'aliments contenant des lipides. La texture sera modifiée, de pâteux le régime deviendra mou puis solide :

— Le lait sera progressivement réintroduit s'il avait été supprimé ; d'abord dans des préparations puis comme boisson.

— Les pommes de terre, cuites à la vapeur, pourront être ajoutées au régime.

— La réintroduction des lipides sera fonction de l'évolution de la diarrhée et de la stéatorrhée.

(Pour des rations d'aliments apportant 10 g de lipides voir dyslipoprotéinémie).

Au début on se contentera des lipides de structure associés ou non à des triglycérides à chaîne moyenne, puis on augmentera les quantités de fromage (jusqu'à 50 g par 24 h) et on réintroduira un peu de beurre cru.

● En période de rémission ou de convalescence

On réintroduira peu à peu les aliments exclus (un aliment nouveau tous les 2 jours), pour arriver *à un régime de type normal.* On maintiendra cependant l'exclusion des fritures, des sauces grasses, de la charcuterie, des conserves de poissons à l'huile, des viandes très grasses, des condiments irritants et des aliments pour lesquels il existe une intolérance individuelle.

Toute réapparition de la diarrhée et de la stéatorrhée doit faire reprendre le régime précédent.

■ *Surveillance*

Le patient sera suivi régulièrement. La surveillance portera sur la courbe de poids, l'évolution de la diarrhée et de la stéatorrhée, la recherche de signes cliniques et biologiques de malabsorption.

Par l'interrogatoire alimentaire, on s'assurera que le patient suit un régime varié et équilibré, suffisamment riche en protéines et en calories.

■ *Cas particuliers*

Dans les *résections très étendues* avec vomissements, diarrhée incessante, asthénie importante, ou *dans les poussées suraiguës de la maladie de Crohn* avec dénutrition sévère, fistules multiples, localisation étagée, le repos digestif total *par alimentation parentérale exclusive* est nécessaire. Elle apportera environ 3 000 calories par jour. Les apports en nutriments, sels minéraux, oligo-éléments, vitamines, seront ajustés en fonction des bilans sanguins, urinaires et des fécalogrammes.

Pathologie du côlon

Parmi les affections du côlon, certaines peuvent bénéficier d'un traitement diététique, en particulier :

— les colopathies spasmodiques ;
— les recto-colites hémorragiques ;
— les maladies de Crohn coliques ;
— les cancers coliques.

La diétothérapie permettra : *d'abord* d'améliorer l'état nutritionnel du patient et d'assurer son confort ; puis elle amènera le patient à se prendre en charge lui-même, car, d'une part, il s'agit d'affections chroniques, et, d'autre part, il est classique de considérer que les « colopathes » ont fréquemment une structure psychologique particulière.

■ *Principe*

Quelles que soient la nature et l'intensité de l'atteinte colique, la diétothérapie repose sur le principe suivant :

LA MISE AU REPOS DU CÔLON :

Pour cela il faudra :

— *éviter l'accélération du transit* : en assurant la parfaite absorption par le grêle de tout ce qui peut être absorbé (en suppléant, si besoin est, à l'insuffisance pancréatique) afin d'amener à la valvule iléo-cœcale un bol fécal réduit ; en supprimant ou en limitant les aliments contenant des éléments non digérés par le grêle, c'est-à-dire des fibres végétales et animales.

— *limiter la formation de gaz,* en supprimant les aliments qui fermentent ;

— *couvrir les besoins calorico-azotés et compenser les pertes hydroélectrolytiques en période de diarrhée.*

■ *Réalisation pratique*

S'il s'agit d'un épisode aigu, suivant l'importance de la diarrhée et l'intensité de la dénutrition, deux types de comportements peuvent être envisagés :

• EN PÉRIODE DE POUSSÉE AIGUË

Suivant l'importante de la diarrhée et l'intensité de la dénutrition, deux types de comportements peuvent être envisagés :

S'il s'agit d'une poussée très grave :

* parfois seule l'*alimentation parentérale* est possible ;

* sinon on choisira l'*alimentation entérale continue* hyperprotéique et hypercalorique administrée suivant les mêmes modalités qu'en cas de dénutrition protéique.

Ces solutions sont habituellement choisies dans l'attente d'une décision chirurgicale ou pour passer un cap évolutif.

• EN PÉRIODE MOINS AIGUË

* On choisira *l'alimentation orale fractionnée hypercalorique et hyperprotéique* sans résidu. Suivant l'asthénie et la dénutrition du patient, le régime sera liquide, puis pâteux, puis solide.

Les prises seront fractionnées en 5 petits repas. L'apport calorique devra atteindre le plus rapidement au moins 2 500 calories par 24 h, l'apport protéique sera au moins égal à 100 g de protéines par 24 h.

Ce régime étant monotone et stimulant peu l'appétit, il est difficile de le rendre hypercalorique et hyperprotidique, aussi entre les repas pourra-t-on donner au patient des mélanges liquides nutritifs.

* En fonction de l'amélioration clinique, ce régime sera élargi progressivement vers un *régime sans résidus large,* en introduisant biscuit sec, yaourt, jambon blanc maigre, pain blanc rassis, biscotte, jus de fruits sans pulpe, fromage cuit, petit-suisse.

Si la texture du régime est liquide, en même temps qu'on élargit le régime, on épaissit la texture des mélanges pour arriver à une alimentation molle, puis solide.

L'apport calorico-azoté sera maintenu aux mêmes taux.

• A LA FIN DE L'ÉPISODE AIGU

* *L'élargissement du régime se poursuit* ; tous les 2 jours, on introduit un nouvel aliment :

— D'abord :

- des légumes tendres pauvres en cellulose (carotte, betterave rouge, pointe d'asperge, fond d'artichaut, courgette épépinée), servis en purée, puis écrasés à la fourchette ;
- des fruits non acides très mûrs cuits en compotes, puis en morceaux.

— Puis :

- des légumes cuits plus riches en cellulose (endive, salade, aubergine, ultérieurement haricot vert tendre) ;
- des fruits crus très mûrs doux.

* Finalement on arrive à un régime de *type sans fibres large.*

Régime sans résidu

	SANS RÉSIDU STRICT	SANS RÉSIDU LARGE
Lait et dérivés	Lait sans lactose (AL 110) et entremets à base de ce lait	idem Fromages à pâte cuite Lait, laitages natures, crème fraîche, selon tolérance
Viande	Blanches, maigres, de préférence les morceaux dit de 1re catégorie	Maigres, sans tendons ni collagène
Abats	Foie grillé, cervelle pochée	idem

	SANS RÉSIDU STRICT	SANS RÉSIDU LARGE
Poissons	Tous si cuits natures	idem Crustacés natures
Charcuterie	Jambon cuit maigre	idem
OEufs	Durs, mollets, pochés, au plat, en omelette, coques	idem
Céréales	Farine blanche, riz, pâtes de petit calibre semoule fine blédaline, tapioca, maïzena	Toutes céréales à base de farine blutée
Pain et dérivés	Biscotte	Biscotte, pain blanc de la veille
Légumes	En bouillon	En bouillon et jus passés
Pommes de terre		En petite quantité cuites sans graisse entières
Fruits	En bouillon	En jus passés de fruits non acides sirop de fruits
Corps gras	Crus	Crus
Sucre et produits Sucrés	Sucre, miel, gelée	idem Cacao, ovomaltine Chocolat, bonbons acidulés, pâtes de fruits, biscuits de savoie maison, biscuits cuillère, boudoirs, meringues
Condiments et aromates	Sel	Sel Épices en quantité modérée

	SANS RÉSIDU STRICT	SANS RÉSIDU LARGE
Boissons	Eau du robinet Eau minérale Chicorée, thé et café légers, infusion, bouillons	idem jus de fruis passés

Les aliments non cités dans cette liste sont déconseillés.

• En période de rémission

*** Le patient pourra réintroduire progressivement les aliments exclus (1 aliment nouveau tous les 2 jours), puis tendre le plus possible vers *un régime normal.***

Cependant, on maintiendra l'exclusion :

— des légumes secs et des crudités ;

— des légumes durs à goût fort : chou, chou-fleur, navet, bette, salsifis, poireau (sauf le blanc), oignon, céleri, oseille ;

— de fritures et sauces grasses, de la charcuterie ;

— de viandes faisandées, de condiments irritants ;

— des aliments mal tolérés par le sujet avant sa maladie ;

— suivant les tolérances personnelles, pain, pomme de terre, lait seront ou non exclus du régime.

En fait, aucune règle diététique formelle ne peut être établie d'avance car la tolérance individuelle est très variable d'un sujet à l'autre.

• Surveillance

Le patient sera revu régulièrement. On appréciera son état clinique, son poids, la manière dont il établit son régime alimentaire. En effet fréquemment le patient s'impose un régime trop restrictif. Il faut assurer le maintien d'un bon état nutritionnel en interdisant les aliments susceptibles de déclencher une poussée. On insistera aussi pour que le patient prenne ses repas à heures régulières, au calme, en masticant bien.

• Cas particuliers

► ***Malades traités par les corticoïdes***

Les corticoïdes peuvent être prescrits aux sujets atteints de recto-colite hémorragique ou de maladie de Crohn colique. Dans ce cas, le contrôle des apports sodés ne se justifie que si la dose prescrite est égale ou supérieure à 30 mg/jour de prednisone. Le plus souvent une posologie moins élevée permet au patient de suivre un régime normalement salé, ce qui est souhaitable chez ces sujets déjà anorexiques.

Les lavements répétés de corticoïdes peuvent aboutir à un hypercorticisme, il faudra donc suivre les mêmes règles qu'en cas d'administration orale importante.

► *Certaines maladies de Crohn coliques* sont associées à un Crohn du grêle. Dans ce cas, l'attitude diététique sera surtout fonction de l'atteinte du grêle.

■ *Cancers coliques*

Suivant la localisation et la longueur du segment atteint, deux cas peuvent se rencontrer.

• La continuité est rétablie

Il peut s'agir :

► *De colectomies segmentaires gauches* qui sont en général très bien tolérées. Les opérés seront mis au régime sans résidus après l'intervention, puis ce régime sera élargi pour parvenir assez rapidement à une alimentation quasi normale en tenant compte uniquement d'éventuelles intolérances individuelles (certaines celluloses dures).

► *D'hémicolectomies droites* qui entraînent :

— une diminution de tolérance aux résidus cellulosiques et aux amidons ;

— une diminution de la réabsorption hydrosodée et par conséquent une diarrhée.

On prescrira un régime sans résidu, en phase postopératoire, puis on tentera d'élargir ce régime.

Mais il persiste souvent une diarrhée qui ne cède pas aux mesures diététiques. Il faut alors tenir compte du rôle de la résection iléale souvent associée avec suppression de la valvule de Bauhin ; il existe, de ce fait, une irritation du côlon restant par les sels biliaires non résorbés avec augmentation des pertes hydrosodées ; deux traitements adjuvants permettent souvent d'améliorer diarrhée et stéatorrhée : la cholestyramine, chélateur des sels biliaires, et la prescription de triglycérides à chaîne moyenne (TCM) dont l'absorption est possible malgré la diminution du pool des sels biliaires.

▶ *De colectomies totales :*

Elles sont en général bien tolérées au point de vue nutritionnel. La période d'adaptation est facilitée et abrégée par la prescription d'un régime sans résidu en phase postopératoire.

L'élargissement progressif est en général assez facile et mène à une alimentation définitive quasi normale.

• La continuité n'a pu être rétablie

Le malade est porteur d'une colostomie ou d'une iléostomie.

La diététique conseillée est tout à fait différente suivant la méthode employée pour assurer l'évacuation intestinale.

▶ *Colostomies avec irrigations :*

— L'évacuation se fait artificiellement par irrigations pratiquées tous les 2 jours.

Il est indispensable d'entretenir une constipation chez ces patients qui seront dès lors astreints à une discipline alimentaire stricte.

— Le régime pauvre en fibres est indiqué. Ce régime sera sans lait si le sujet n'a pas l'habitude d'en consommer ou bien on prescrira du lait sans lactose : d'abord strict, on tentera ensuite de l'élargir avec prudence en revenant en arrière si nécessaire.

— Malgré le côté contraignant de ce type d'alimentation, qui interdit pratiquement la restauration collective (cantine, restaurants), beaucoup de patients l'acceptent bien car ils sont délivrés de tout appareillage et de toute gêne liés à l'évacuation des matières et des gaz.

— Si le sujet supporte mal les laitages, on veillera à assurer sous forme médicamenteuse une supplémentation en calcium.

▶ *Colostomies avec poches :*

— Ces patients doivent au contraire des précédents éviter la constipation qui s'opposerait à l'évacuation correcte spontanée du côlon : ils supportent donc mieux un régime avec résidus.

— On leur prescrira une alimentation variée, équilibrée, d'autant plus normale que la colostomie est distale.

— Seuls seront à éviter les aliments donnant des selles trop abondantes, des gaz en quantité anormale, des mauvaises odeurs : légumes secs, chou, oignon, ail, oseille, rhubarbe, melon, pruneau, fruits secs, bière et boissons gazeuses, certains condiments.

— Parfois l'ingestion de boissons entre les repas doit être déconseillée.

— Il faut de toute façon tenir compte des tolérances individuelles très variables d'un malade à l'autre (par exemple, on peut avoir des débâcles liquidiennes après un petit déjeuner lacté. On prescrira alors une alimentation solide avec fromage).

Certains colostomisés utilisent pour régulariser leur évacuation intestinale des procédés variés : absorption d'un repas abondant ou riche en liquide, de thé ou de café forts, voire d'un aliment particulier qui déclenche la selle au moment choisi.

▶ *Iléostomie* :

L'attitude diététique sera la même que dans la colectomie totale avec anastomose iléo-rectale, c'est-à-dire que le régime sera pratiquemment normal.

Pathologie du foie et des voies biliaires

Parmi les affections du foie et des voies biliaires, seule la cirrhose bénéficiera d'un régime bien défini, en association à d'autres thérapeutiques.

Dans toutes les autres atteintes hépato-biliaires, les régimes sont inutiles ; cependant ils constituent une tradition nationale.

■ Diétothérapie des cirrhoses

• PRINCIPES

Le régime aura pour principes de tenter de lutter contre la dégradation de l'état nutritionnel et aider à rétablir l'équilibre hydro-électrolytique.

• SURVEILLANCE

1) Le régime contrôlé en Na sera fonction de l'efficacité du traitement diurétique. On l'ajustera, tenant compte de l'évaluation urinaire du Na.

2) En cas d'hyperkaliémie, il faut supprimer les sels diététiques, tous à base de potassium (voir régime contrôlé en sodium, p. 241).

Souvent le régime hyposodé même bien suivi n'est pas suffisant pour faire disparaître l'ascite et il faut y associer : ponctions, diurétiques.

Dans les cas les plus favorables, rares, si l'ascite a disparu, le régime pourra être élargi. On commencera par prescrire 2 g de sel/jour pendant 1 semaine et on vérifiera que le périmètre abdominal et le poids n'ont pas augmenté.

• CAS PARTICULIERS

▶ *En cas d'hyperammoniémie* :

il faut contrôler l'apport protéique. Cependant grâce au lactulose et aux antibiotiques, il est rarement nécessaire d'abaisser la ration protéique à moins de 60 g par 24 h.

► *Ascites irréductibles* :

souvent, malgré un régime bien suivi, il y a récidive liquidienne. Cependant si le régime est bien suivi, la rétention d'eau ne peut dépasser 3 l d'eau par mois.

Parfois, sous l'action prolongée du régime et du traitement, l'ascite finit par disparaître.

Lorsque toutes les tentatives thérapeutiques médicales ont échoué, le seul recours reste le traitement chirurgical.

■ Dans les autres affections hépato-biliaires

Quelle que soit l'affection en cause, il faudra veiller à ce que le régime se rapproche le plus possible de la normale.

Ces patients ont tendance à supprimer totalement de leur alimentation certains types d'aliments qu'il faudra réintroduire progressivement. En période de crise, on peut éventuellement leur faire suivre le « régime dyspeptique » qui est une espèce de fourre-tout d'interdictions le plus communément admises pour augmenter le confort digestif (voir tableau régime sans résidu).

Pathologie du pancréas

Parmi les affections du pancréas, on traitera à part :
— la pancréatite aiguë hémorragique ;
— les pancréatites chroniques ;
— les pancréatectomies.

■ Pancréatite aiguë hémorragique

● LE PRINCIPE DE LA DIÉTOTHÉRAPIE est dans un premier temps d'assurer *la mise au repos du pancréas* au moyen de l'alimentation parentérale et de l'aspiration gastrique, puis, dans un second temps, *de réalimenter* progressivement le malade jusqu'à ce qu'il reprenne une alimentation normale.

● MODALITÉS PRATIQUES

* *Pendant toute la période d'aspiration* (3 à 4 jours environ), une réanimation par voie parentérale est pratiquée.

Elle doit permettre le maintien d'un état nutritionnel et hydro-électrolytique satisfaisant.

Elle sera normocalorique et hyperprotéique pour compenser les pertes azotées accrues par l'hémorragie et les fuites digestives, apportant 2 000 à 2 800 calories et plus de 60 g de protéines par 24 h.

Des bilans quotidiens permettront d'adapter les apports hydriques et électrolytiques.

* *A l'arrêt de l'aspiration gastrique,* on passera à l'alimentation orale, tout en maintenant l'alimentation parentérale jusqu'à ce que les taux calorico-azotés pris *pers os* atteignent les minimaux fixés.

Les modalités de cette réalimentation seront les mêmes que celles des gastrectomisés (voir tableau p. 208).

• SURVEILLANCE

Au long cours, la prescription d'un régime est inutile. On conseillera seulement d'éviter les repas lourds et copieusement arrosés.

S'il s'agit d'une pancréatite provoquée par une hyperglycéridémie, une régime contrôlé en lipides sera nécessaire (voir Dyslipoprotéinémies).

■ *Pancréatites chroniques et pancréatectomies*

Qu'il s'agisse d'une résection chirurgicale ou de la perte fonctionnelle d'une partie du pancréas, on aboutit finalement à l'atteinte des fonctions exocrines et/ou endocrines du pancréas.

• PRINCIPES

La diétothérapie sera établie après un bilan évaluant :

— l'altération des fonctions exocrines, par le dosage de la stéatorrhée sur les selles de 24 h ;

— l'altération des fonctions endocrines par exploration de la tolérance au glucose ;

— l'état nutritionnel du malade.

Dans tous les cas, l'alimentation deviendra progressivement hypercalorique et hyperprotéique, apportant finalement plus de 2 500 calories et plus de 120 g de protéines par 24 h.

L'alcool sera définitivement exclu.

• MODALITÉS PRATIQUES

Ces patients étant le plus souvent dénutris, on pratiquera une réalimentation progressive de même type que celle employée dans les dénutritions protéiques, *per os* ou par voie entérale continue, jusqu'à atteindre 2 500 calories et 120 g de protéines par jour.

Les prescriptions diététiques tiendront compte de la stéatorrhée et/ou du diabète, éventuellement associés.

► *En cas de stéatorrhée :*

— *Si la stéatorrhée est inférieure à 20 g/24 h* avec le régime spontané, aucune mesure diététique particulière n'est nécessaire, on conseillera seulement au patient d'éviter les aliments gras.

Des extraits pancréatiques et des ralentisseurs du transit seront prescrits afin de faciliter l'absorption des graisses.

— *Si la stéatorrhée est supérieure à 20 g/24 h,* un régime contrôlé en lipides devra être suivi. En fonction de l'importance de la stéatorrhée il apportera de 20 à 25 g de lipides, uniquement des lipides de constitution. On y ajoutera des triglycérides à chaîne moyenne pour augmenter la ration lipidique et calorique (voir à dyslipoprotéinémies = diétothérapie du type I).

► *En cas de diabète :*

— *S'il y a une perturbation de la glycémie,* on commencera par la suppression des sucres à absorption rapide (confiture, confiseries, boissons sucrées, pâtisseries, sucres, etc) et on limitera l'apport des amidons.

— Si, malgré ce régime, il y a *un cycle glycémique perturbé ou une glycosurie franche,* le traitement principal sera l'insulinothérapie accompagnée des prescriptions diététiques habituelles (voir Diabète insulino-dépendant).

Dans tous les cas, il faudra veiller à apporter suffisamment d'hydrates de carbone sous forme d'amidon, même s'il est nécessaire d'augmenter les quantités d'insuline.

En effet, il s'agit d'un patient dénutri, et il n'est pas possible de diminuer beaucoup l'apport glucidique sans déséquilibrer le régime et diminuer la ration calorique ; et ce d'autant plus que la ration lipidique est déjà réduite s'il est porteur d'une stéatorrhée.

• SURVEILLANCE

Le patient devra être suivi régulièrement. La pesée et l'interrogatoire alimentaire auront lieu chaque mois.

Un bilan biologique permettra d'apprécier l'évolution de la stéatorrhée, du diabète, et de l'état nutritionnel.

En fonction de ces résultats, on pourra être amené à modifier régime et traitement.

Toute chute de poids, tout signe de carence protéique doit entraîner une hospitalisation pour assurer la réalimentation.

Il faudra encore insister auprès du patient pour qu'il supprime définitivement l'alcool et les boissons alcoolisées. Le tabac sera aussi totalement interdit.

• CAS PARTICULIERS

▸ *Dans les pancréatectomies :*

— *Avant l'intervention,* ces malades dénutris porteurs d'un cancer du pancréas, ou d'une pancréatite chronique, seront réalimentés suivant les mêmes modalités que celles des dénutritions protéiques.

— *Dans les duodéno-pancrétectomies céphaliques,* outre les prescriptions diététiques destinées à soigner la stéatorrhée et/ou le diabète, il faudra supprimer les aliments riches en fibres de l'alimentation, et insister pour que le fractionnement des prises alimentaires soit bien respecté.

— *Dans les pancréactectomies totales,* les prescriptions diététiques associées aux autres moyens thérapeutiques viseront, comme dans les pancréatectomies partielles, à suppléer aux fonctions exocrines et endocrines du pancréas manquant. L'insulinothérapie sera systématique.

Chez ces sujets le diabète est particulièrement instable. Les bilans glucidiques seront fréquents. Ces malades feront l'objet d'une surveillance régulière, d'une éducation continue, et il faudra souvent adapter régime et quantité d'insuline.

▸ *Dans les pancréatites aiguës hémorragiques* survenant chez des sujets atteints de pancréatite chronique, la réalimentation se fera suivant les mêmes modalités que dans la pancréatite aiguë après l'arrêt de l'aspiration. A l'élargissement du régime, la diétothérapie sera celle des pancréatites chroniques.

Diarrhées

Quelle que soit l'étiologie de la diarrhée, le traitement diététique suivra les mêmes principes suivant l'intensité et la durée du syndrome.

▪ Principes de la diétothérapie :

— Le régime doit assurer un apport hydrique et minéral important pour compenser les pertes hydro-électrolytiques.

— Il doit être non irritant pour la muqueuse intestinale, donc sans fibre, sans épices, sans alcool.

— Un apport alimentaire sans résidu strict, associé au traitement médicamenteux, doit permettre de ralentir le transit.

Il y a lieu de conseiller au patient de ne reprendre que progressivement son alimentation normale.

■ ***En poussée aiguë***

La réhydratation est nécessaire, comportant au moins 2 l d'eau salée à 9 g/litre par jour. Si celle-ci est mal tolérée *per os,* on utilisera la voie intraveineuse.

■ ***Dans la forme chronique***

Il faut mettre le côlon au repos par un régime sans résidu large (voir Dénutritions protéiques).

L'eau salée étant de goût peu agréable, on pourra l'apporter sous forme d'infusion, de thé, d'eau de cuisson de légumes, d'eau de riz. On peut ajouter de la pulpe de caroube (5 à 10 g/100 ml) qui a une action astringente.

La reprise d'alimentation sera plus ou moins progressive selon la tolérance, d'abord mixée, de type sans résidu strict, puis molle sans résidu large.

Les aliments exclus seront progressivement réintroduits. On commencera par des carottes et betteraves rouges bien cuites. L'introduction de fromage cuit et de compote et confiture sera la dernière étape avant un régime normal.

Constipation

Une fois éliminées les constipations secondaires liées à une affection organique, colique, rectale ou anale, le traitement d'une constipation consiste en de simples mesures hygiéno-diététiques.

■ ***Conseils hygiéniques***

On conseillera :

— d'aller à la selle tous les jours à la même heure ;

— d'augmenter l'activité physique et de faire de la gymnastique abdominale ;

— de boire 1 cuillère d'huile d'olive le matin à jeun (cholécystokinétique).

■ ***Conseils diététiques :***

— Il faudra augmenter la ration de fruits et de légumes, riches en cellulose.

— Boire.

— Consommer des produits riches en fibres, soit en remplaçant le pain par du pain complet, soit en utilisant les nombreuses préparations à base de son.

— Chez des sujets non consommateurs de lait, la consommation de lait peut augmenter temporairement le transit.

Cancers digestifs inopérables

Dans les cancers digestifs inopérables, la diétothérapie sera différente :

— selon qu'il s'agit d'un patient traité par radiothérapie et/ou chimiothérapie ;

— ou d'un patient pour lequel il n'existe plus de possibilité thérapeutique.

■ *Malades traités par chimiothérapie et/ou cobaltothérapie*

• PRINCIPES

Quel que soit le siège du cancer sur le tube digestif, les principes de la diétothérapie seront les mêmes :

— Avant d'entreprendre le traitement, il faut *restaurer l'état nutritionnel* du patient en lui prescrivant, si possible, un régime hypercalorique et hyperprotéique du même type que celui employé dans les dénutritions protéiques, par voie entérale à faible débit continu. En cas d'impossibilité, on emploiera la voie parentérale.

— En cours de traitement, si la reprise de l'alimentation orale est possible, la diétothérapie devra :

- lutter contre l'anorexie (on présentera au patient des menus variés et appétissants, tenant compte des modifications de goût, voire des dégoûts, fréquents chez ces sujets) ;

- assurer un apport calorico-azoté d'au moins 2 500 calories et 120 g de protéines par 24 h ;

- compenser les pertes en nutriments, vitamines, sels minéraux, liées à une malabsorption, par voie entérale ou parentérale si nécessaire.

• MODALITÉS PRATIQUES

* La reprise de l'alimentation orale, quand elle est possible, se fera *progressivement :* d'abord liquide, fractionnée et sans résidus stricte, elle deviendra progressivement pâteuse, molle et sans résidus large, puis solide et sans fibres large.

La durée de chaque étape sera fonction de la tolérance personnelle du patient.

* *L'élargissement du régime vers un régime de type normal* sera possible dans certains cas, mais le plus souvent, certaines restrictions persisteront, fonction de la localisation du cancer sur le tube digestif.

• CERTAINES MODALITÉS SONT FONCTION DU SIÉGE DU CANCER

► *Dans les cancers de l'œsophage et de l'estomac :*

— Avant le traitement, la réalimentation se fera par sonde, naso-gastrique, de gastrostomie ou de jéjunostomie ;

— Au cours du traitement, lors du passage du régime sans fibres à un régime élargi, on maintiendra l'exclusion des aliments à fibres longues et dures, des épices, des aliments gras, des boissons alcoolisées et aussi du tabac.

► *Dans les cancers du jéjunum et du grêle proximal :*

— Avant le traitement, l'alimentation se fera par voie entérale continue, si besoin par la bouche d'iléostomie. Il faudra, au jour le jour, compenser les pertes liées à la malabsorption, quantifiée par des fécalogrammes. En fonction de l'importance de la malabsorption, le régime sera plus ou moins pauvre en lipides, enrichi en TCM, supplémenté en vitamines liposolubles, en vitamines du groupe B, en sels minéraux et en oligo-éléments par voie parentérale ;

— S'il y a amélioration du transit au cours du traitement, on en tiendra compte en élargissant le régime en tenant compte de la stéatorrhée et des autres pertes fécales. La supplémentation vitaminique sera toujours nécessaire. Si la malabsorption est importante, les repas devront rester fractionnés en 6 petits repas. Le régime ne pourra être élargi au-delà du régime sans fibres larges, et l'apport lipidique sera toujours contrôlé.

Dans les cas les plus favorables, la malabsorption peut s'atténuer grâce à la compensation du grêle restant.

► *Dans les cancers du grêle distal :*

— Avant le traitement, la réalimentation se fera par voie entérale à débit continu par sonde naso-gastrique.

Comme précédemment, il faudra adapter les mélanges à l'importance de la malabsorption et supplémenter le régime en vitamines et en micro-aliments par voie parentérale.

— Suivant l'importance de la sténose, les selles seront évacuées soit par voie naturelle, soit par iléostomie. Dans les deux cas, on maintiendra le régime sans fibres large.

► *Dans les cancers coliques :*

— Avant le traitement, la réalimentation se fera par voie entérale à faible débit continu par sonde naso-gastrique ;

— En cours du traitement, la progression du régime suivra le schéma type.

A l'élargissement du régime, on maintiendra l'exclusion des aliments riches en cellulose : céréales complètes, légumes secs, crudités, légumes à goût fort et aliments gras, que les selles soient évacuées par voie naturelle ou par colostomie.

• SURVEILLANCE

Elle portera sur l'appréciation de l'appétit, de l'état général, de la courbe de poids, et sur l'évolution du syndrome de malabsorption. Si l'anorexie ne permet pas un apport nutritionnel suffisant, on peut tenter d'augmenter l'apport calorico-azoté en utilisant des préparations pâteuses ou visqueuses apportées sous forme fractionnée au cours de la journée.

Si cette mesure s'avère insuffisante, on pourra envisager la reprise de l'alimentation parentérale et/ou entérale.

De toute façon, il faudra distinguer les situations où il existe un espoir thérapeutique, où la réalimentation est indispensable, des situations désespérées.

■ ***Quand il n'existe plus aucune possibilité thérapeutique,*** la seule préoccupation diététique est d'assurer le confort du malade, de le rassurer, de flatter son goût s'il peut s'alimenter par la bouche.

Selon qu'il y ait ou non sténose et suivant le siège du cancer, le mode d'alimentation sera différent.

• DANS LES CANCERS DE L'ŒSOPHAGE, DE L'ESTOMAC ET DU JÉJUNUM : l'eau et les sels minéraux nécessaires seront apportés par la bouche ou par voie veineuse.

En effet, on cherchera seulement à éviter la déshydratation du patient.

• DANS LES CANCERS DU GRÊLE ET DU CÔLON :

— l'alimentation *per os* reste possible jusqu'à la fin ;

— aussi s'enquerra-t-on des goûts et des désirs du malade afin de lui donner une alimentation qui lui plaise.

Aucun régime ne sera prescrit. On tiendra seulement compte des intolérances personnelles du patient.

DIABÈTE INSULINO-DÉPENDANT

Il s'agit d'une maladie métabolique apparaissant souvent avant ou pendant l'adolescence, parfois à la suite d'un stress, liée à un déficit de cellules β langerhansiennes.

Pour le patient traité par insulinothérapie, régime alimentaire et éducation diététique sont prioritaires.

■ *Éléments de diagnostic :*

— La consultation est souvent demandée par un sujet de moins de 40 ans se plaignant de signes patents de diabète : polydipsie, polyurie, polyphagie, amaigrissement.

— Parfois, c'est une complication dégénérative qui motive la consultation.

— Examen clinique, bilan clinique et biologique seront les mêmes que dans le diabète gras.

— Ici, la glycosurie est souvent massive, la cétonurie importante, la glycémie supérieure à 2 g à jeun et à 3 g après le repas.

■ *Principes de la diétothérapie :*

Le régime doit être compris dans le sens d'une hygiène alimentaire, normocalorique, normoglucidique (taux de glucides 50 % du taux calorique, soit 250 g pour 2 000 calories ou 8 360 kJoules). Le seul impératif de la prescription diététique est la répartition des glucides au cours de la journée, et ceci en fonction de l'insulinothérapie et de l'index glycémique des aliments (actuellement discuté).

Cet index correspondrait à la tolérance des diabétiques aux hydrates de carbone : selon la nature de ceux-ci (simples ou composés) leur prise isolément ou au cours d'un repas, et leur préparation, la glycémie serait augmentée de façon plus ou moins importante.

■ *Modalités pratiques*

L'élaboration du régime a pour but d'éviter d'une part les « trous » glucidiques au cours de la journée (sources d'hypoglycémie) et d'autre part les pics hyperglycémiques.

L'alimentation doit donc impérativement être régulière et correctement répartie dans la journée.

La répartition de l'alimentation se fait sur la base de trois repas (petit-déjeuner, déjeuner et dîner) et de deux collations, l'une à 16 h et l'autre pouvant être placée selon le mode de vie du patient, dans la matinée ou vers 22 h. La répartition peut se faire selon le pourcentage suivant :

— petit déjeuner = 20 %
— collation = 10 %
— déjeuner = 30 %
— collation = 10 %
— dîner = 30 %.

Cette répartition est valable, que le patient soit à 1, 2 ou 3 injections d'insuline par jour.

Deux insulinothérapies très différentes sont bien compatibles avec une telle distribution standart.

Traitement par 2 injections sur 24 h
(mélange d'insuline NPH et d'insuline ordinaire)

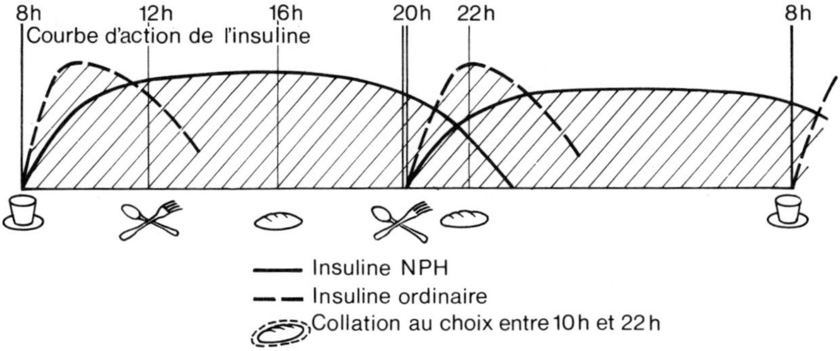

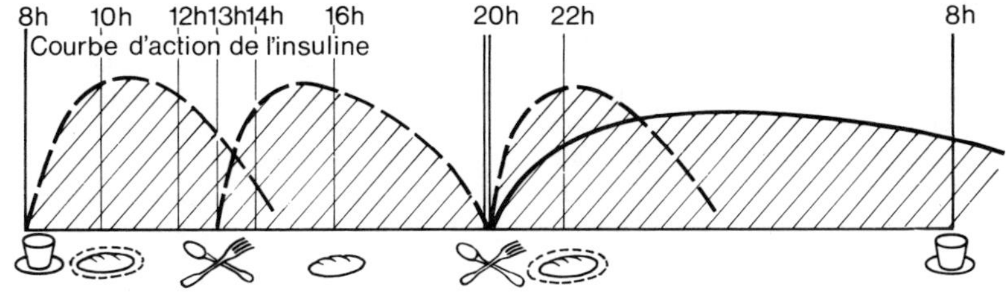

Traitement par 3 injections sur 24 h (2 d'insuline ordinaire et 1 d'un mélange I. ordinaire-I. NPH).

Le régime sera fait de prescriptions positives, globales, portant sur l'ensemble des nutriments afin d'inculquer au diabétique l'importance qu'il y a à avoir une alimentation équilibrée.

Les prescriptions seront chiffrées en poids d'aliments.

Il lui sera remis une table d'équivalence glucidique afin qu'il puisse varier ses menus.

PAIN	100 g de pain (55 % glucides)	= 7 biscottes ordinaires de 10 g = 60 g de biscuits secs ordinaires
POMMES DE TERRE CÉRÉALES - BANANES	100 g pommes de terre (20 % glucides)	= 3 c. à s. pleines de riz cuit = 3 c. à s. de pâtes cuites = 5 c. à s. de légumes secs cuits = 100 g de bananes

Glucides	(10 %)	(15 %)	(20 %)
FRUITS Frais ou surgelés, pesés crus sans déchets. A consommer crus ou pressés ou cuits pochés sans sucre.	Abricot Citron Fraise Framboise Groseille Mandarine Orange Pamplemousse Pastèque Prune Rhubarbe	Ananas Brugnon Cassis Goyave Mangue Mûre Noix-Noisette Pêche Pistache Poire Pomme	Amande Cerise Figue fraîche Raisin

Glucides	(3 %)	(5 %)	(7 %)
LÉGUMES VERTS Frais, en conserve ou surgelés, pesés crus, sans déchets, prêts à la cuisson. A consommer : crus, en salade ou cuits en garniture ou en potage.	Asperge Céleri en branche Champignon Concombre Endive Épinards Fenouil Oseille Poivron Poireau Salade Tomate	Aubergine Avocat Bette Chou Choucroute Chou-fleur Citrouille Courge Melon Navet Olive Radis	Artichaut entier Betterave Carotte Céleri-rave Choux de Bruxelles Fève Haricots verts Haricots mange-tout Oignon Petits pois frais Potiron - Salsifis

Rappel des valeurs lipidiques des aliments protéiques dans le cadre d'une diététique sans insulinothérapie.

	+	++	+++
VIANDE	Cheval - Pintade Foie - Gibier Rognons	Bœuf - Poulet Veau - Cervelle Lapin	Mouton - Agneau Porc - Jambon Cœur - Langue de bœuf Oie - Canard Dinde

POISSON	Brochet - Merlan Brème - Mulet Cabillaud Perche - Colin Raie - Sole Daurade Rascasse Goujon Roussette Lieu - Truite Limande	Carpe Congre Hareng - Lotte Maquereau Rouget Sardine fraîche Crustacés	Anguille Foie de poisson Lamproie Saumon frais ou fumé Thon frais Caviar
	18 huîtres ou 24 moules = 100 g de poisson		

Pendant très longtemps, on a strictement interdit aux diabétiques d'absorber des sucres raffinés (bonbons, chocolat, confitures et autres gâteaux). Or il est démontré que si ces aliments « sucrent » effectivement quand ils sont pris en grande quantité, ils ne sont pas particulièrement hyperglycémiants s'ils sont absorbés en fin de repas en quantité modérée.

Indication des apports glucidiques et lipidiques pour une portion moyenne de divers desserts cuisinés

DESSERT	Glucides					Lipides
	50-55 g	40-45 g	30-35 g	20-25 g	<20	
Tarte aux fruits avec crème	□					30 g
Glace				□		5 g
Clafoutis		□				
Eclair-Religieuse		□				
Savarin		□				20 g
Flan	□					
Crème renversée			□			
Crème anglaise				□		
Crêpe nature					□	5 g

■ *Surveillance*

— Le problème essentiel est de demander au diabétique de faire lui-même ses autocontrôles glycémiques, en variant les heures afin d'avoir une idée juste de son cycle glycémique (voir diabète gras).

— Tous les trois mois on fera un dosage d'hémoglobine glycosylée A_1 C (le % d'HbAc reflète sous une forme intégrée les hyperglycémies des semaines précédant le dosage).

— Tous les ans sera pratiqué un bilan vasculaire, ophtalmologique, et neurologique (Doppler, angiographie rétinienne, vitesse de conduction nerveuse).

Répartition des glucides suivant le niveau calorique, les régimes ci-dessous ont été établis dans l'hypothèse d'un patient « couche-tard » et nécessitant donc la prescription d'une collation vers 22 h.

	1 800 cal. 225 g Hco	2 000 cal. 250 g Hco	2 200 cal. 275 g Hco	2 400 cal. 300 g Hco
PETIT DEJEUNER				
café ou thé				
lait 1/2 écrémé	100 ml	100 ml	100 ml	100 ml
pain	60 g	80 g	90 g	100 g
beurre	10 g	10 g	20 g	20 g
fruit	100 g	100 g	100 g	100 g
DÉJEUNER				
crudités	100 g	1 00 g	100 g	100 g
huile	1 c. à café	1 c. à café	1 c. à café	1 c. à café
viande (ou équivalent)	100 g	100 g	100 g	100 g
légumes verts	100 g	100 g	100 g	100 g
féculents	100 g	100 g	100 g	100 g
beurre	/	5 g	5 g	10 g
yaourt nature	1	1	1	1
fruit	100 g	100 g	100 g	100 g
pain	20 g	20 g	30 g	40 g
COLLATION 16 h				
pain	40 g	45 g	50 g	55 g
fromage 45 %	30 g	30 g	30 g	30 g
DÎNER	idem dj	idem dj	idem dj	idem dj
COLLATION 22 h				
pain	40 g	45 g	50 g	55 g
fromage 45 %	30 g	30 g	30 g	30 g

Les équivalences glucidiques ne peuvent se faire qu'à un même repas afin de ne pas déséquilibrer la répartition totale.

Dans l'évolution d'un diabète, on peut rencontrer les problèmes suivants :

- EN CAS DE PERTE DE POIDS, il faut augmenter la ration calorique.

A l'inverse en cas de prise de poids excessive il faut diminuer l'insuline et la ration calorique.

• EN CAS D'HYPOGLYCÉMIE : sueurs, vertiges, agitation (il faut apprendre à connaître ces signes), il y a lieu d'absorber dès leur apparition 20 g de saccharose (boisson sucrée : une bouteille de 200 cl plus 4 morceaux de sucre n° 4).

S'il y a perte de connaissance, il faut injecter 1 mg de glucagon par voie sous-cutanée.

Si les accidents hypoglycémiques se répètent, il y a lieu de reprendre l'insulinothérapie et la diétothérapie au cours d'une hospitalisation.

• CHEZ LA FEMME ENCEINTE

L'alimentation reste celle d'une femme enceinte non diabétique et doit subir les mêmes modifications au cours de la grossesse (voir besoins particuliers).

Chez une diabétique bien équilibrée et bien surveillée, les risques obstétricaux ne sont pas plus fréquents que chez une femme non diabétique. Ceci justifie la mise en route d'un traitement par pompes portables assurant un passage adéquat de l'insuline.

• CERTAINS DIABÉTIQUES SONT CONFRONTÉS A DES PROBLÈMES PARTICULIERS

► *Horaires de travail anormaux :*

— *S'il s'agit d'horaires réguliers,* il n'y a pas de changement aux modalités habituelles : l'heure du lever est celle de la première injection d'insuline et du premier repas ; avant le coucher a lieu le dernier repas. Le 3e repas est réparti à la mi-temps, aux intertemps les collations ;

— *S'il s'agit d'horaires irréguliers,* il faut pratiquer des systèmes de collations volantes. Dans ces cas les repas sont souvent difficiles à équilibrer, et il faut essayer d'obtenir des horaires réguliers pour ce diabétique insulino-dépendant.

► *En ce qui concerne les déplacements,* les repas pris au restaurant, pour un diabétique connaissant bien sa maladie et ayant eu une bonne éducation diététique, il n'y a pas de problème. Il saura choisir parmi les aliments proposés ceux qui lui conviennent, et équilibrer correctement ses repas.

► *L'exercice physique* est conseillé au diabétique. Il doit être précédé par une collation à prédominance de glucides à absorption lente, et il y a lieu de lui faire garder sur lui du sucre en morceaux en cas de malaise pendant l'exercice.

MALADIES CARDIO-VASCULAIRES

La diétothérapie joue un rôle primordial dans la prévention des accidents cardio-vasculaires ischémiques et a un rôle adjuvant dans le traitement des maladies cardio-vasculaires.

■ *Prévention des accidents cardio-vasculaires ischémiques*

La prévention en ce domaine consiste à intervenir sur les facteurs de risque artériel :

— le risque étant la probabilité de survenue de la maladie dans une population donnée ;
— le facteur de risque se définissant comme la variable liée de façon significative au risque.

D'après l'étude de Frammingham, les facteurs de risque impliqués dans la survenue des accidents vasculaires ischémiques sont par ordre décroissant :

— cholestérol HDL (corrélation négative) ;
— cholestérol LDL ;
— hypertension artérielle ;
— tabac ;
— diabète ;
— triglycérides ;
— obésité (en dernière position si elle n'est pas compliquée ou accompagnée des facteurs de risque précédents).

De nombreuses études épidémiologiques ont étudié le rôle de chacun de ces facteurs sur la morbidité et la mortalité cardio-vasculaires.

● LE RÔLE DE L'ALIMENTATION, EN PARTICULIER DE LA CONSOMMATION DES GRAISSES SATURÉES, A ÉTÉ PROUVÉ PAR DES ÉTUDES FAITES À L'ÉCHELLE DE PAYS ENTIERS :

— Comparaison de la morbidité cardio-vasculaire entre des pays ayant des modes d'alimentation différents.

— Aux États-Unis, la mortalité coronarienne a baissé au cours de ces dernières années ; or les seuls facteurs qui aient varié d'une façon notable pendant cette décennie sont les facteurs alimentaires et un meilleur contrôle de l'hypertension artérielle.

D'importantes campagnes d'information ont été menées par les organismes paragouvernementaux et les industries alimentaires, en particulier celles fabriquant des acides gras polyinsaturés.

Il en a résulté une diminution de la consommation de crème, de beurre, de graisses et huiles animales, et une augmentation de la consommation de graisses et huiles végétales. Par ailleurs on a observé un déclin de plus de 20 % de la mortalité cardiovasculaire et de la mortalité cérébrovasculaire (voir tableau dans Introduction).

— Certes, la décroissance parallèle d'une consommation et d'une mortalité ne suffit pas à affirmer à elle seule une relation de cause à effet entre un mode de vie alimentaire et la mort vasculaire.

— En France, où nous disposons des mêmes techniques médicales de soin, la mortalité par accident cardio-vasculaire ischémique a plutôt augmenté (voir tableau dans Introduction) mais, pour une raison inconnue, est trois fois plus basse qu'aux USA.

Or, le mode d'alimentation n'a pas changé : il n'y a pas eu de campagne d'information, ou elles sont trop récentes pour aboutir à des résultats mesurables.

• DES ÉTUDES ONT ÉTÉ FAITES A L'ÉCHELLE DE SOUS-GROUPES SUR L'INFLUENCE DE L'ALIMENTATION SUR CERTAINS FACTEURS DE RISQUE :

— Depuis longtemps, on considère la variation du taux de cholestérol total comme paramètre efficace. Récemment, il a été démontré que le taux de cholestérol HDL est le paramètre le mieux corrélé négativement avec la morbidité cardio-vasculaire.

— Sous l'action d'un régime moins riche en lipides saturés et enrichi en acides gras polyinsaturés, toutes les études épidémiologiques de préventions diététiques primaire et secondaire montrent une diminution de la cholestérolémie totale ; en ce qui concerne les accidents coronariens, les résultats sont discordants.

• A L'ÉCHELLE DE L'INDIVIDU, LES FACTEURS DE RISQUE SE MULTIPLIENT.

La diétothérapie intervient dans leur traitement.

► *Dans l'obésité :*

Elle n'est considérée comme un facteur de risque artériel que dans la mesure où elle est associée à un diabète ou/et à une dyslipoprotéinémie ou/et à une hypertension artérielle.

S'il n'y a aucun des facteurs de risque, il n'y a aucune raison médicale d'essayer de faire maigrir le patient ; s'il y a un ou surtout plusieurs de ces facteurs, la perte de poids sera obtenue par un régime hypocalorique (voir Obésité) comportant le cas échéant des prescriptions diététiques adaptées aux perturbations métaboliques.

► *Dans les dyslipoprotéinémies :*

Le régime aura pour but d'abaisser le taux de cholestérol total et de cholestérol LDL et/ou le taux des triglycérides lorsque celui-ci est anormal.

On déterminera le type de la dyslipidémie, la diétothérapie y sera adaptée suivant les modalités décrites dans le chapitre Dyslipoprotéinémie.

► *Dans le diabète :*

En équilibrant correctement le diabète, on espère freiner l'évolution des vasculopathies dégénératives, des mesures directes de l'efficacité n'existent pas (une des hypothèses actuelles est que la microangiopathie n'est pas provoquée par l'hyperglycémie mais qu'elle est un trouble primaire pouvant précéder le diabète ou même le provoquer).

► *Dans l'hypertension artérielle :*

La place du régime est maintenant limitée devant l'efficacité des diurétiques et des bêta-bloquants. La diétothérapie consiste à prescrire un régime contrôlé en sodium pour compléter l'efficacité diurétique.

■ Rôle de la diétothérapie dans le traitement des maladies cardio-vasculaires

Tout facteur de risque associé à la maladie cardiaque sera traité spécifiquement : c'est la prévention secondaire.

• DANS L'INSUFFISANCE CARDIAQUE

Comme dans l'hypertension artérielle, la diétothérapie n'est qu'un traitement d'appoint, les diurétiques et les tonicardiaques ayant le rôle majeur.

Le régime consiste uniquement à contrôler l'apport sodé qui doit être à peu près régulier.

Laits désodés : voir produits diététiques

Régime historique apportant ⩽ 625 g NaCl, soit 250 mg Na^+, soit 11 mEq

ALIMENTS	QUANT.	CALORIES	KJOULES	PROTÉINES (en g)	SODIUM (en mg)
Lait désodé écrémé	20 g	74	309	8	5
Entremets au lait désodé écrémé	2 parts	400	1 672	20,4	19
Viande	200 g	320	1 338	40	150
Biscotte sans sel	100 g	416	1 739	10	10
Pomme de terre, ou 50 g (poids cru), de pâtes, riz ou semoule	200 g	180	752	4	
Légumes verts frais	200 g	60	251		20
Fruit	300 g	150	627		
Beurre	30 g	228	953		15
Huile	30 g	270	1 129		
Sucre	20 g	80	334		
TOTAL		2 178	9 104	82,4	219

Exemple d'un régime apportant 1 250 mg NaCl, soit 500 mg Na^+, soit 22 mEq Na^+

ALIMENTS	QUANT.	CALORIES	KJOULES	PROTÉINES (en g)	SODIUM (en mg)
Lait entier	250 ml	150	627	8,2	125
Fromage blanc à 40 % m.g.	150 g	165	690	11,1	60
Viande	200 g	320	1 338	40	150
OEuf	1 g	75	313	6,7	65
Pain sans sel	200 g	500	2 090	16	30
Pomme de terre ou 50 g de pâtes, de riz ou de légumes secs (poids cru)	200 g	180	752	4	14
Légumes verts frais (10 mg de Na^+/100 g)	200 g	60	251		20
Fruit (5 mg de Na^+/ 100 g)	300 g	150	627		15
Beurre	20 g	152	635		
Huile	30 g	270	1 129		
Sucre	35 g	140	585		
TOTAL		2 162	9 037	86	479

Régime sans sel apportant ≤ 500 mg sodium (Na^+)

ALIMENTS	CONSEILLÉS	DÉCONSEILLÉS
Lait et dérivés	Lait en quantité contrôlée Lait homogénéisé liquide 1/2 écrémé désodé : *Asodlait* ou *Régisvelt* Lait désodé en poudre entier ou écrémé : *Bouillet, Pennac* Petit-suisse Fromage blanc Yaourt au lait désodé Entremets au lait désodé sans blanc d'œuf	Lait concentré en grande quantité Yaourt du commerce Fromages même ceux dits « sans sel » Lait gélifié, entremets industriels
Viande	Viande fraîche de bœuf, mouton, veau, porc, poulet, lapin, etc., en quantité contrôlée Jambon « appauvri en sodium » en conserve (≤ 1 fois par semaine) Charcuterie « appauvrie en sodium » en conserve (≤ 1 fois par semaine)	Canard, oie, dinde, viande fumée, séchée, en conserve, conservée dans la saumure, surgelée, abats, tripes Jambon blanc, jambon d'York Jambon blanc dit « de régime » Charcuterie : bacon, lard, saucisse, chair à saucisse, saucisson à cuire, etc.

ALIMENTS	CONSEILLÉS	DÉCONSEILLÉS
Poisson	Poissons d'eau douce Poissons d'eau de mer : merlan, raie, de préférence en filet, sans peau, cuits au court-bouillon Poisson surgelé garanti sans sodium Conserve de poissons à l'huile pauvre en sodium : ≤ 1 fois par semaine	Anguille, carrelet, congre, grondin, haddock, hareng, maquereau, morue salée, poisson surgelé, poisson pané du commerce, poisson fumé Poisson conservé dans la saumure : hareng, anchois, etc. Poisson en conserve, poisson séché, beurre d'anchois, de crevettes, caviar, œufs de lump, crustacés, mollusques, coquillages
Œuf	Jaune	Blanc
Céréales et dérivés	Pain sans sel (en quantité contrôlée) Biscotte sans sel, pain grillé industriel sans sel, pain azyme, longuet sans sel Farine, fécule, maïzéna Pâtes, riz, semoule, tapioca Pâtisserie maison sans sel, sans blanc d'œuf, sans lait, ni levure chimique	Pain salé, de mie, brioché, biscotte, triscottes salées, pain grillé industriel salé, crackers Croissant, brioche, pâtisserie, entremets du commerce, biscuit sec
Légumes	Pomme de terre, purée maison Tous les légumes verts frais (sauf ceux interdits) ≤ 10 mg Na^+/100 g = asperge, aubergine, champignon de couche, chicorée, chou rouge, chou-rave, concombre, courge, laitue, mâche, maïs frais, patate, poireau, petit pois frais, poivron vert, potiron, tomate Ceux apportant entre 10 et 20 mg de Na^+/100 g seront à consommer 1 à 2 fois par semaine (cuisson dans beaucoup d'eau) : chou de Bruxelles, chou blanc, chou fleur, endive Légumes verts surgelés garantis blanchis dans l'eau sans sel	Purée instantanée du commerce, chips, pomme dauphine, croquette surgelée Ceux apportant 20 à 100 mg de Na^+/100 g : artichaut, betterave, carotte, céleri, cresson, épinard, chou vert frisé, navet, pissenlit. Ceux apportant 100 à 650 mg de Na^+/100 g : bette, fenouil, choucroute Légumes verts en conserve, cuisinés ou non Légumes verts surgelés blanchis dans l'eau salée Jus de légumes en boîte, jus de tomate, potage en sachet, en conserve, surgelé Légumes secs en conserve

ALIMENTS	CONSEILLÉS	DÉCONSEILLÉS
Légumes (suite)	Jus de tomate Yin Potage maison Légumes secs	
Fruits	Fruits frais : tous autorisés sauf ceux apportant ⩾ 10 mg Na^+/100 g (figurant ci-contre) Fruits au sirop garantis sans benzoate de sodium, fruits surgelés, jus de fruits non gazeux Fruits oléagineux : amande, noisette, cacahuète dans leur coque, noix Jus de fruits sans adjuvants	Melon, brugnon, nèfle, pastèque, châtaigne, fruits tropicaux, noix de coco Raisin sec, pruneau, abricot sec, figue sèche Amande, cacahuète, noix de cajou, noix du Brésil, noisette, pistache salées pour apéritif, olive
Corps gras	Beurre, crème fraîche, mayonnaise maison (sans sel avec moutarde sans sel)	Beurre demi-sel, sale, mayonnaise du commerce, saindoux, suif
Sucre et produits sucrés	Sucre Miel, gelée, confiture garantie sans benzoate de sodium Cacao pur Sorbet maison Entremets au lait désodé, pâtisserie maison (sans blanc d'œuf, au lait désodé)	Bonbon, pâte de fruits, pastille Vichy, confiserie, chocolat Poudre chocolatée Sorbet, glace du commerce, entremets industriels, biscuit sec, pâtisserie du commerce
Boissons	Eau du robinet non adoucie Eaux minérales non gazeuses : Evian, Vittel Grande Source, Contrexéville, Volvic, Charrier Eau gazeuse : seulement Perrier Jus de tomate Yin Jus de fruits non gazeux Eau de cuisson de légumes sans sel Café, chicorée, thé, infusion non laxative	Eau du robinet adoucie Eaux minérales non gazeuses : Vittel Hépar Eaux gazeuses : Badoit, Vichy Célestins, Vichy Saint-Yorre, Vals, Pougues Jus de tomate du commerce Jus de fruits gazeux Bière, cidre, soda Vin, apéritif, digestif Bouillon Kub, de viande
Condiments	Sel de régime à base de potassium, *sel diététique Bouillet, Diasal, Asodil* Moutarde, cornichon, oignon, ketchup, olive : appauvris en sodium	Sel de cuisson, d'assaisonnement Moutarde, cornichon, oignon, olive, câpre Sauce du commerce, sel de céleri

ALIMENTS	CONSEILLÉS	DÉCONSEILLÉS
Condiments (suite)	Poivre, noix de muscade, clou de girofle, curry, safran, gingembre, romarin, thym, laurier, origan Ail, échalote, oignon, persil, ciboulette, estragon, basilic, cerfeuil Cannelle, vanille Fleur d'oranger Vinaigre	
Divers	Levure de boulanger	Levure chimique Bicarbonate de sodium Comprimés effervescents, médicaments contenant du sodium Certains édulcorants : *Sucrédulcor* (18,4 mg/comp.), *Sucrum 7* (20 mg/comp.)

• DANS LES CORONOPATHIES

Le traitement est surtout médicamenteux.

■ ***Au total*** la plupart des facteurs de risque sont reliés au mode d'alimentation. Il existe un ensemble de preuves indirectes qui montrent que, lorsque l'un ou plusieurs des facteurs de risque sont présents, une modification du régime alimentaire est de nature à modifier la prévalence des accidents cardio-vasculaires ischémiques.

NÉPHROPATHIES

La diététique permettra d'empêcher l'installation d'une dénutrition ou d'une surcharge hydrosaline au cours de l'insuffisance rénale chronique, d'assurer un apport calorique à un malade atteint d'insuffisance rénale aiguë, d'empêcher l'apparition d'une hyperkaliémie brutale chez un sujet soumis à l'hémodialyse chronique et de retarder ou de freiner l'ostéodystrophie de l'insuffisance rénale chronique.

Insuffisance rénale aiguë

L'épuration extra-rénale a simplifié la diétothérapie de cette affection aiguë ; cette diétothérapie n'a plus pour but que d'empêcher l'installation d'une dénutrition.

Lorsque la voie entérale est possible, on assurera un apport en protéines de l'ordre de l'apport habituel avant la maladie. L'apport énergétique se fera surtout sous forme de glucides.

Lorsque, ce qui est fréquent, du fait de l'anorexie et des troubles digestifs, on est obligé de recourir à la voie parentérale, il faut perfuser au moins 50 g d'acides aminés et 250 g de glucose.

La reprise de l'alimentation normale se fera par étapes.

Insuffisance rénale chronique

■ ***Le but de la diétothérapie*** n'est plus de maintenir bas le taux d'urée par des régimes très hypoprotidiques, mais d'améliorer ou de maintenir s'il est satisfaisant l'état nutritionnel du patient afin qu'il soit hémodialysé ou greffé dans des conditions optimales.

Le régime devra aussi être adapté aux possibilités rénales d'excrétion de sodium dont l'apport sera contrôlé.

Afin de retarder l'apparition d'une ostéodystrophie rénale, on prescrira du calcium (1 000 à 1 500 mg/24 h), du 1-25 dihydrocolécalciférol (voir vitamine D), et des gels d'hydroxyde d'aluminium et de magnésium afin d'empêcher l'absorption du phosphore dont par ailleurs on réduira l'apport alimentaire (la phosphorémie doit être de 30 à 40 mg/l).

■ ***En pratique,*** si le sujet n'est pas amaigri, le régime sera *isocalorique* par rapport à sa consommation antérieure, connue par l'interrogatoire alimentaire. Le régime très hypoprotéique est devenu exceptionnel. La tendance actuelle est de fournir 1g/kg/j de protéines de bonne valeur biologique.

En cas d'amaigrissement, on augmentera progressivement l'apport calorico-protéique, suivant les mêmes modalités que dans les dénutritions protéiques.

• L'APPORT SODÉ sera limité à moins de 5 g de NaCl par jour. Si l'élimination urinaire résiduelle de 24 h est inférieure au taux attendu, l'apport en sodium sera abaissé.

Il le sera encore plus en cas d'hypertension artérielle.

• L'APPORT HYDRIQUE sera fonction de la duirèse résiduelle et contrôlé par la variation du poids.

• ON CONSEILLERA au patient de ne pas consommer des sels de remplacement en grande quantité, afin de ne pas dépasser les possibilités d'excrétion rénale du potassium (voir tableau p. 101).

Equivalences protéiques :

5 g de protéines animales sont apportés par :

— Yaourt au lait désodé écrémé : 1 (selon la marque plus ou moins riche en potassium)
— Œuf (petit) : 1
— Lait Regisvelt ou Asodlait liquide Candia : 100 ml
— Lait Bouillet écrémé : 15 g (riche en potassium)
— Lait Pennac écrémé : 15 g (pauvre en potassium)
— Lait Bouillet entier : 20 g (riche en potassium)
— Lait Pennac entier : 25 g
— Viande, volaille, foie : 25 g
— Cervelle : 50 g
— Jambon sans sel : 25 g
— Poisson : 30 g

Si le régime n'est pas sans sel strict :

— Lait entier : 150 ml
— Yaourt : 1
— Petit suisse (30 g) à 40 % de MG : 2
— Fromage blanc à 40 % de MG : 75 g
— Fromage : 20 g
— Charcuterie (pâté, saucisson) : 20 g
— Huître : 4
— Crustacé : 25 g

5 g de protéines végétales sont apportés par :

— Biscotte sans sel : 5 biscottes de 10 g
— Pain sans sel : 65 g
— Pomme de terre : 250 g
— Légumes secs: 25 g
— Pâtes : 40 g
— Semoule, farine : 50 g
— Riz : 65 g
— Petit pois frais : 75 g
— Champignon frais : 200 g
— Chou de Bruxelles : 100 g
— Tapioca, maïzena, fécule, pâte *Aglutella* : à volonté.

Si le régime n'est pas sans sel strict :

— Croissant : 1 petit
— Gâteau frais : 1 part
— Glace : 1 petit pot.

Attention : Les protéines animales ont une valeur biologique supérieure à celles des protéines végétales, ainsi si le régime est très hypoprotéique, choisir de préférence des rations d'aliments contenant des protéines animales.

Les poids de ces aliments sont indiqués crus.

Syndromes néphrotiques et glomérulonéphrites aiguës

La diétothérapie a pour but de lutter contre la rétention hydro-saline en limitant les apports sodés. Le régime sera strictement hyposodé apportant de 10 à 30 mEq/24 h (soir supra).

Afin que le régime ne soit pas trop restrictif, on prescrira des résines échangeuses d'ions (1 g de résine fixe 1 à 2 mEq de K) suivant la kaliémie.

LITHIASES RÉNALES

Quelle que soit la nature de la lithiase, il est nécessaire de *boire abondamment* pour assurer une diurèse élevée, si possible supérieure à 1,5 l par jour.

En fonction de la nature de la lithiase des règles diététiques particulières seront indiquées.

■ *Lithiase urique*

• PRINCIPES

Outre l'augmentation de la diurèse, la diétothérapie a pour but d'alcaliniser les urines (consommation des sels comprenant un cation fixe non métabolisable — calcium, sodium, magnésium — et un anion métabolisable) afin de faciliter l'élimination de l'acide urique sous forme d'urates alcalins solubles.

• MODALITÉS PRATIQUES

On évitera l'ingestion d'aliments riches en acide urique et en bases puriques.

Aliments purinophores et purinogènes (mg/100 g)

POISSONS		— Rognon	80
— Anchois	430	— Cervelle	28
— Saumon	24	VIANDE	
— Sardines	118	— Porc	41
		— Poulet	29
ABATS		GIBIER	
— Ris de veau	330		
— Foie	93	— Chevreuil	40

Aliments riches en acide urique (mg/100 g)

VIANDES		POISSONS	
— Ris de veau	990	— Anchois	465
— Rognons	290	— Sardine	360
— Foie de veau	280	— Hareng	200
— Cervelle	195	— Truite	165
— Pigeon	175	— Carpe	165
— Langue de bœuf	165	— Saumon	130
— Saucisse ou foie	145	— Cabillaud	114
— Viande de porc	125		
— Viande de veau	115	LÉGUMES	
— Viande de bœuf	110	— Épinard	70
— Canard	100	— Champignon	50
— Poulet	100	— Légume sec	50
— Viande de mouton dinde	80	— Chou-fleur	50
— Jambon	75	— Asperge	50

Certains aliments peuvent être consommés sans limitation. Ils ne contiennent ni d'acide urique ni de précurseurs :

— lait et ses dérivés ;
— fruits de toutes sortes ;
— légumes sauf ceux mentionnés ci-dessus ;
— farine blanche et ses dérivés : pâtes, semoule, pain ;
— sucre et miel.

Aux prescriptions diététiques seront associées des thérapeutiques médicamenteuses : inhibiteurs de la synthèse d'acide urique, et antispasmodiques en période de crise.

• RÉGIME ALCALINISANT (régime ayant pour but d'augmenter le pH urinaire) :

Le pH urinaire dépend surtout de l'équilibre entre ions métabolisables et ions non métabolisables. Par exemple, le citrate de sodium donnera le citrate qui sera métabolisé et le sodium qui sera excrété, ce qui aboutira à un remplacement d'un ion H et donc à une alcalinisation. Par contre, pour le chlorure d'ammonium, c'est le chlore qui demeurera, acidifiant les urines. Pour les sels comportant deux ions fixes tels le chlorure de sodium ou les hypothétiques sels comportant deux ions métabolisables,quel que soit leur goût, ils n'auront aucun effet sur le bilan d'ions H. Un cas particulier est celui des composés acidifiants comportant du phosphore, tels les lécithines de l'œuf et les phospholipides des viandes.

Les aliments acidifiants sont d'une façon générale d'origine animale.

Les aliments alcalinisants sont d'une façon générale tous les aliments végétaux : fruits et légumes, ainsi que le lait et ses dérivés.

ALIMENTS TRÈS ALCALINISANTS :

— Abricot
— Carotte
— Épinard
— Lait
— Orange
— Raisin sec
— Salade
— Sucre et produits sucrés
— Tomate

ALIMENTS PEU ALCALINISANTS :

— Asperge
— Banane
— Chou
— Haricot
— Poire
— Pomme
— Pomme de terre

Le pouvoir alcalinisant s'obtiendra donc par des régimes riches en végétaux et en lait (régimes lactés, végétaliens à la limite).

Une voie plus directe d'alcalinisation est l'absorption d'eau minérale riche en bicarbonate, type Vichy (voir *Eaux minérales*) ou l'adjonction de 2 à 6 g de bicarbonate de soude à l'eau de boisson.

En cas de régime désodé, utiliser du bicarbonate et du citrate de potassium : 2 à 6 g.

La surveillance s'obtient par la mesure du pH urinaire, qui doit être ⩾ 7,5.

■ *Lithiases phosphatocalciques et lithiases oxalocalciques*

• DANS LES LITHIASES OXALOCALCIQUES, le régime pauvre en acide oxalique est de peu d'intérêt, seule une faible partie des oxalates ingérés étant excrétée dans l'urine.

Teneur en acide oxalique (en mg/100 g) de certains aliments

LÉGUMES		— Figue sèche	100
— Betterave rouge	338	— Orange	24
— Épinard	320	— Fraise	19
— Oseille	300	— Groseille	19
— Persil	190	— Mûre	18
— Patate	56	— Framboise	15
— Céleri	50	— Myrtille	15
— Pomme de terre	40	— Prune	10
— Carotte	40	— Banane	6,4
— Concombre	40	— Ananas en boîte	6,3
— Haricot blanc	30	— Poire	3
— Haricot vert	30	— Cerise	traces
— Endive	27,3	— Pomme	traces
— Pissenlit	25		
— Oignon	23		
— Poivron	16	DIVERS	
— Tomate	7,5		
— Laitue	7,1	— Cacao	450
		— Thé	370
FRUITS		— Bière	320
— Rhubarbe	300	— Chocolat	90

• DANS LES LITHIASES PHOSPHATOCALCIQUES, la restriction de l'apport de phosphore alimentaire est inutile, et de plus pratiquement irréalisable, celui-ci étant présent en abondance dans la plupart des aliments.

• DANS CES DEUX TYPES DE LITHIASE CALCIQUE :

► *Soit la calciurie est normale :*

Hormis la prescription de boissons abondantes pour maintenir une diurèse élevée, la classique mesure diététique d'acidification des urines offre peu d'intérêt : *régime acidifiant* qui consiste à consommer des aliments acidifiants, donc essentiellement des aliments d'origine animale et des céréales.

ALIMENTS TRÈS ACIDIFIANTS :	ALIMENTS PEU ACIDIFIANTS :
— Céréales.	— Beurre.
— Fromage.	— Chocolat.
— Poisson.	— Œuf.
— Viande de boucherie.	— Pain sec.
— Volailles.	

Il ne faut pas confondre aliment acidifiant avec saveur acide : par exemple, le citron est alcalinisant.

Une voie plus directe d'acidification est de prendre du chlorure d'ammonium : 1 à 3 g/j (Chlorammonic).

La surveillance s'obtient par la mesure du pH urinaire, qui doit être ≤ 6.

► *Soit il existe une hypercalciurie* (calciurie-pH > 300 mg) :

— Celle-ci peut être secondaire à une pathologie associée (hyperparathyroïdie etc...) elle disparaîtra avec le traitement étiologique.

— Elle peut être primitive, 2 mécanismes sont alors possibles :

- soit il s'agit d'une hypercalciurie liée à une fuite rénale du calcium. Et dans ce cas, la seule mesure diététique à prescrire est la cure de diurèse.

- soit cette hypercalciurie est liée à une hyperabsorbtion du calcium alimentaire. Outre la cure de diurèse, il faut :

. diminuer l'apport alimentaire du calcium (en particulier restreindre au maximum le lait et ses dérivés) (voir tableau p. 103).

. prescrire des médicaments à base de phytates.

• AU TOTAL :

La diurèse forcée reste la mesure diététique essentielle dans toutes les formes de lithiases.

La prescription de régime alimentaire particulier n'est nécessaire qu'en cas d'hypercalciurie associée.

GOUTTE, OSTÉOPOROSE ET OSTÉOMALACIE

Goutte

La place de la diétothérapie dans le traitement de la goutte a été très réduite par l'apparition des médicaments qui diminuent la synthèse d'acide urique, ou qui augmentent l'élimination urinaire.

■ *Principes*

● La diétothérapie a trois buts :

— *Faire baisser l'uricémie.*

Pour cela, il faudra :

- supprimer du régime les aliments riches en purines ou purinophores ;
- réduire l'apport d'aliments précurseurs de purines dits « purinogènes » ;
- augmenter la diurèse.

— *Traiter les désordres métaboliques* auxquels l'hyperuricémie est fréquemment associée : obésité, diabète et dyslipoprotéinémie.

— *Eviter* — mais l'efficacité n'est pas prouvée — *les crises de goutte* en supprimant les aliments dits « phlogogènes ».

■ *Modalités pratiques*

● Suppression des aliments purinophores et purinogènes (voir lithiase urique).

Le thé et le café peuvent être consommés sans restriction car le catabolisme de la purine qu'ils contiennent (la triméthylxantine) n'aboutit pas à l'acide urique.

● Il était classique avant l'apparition de médicaments inhibiteurs de la synthèse d'acide urique :

— *D'alcaliniser les urines* avec de l'eau bicarbonatée soit sous forme d'eau minérale telle Vichy Saint-Yorre, soit sous forme d'eau du robinet additionnée de bicarbonate de soude, mais une telle surcharge en bicarbonate de sodium peut être nocive chez ces sujets souvent hypertendus, soit sous forme médicamenteuse *(Foncitril*).*

— *D'éviter les boissons alcoolisées, le gibier, certains légumes* telles les asperges et l'oseille, considérés comme « phlogogènes ».

— *De limiter l'apport de toutes les protéines d'origine animale.*

Surveillance

Les dosages périodiques d'uricémie, et d'urates urinaires permettront de vérifier l'efficacité du traitement médicamenteux et du traitement diététique d'appoint.

Ostéoporose

Dans l'ostéoporose, la diététothérapie ne joue qu'un rôle secondaire, venant en complément des prescriptions médicamenteuses ou orthopédiques.

Principes

L'alimentation doit :

— assurer un apport suffisant en calcium, en moyenne 1 g/24 h ;
— assurer un apport protidique supérieur à 1 g/kg/24 h.

Modalités pratiques

L'alimentation sera de type normal, la ration protéique sera à moitié assurée par l'apport de lait, produits laitiers et fromage qui couvriront les besoins calciques.

Fréquemment la prise adéquate de calcium est complétée par une adjonction du fluor.

• PRÉVENTION. Il existe une ostéoporose physiologique postménopausique, dont l'ampleur est fonction de l'héritage génétique. L'hormonothérapie substitutive postménopausique constitue une prévention efficace, particulièrement utile chez des sujets à antécédents familiaux d'ostéoporose sévère.

Ostéomalacie

L'ostéomalacie est liée soit, le plus souvent, à une carence en vitamine D par défaut de synthèse chez les sujets confinés, les sujets voilés et les sujets à peau noire, soit, plus rarement, à une carence en calcium.

Principes de la diététothérapie des ostéomalacies par carence en vitamine D

La diététothérapie a pour but d'assurer un apport calcique optimal. Un apport calcique insuffisant favoriserait l'apparition d'ostéomalacie. En fait, un apport calcique quelque peu réduit ne semble pas suffisant à lui seul pour provoquer le syndrome. S'il est trop élevé et associé à la vitaminothérapie, il favorise l'apparition de calcifications pathologiques.

■ *Modalités pratiques*

Le régime devra apporter de 800 mg à 1 000 mg de calcium alimentaire par jour sous forme de laitages et d'eaux riches en calcium (Vittel, Hépar, Contrexéville). L'apport de fibres alimentaires sera contrôlé, car elles diminuent l'assimilation du calcium.

Au régime on pourra associer la prescription de *calcium élément et de phosphore*.

■ *Surveillance*

Elle se fera sur l'évolution des signes cliniques, radiologiques, biologiques : calcémie, phosphorémie, phosphatases alcalines, calciurie, citrate plasmatique.

Tout signe de surcharge vitaminique impose l'arrêt du traitement.

■ *Cas particuliers*

L'ostéomalacie peut apparaître chez les *insuffisants rénaux chroniques* par défaut d'hydroxylation de la vitamine D.

Elle sera traitée par un métabolite directement actif de la vitamine D, le 1-25 OH colécalciférol associé à un apport calcique contrôlé.

3

ALIMENTS

I. — EAUX DE BOISSON, CAFÉ, THÉ, TISANES

EAU DU ROBINET

La principale eau de boisson est celle du robinet. En règle générale elle est parfaitement saine, car elle est traitée contre les diverses pollutions possibles.

Origines de l'eau

Les origines de l'eau sont diverses :

— eaux de sources jaillissantes ;

— eaux de forages ou de puits ;

— eaux de surface : fleuves, rivières, lacs, étangs.

L'eau du robinet provient en proportion massive des eaux de surface, car l'augmentation de la consommation est telle que les eaux de source et de forage n'y suffisaient pas, en particulier parce que la même eau est utilisée à la fois comme eau de boisson et comme eau de lavage.

Contamination des eaux

Les possibilités de contamination des eaux sont :

— contaminations bactériennes et virales, essentiellement d'origine fécale ou urinaire ;

— contaminations chimiques d'origine agricole ou industrielle.

■ *D'origine agricole*

Les engrais solubles et les engrais azotés provoquent une augmentation du taux de nitrates des eaux. Les pesticides rémanents, c'est-à-dire non biodégradables, sont actuellement interdits, mais on en retrouve encore des traces.

■ *D'origine industrielle*

Les P.C.B., ou polychlorobiphényles sont employés dans de multiples industries ; le fluor est issu de l'industrie métallurgique.

Concernant les centrales nucléaires, les pollutions radio-actives sont bien contrôlées, le problème de pollution thermique (réchauffement des rivières) n'a pas d'incidence nutritionnelle.

Critères de potabilité des eaux

■ *Critères physiques*

• TEMPÉRATURE : on admet que l'optimum de température se situe entre 9 et 12°C, avec un maximum de 15°C.

• LA LIMPIDITÉ est mesurée au turbidimètre à mastic. On compare l'eau à examiner avec une eau distillée parfaitement limpide à laquelle on ajoute une solution de mastic au 1/1 000 dans l'alcool jusqu'à obtenir une turbidité semblable à celle de l'eau à examiner. On admet que la turbidité ne doit pas dépasser 10 gouttes de mastic/100 ml.

• LE PH est un élément très important pour la recherche de l'agressivité de l'eau vis-à-vis du ciment et des métaux. Lorsque le pH est < 7, l'eau est agressive, c'est-à-dire qu'elle peut se charger en plomb au passage dans les canalisations.

• LA RÉSISTIVITÉ ÉLECTRIQUE rend compte de l'état de minéralisation de l'eau, toutes les valeurs intermédiaires étant possibles entre une résistivité $\geqslant$ 10 000 ohms (minéralisation très faible, eau douce) et une minéralisation $\leqslant$ 1 000 ohms (eau dure).

■ *Critères chimiques de potabilité, concentrations limites provisoires (d'après OMS)*

• SUBSTANCES CHIMIQUES TOXIQUES

— AS : 0,05 mg/l ;
— Cd : 0,01 mg/l ;
— Cyanures : 0,05 mg/l ;
— Hg total : 0,001 mg/l ;
— Pb : 0,1 mg/l ;
— Se : 0,01 mg/l.

• SUBSTANCES CHIMIQUES SUSCEPTIBLES DE CONSTITUER UN RISQUE POUR LA SANTÉ

— Fluorures : $0,7 \leqslant F \leqslant 1,2$ mg/l

— Nitrates (en NO_3) : $\leqslant$ 45 mg/l

— Hydrocarbures aromatiques polycycliques : le taux de 6 composés représentants du groupe doit être $\leqslant 0,2$ μg/l

• SUBSTANCES OU PROPRIÉTÉS CHIMIQUES INFLUANT SUR L'ACCEPTABILITÉ DE L'EAU

Concentrations souhaitables et admissibles

Substances	Effets	Concentration maximale souhaitable	Concentration maximale admissible
Substances produisant des colorations parasites	Colorations parasites	50 µg/l	50 u
Substances dégageant une odeur	Odeur	Pas de limite	Pas de limite
Substances communiquant un goût	Goût	Pas de limite	Pas de limite
Matières en suspension	Turbidité Irritation gastro-intestinale	5	25
Solides totaux	Goût désagréable Irritation gastro-intestinale	500 mg/l	1 500 mg/l
pH	Goût désagréable Corrosion	7 à 8,5	6,5 à 9,2
Détergents anioniques	Goût désagréable Formation de mousse	0,2 mg	1 mg
Huiles minérales	Goût et odeur désagréables après chloration	0,01 mg/l	0,30 mg/l
Phénols	Goût désagréable^{++} dans les eaux chlorées	0,001 mg/l	0,002 mg/l
Dureté totale	Dépôt excessif de tartre	2 mEq/l (= 100 mg/l de CO_3Ca = 10^0 hydrotimétriques)	10 mEq/l (= 500 mg/l de CO_3Ca = 50^0 hydrotimétriques
Ca	Dépôt excessif de tartre	75 mg/l	200 mg/l

SUBSTANCES	EFFETS	CONCENTRATION MAXIMALE SOUHAITABLE	CONCENTRATION MAXIMALE ADMISSIBLE
Chlorures	Goût désagréable Corrosion des conduits d'eau chaude	200 mg/l	600 mg/l
Cu	Saveur astringente Coloration parasite Corrosion	0,05 mg/l	1,5 mg/l
Fe	Goût désagréable Coloration parasite Turbidité Dépôt et prolifération des ferrobactéries	0,1 mg/l	1 mg/l
Mg	Dureté Goût desagréable Irritation gastro-intestinale en présence de sulfates	30 mg/l	150 mg/l
Mn	Goût désagréable Coloration parasite Dépôt dans canalisation Turbidité	0,05 mg/l	0,5 mg/l
Sulfates (en SO_4)	Irritation gastro-intestinale en présence de Mg ou de Na	200 mg/l	400 mg/l
Zn	Saveur astringente Opalescence Dépôts graniteux	5 mg/l	15 mg/l

L'eau de boisson habituelle est une eau « dure », une eau trop douce est soupçonnée d'augmenter les risques de maladies cardio-vasculaires.

Par ailleurs, dans les régions où l'eau est très peu minéralisée, il est déconseillé de faire passer les eaux de consommation dans les canalisations en amiante-ciment, car des fibres d'amiante pourraient s'y retrouver.

■ *Critères bactériologiques*

Les analyses bactériologiques ont pour but de mesurer le degré de protection de la nappe aquifère et de déceler la présence de contamination fécale. Elles comportent la numération des germes totaux, la recherche et la numération des pathogènes, la recherche des parasites.

• LA NUMÉRATION DES AÉROBIES TOTAUX dégage 2 groupes essentiels de germes : les saprophytes se cultivant plutôt aux environs de 20°C, et les pathogènes ou suspects, plutôt aux environs de 37°C. Cet examen tire sa valeur de sa répétition dans le temps pour une eau donnée.

• RECHERCHE ET NUMÉRATION DES GERMES-TESTS DE CONTAMINATION FÉCALE

Les germes-tests sont essentiellement des coliformes, des entérocoques, des clostridies sulfito-réductrices (perfringens) et des phages.

La valeur de ces différents tests est variable et dépend de 3 sortes de facteurs :

— la sensibilité ;

— la résistance du germe au milieu extérieur ;

— la spécificité, c'est-à-dire l'origine strictement fécale du germe.

On interprétera ainsi :

* *Escherichia coli :*

Très sensible et hautement spécifique, ce germe est très important pour indiquer les contaminations récentes : toute eau contenant 1 Escherichia coli/100 ml doit être considérée comme non potable.

Mais il est moins important pour les contaminations anciennes car, moins résistant au milieu extérieur, il disparaît plus vite. Or, ce sont les contaminations intermittentes qui sont les plus difficiles à déceler.

* *Autres coliformes (Escherichias intermédiaires, Aérobacters ; Paracolobactrums) et autres germes-test :*

Les autres coliformes, beaucoup plus résistants mais moins spécifiques qu'Escherichia coli, rendent probable la contamination fécale, et doivent être interprétés en fonction de la présence ou de l'absence d'autres germes-tests. Parmi ceux-ci, les entérocoques sont un test d'appoint. Le perfringens, peu sensible et de spécificité imparfaite, doit à sa résistance d'être le signe idéal des contaminations anciennes ou intermittentes. Quant aux phages, normalement présents dans les eaux de surface où ils participent à l'auto-épuration, ils rendent les eaux profondes extrêmement suspectes, et peuvent par ailleurs être utilisés pour retrouver le point de départ d'une épidémie bactérienne d'origine hydrique.

Traitement des eaux

Les eaux de distribution sont actuellement traitées.

■ *Traitement des imperfections physico-chimiques, adoucissement*

• UNE TURBIDITÉ EXCESSIVE peut être éliminée par filtration, décantation, coagulation sur hydrate d'alumine.

• L'AGRESSIVITÉ peut être réduite par passage sur marbre ou addition ménagée de chaux.

• LA DURETÉ pouvant entraîner certains inconvénients ménagers (entartrage), il est légitime de ne faire circuler dans les appareils que des eaux adoucies. Cet adoucissement se fait à l'aide de zéolithe (silicoaluminate de sodium), de polyphosphates ou de résines échangeuses. Mais il apparaît tout à fait contre-indiqué d'adoucir les eaux de consommation, tant parce que la régénération par le chlorure de sodium de certains adoucisseurs peut apporter à l'eau un excès de sodium que parce que la consommation d'eau trop douce peut ne pas être anodine.

Les autres imperfections chimiques liées à la pollution générale sont plus difficiles à traiter et une partie de celles-ci risquent de se retrouver au stade de la consommation.

■ *Traitement des contaminations bactériologiques*

• LES EAUX DE DISTRIBUTION SONT HABITUELLEMENT STÉRILISÉES INDUSTRIELLEMENT soit à l'aide de produits chlorés minéraux (chlore gazeux, bioxyde de chlore) ou organiques, soit à l'aide d'ozone.

• POUR CE QUI EST DE LA STÉRILISATION DE L'EAU A USAGE INDIVIDUEL, on conseille généralement d'employer soit les comprimés de chloramine (chloramine T. Halazone), soit l'eau de Javel ordinaire à 12° chlorométriques, à raison de 3 gouttes/10 l si l'eau est claire, de 1 goutte/l si l'eau est trouble. (On laisse en contact 20 à 30 min., et on élimine le chlore en excès avec un cristal d'hyposulfite de soude).

EAUX EMBOUTEILLÉES

Sont étudiés ci-après les définitions, le problème du conditionnement plastique et la composition chimique des eaux minérales.

Législation

■ ***Eau minérale :*** « Les dénominations *eau minérale, eau minérale naturelle* ou toute autre contenant ces mots sont réservées aux eaux douées

Composition chimique des eaux minérales

SOURCES	Extrait sec à 180°C mg/l	Bicarbonates CO_2H mg/l	Chlorures Cl^- mg/l	Sulfates SO_4^{--} mg/l	Calcium Ca^{++} mg/l	Magnésium Mg^{++} mg/l	Sodium Na^+ mg/l	Potassium K^+ mg/l	Dureté totale en degrés français	Fluorures F mg/l	Autres caractéristiques
CONTREXÉVILLE	1 934,6	347,7	11,1	1 130,8	452	66	8	8	141,25	0,4	Minéralisation totale ⩾ 2 000 mg/l
ÉVIAN (Cachat)	304	357	traces	31,9	78	24	5	1	28,8	0,1	
PERRIER	447,4	347,7	30,9	51,4	140,2	3,5	14,0	1,0	40,25	0,1	CO_2 dissous
VICHY CÉLESTINS	3 668,0	3 385	254	141	96	10	1 329,0	7,5	30	5,9	Arsenic 0,3 mg/l CO_2 dissous Minéralisation totale ⩾ 2 000 mg/l
VICHY SAINT-YORRE	—	4 282	280	182	113	12	1 679	130	28,8	5,4	Minéralisation totale ⩾ 6 394 mg/l CO_2 dissous
VITTEL Grande Source	832,4	402	6,2	306	202	36	3	5,8	59,5	0,3	
VITTEL Hépar	2 715,7	369,4	11,6	1 672,4	591,1	134,4	21,7	4,2	174,5	0,4	Minéralisation totale ⩾ 2 000 mg/l
VOLVIC	107,6	64	75	57	9,4	5,5	8,0	5,4	5,3	0,2	
BADOIT		1 420			222	92	171			1,5	Minéralisation totale ⩾ 2 000 mg/l Arsenic 0,05
Caractères souhaitables	—	—	250	250	—	125	—	—	30	1	

Pour la plupart des sources, des modifications infinitésimales de composition existent selon les années.

de propriétés thérapeutiques provenant d'une source dont l'exploitation a été autorisée par décision ministérielle ».

■ ***Eau de source*** *:* « La dénomination *eau de source,* ou toute autre indiquant une eau de boisson d'origine déterminée, est réservée aux eaux potables, c'est-à-dire aux eaux bonnes pour l'alimentation humaine, introduites à leur lieu d'émergence, telles qu'elles sortent du sol, dans les récipients de livraison au consommateur ou dans les canalisations les amenant directement dans ces récipients. Leur exploitation ne peut avoir lieu qu'après déclaration préalable au préfet du département ».

Depuis peu, sont mises sur le marché des eaux de source aromatisées (Perrier, Vittelloise, Badoit, etc.).

■ ***Eau de table*** *:* « Eau naturelle à laquelle sa composition ne permet d'attribuer aucune propriété thérapeutique ».

Conditionnement

La conservation de longue durée est mieux assurée par un embouteillage de verre imperméable à l'air et aux germes. On utilise aussi beaucoup le PVC (chlorure de polyvinyl). Dans le passé, une faible partie du PVC restait sous forme de monomères lors de la polymérisation et pouvait se retrouver dans l'eau ; actuellement les polymères de PVC sont parfaitement stables.

CAFÉ

Il existe deux variétés de graines : Arabica et Robusta. Le grain contient des protéines, lipides, glucides, minéraux et vitamines qui peuvent passer en solution, mais en quantités négligeables, lors de la préparation.

Une tasse de café avec 6 g d'Arabica contiendrait 100 mg de potassium, 12 mg de sodium (× 3 pour le Robusta), 5 mg de magnésium, 3 mg de calcium, environ 50 mg de caféine (composition variable selon l'eau utilisée).

Seule la vitamine PP est en quantité non négligeable (3 mg/tasse).

On consomme du café pour les effets des dérivés des purines (caféine, théophylline, théobromine) :

— effet psychostimulant,
— effet tonicardiaque,
— diurétique,
— effet bronchodilatateur,
— action antalgique,

— renforcement du péristaltisme intestinal,
— mobilisation des acides gras à partir du tissu graisseux.

THÉ

Boisson préparée à partir des bourgeons et des feuilles terminales du théier.

Préparée à partir du thé vert ou du thé noir, il s'agit en général d'une infusion, exceptionnellement d'une lixiviation.

La teneur calorique d'une tasse de thé est nulle mis à part les ingrédients ajoutés.

Ces principaux constituants sont la caféine, la théophylline, la théobromine, les tanins et les éléments minéraux (Na = 0,6 mg/tasse ; Fluor = 0,3 mg/tasse) et les vitamines (Richesse en Vit. B, K, PP).

Effets du thé

— qualités astringentes dues aux tanins ;
— mêmes effets psychostimulants et tonicardiaques que le café ;
— effet préventif sur la carie dentaire lié à sa richesse en fluor.

TISANES OU INFUSIONS

Ce sont des liquides dans lesquels une plante aromatique a macéré à chaud.

Les décoctions et infusions de nombreuses plantes aromatiques sont utilisées sur un plan thérapeutique, par exemple :

— la camomille facilitant la digestion, sédatif nervin ;
— le tilleul, tranquillisant léger ;
— la verveine facilitant la digestion ;
— le thym, tonique respiratoire.

II. — ÉTHANOL ET BOISSONS ALCOOLISÉES

ÉTHANOL

L'éthanol ou alcool éthylique est un produit de fermentation du glucose.

Sa formule est CH_3 - CH_2 OH.

C'est le seul alcool consommé en quantités notables. Il est essentiellement métabolisé dans le foie. Son oxydation complète donne :

CH_3 - CH_2OH + $3O_2$ $2CO_2$ + 3 H_2O + 327,6 calories (7,12 cal/g)

Absorption

■ ***Aussitôt absorbé,*** l'alcool diffuse dans le sang à une vitesse qui dépend quelque peu de sa dilution et de l'état de plénitude de l'estomac. Elle est plus rapide pour les solutions alcooliques de haut titre telles que les eaux-de-vie que pour les solutions diluées telles que bière, cidre et vin.

■ ***La muqueuse buccale et l'œsophage*** ne résorbent qu'une très faible quantité d'alcool, tandis que le reste est absorbé par l'intestin grêle.

L'alcool est résorbé très vite, puisque en 1 heure en moyenne le contenu du tube digestif est, en ce qui concerne l'alcool, en équilibre avec le sang. Par cette résorption rapide, l'alcool entraîne de l'eau vers la circulation générale. Aussi observe-t-on la sensation de pesanteur ressentie après un repas trop copieux.

L'absorption de l'alcool est plus rapide à jeun que lorsqu'il est bu au cours d'un repas surtout si celui-ci est riche en lipides. Dans le premier cas, le maximum est atteint en 45 min., dans le second cas en plus de 60 min.

La *concentration* de l'alcool fait varier ce délai. Lorsque l'alcool présente une concentration de 50 %, cas approximatif d'une eau-de-vie, ce maximum est atteint à jeun en 30 min. Si au contraire la même quantité d'alcool est absorbée sous forme d'une dilution à 5 ou 10 %, ce maximum n'est atteint qu'après 1 heure environ. Le maximum est d'ailleurs plus élevé dans le premier cas que dans le second.

Le maximum de la courbe de l'alcoolémie est atteint plus lentement lorsque la *quantité d'alcool* est plus importante. C'est ainsi que pour une absorption de 0,35 g d'alcool/kg corporel, ce maximum est atteint en

1 demi-heure, tandis qu'il faut 1 heure et demie pour une quantité d'alcool absorbée de 1,65 g/kg corporel. De plus la courbe de l'alcoolémie présente un plateau pendant plus de 2 heures.

Chez les *sujets gastrectomisés* le maximum est atteint en 24 min et il est de 45 % plus élevé que chez les sujets normaux.

A dose d'alcool égale, et pour le même poids du sujet, l'alcoolémie est plus élevée pour les femmes que pour les hommes. Par exemple, pour obtenir une alcoolémie de 0,59 g d'alcool/l de sang, il faut absorber 0,60 g d'alcool/kg chez l'homme de 0,50 g/kg chez la femme.

L'alcool se distribue rapidement dans les organes et les tissus, à peu près proportionnellement à leurs teneurs en eau ; toutefois, dans le foie, la concentration de l'alcool est plus faible du fait de sa rapide oxydation.

Oxydation

L'alcool-déshydrogénase (ADH), qui se trouve en particulier dans le cytoplasme des cellules hépatiques, oxyde l'alcool en éthanal.

L'éthanal, qui n'est qu'un terme de passage rapide, est oxydé sous sa forme hydratée par l'aldéhyde-déshydrogénase en acide acétique.

L'acide acétique forme immédiatement l'acétyl-coenzyme A (Ac-Co-A) qui est métabolisé en gaz carbonique et en eau suivant le cycle de Krebs avec libération du coenzyme A et dégagement de chaleur.

95 % de l'alcool en moyenne est oxydé par ce système enzymatique lorsque la *dose absorbée est faible*. La quantité d'alcool-déshydrogénase n'existant dans le foie qu'en quantité limitée, cette réaction d'oxydation atteint rapidement sa vitesse limite. C'est ainsi que la quantité d'alcool oxydé par cette voie, appelée « coefficient d'éthyloxydation », est estimée, en moyenne, à 100 mg/h/kg de poids. Cette quantité est donc d'environ 150 g d'alcool pur au maximum par jour pour un homme de 65 à 70 kg.

Pour des doses moyennes d'alcool, 80 % de l'alcool sont oxydés par l'ADH, 20 % sont oxydés, même chez les non alcooliques, par un autre système appelé « système microsomique oxydant l'éthanol » (SMOE) ou (MEOS), dont le pH optimal est voisin de 7.

Si durant une journée la quantité d'alcool est plus importante que les 150 g/j pour un homme de 60 à 70 kg, soit en une seule prise, soit en plusieurs prises réparties dans le temps, l'alcoolémie ne s'annule pas et de plus les systèmes d'oxydation indiqués ci-dessus ne suffisent plus et c'est par une autre voie métabolique que l'alcool est oxydé.

Cette autre voie métabolique, négligeable chez l'homme non alcoolique, peut devenir importante à la suite de l'abus des boisson alcooliques : c'est la *catalase* présente dans la plupart des tissus, mais surtout dans le foie, qui permet l'oxydation de l'alcool en aldéhyde.

Cette oxydation par la catalase permet chez certains alcooliques de brûler l'alcool 2 à 3 fois plus vite que la normale. Mais la catalase-xanthine-oxydase oxyde également les acides ribonucléiques et les nucléotides solubles du foie et du pancréas.

10 à 20 % de l'alcool sont transformés en acides gras, cholestérol, lipides fixés sur le foie, le cerveau, le cœur, les muscles et oxydés progressivement durant 3 à 4 semaines.

Par ailleurs, une faible quantité d'alcool, de l'ordre de 5 % n'est pas oxydée dans l'organisme, parce qu'elle se trouve éliminée par un mécanisme purement physique d'évaporation ou de diffusion par la voie pulmonaire, la sueur, les urines.

Alcoolémie en fonction du temps

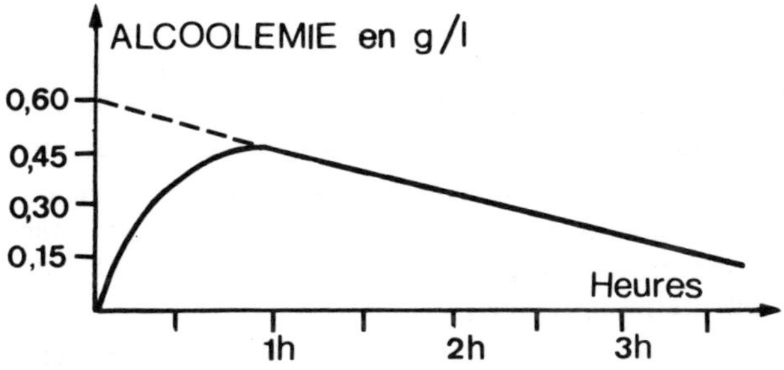

En prolongeant la partie rectiligne de la courbe jusqu'à l'axe des ordonnées on peut évaluer l'alcoolémie qu'aurait présentée le sujet si tout l'alcool s'était répandu dans le sang sans qu'il y ait eu oxydation.

Cette courbe montre une phase qui correspond à la résorption de l'alcool et une partie rectiligne descendante qui correspond à la disparition de l'alcool par oxydation.

La vitesse d'oxydation de l'alcool est indépendante de sa concentration dans le sang ; l'alcoolémie est d'autant plus rapidement nulle que la quantité d'alcool absorbée est plus faible.

En faisant ingérer 0,5 g d'alcool/kg de poids et simultanément des protéines, on observe un maximum plus bas et surtout une aire d'alcoolémie plus réduite montrant une oxydation plus rapide.

Cet effet est encore plus marqué lorsque l'on absorbe une quantité d'alcool plus faible, telle que 0,2 g/kg de poids corporel.

La *consommation de sucre* en même temps que l'alcool toujours à la dose de 0,5 g/kg de poids corporel, a un effet analogue, mais qui ne se manifeste qu'à partir d'un seuil de consommation de 20 g de sucre.

Le fructose a une action plus marquée que le saccharose.

La *consommation des lipides,* en même temps que l'alcool, ne paraît pas avoir d'effet sur la vitesse d'oxydation de l'alcool.

Il est donc certain que sucres et protéines agissent sur le métabolisme de l'alcool. Cet abaissement de l'alcoolémie n'est pas dû à une simple dilution. L'alcool est donc moins nocif lorsqu'il est absorbé au cours d'un repas, ou très peu de temps après, que lorsqu'il est absorbé à jeun.

L'alcool nutriment

L'oxydation de l'alcool *in vivo* dégage de la chaleur, 7 calories/g ; cette oxydation se fait essentiellement dans le foie et la chaleur dégagée contribue à entretenir le métabolisme basal en économisant une quantité énergétiquement correspondante de glucides et de lipides.

Il s'agit donc bien de nutriment ; néanmoins ce nutriment présente, par rapport à d'autres nutriments énergétiques, quatre particularités :

— Il ne peut couvrir qu'une partie de la dépense énergétique basale.

— Il fournit certes de la chaleur mais ce débit de chaleur n'est pas modulé par le mécanisme de thermorégulation, et à ambiance froide la vaso-dilatation provoquée par l'alcool, source de déperditions, contrebalance l'effet thermogénétique.

— L'énergie provenant de l'éthanol n'est pas utilisée préférentiellement pour le travail musculaire et celui-ci ne modifie que faiblement la vitesse d'oxydation.

— Il n'existe pas de formes particulières de stockage d'énergie provenant de l'éthanol à la seule exception des quelques % transformés en lipides corporels ; le reste est obligatoirement dépensé sous forme de chaleur.

Effets physiopathologiques

■ *Effets aigus*

L'ivresse comporte à faible dose une euphorie, une augmentation de la confiance en soi par un mécanisme impliquant les opiacés endogènes.

A dose plus forte, par un mécanisme inconnu, s'y ajoute une incoordination motrice avec troubles de l'équilibre. (Rappelons que le taux au-delà duquel la conduite automobile est interdite est de 0,80 g/l d'alcoolémie ; au-dessus de 1,20 g/l, le conducteur est passible d'une sanction pénale, au-delà de 2 g/l, il y a danger de coma éthylique).

L'ingestion même d'une dose modérée unique d'alcool provoque une congestion de la muqueuse gastrique et, dans les heures qui suivent, une stéatose hépatique. Ces deux effets sont rapidement réversibles.

L'alcool a un effet diurétique par accélération du passage de l'eau intracellulaire dans la circulation générale et par freination de l'hormone antidiurétique.

Le dosage de la gamma-glutamyl-transférase ou gamma GT est un bon indice d'alcoolisation.

■ *Effets chroniques*

La complication la plus grave de la consommation alcoolique habituelle est la cirrhose hépatique.

Il existe des cirrhoses non éthyliques, mais en France, elles représentent moins de 10 % du total.

De plus, la consommation de l'éthanol est la principale cause en France de diverses polynévrites, et il est clairement démontré que l'alcoolisation est un facteur de risque des cancers bucco-œsophagiens et gastriques, des pancréatites aiguës et chroniques, des gastrites chroniques.

Chez les femmes, on a constaté que la consommation de boissons alcoolisées était associée à une augmentation du risque de cancer du sein. Pour une consommation de 5 à 15 g d'alcool par jour, le risque relatif est de *1,3* ; il passe à *1,6* pour une consommation supérieure à 15 g, et à 2,5 quand ces femmes appartiennent à une population à risque (antécédents familiaux, 1re grossesse tardive, mastopathie...).

■ *Effets bénéfiques*

Outre l'effet tranquillisant déjà signalé, il est vraisemblable que la consommation habituelle d'alcool est un facteur de protection vasculaire.

Parmi les pays développés ayant en particulier une consommation de graisses semblable, la morbidité cardio-vasculaire est donc inversement reliée à la consommation alcoolique moyenne. Le mécanisme impliqué serait l'augmentation du taux des HDL.

Taux maximaux

Deux règles sont classiques, en matière de taux maximaux :

1 - La consommation ne doit pas dépasser 70 mg/kg/heure.

2 - L'apport calorique fourni par l'éthanol doit être inférieur à 25 % de l'apport calorique global.

Ces deux règles sont en fait basées sur des arguments non concluants et de toute façon aboutissent pour la population actuelle à des conclusions

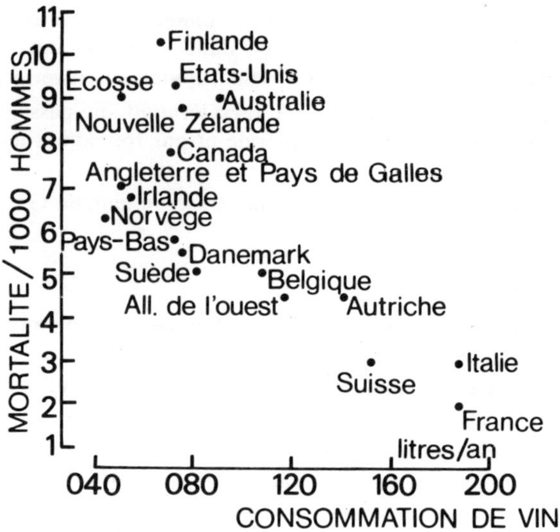

contradictoires : pour un homme de 70 kg consommant 2 200 calories, la première règle aboutit à un chiffre de 100 g d'alcool par jour et la seconde à 70 g.

Les taux maximaux conseillés sont plus bas : les chiffres proposés sont de 0,6 g d'alcool par kg et par jour chez l'homme et de 0,5 g d'alcool par kg par jour chez la femme, ce qui correspond à 525 ml de vin à 10° par jour pour un homme de 70 kg et 350 ml de vin à 10° par jour pour une femme de 55 kg.

Il s'agit de valeurs limites au-delà desquelles le risque cirrhogène augmente rapidement à l'échelle d'une population entière.

Remarquons qu'un travail physique intense autorise vraisemblablement une consommation d'alcool plus élevée (malgré le fait que l'alcool ne peut être utilisé préférentiellement pour l'exercice musculaire), par le seul jeu de l'augmentation de la ration énergétique globale.

La quantité d'alcool, la forme d'absorption et le mécanisme qui assureraient une protection vasculaire demeurent inconnus.

Autres alcools

Le vin, les boissons fermentées, les eaux-de-vie contiennent, en plus de l'alcool éthylique, de l'alcool méthylique et des alcools dits « supérieurs », c'est-à-dire de poids moléculaire plus élevé, mais en très petites quantités.

■ ***Le méthanol*** provient de l'hydrolyse partielle des matières pectiques du raisin. Aussi les vins rouges sont-ils 2 à 3 fois plus riches que les vins blancs en ce produit. La nature des cépages intervient beaucoup dans cette teneur. Les vins des vignes européennes contiennent de 20 à 200 g de méthanol/l. Cette teneur est plus élevée pour les produits provenant des hybrides dont la plantation est interdite.

Cet alcool n'est oxydé que par la catalase en donnant du formol toxique et cette oxydation est 4 fois plus lente que le métabolisme de l'éthanol. Si cet alcool, absorbé à ces petites doses, ne peut donner d'intoxication aiguë, il peut augmenter notablement la toxicité propre à l'éthanol.

A doses plus fortes le méthanol est gravement toxique : atteinte neurologique (névrite optique surtout) puis coma pas toujours réversible. La séquelle la plus fréquente est la cécité.

■ ***Les alcools supérieurs : propanol, isopropanol, isobutanol, alcool isoamylique,*** proviennent de la désamination de certains acides aminés du raisin et de l'acte fermentaire. L'ensemble de ces corps représente de 220 à 610 mg/l de vin soit en moyenne 394 mg pour les vins rouges et 310 mg pour les vins blancs. Ils se trouvent à des doses semblables dans les autres boissons fermentées. Ces alcools sont plus toxiques que l'éthanol : 4 fois plus pour l'alcool isobutylique, 9 fois plus pour l'alcool isoamylique. Ils concourent aux bouquets particuliers (des eaux-de-vie).

Ces alcools supérieurs sont oxydables, en particulier par l'alcool-déshydrogénase, mais suivant des vitesses différentes de celle qui s'applique à l'alcool éthylique.

BOISSONS ALCOOLISÉES

Teneur en éthanol

		g/l
— vin		4,5 à 16
— bière		20 à 40
— cidre	doux	13 à 24
	brut	40 à 52

Degré d'alcool des apéritifs et spiritueux

	degrés
— vermouth et apéritif à base de vin	< 18°
— apéritifs anisés	< 45°
— eaux-de-vie de vin	40-45°

— eaux-de-vie de cidre	40-50°
— eaux-de-vie blanches	40-50°
— whisky	40-45°
— vodka	40-45°
— rhum	35-40°
— liqueurs	15-20°

Ce tableau donne la concentration en degrés.

Le degré alcoolique (degré réel ou force réelle) est un apport volumétrique qui représente le volume d'alcool pur contenu dans 100 volumes de liquide mesuré à la température de 15°C. Cette mesure s'effectue grâce à l'alcoomètre de Gay-Lussac.

Pour la bière, le degré est un rapport de quantités : il s'exprime en grammes d'alcool pour 100 g de solution (voir Bière).

■ ***L'alcool éthylique ou éthanol,*** existe normalement dans les tissus végétaux, fruits en particulier, mais à doses très faibles (≤ 1 ‰). Par la fermentation alcoolique le glucose et le fructose sont transformés en alcool et gaz carbonique, aussi toutes les boissons fermentées en renferment de 5 à 15° (5 à 15 volumes pour 100 volumes à 20°C).

■ ***Par distillation fractionnée,*** on peut extraire l'alcool de ces liquides fermentés et on obtient les spiritueux, eaux-de-vie, rhums, etc., dont le titre de consommation est généralement entre 40° et 55°.

■ ***Par rectification,*** on obtient industriellement l'alcool « bon goût » ou alcool « rectifié », débarrassé presque complètement des produits volatils qui existent en petites quantités dans les spiritueux et porté à un très haut titre de 95° à 96° (95 à 96 volumes d'éthanol pour 100 volumes).

■ ***L'alcool pur ou alcool absolu*** nécessite une opération supplémentaire pour extraire les quelques % d'eau existant dans l'alcool rectifié.

Vins

Le vin est le produit obtenu *exclusivement* par la fermentation alcoolique, totale ou partielle, de raisins frais, foulés ou non, ou de moûts de raisin.

Le produit obtenu par la fermentation alcoolique de fruits autres que les raisins ne peut s'appeler vin, même avec un qualificatif.

Les pratiques, traitements physiques et chimiques, autorisés par des décrets, arrêtés et circulaires sont réunis dans un ouvrage intitulé *Code du vin.* La réglementation de la Communauté économique européenne, en cours d'élaboration, doit prochainement remplacer ce *Code.*

■ *Classification*

• VINS DITS « TRANQUILLES » (ou vins sans qualificatif)

▶ *Les vins rouges* sont obtenus par la fermentation de raisins rouges, foulés ou non en laissant pellicules, pépins et rafles avec le jus. Pour diminuer l'astringence, on enlève souvent ces rafles. La fermentation alcoolique se développe avec élévation de température. L'apparition de l'alcool augmente le pouvoir dissolvant du milieu, si bien que la macération des parties solides de la grappe permet la dissolution plus ou moins complète des matières colorantes et de diverses autres substances de ces parties solides. Cette macération durait de 5 à 25 jours, mais pour obtenir des vins plus « souples », c'est-à-dire moins astringents, on réduit souvent cette durée de 3 à 5 jours. Le décuvage est pratiqué dès que la fermentation alcoolique est presque terminée. Après égouttage on presse le marc pour en extraire le « vin de presse », très coloré et de qualité gustative inférieure, et qui est généralement réservé à la distillerie.

▶ *Les vins rosés* sont obtenus à partir de raisins rouges suivant 2 modes :

— Si les raisins ont un jus rouge, on foule et égoutte la vendange, on presse le moût avant toute fermentation, et le jus fermente seul.

— Que les raisins rouges aient un jus rouge ou blanc, on foule la vendange et laisse fermenter 12 ou 14 heures, durée qui permet la dissolution d'une partie de la matière colorante de la pellicule. On décuve et la fermentation du liquide se termine ensuite sans les parties solides.

▶ *Les vins blancs* peuvent être obtenus à partir de raisins rouges à jus blanc, mais il faut fouler et presser la vendange dès son arrivée dans la cave avant le début de la fermentation. On peut obtenir ces vins blancs à partir des raisins blancs que l'on fait fermenter avec ou sans les parties solides de la grappe : on obtient le vin dit « blanc de blancs ».

▶ *La macération carbonique* consiste à vinifier des raisins introduits sans foulage dans une cuve pleine de gaz carbonique. La fermentation se poursuit lentement avec le développement d'arôme provoqué par une évolution enzymatique survenue dans le grain de raisin. On obtient ainsi des vins rouges de bouquet différent des vins vinifiés par les méthodes traditionnelles, généralement très appréciés et destinés à être consommés sans vieillissement prolongé.

▶ *Les grands vins doux,* tels que Sauternes, Barsac, Sainte-Croix-du-Mont, Monbazillac, Côteaux-du-Layon, Vouvray, etc., sont obtenus à partir de raisins atteints de pourriture noble (Bothrytis cinerea) qui provoque une évaporation partielle du jus contenu dans les grains restés sur les souches. Les grains sont récoltés l'un après l'autre, donc en plusieurs fois. La fermentation du jus ainsi concentré naturellement est lente, il reste du sucre naturel et il se forme une quantité importante de glycérol (10 à 16 g/l). Ces vins ont une saveur particulière très appréciée.

• VINS EFFERVESCENTS

Ces vins contiennent une quantité importante de gaz carbonique dissous.

▶ *Les vins pétillants* contiennent de 2,4 à 5,3 g de gaz carbonique/l, sous une surpression de 1 à 2,5 atmosphères.

▶ *Les vins mousseux* contiennent du gaz carbonique dissous sous une surpression > 3 atmosphères à 20°C, soit plus de 5 g de gaz carbonique/l.

▶ *Les vins mousseux, méthode champenoise,* sont élaborés par une fermentation secondaire obtenue à l'aide d'une quantité dosée de sucre au moment de la mise en bouteille. Les ferments alcooliques doivent rester dans le vin pendant au moins 9 mois, durée portée à plus de 2 ans pour les vins de Champagne.

▶ *Les autres vins mousseux* sont obtenus par une fermentation alcoolique semblable, mais dans de grandes cuves résistantes à la pression.

▶ *On peut obtenir des vins mousseux* en faisant dissoudre du gaz carbonique sous pression dans du vin, mais ils ne peuvent être commercialisés que sous une appellation de *vins gazéifiés.*

• VINS DE LIQUEURS

Ces vins sont des produits obtenus à partir de raisins, additionnés d'alcool, de moût concentré de raisin, ou des deux, avant, pendant ou après la fermentation alcoolique.

Ces vins doivent contenir entre 15 et 23 % (en volume) d'alcool acquis et titrer au moins 17,5 % d'alcool total, c'est-à-dire la somme de l'acool et de celui qui pourrait provenir de la fermentation des sucres (17 g de sucre/l donnent en moyenne 1° d'alcool).

▶ *Les vins doux naturels* sont des vins de liqueur particuliers, ne pouvant provenir que de 4 cépages « nobles » : muscat, grenache, maccabeo et malvoisie, donnant un moût contenant au moins 252 g de sucre/l et additionnés d'alcool *pendant* la fermentation, en quantité comprise entre 5 et 10 % du volume du moût à vinifier. Ces vins doux naturels doivent bénéficier d'une appellation d'origine contrôlée avec un rendement à l'hectare limité. Ils contiennent de 15 à 19° d'alcool acquis et 21,5° d'alcool total. Ces limites correspondent à une quantité de sucres comprise entre 45 et 110 g/l ; les muscats doivent en contenir au moins 85 mg/l. Ces sucres sont un mélange de glucose et de fructose avec une prédominance de ce dernier.

• CLASSIFICATION ADMINISTRATIVE DES VINS (trois catégories)

▶ *Vins de table* (anciennement appelés « vins de consommation courante » ou « vins de coupage » ou plus simplement « vins ordinaires ») : Ces vins doivent contenir une quantité d'alcool comprise entre 8,5° et 15°, peuvent avoir été chaptalisés, c'est-à-dire additionnés de sucre à la vendange, mais le moût initial doit présenter un minimum de teneur en sucres fixé qui correspond à un % d'alcool variant entre 5 et 8 %, et qui varie selon les régions productrices, les plus faibles teneurs s'appliquant aux régions les plus froides.

Parmi les vins de table, les vins de pays sont obtenus par des récoltes provenant de cépages européens (*Vitis vinifera*) recommandés. Ils doivent contenir de 9 à 10 % d'alcool naturel au minimum, ce minimum dépendant de la zone viticole de production. Ils ne doivent pas avoir été enrichis en sucre ou en alcool. Ils doivent contenir moins de 200 mg d'anhydride sulfureux total/l. Ils ne peuvent être commercialisés que s'ils présentent une qualité gustative contrôlée officiellement.

▶ *Vins délimités de qualité supérieure* (VDQS) : ces vins ont un label de qualité délivré après analyse et dégustation officielle. Ils sont vendus avec une vignette propre à chaque appellation.

▶ *Vins d'appellation d'origine contrôlée* (AOC) : ces vins de qualité sont produits dans des régions très exactement délimitées par des cépages définis et doivent présenter un minimum de titre en alcool et en sucres, s'il s'agit de vins moelleux ou doux. Ils subissent bien entendu une analyse et une dégustation officielle avant leur commercialisation.

▶ *Les vins importés de pays tiers,* c'est-à-dire hors de la CEE, ne peuvent être vendus que munis d'une étiquette indiquant « vin importé de tel pays », avec l'indication du titre en alcool acquis. Ce titre alcoolique doit être compris entre 8,5° et 15°.

■ Technologie

• LES PROCÉDÉS PHYSIQUES AUTORISÉS sont la filtration, la décantation, la centrifugation, le chauffage de la vendange pour augmenter la couleur du vin, la congélation partielle pour augmenter son titre en alcool (augmentation limitée à 2°), la réfrigération à − 4 °C en cuve isotherme pour provoquer la précipitation de l'excès de tartre dont tous les vins sont sursaturés lorsqu'ils viennent d'être élaborés. Lorsque cette opération n'a pas lieu, les tartrates vont se déposer au fond de la bouteille si celle-ci est entreposée dans un lieu frais.

• LES TRAITEMENTS CHIMIQUES ou utilisation d'additifs sont faits dans plusieurs buts :

— *Clarification :* addition de gélatine alimentaire, d'albumine pure, de poudre de sang, de colle de poisson, de tanin pur, de phytate, de charbon antifer, de ferrocyanure de potassium, de bentonite, de kaolin. Toutes ces substances précipitent en entraînant les particules en suspension et ne subsistent pas dans le vin.

— *Adjuvants de filtration :* terre d'infusoire, cellulose (substances insolubles).

— *Stabilisants de la limpidité :* gomme arabique, acide métatartrique obtenu par chauffage ménagé de l'acide tartrique à dose $\leqslant$ 0,10 g/l, acide citrique à dose $\leqslant$ 0,50 g/l.

— *Stabilisants biologiques :* sulfite et anhydride sulfureux en quantité telle qu'il en reste jamais plus de 0,20 g de SO_2/l pour les vins rouges secs, 0,25 g/l pour les vins blancs secs, 0,30 g/l pour les vins blancs doux ou vins rouges doux (cette quantité peut même atteindre exceptionnellement 0,4 g de SO_2 total pour quelques rares vins blancs doux) ; acide sorbique en quantité limitée à 0,20 g/l ; acide ascorbique en quantité $\leqslant$ 0,10 g/l ; conservation des vins sous azote ou gaz carbonique.

— *Modificateurs de la composition des vins :* la concentration du vin pour augmenter le degré alcoolique est limitée à 2° au maximum. On procède à une désacidification de la vendange par le tartrate neutre de potassium et le carbonate de calcium lorsque par suite d'un été relativement froid et pluvieux la vendange n'a pas pu atteindre sa maturité normale.

■ *Composition*

Le vin contient de l'eau, de l'alcool éthylique et quelques autres composés en petite quantité. L'ensemble des substances non volatiles constituent l'extrait sec ou matières sèches. Pour les vins rouges secs, le poids de l'extrait sec est compris entre 18 et 25 g/l, tandis que pour les vins blancs il est compris entre 12 et 17 g/l en général.

Cet extrait est composé des matières organiques et d'éléments minéraux, par ordre décroissant : glycérol, acide tartrique, acide malique, ou lactique, tanins et matières colorantes (vins rouges seulement), divers composés azotés, gommes et pectines, potassium, sucres, acide succinique.

Le vin est très riche en potassium, en moyenne 1 g/l, et très pauvre en sodium. Il est très riche en magnésium et en calcium, environ 100 mg/l. Il contient également du fer, du cuivre, du manganèse, etc. Il contient de l'acide tartrique, de 2 à 5 g/l.

Le vin est une boisson acide à cause de sa richesse en acides tartrique, malique, citrique, lactique et succinnique. Ces acides organiques présents en grande partie sous forme de sels sont métabolisables, ainsi le vin a-t-il sur le bilan d'ions H^+ une action alcalinisante.

Le vin contient plusieurs grammes de polypeptides et d'acides aminés libres. Le vin est exempt de vitamines liposolubles A, D, E, K. Il est très pauvre en vitamine C, pauvre en vitamine B_1. Il contient en quantité non négligeable de l'acide pantothénique, des vitamines B_6 et B_{12}, de la nicotinamide.

Le vin contient des acides phénols dont la plupart sont des matières tannoïdes constituées de flavanols et d'anthocyannes (on y a isolé un polyphénol qui aurait une action de protection capillaire).

Récemment est apparu un vin sans alcool obtenu à partir d'un procédé naturel de désalcoolisation à froid (extraction sous grand vide) de vin sélectionné.

Apéritifs à base de vin et de vermouth

■ ***Ces produits doivent contenir au plus 18° d'alcool*** (18 % en volume) et avoir été préparés avec au moins 80 % de vin de liqueur, de moût de raisin ou de vin ordinaire titrant au moins 10° d'alcool. Ils peuvent être édulçorés avec du moût concentré de raisin, du sucre ou du glucose. Ils sont aromatisés avec des essences, des teintures ou des extraits de plantes inoffensifs. On peut les colorer seulement avec du caramel ou de la cochenille.

Nombre de vins apéritifs sont aromatisés avec de l'écorce de quinquina. Ils ne doivent pas renfermer plus de 300 mg d'alcaloïdes totaux exprimés en quinine.

■ ***Les vermouths*** sont des appéritifs à base de vin, généralement de vin blanc, aromatisés par un choix de plantes employées à leur préparation. Si initialement « vermouth » est le nom allemand signifiant « absinthe », cette plante ne doit plus être employée pour préparer les vermouths car elle contient une essence toxique, la thuyone. Pour obtenir le goût d'anis, on peut utiliser l'anis ou la badiane, etc. La formule des vermouths est généralement très complexe, on utilise de la gentiane, du genièvre, du quinquina, de l'écorce d'orange, etc.

Bière

La bière est une boisson obtenue par fermentation alcoolique d'un moût fabriqué avec du houblon et du malt d'orge pur, ou associé à 30 % au plus de son poids de malt provenant d'autres céréales, de matières amylacées et de glucose.

■ ***Classification***

Il existe en France plusieurs catégories de bières, définies par la densité légale du moût avant fermentation.

Il s'agit donc du moût primitif. La densité est exprimée en degrés Régie (densité Régie = 100 × [d − 1], (d = densité légale) :

— « Petite bière » : ≤ 2⁰ R non commercialisée.
— Bière de table : de 2 à 2,2⁰ R.
— Bière bock : de 3,3 à 3,9⁰ R.
— Bière de luxe : ≤ 4,4⁰ R, mais ne dépassant pas, en pratique, 6⁰ R.

La composition moyenne des bières de table et des bières bock est directement proportionnelle à la densité du moût primitif qui a servi à les fabriquer. Les bières de table contiennent environ 16 g d'alcool/l, et les bière bock, de 25 à 30 g/l. Les bières « light » ou allégées s'apparentent aux bières de table. Elles apportent 320 cal./l et titrent 2° R d'alcool.

■ *Technologie*

Le malt est fabriqué à partir de l'orge sélectionnée de brasserie, germée durant 6 jours à froid, puis séchée et aromatisée dans une touraille à air chaud. Le malt est riche en enzymes (amylases, protéases, peptidases, phytases, etc.) et en constituants solubilisés à partir de l'amidon des protéines de réserve du grain ; il contient également sels minéraux, acides organiques, polyphénols et vitamines.

La fabrication de la bière comprend plusieurs étapes :

• MALTAGE (ou préparation du malt) : germination de l'orge (développement des diastases et hydrolyse de l'amidon en maltose), puis réduction du maltose en farine. La torréfaction légère du malt détermine la couleur plus ou moins foncée de la bière (blonde ou brune).

• BRASSAGE : il se fait à 70°C avec de l'eau et a pour but la dégradation de l'amidon en dextrines et en maltose.

• CUISSON : le moût est filtré puis cuit en présence du houblon, ce qui le concentre et le stérilise.

• FERMENTATION : après réfrigération, sous l'action de levures, le sucre se transforme en alcool et il y a dégagement de CO_2. La bière subit ensuite une fermentation secondaire qui la sature en gaz carbonique.

■ *Composition*

Composition moyenne de 1 litre de bière de luxe (5 % vol. Alc)

— *Calories*	440	— Glycérol	1,6 g
— Glucides	35 g	— Alcools supérieurs	0,1 g
— Protides	4 g	— Acides organiques	0,7 g
— Alcool	40 g	— Dérivés amers du houblon	20 mg
— Sels minéraux	1,6 g		
— Tanins	1,2 g	MINÉRAUX (quantité/l) :	
— Gaz carbonique	4,5 g	— Phosphore	70 mg

— Calcium 30 à 100 mg
— Magnésium 70 à 135 mg
— Potassium 300 à 450 mg
— Sodium 25 à 130 mg

VITAMINES (quantité/l)

— Thiamine (vitamine B_1) 0,005 à 0,15 mg
— Riboflavine (vitamine B_2) 0,3 à 1,3 mg
— Pyridoxine (vitamine B_6) 0,4 à 1,7 mg
— Niaçine (vitamine PP) 5 à 20 mg
— Acide pantothénique 0,4 à 1,2 mg
— Acide folique 0,10 à 0,13 mg
— Biotine 0,002 à 0,015 mg
— Vitamine B_{12} 90 à 140 μg
— Vitamine C 20 à 50 mg (additif autorisé par la loi comme réducteur de l'oxygène).

NATURE DES GLUCIDES (quantité/l)

— Dextrines 27 g
— Maltose 1 à 5 g
— Maltotriose 1 à 2 g
— Glucose néant
— Fructose néant
— Saccharose néant (sauf dans certaines bières brunes)
— Pentoses-pentosanes 3 g

NATURE DES PROTIDES

— Acides aminés libres et combinés (2 à 4 g/l)
— Tous les acides aminés essentiels
— Polypeptides riches en acide glutamique

NATURE DES ACIDES ORGANIQUES (quantité/l)

— Malique 95 à 170 mg
— Pyruvique 40 à 230 mg
— Succinique 40 à 110 mg
— Lactique 25 à 90 mg
— Citrique 5 à 20 mg
— Oxalique 2 à 10 mg

Cidre

■ Le cidre est une boisson alcoolisée qui doit provenir exclusivement du jus de pommes fraîches, avec ou sans addition d'eau. La dénomination *cidre pur jus* est réservée au produit obtenu sans addition d'eau.

	CIDRE SEC		CIDRE DOUX	
	Valeur extrême	Valeur courante	Valeur extrême	Valeur courante
Ethanol				
en vol	5 à 10°	5 à 6,5°	1 à 3°	1,6 à 2,70°
en g/l	40 à 80	40 à 52	8 à 24	13 à 24
Sucre	traces	2 g/l	40 à 150 g/l	40 à 60 g/l

Le mélange de pommes et de poires fraîches est commercialisé sous le nom de « Poiré ».

— La richesse alcoolique (qui correspond à l'alcool total) doit atteindre au minimum 5° pour le cidre sec (en moyenne 5° à 6,5°). Pour le cidre doux, la teneur en alcool acquis ne doit pas dépasser 3°.

— L'effervescence des cidres mousseux ou gazéifiés doit provenir exclusivement de la fermentation alcoolique.

— La dose licite maximale de SO_2 (anhydride sulfureux) est de 200 mg/l.

— Sont autorisés : l'addition de saccharose en vue de la préparation de cidres mousseux ou gazéifiés, le chlorure de sodium (maximum : 1g/l), pour favoriser et régulariser la clarification ; sont également admis le tanin, l'acide citrique, l'acide tartrique, certains colorants (caramel, infusion de chicorée, etc.).

■ *Composition*

En dehors de l'eau, qui forme 90 à 95 % du produit, les constituants essentiels du cidre sont l'alcool éthylique et le sucre pour le cidre doux.

● LA VALEUR ÉNERGÉTIQUE est de l'ordre de 400 cal/l. Dans les cidres secs, 90 % des calories viennent de l'alcool, et dans les cidres doux, 40 % seulement, les 60 % restants venant des sucres.

● LE CIDRE CONTIENT ENCORE DE NOMBREUX AUTRES CONSTITUANTS, en particulier :

▶ *du méthanol* (en moyenne 0,150 mg/l) ;

▶ *du sorbitol,* en quantité d'autant plus grande que le moût contient des poires :1,3 à 6,6 g/l) ;

▶ *des sels minéraux,* dont la quantité peut varier fortement suivant les variétés de pommes employées :

— Chlore	10 à 600 mg/l	— Calcium	20 à 220 mg/l
— Sodium	50 à 400 mg/l	— Magnésium	5 à 80 mg/l
— Potassium	700 mg à 2 g/l	— Fer	1 à 12 mg/l
— Phosphore	25 à 140 mg/l		

Les quantités de chlore et de sodium sont normalement faibles, mais l'emploi de sel de salage peut les augmenter fortement ;

▶ *des vitamines :* très peu de dosages ont été faits. Sans doute existe-t-il une quantité non négligeable de vitamine C.

Hydromel

■ ***L'hydromel est*** la boisson obtenue par la transformation du sucre contenu dans le miel sous l'action de levures, et ceci dans l'eau potable.

Le titre en alcool n'est pas limité par un minimum ou un maximum légal. Mais il est généralement de 12 à 14°. On prépare souvent des hydromels moelleux, doux ou liquoreux. On peut élaborer un hydromel pétillant dont le gaz carbonique doit être naturel, c'est-à-dire provenir de la fermentation des sucres du miel, mais il ne peut être appelé « mousseux » ou « en cuve close ».

■ *Additifs*

Les additions de sucre, glucose et gaz carbonique sont interdites.

On peut utiliser des levures de vin, de bière ou de cidre pour déclencher la fermentation alcoolique. Pour activer cette dernière on peut ajouter du phosphate d'ammonium ou du phosphate dicalcique.

Les autres additifs autorisés sont les suivants :

— *acides tartrique* ou *citrique* à la dose totale maximale de 2,5 g/l ;

— *colle protéique :* gélatine, albumine, colle de poisson, sang frais, caséine avec une quantité de tanin suffisante pour provoquer la précipitation de ses colles ;

— *anhydride sulfureux* à dose limitée à 100 mg de SO_2 total/l, ou *bisulfite alcalin* à dose limitée à 100 mg/l ;

— *acide sorbique,* ou un de ses sels, à dose $\leqslant$ 200 mg/l : ces produits sont utilisés pour conserver le sucre restant afin d'avoir un hydromel moelleux ou doux.

Eaux-de-vie

Les eaux-de-vie sont obtenues par distillation de jus de fruits fermentés ou de jus sucrés préparés à partir d'amidon de grain ou de pomme de terre, mis à fermenter et distillés. Les eaux-de-vie ainsi obtenues contiennent de l'eau, de l'alcool à haut titre de petites quantités de divers produits volatils qui leur donnent leur odeur et leur saveur spéciales. Par exemple, dans les eaux-de-vie de vin, on trouve la plupart des composés volatils du vin, rangés dans « éléments du bouquet » avec des traces d'autres corps. La variété des saveurs des eaux-de-vie est due surtout à la diversité des proportions de ces éléments.

La réglementation impose un minimum de 280 g de « non-alcool » par hectolitre d'alcool absolu ; ce non-alcool comporte les acides volatils, les aldéhydes, les esters, les alcools supérieurs et le furfural ; sinon le produit ne peut être vendu que sous le nom d'*eau-de-vie,* d'*esprit,* d'*alcool* sans qualificatif. Ce minimum est porté à 300 g pour les eaux-de-vie à appellation d'origine.

■ Composition et particularités

Les compositions limites de quelques eaux-de-vie sont indiquées infra :

Composition de quelques eaux de vie en g/hl

	ACIDES VOLATILS	ALDÉ-HYDES	ESTERS	ALCOOLS SUPÉ-RIEURS	FUR-FURAL	TOTAL « NON-ALCOOL »
Eau-de-vie de vin	10-150	10-30	80-200	100-250	1-3	280-550
Eau-de-vie de marc	10-150	10-30	80-200	100-400	1-3	280-550
Calvados	28-100	10-100	150-520	60-220	0,8-2	250-900
Prune - mirabelle - framboise - quetsche	30-100	10-80	200-700	50-200	2-3	300-800
Kirsch	100-200	20-80	150-700	30-150	1-2	300-800
Whisky	42	10	19	227	2	300
Rhum et tafia	50-100	5-50	20-700	50-400	0-8	220-990
Alcool rectifié	≪ 1,2	< 1	< 8	non décelé	non décelé	9

■ Cognac et Armagnac

Les eaux-de-vie de vin blanc (Cognac, Armagnac) sont pauvres en méthanol : 10 à 60 g/hl d'alcool pur, tandis que les eaux-de-vie de vin rouge peuvent en contenir des quantités plus importantes : jusqu'à 400 g/hl d'alcool pur.

Les eaux-de-vie de Cognac sont préparées par 2 distillations successives dans un alambic *en cuivre* sans colonne de rectification, tandis que les eaux-de-vie d'Armagnac sont obtenues par une seule distillation dans un alambic plus compliqué, mais sans rectification, c'est-à-dire sans élimination des produits constituant le « non-alcool ». Aussi les compositions de ces deux eaux-de-vie sont-elles légèrement différentes : l'Armagnac contient 8 fois plus de butylèneglycol et 2 fois plus d'acétylméthylcarbinol que le cognac.

Les autres eaux-de-vie peuvent être préparées par différents procédés ; le plus souvent le vin est distillé dans un appareil à plateaux à marche continue, mais sans rectification.

La couleur brune des eaux-de-vie de vin de Cognac et d'Armagnac est due à des quantités de tanin pouvant atteindre de 2 à 4 g/l, acquis par leur séjour en vue de leur vieillissement dans les tonneaux de chêne durant plusieurs années. Cette coloration brune peut être renforcée par addition de caramel de sucre.

Le vieillissement en fûts de chêne modifie beaucoup la saveur des eaux-de-vie. Le bois de chêne peut céder jusqu'à 88 composés différents, surtout des composés phénoliques et des glucides polymérisés qui se dégradent lentement et réagissent avec des composants de l'eau-de-vie.

■ *Eaux-de-vie de marc*

On y trouve les mêmes constituants du « non-alcool » que pour les eaux-de-vie de vin, mais en quantité pouvant dépasser 1 000 g/100 l d'alcool pur, avec un minimum de 400 ou 500 g et différent selon les régions pour avoir droit à une appellation d'origine. Ces eaux-de-vie contiennent entre 100 à 400 g/hl d'alcool éthylique.

■ *Eaux-de-vie de cidre et de poire (Calvados)*

Ces eaux-de-vie peuvent contenir beaucoup de méthanol : 100 à 1 600 g/hl d'alcool éthylique. La composition de l'arôme des pommes à cidre fait apparaître 37 constituants volatils.

■ *Eaux-de-vie de prune, mirabelle, framboise, quetsche*

Ces eaux-de-vie sont souvent riches en méthanol : 800 à 1 600 g/hl d'alcool pur.

■ *Kirschs*

Le kirsch provient de la fermentation alcoolique et de la distillation des cerises ou des merises.

Il contient 20 à 80 mg d'acide cyanhydrique, 10 à 40 mg d'aldéhyde benzoïque, substances qui lui communiquent son odeur et sa saveur spéciales.

■ *Gin*

Ce produit est obtenu par distillation simple, en présence de baies de genièvre, de moût fermenté préparé à partir de seigle, d'orge ou d'avoine, mais aussi par macération de ces baies dans de l'alcool neutre.

■ *Whisky*

Cette eau-de-vie est préparée à partir de céréales (orge, maïs, seigle, avoine) et est de composition variable selon le pays où elle est élaborée : Écosse, Irlande, Canada, États-Unis, etc. Ces produits sont généralement moins riches en « non-alcool » que les eaux-de-vie de fruits.

Les constituants essentiels de ce whisky sont : aldéhyde éthylique, acétate d'éthyl, propanol-n, isobutanol, alcool isoamylique.

Le whisky est très pauvre en méthanol et ne contient pas de butanol secondaire.

■ *Vodka*

On obtient cette eau-de-vie à partir de céréales ou de pommes de terre. La distillation des jus obtenus à partir de ces produits amylacés comporte une *rectification importante,* si bien que la vodka est très pauvre en « non-alcool », principalement en alcools supérieurs.

■ *Rhums et tafias*

Ces produits sont obtenus par fermentation et distillation du jus de canne à sucre ou de mélasse ou sirop provenant de la fabrication du sucre de canne.

Le mot « rhum » est d'origine anglaise, il désignait autrefois des alcools de canne à sucre vieillis dans des fûts de chêne qui avaient été brûlés à l'intérieur. Le « tafia » désignait des produits incolores de distillation récente.

Aujourd'hui on produit des « rhums bruns » le plus souvent colorés avec du caramel de sucre, et le « rhum blanc ». On distingue le « rhum industriel », produit à partir des mélasses restant après la cristallisation du sucre de canne, et le « rhum agricole », obtenu à partir du jus de canne à sucre.

On produit aussi un « rhum léger » bien moins riche en non-alcool.

Le rhum doit être produit, d'après le règlement français, par distillation directe sans rectification et en ne dépassant pas 75° à la sortie de la colonne à distiller. Comme tous les spiritueux on peut les diluer avec de l'eau pour les amener au titre de consommation, généralement 40° à 50°, plus rarement 65°.

Leur composition est très variable. Les rhums actuels sont moins riches en « non-alcool » que les rhums d'autrefois, parce que leur fermentation et leur distillation sont menées d'une manière plus scientifique.

En France le rhum doit contenir au moins 224 g de « non-alcool »/hl d'alcool pur.

Par contre, un « rhum vieux » doit au moins contenir 325 g/hl de non alcool.

Le « rhum léger » peut ne contenir que 60 g de « non-alcool »/hl d'alcool pur.

■ *Alcool rectifié, alcool « bon goût » ou alcool neutre*

Pour l'usage alimentaire cet alcool doit provenir de produits sucrés ou amylacés d'origine végétale. Il doit être rectifié de manière à porter son titre à 96°.

Le « non-alcool » est de l'ordre de grandeur de 9 g/hl.

Il est interdit de livrer à la consommation humaine de l'alcool synthétique provenant soit de la houille, soit des produits pétroliers ; pourtant cet alcool peut être aussi pur que l'alcool d'origine agricole. On peut distinguer ces deux alcools par leur teneur en isotopes C^{14}, plus élevée pour l'alcool agricole que pour l'alcool synthétique provenant d'un produit fossile.

L'alcool dénaturé pour usage domestique est préparé en ajoutant à 100 l d'alcool rectifié de 90° au moins, 1 l d'alcool isopropylique et 3,5 l de méthylène Régie (contenant lui-même des produits pyrogénés donnant un mauvais goût, 25 % d'acétone et 70 % d'alcool méthylique). Ce méthylène Régie est un sous-produit de la distillation du bois. Cet alcool dénaturé est toxique par suite de la présence de ces deux produits : alcool méthylique et acétone.

■ *Spiritueux anisés*

Ils doivent leur saveur à l'anéthol ou paraméthoxyphénylpropène, synthétique ou contenu naturellement dans les essences d'anis. Ce produit est pratiquement dépourvu de toxicité.

Ces produits sont obtenus avec de l'alcool rectifié, ils ne doivent pas contenir plus de 45° d'alcool. La dose d'anéthol qu'ils contiennent est pratiquement limitée à 2 g/l, ce qu'un essai simple permet de vérifier : à 15°C, un volume de liqueur anisée se trouble par addition de 14 volumes d'eau. La coloration de ces produits est obtenue par l'addition de colorants autorisés et ils sont généralement additionnés de petites quantités de sucre qui servent à leur identification commerciale.

Liqueurs et produits particuliers

■ ***Les liqueurs*** sont des eaux-de-vie ou alcools aromatisés soit par macération de substances végétales (telles que fruits de cassis, groseilles, framboises, guignes, etc.) soit par distillation en présence de substances végétales à arômes volatils, soit par addition des produits de la distillation de substances végétales en présence d'alcool ou d'eau, soit par l'emploi combiné de ces divers procédés.

Les liqueurs doivent contenir au minimum 15° d'alcool (15 ml d'alcool pur/100 ml de liqueur à la température de 20°C). Elles peuvent être édulcorées au moyen de sucre, de glucose ou de miel.

■ *Additifs autorisés*

En dehors des 3 constituants sucrés ci-dessus on peut colorer les liqueurs par un colorant synthétique autorisé, mais pour les liqueurs de cassis, framboise, guigne et guignolet, cette coloration artificielle est interdite. Toutefois, les liqueurs de cerise, merise et groseille peuvent être colorées par un colorant synthétique autorisé si cette addition est signalée par les qualificatifs « coloré » ou « fantaisie ».

Si la saveur est renforcée par addition d'un produit chimique autorisé, le nom de la liqueur doit être accompagné du qualificatif « artificiel ».

■ *Bitters, amers, gentianes et produits similaires*

Ces produits en quelque sorte intermédiaires entre diverses catégories doivent contenir plus de 30° d'alcool et moins de 200 g de sucre/l.

■ *Apéritifs sans alcool*

De la même façon que les vins sans alcools (voir plus haut), et selon les mêmes techniques de fabrication, ont été commercialisés des apéritifs « sans alcool ».

III. — ALIMENTS RICHES EN PROTÉINES

Teneur en protéines des principales classes d'aliments

	VIANDES + VOLAILLES	CHARCUTERIES	ŒUFS	POISSONS	CRUSTACÉS (partie comestible)	LAIT	FROMAGES
Protéines	16-22 %	15-25 %	12,8-14 %	15-20 %	13-23 %	3-3,7 %	10-33 %
Lipides	2-25 %	21-57 %	11,5-16 %	1-20 %	1-2 %	2,5-4 %	20-25 %
Glucides	1-2 %	0,5-10 %	0,6-1,7 %	0,5-1 %	0,5 %	4,9-5 %	0,5-1 %
Sels minéraux	0,010-0,7 %	0,01 à 1 % * Teneur en sodium très variable	0,7-0,9 %	0,2-0,9 %	0,7-0,8 %	0,3-1 %	2-4 %
Eau	60-70 %	25-52 %	68-72 %	70-80 %	70-80 %	87-88 %	35-75 %

N.B. : Dans le cas des viandes, la quantité de graisse varie en fonction de l'animal d'une part, mais également du morceau.

VIANDES

On traitera, outre la viande de boucherie, de la chair des volailles et du gibier.

Classification

On reconnaît quatre classes de qualité décroissante définies selon des critères d'âge, de conformation, de degré d'engraissement : extra, choix : première qualité, deuxième qualité, troisième qualité. En fait, ce système de qualification est d'un usage malaisé aussi bien pour les viandes que pour les volailles. Il subsiste et se développe un système de label défini souvent à la fois comme garantie d'origine et garantie technologique impliquant empiriquement l'origine génétique et les conditions de l'élevage.

Après l'abattage, les différents paramètres de la qualité évoluent, notamment la tendreté et la couleur.

■ ***La couleur des muscles*** dépend essentiellement (pour un pH donné) de leur teneur en pigments héminiques : myoglobine et hémoglobine. Quand les animaux sont saignés après leur mise à mort — cas des animaux dits de « boucherie » : bovins, ovins, porcins, équidés et des volailles de ferme — la teneur en hémoglobine résiduelle est faible et la couleur des chairs dépend essentiellement de leur richesse en myoglobine.

Lorsque l'animal n'est pas saigné, l'hémoglobine qui reste présente dans le muscle ajoute son effet colorant rouge à celui de la myoglobine. Le pH musculaire modifie aussi la couleur. Pour une même teneur en pigments, la viande paraît plus sombre lorsque le pH est élevé. C'est ce qui se passe chez les animaux abattus sans réserve de glycogène musculaire (animaux non reposés ou sacrifiés en plein effort musculaire).

Dans le cas du gibier, la couleur de la viande souvent très foncée — au point d'être qualifiée de « noire » — s'explique par l'effet combiné de teneurs en myoglobine élevées, d'absence de saignée, et de pH musculaire post-mortem élevé.

Les viandes « noires » se conservent moins bien que les viandes plus claires.

■ ***La viande comprend*** en proportions variables :

— du tissu musculaire (provenant de un ou plusieurs muscles) et les éléments qui lui sont associés (vaisseaux sanguins, nerfs) ;

— des tissus gras ;

— des parties osseuses ou cartilagineuses ;

— et, dans le cas des oiseaux, éventuellement de la peau.

Le tissu musculaire est le composant le plus important. Il est composé de fibres musculaires groupées en faisceaux réunis par une trame diffuse de tissu conjonctif.

Il existe deux grandes familles de fibres musculaires : les fibres rouges (teneur en myoglobine et en lipides plus élevée) ; les fibres blanches (teneur en myoglobine et en lipides plus faible). Dans un muscle, ces deux types de fibres coexistent presque côte à côte la plupart du temps. Les divers muscles diffèrent : par le nombre total des fibres ; par leurs dimensions (notamment le diamètre transversal) ; par l'importance relative de fibres « rouges » et « blanches » ; par l'importance de ce conjonctif intramusculaire (pourcentage de collagène, d'élastine, degré de polymérisation du collagène).

■ ***Catégorie***

La coupe des carcasses en morceaux vise à obtenir des parties dont l'utilisation culinaire soit appropriée à leur composition anatomique et à la texture de leurs muscles. La catégorie d'un morceau est le reflet de cette utilisation culinaire. Pendant longtemps on a séparé les morceaux en 3 catégories :

— première catégorie : morceaux à griller ou à rôtir ;

— seconde catégorie : morceaux à braiser ;

— troisième catégorie : morceaux à bouillir.

Actuellement on regroupe les morceaux à braiser et à bouillir en un ensemble de morceaux à cuisson lente par opposition aux morceaux à cuisson rapide.

La distinction réside dans l'importance et la nature de la trame conjonctive. L'indice de la teneur en tissu conjonctif varie de 1 à 5 suivant qu'il s'agit d'une grillade ou d'un pot-au-feu. Dès que cette trame est trop abondante pour être facilement dissociée lors de la mastication après une cuisson (30 min/kg à température interne d'environ 60°C, il est nécessaire d'en amoindrir la résistance par une cuisson appropriée assurant la température élevée, ⩾ 80°C, en atmosphère humide et, pendant un temps plus long (2 à 3 h/kg), la gélification partielle du collagène.

Composition

La composition des viandes crues est très variable, en particulier en ce qui concerne la teneur en eau (60 à 70 %) et la teneur en lipides, donc l'apport calorique.

■ ***Pour 100 g de viande, l'apport calorique*** varie de 110 à 120 calories pour les viandes les plus maigres à 350 calories et plus pour les viandes les plus grasses (porc, oie, etc.).

■ ***La viande renferme en moyenne 20 % de protéines.***

— canard, gibier : 22 % ;

— cheval, poulet : 21 % ;

— foie, dinde : 20 % ;

— veau : 19 % ;

— bœuf, mouton, rognon : 17 % ;

— agneau, porc, langue : 16 %.

La partie de protéines correspond aux fibres musculaires à valeur biologique élevée. On notera en particulier la teneur élevée dans les 3 acides aminés qui constituent les facteurs limitants les plus fréquents :

— tryptophane : 1,2 à 1,6 % ;

— méthionine : 2,2 à 3,2 ;

— lysine : 7,1 à 8,9.

Par contre, les protéines extra-cellulaires, celles du tissu conjonctif, ont une valeur biologique faible. A la cuisson, collagène et élastine se transforment en gélatine molle, en glycocolle, et sont très pauvres en méthionine et en tryptophane (≤ 0,3 %).

■ ***La teneur en lipides*** est très variable suivant l'espèce, le morceau, l'âge, l'état d'engraissement et le mode d'élevage.

— viandes très maigres : moins de 10 % (cheval 2 %, gibier, 3 %, foie 5 %, rognon 6 %, cervelle 9 %) ;

— viandes moyennement grasses : 10 à 20 % ;

— viandes grasses : 20 à 30 % (porc, oie, etc.).

• LES TRIGLYCÉRIDES sont caractérisés par une prépondérance des acides oléique et palmitique dans quelques cas (bœuf et mouton) et de l'acide stéarique. Les acides linolénique et arachidonique sont présents dans la viande en faible quantité. La viande des volailles est plus riche en acides gras polyinsaturés : 100 g de graisse d'oie apportent 11,5 g d'acide linoléique et 6,7 g d'acide linolénique.

Les différences qui existent dans la composition des graisses (pourcentage des différents acides gras) expliquent, pour l'essentiel, les variations de goût constatées entre les morceaux de viande des diverses espèces animales alors que la contribution au goût de la partie maigre — à savoir la fraction protéique et les minéraux — est presque la même quelle que soit l'espèce animale.

• TENEUR EN CHOLESTÉROL (en mg/100 g)

— Bœuf	67	— Foie de porc	340
— Veau	84	— Rognon de bœuf	300
— Porc	60	— Rognon de veau	400
— Mouton	77	— Rognon de porc	365
— Poulet	90 à 100	— Rognon de mouton	400
— Foie de bœuf	265	— Ris de veau	225
— Foie de veau	314	— Cervelle de veau	1 810

■ ***Teneur en glucides***

Il n'y a pratiquement pas de glucides dans la viande : 1 % de glycogène en moyenne. Le cheval fait exception avec un taux de 2 à 3 %, mais seulement au moment de l'abattage ; très rapidement après, le glycogène se transforme en acide lactique.

■ ***La teneur en matières minérales*** est d'environ 1 %.

• LA VIANDE A UNE TENEUR FAIBLE EN CALCIUM : environ 10 mg/100 g.

Par contre, la teneur en phosphore est élevée : 200 mg en moyenne/100 g ; les abats sont très riches (foie de bœuf = 400 mg, cervelle = 360 mg).

• LA TENEUR EN SODIUM varie d'une espèce à l'autre : en moyenne 70 mg/100 g. On retiendra la richesse des abats en sodium qui les fait éliminer des régimes désodés (cervelle : 110 mg, cœur : 100 mg, foie : 90 mg).

• LE POTASSIUM est abondant (environ 300 mg/100 g).

• LA VIANDE EST L'UNE DES PRINCIPALES SOURCES DE FER : 2 à 3 mg/100 g en moyenne, qu'il s'agisse de viande blanche ou de viande rouge, le foie de bœuf en contient 12 mg, la langue 7 mg, le foie de veau 5,4 mg.

La viande renferme 0,10 à 0,60 mg de cuivre/100 g.

■ ***Teneur en vitamines :*** La viande contient toutes les vitamines du groupe B, en particulier les vitamines B_1 : 0,15 mg, et B_2 : 0,20 mg ; la vitamine C, présente au taux de 1 à 3 mg/100 , est pratiquement détruite lors de la cuisson ; la teneur en vitamines A est basse (de 0,02 à 0,03 mg) ; les vitamines D sont pratiquement absentes des muscles.

■ ***Les viandes hachées de bœuf*** ont une composition très variable selon les conditions de « fabrication » et peuvent parfois contenir un pourcentage élevé du tissu conjonctif : les viandes hachées industrielles, préparées à partir des muscles bruts des quartiers avant, renferment de 13 à 20 % de collagène ; dans les viandes hachées artisanales, préparées à la demande dans les boucheries, la teneur en collagène est variable 5 à 9 %. La teneur en lipides des viandes hachées industrielles doit figurer sur l'emballage : elle peut être de 5, 10, 15 ou 20 %.

Conservation

■ ***En principe, la viande et les produits carnés*** ne devraient pas poser de problèmes sur le plan de la salubrité. Les *animaux* destinés à la consommation sont abattus dans des abattoirs agréés et placés, de même que toutes les entreprises travaillant dans le domaine de la viande, sous le contrôle des services vétérinaires ; ceux-ci doivent veiller à l'exécution d'une réglementation très détaillée et très stricte qui prescrit des règles de conduite hygiénique aux différents stades de la transformation progressive de l'animal vivant en produits délivrés aux consommateurs. En particulier l'inspection post-mortem de la carcasse et des abats — qui permet de dépister l'existence de maladies contagieuses pour l'homme et de découvrir les motifs d'insalubrité — est un acte essentiel pour la protection de la santé humaine. Cette inspection « sanitaire » se pratique par un examen des différentes parties de la carcasse et des abats en considérant spécialement l'état des ganglions lymphatiques et des différents organes par des incisions appropriées. A l'issue de cette autopsie — et parfois d'examens de laboratoire complémentaires — on élimine les viandes impropres à la consommation. Dans certains cas il est nécessaire de procéder à un assainissement de la viande par un moyen physique approprié (la congélation dans le cas de la cysticercose peu marquée) avant d'en autoriser la consommation.

Si l'inspection sanitaire offre pratiquement toutes garanties en ce qui concerne les maladies microbiennes, on a pu montrer qu'elle présente des limites, par exemple, pour la détection de la cysticercose, étant donné que la recherche des cysticerques n'est pas réalisée partout. La détection de la trichinose est obligatoire pour la viande de porc, elle l'est aussi pour la viande de cheval depuis octobre 85 (plus de 1 000 cas déclarés en août 85) (Voir : intoxications alimentaires.)

Les animaux qui sont livrés à l'abattoir en venant de subir certains traitements thérapeutiques sont accompagnés d'un certificat vétérinaire d'information destiné à renseigner l'inspecteur sanitaire.

■ ***En pratique on doit noter qu'une part non négligeable de la viande provient d'animaux qui n'ont pas été abattus sous surveillance sanitaire*** (cas des abattages dits « familiaux », effectués par des particuliers et qui concernent plus spécialement les petites espèces) et qui sont consommés aux risques et périls de leurs utilisateurs (de tels animaux ne peuvent être commercialisés).

■ ***La question d'une éventuelle pollution chimique des viandes,*** doit être envisagée notamment par suite de l'adoption de certaines techniques de production appliquées en élevage (cas de l'usage des substances hormonales, et des antibiotiques) ou en agriculture (utilisation des pesticides). Si l'usage inconsidéré de toutes ces catégories de substances peut, et a pu conduire à certains types de pollution par dépôt dans les viandes, graisses de résidus, en principe il n'en va plus ainsi maintenant. La supplémentation de l'alimentation par les antibiotiques n'est autorisée que pour un nombre limité d'entre eux et dans des conditions très strictes quant aux doses utilisables et au mode de distribution. L'hormonothérapie (un moment pratiquée de façon « sauvage » grâce à la vente ambulante de produits pharmaceutiques de types variés par colporteurs) est limitée maintenant aux seuls cas justifiés par la thérapeutique réalisée sous contrôle vétérinaire et recourant à des produits agréés. De même, pour les pesticides, la réglementation a réduit leur emploi et interdit certains pesticides rémanents.

L'inspection sanitaire peut, si cela paraît nécessaire, faire pratiquer des examens de laboratoire pour rechercher dans les tissus les polluants éventuels.

■ ***L'obtention de viandes saines*** — au sens le plus large du mot — passe nécessairement par la mise en place d'une très large prophylaxie à l'encontre des maladies microbiennes, des maladies parasitaires, plus difficiles à contrôler.

■ ***Jusqu'au stade de la vente au détail y compris,*** la viande et les produits carnés sont l'objet de la surveillance des Services vétérinaires du ministère de l'Agriculture qui ont la charge de vérifier l'application d'une réglementation abondante concernant l'hygiène des locaux, des matériels, des produits et du personnel.

Après l'achat il y a en général rupture de la chaîne du froid, d'autant plus lourde de conséquence qu'elle s'exerce sur des produits qui ont déjà évolué au plan biochimique surtout quand il s'agit de viande hachée.

CHARCUTERIE

A l'origine, la charcuterie était le résultat d'un procédé de conservation du porc. A notre époque ce terme de « charcuterie » recouvre une série de modes de conservation et de préparation de viandes d'origines variées et s'applique à des aliments très divers, aussi bien le jambon, qui est une viande séchée maigre ne comportant guère plus de lipides qu'une viande de bœuf, que les rillettes, qui peuvent contenir jusqu'à 70 % de lipides.

Technologie de fabrication

■ ***Cinq groupes de techniques sont utilisés dans la fabrication de la charcuterie***

● LA FERMENTATION LACTIQUE ET NITRIQUE, qui permet une stabilisation bactériologique et enzymatique (conservation du saucisson).

Des bacs de saumure renfermant du sucre et du nitrate de potassium produisent, sous l'influence de germes, de l'acide lactique et des nitrites.

● LA CUISSON DANS LA GRAISSE qui permet une conservation quasi stérile, isolée de l'air ambiant. Ce procédé est utilisé pour certains confits et la fabrication des rillettes.

• La salaison qui reste la base d'une bonne conservation. Toute la charcuterie peut être considérée comme très salée (de l'ordre de 1 g de chlorure de sodium/100 g).

• Le séchage, qui est utilisé pour la conservation des jambons crus et de certains saucissons.

• La fumaison, soit artisanale à la fumée de bois, soit industrielle utilisant des procédés de distillation à sec du bois ce qui élimine certains produits cancérigènes.

■ ***La réglementation*** a prévu pour certaines charcuteries des normes de qualité reposant sur la composition chimique. En l'espèce il s'agit surtout d'éviter dans ces produits l'incorporation excessive d'eau ou de matières grasses, ou de limiter l'apport d'amidon. La teneur en eau du produit dégraissé (humidité du produit délipidé ou HPD) ne doit pas dépasser certaines limites, variables selon les produits mais de l'ordre de 75 à 77 % en général. Dans le cas où la réglementation ne précise pas des limites à la fabrication, les conditions de celles-ci sont indiquées de façon assez générale par un « Code des usages » — sorte de code de déontologie charcutière — établi par les professionnels avec l'accord du Service de la répression des fraudes.

Comme dans le cas des viandes, les « labels de qualité » peuvent être décernés à certains produits (jambon de pays, pâté, etc.).

L'apparition récente sur le marché de protéines d'origine végétale « texturées », susceptibles d'imiter la viande et de la remplacer (en pourcentage important, 30 et même 50 % dans divers types de produits) confronte la réglementation avec des problèmes particuliers qui vise surtout l'appellation d'origine des produits obtenus.

Actuellement on trouve sur le marché des portions de charcuterie sous emballage plastique. Ce sont des préparations n'ayant subi aucun traitement de conservation prolongée. Elles doivent être consommées fraîches (saucisse de Strasbourg, saucisson à l'ail, etc.).

Des charcuteries « à teneur en graisse réduite » sont maintenant proposées aux consommateurs : saucissons, pâtés, saucisses. Elles sont souvent à base de protéines nouvelles (soja, etc...), de volailles ou de viande maigre (bœuf, porc maigre).

Classification et composition

■ ***L'andouillette*** est faite de chaudins (ou gros intestin) d'estomac de porc et de fraise de veau cuits dans un bouillon ou dans du lait. Peuvent être ajoutées panses de veau et de mouton.

On distingue :

— l'andouillette de Troyes (à base de porc) ;

— l'andouillette de Cambrai (à base de veau) ;

— l'andouillette lyonnaise (veau et porc) ;

— l'andouillette de Rouen (veau et porc) ;

— l'andouillette provençale (tripes de porc blanchies et gorges non découennées).

■ ***L'andouille*** est fabriquée à base d'estomac (17 %) et d'intestin de porc (83 %) sans adjonction de corps gras ni de liant ; addition de sel, poivre, épices.

La conservation est obtenue par fumaison.

■ ***Le boudin blanc*** est un mélange de viande de veau ou de poulet et de mie de pain.

■ ***Le boudin noir*** est fabriqué à partir de sang et d'oignon et vendu cuit. Les proportions et la composition varient d'une région à l'autre.

— Par exemple, le boudin de Paris est composé de 1/3 de sang, 1/3 de gras, 1/3 d'oignon cuit.

— Le boudin de Nancy comporte l'addition de lait.

— Le boudin du Poitou est préparé sans gras et comporte du sang, des épinards, de la carotte, des œufs, du lait, du sucre, de la semoule ou de la mie de pain.

■ ***La chair à saucisse*** est un mélange haché de viande et de gras de porc, de veau haché, épicé (sel, poivre). Elle est utilisée pour les farces.

■ ***Le foie gras*** est un foie hypertrophié d'oie ou de canard gavés.

■ ***La galantine*** est un mélange haché de maigre de viande de porc, de veau, de volaille, gibier, lapin, d'une farce de viandes et de foies de porc, veau, lapin, volaille ou gibier ainsi que de lait, d'œufs, d'épices et d'aromates.

■ ***Le jambon cru*** est obtenu après séchage d'un jambon de porc par salaison ou fumaison.

■ ***Le jambon cuit (jambon de Paris)*** provient de la cuisson de jambon de porc. Le jambon supérieur ne doit contenir aucun produit d'addition autre que sel de cuisine, sel nitrité et sucre, alors que les jambons d'autres catégories contiennent des additifs divers et en particulier des polyphosphates.

■ ***Le jambonneau*** est la partie de la jambe de porc située au-dessus du genou. Le jambonneau est paré, traité en salaison. Il est usuel d'y ajouter des morceaux de jambon ou d'épaule.

■ ***La merguez*** est une saucisse originaire d'Afrique du Nord. Saucisse grasse constituée de mouton ou d'un mélange de mouton et de bœuf, assaisonnement à base de piment rouge et de poivre. Actuellement les merguez fabriquées en France contiennent du porc, gras et maigre.

■ ***La mortadelle*** est une charcuterie cuite d'origine italienne composée soit de pure viande de porc ou de porc et de veau. Elle peut contenir aussi des abats (ce qui la rend riche en purines et en cholestérol) des couennes et de la poudre de lait.

■ ***Les pâtés*** sont des préparations de charcuterie à base de viande et d'abats en morceaux ou hachés plus ou moins finement, qui peuvent être liés avec des œufs, du lait, de la gelée, des substances amylacées.

Les *crèmes, mousses et purées* sont des pâtés caractérisés par une très fine structure.

• LE PÂTÉ DE CAMPAGNE est composé d'un mélange de gras, de maigre et des abats suivants : foie, cœur, moelle épinière, ris de veau et parties comestibles de la tête.

• LE PÂTÉ DE FOIE est composé d'une partie de foie de porc ou de volaille pour deux parties de gras et d'une phase aqueuse chaude (gelée, lait) ainsi que d'œufs et d'épices. Le foie de porc contient 340 mg de cholestérol/100 g, la graisse de porc en contient 110 à 120 mg.

■ ***Les rillettes*** sont obtenues par cuisson, dans leur propre graisse, de viande de porc, de viande d'oie, ou d'un mélange de viandes de porc, de lapin, d'oie, de volaille ou de gibier, à l'exclusion de toute autre substance.

■ ***Le salami*** est proche du saucisson sec ; il est constitué de viande de porc pour laquelle le hachage est fin et le gras abondant.

■ ***La saucisse de Francfort*** (couleur ambrée) ***et la saucisse de Strasbourg*** (colorée en rouge) sont des farces à base de viande et de gras dont la liaison est assurée par un travail très poussé au hachoir. Produits frais pouvant s'altérer rapidement.

Elles ont une teneur modérée en lipides et en cholestérol pour un produit de charcuterie.

■ ***Le saucisson cru (ou saucisson sec)*** est fabriqué avec de la viande de porc crue, convenablement parée, contenue dans une enveloppe de boyau naturel ou artificiel. Il subit ensuite une maturation-dessiccation. C'est un véritable « fromage » de viande.

Composition pour 100 g

ALIMENTS	CALORIES	PROTÉINES	LIPIDES	GLUCIDES	EAU	KJ
Andouillette	320	22 g	24 g	0,8 g	52 g	1 337
Andouille	100	18	12 g	1	78	418
Boudin blanc	300	15 à 20	10 à 15	40 à 50	30	1 254
Boudin noir	400	24	34	3	33	1 672
Chair à saucisse	400	15	40	0,5	44,5	1 672
Foie gras	400 à 500	10 à 15	40 à 50	5	35	1 881
Galantine	240	43	7	1	49	1 003
Jambon cru	335	15	30,5	0,3	52	1 400
Jambon cuit	300	18 à 20	22	6 à 10	50	1 254
Jambonneau	»	»	»	»	»	»
Merguez	450	30	44	1	25	1 881
Mortadelle	265	18,5	21	0,5	60	1 107
Pâté de campagne	460	14	42	5	39	1 922
Pâté de foie	450	12	45	3	40	1 881
Rillette	601	22	57	3	18	2 512
Salami	400	25	45	0	30	1 672
Saucisse de Francfort et saucisse de Strasbourg	260	15	22	3	60	1 086
Saucisson cru	550	24	51	0	24	2 299

L'ŒUF

La partie protéique de l'œuf renferme tous les acides aminés essentiels et a une valeur biologique de référence.

Composition

■ ***La coquille*** est formée de sels de chaux. Cette coquille n'est pas imperméable et se laisse traverser par les gaz, les liquides et les micro-organismes. Sur les œufs frais, une cuticule obture les pores de la coquille, réduisant cette perméabilité.

■ ***Le blanc*** est enveloppé d'une membrane formée de deux feuillets de kératine qui s'écartent au niveau de la grosse extrémité pour former la chambre à air. Il s'agit d'une solution d'albumines, la principale étant l'ovalbumine, protéine de haute valeur biologique contenant beaucoup de lysine, de méthionine et de tryptophane : c'est la protéine de référence, dont la valeur biologique par définition est égale à 100 %.

■ ***Le jaune*** constituant 40 % de l'œuf, contient des protéines (ovovitelline), des graisses neutres, des lécithines (8 % du jaune), du cholestérol (1 à 2 %), du fer et de la vitamine A (principalement des caroténoïdes). Les lécithines, finement émulsionnables; sont fort bien digérées.

■ *Œuf de poule*

ŒUF DE POULE ENTIER

Composition pour 100 g :

— *Calories*	160
— Glucides	0,6 g
— Lipides (dont cholestérol 450 mg)	11,5 g
— Protéines	12,8 g
— Eau	74 g
— Calcium	54 mg
— Magnésium	11 mg
— Chlore	135 mg
— Phosphore	208 mg
— Potassium	138 mg
— Sodium	130 mg
— Souffre	188 mg
— Vitamines A	0,34 mg
— Vitamines B_2	0,34 mg
— Vitamines B_6	0,36 mg
— Vitamines D	0,10 mg

JAUNE D'ŒUF

Composition pour 100 g :

— *Calories*	358
— Glucides	0,6 g
— Lipides dont cholestérol (1 500 mg)	31,4 g
— Protéines	15,8 g
— Eau	50,4 g
— Calcium	145 mg
— Magnésium	18 mg
— Chlore	120 mg
— Phosphore	580 mg
— Potassium	120 mg
— Sodium	60 mg
— Soufre	186 mg
— Vitamines A	0,98 mg
— Vitamines B_2	0,50 mg
— Vitamines B_6	0,24 mg
— Vitamines D	0,1 mg

BLANC D'ŒUF

Composition pour 100 g :

— *Calories*	*50*
— Glucides	0 g
— Lipides	0,2 g
— Protéines	12 g
— Eau	87 g
— Sodium	150 mg
— Potassium	130 mg

■ *Autres œufs*

ŒUF DE CANE

Plus riche en graisses que l'œuf de poule.

Composition pour 100 g :

— *Calories*	240
— Glucides	1 g
— Lipides	16 g
— Protides	14 g
— Eau	68 g

ŒUF DE DINDE

Sa valeur calorique est légèrement supérieure à celle de l'œuf de poule, mais bien inférieure à celle de l'œuf de cane.

Composition pour 100 g :

— *Calories*	172
— Glucides	1,7 g
— Lipides	12,5 g
— Protides	13 g
— Eau	72 g

Comparaison de la teneur de l'œuf de poule et des besoins en 3 principaux acides aminés

	BESOIN				COMPOSITION	
	Adulte		Enfant		Œuf	
	mg	*	mg/kg	*	% de protéines	*
Tryptophane	250	1	30	1	1,53	1
Lysine	800	3,2	170	5,6	7,05	4,6
Méthionine	1 100	4,4	85	2,8	3,65	2,4

* (Ces colonnes expriment les teneurs en lysine et en méthionine rapportées au tryptophane).

Ce tableau rappelle la grande richesse de l'œuf en lysine, tryptophane et méthionine, et le fait que leurs proportions respectives sont très semblables aux proportions correspondantes des besoins.

La particulière richesse en lécithines (8 %) et phosphatides du jaune modifie le bilan d'ions H : libération de 0,8 à 1,8 mEq d'ions H_+/ mmoles selon qu'il y a liaison avec la choline ou un cation minéral.

Altérations de l'œuf

Il existe plusieurs causes d'altérations :

■ ***Origine enzymatique,*** avec altération des protéines si la température n'est pas assez basse : il se produit une décarboxylation des acides aminés donnant naissance à des amines parfumées et responsables des intolérances alimentaires.

Le blanc se liquéfie, le jaune s'aplatit, la poche à air augmente de volume.

■ ***Origine bactérienne :*** la contamination peut être endogène (les œufs fécondés sont souvent plus contaminés que les non fécondés) ou exogène. Ces infections peuvent avoir lieu soit dès le poulailler, soit au cours du transport et de la commercialisation par voisinage d'œufs contaminés par brisure de la coquille.

■ ***Captation d'« odeurs » :*** les œufs captent très facilement les odeurs de paille, tabac, fromage, poisson (lorsque des poules sont nourries avec de la farine de poisson), mais aussi de truffe ce qui est une façon particulièrement économique de consommer celle-ci. De toute façon, ces captations sont inoffensives.

■ ***Conservation :*** le trempage dans du lait de chaux ou une solution sirupeuse de silicate de soude obture les pores de la coquille et prolonge la conservation. Les œufs doivent être conservés entre 0° et 4°C.

Classification des œufs de poule

Le contrôle de la qualité se fait par datage et par mirage (ce dernier consiste à mesurer par transparence la chambre à air ; la dimension de la poche à air pour un œuf extra-frais est < 4 mm, de 4 à 6 mm pour un œuf frais de catégorie A et < 9 mm pour un œuf de catégorie B, de plus de 9 mm pour les œufs de catégorie C, réservée à l'usage industriel).

■ ***Catégorie A :*** les œufs ne doivent avoir subi aucun traitement de conservation. Sur l'emballage doivent figurer la catégorie de qualité, la catégorie de poids (voir tableau), le numéro du centre d'emballage, la marque de l'entreprise ou la marque commerciale.

Pour les œufs portant la mention « extra », la date d'emballage doit être indiquée en clair, précédée éventuellement de la mention « emballé le » ou « date d'emballage ». La date de ponte peut être inscrite sur chaque coquille.

■ ***Catégorie B :*** les œufs peuvent avoir été réfrigérés à une température $< + 8$°C ou conservés dans un mélange gazeux.

Sur l'emballage doit être mentionnée la catégorie de qualité :

— pour les œufs non réfrigérés, ni conservés, la lettre B est entourée d'un cercle d'au moins 12 mm ;

— pour les œufs réfrigérés, il s'agit d'un triangle d'au moins 10 mm de côté ;

— pour les œufs conservés, il s'agit d'un losange dont les diagonales ont respectivement 16 mm et 7 mm.

■ ***Nouvellement créée,*** la catégorie **« œufs approuvés »** : impose un délai de 36 h maximum entre la ponte et la livraison, la dimension de la poche à air ne devant pas dépasser 2 mm. Le Distributeur doit retirer ces œufs de la vente au bout de 7 jours.

■ ***Les œufs des 3 catégories*** sont classés suivant leur poids en :

$$p > 70 \text{ g}$$
$$65 \text{ g} < p < 70 \text{ g}$$
$$60 \text{ g} < p < 65 \text{ g}$$
$$55 \text{ g} < p < 60 \text{ g}$$
$$50 \text{ g} < p < 55 \text{ g}$$
$$45 \text{ g} < p < 50 \text{ g}$$
$$p < 45 \text{ g}$$

POISSONS ET AUTRES PRODUITS DE LA PÊCHE

■ ***Les produits de la mer et d'eau douce*** proviennent d'un nombre considérable d'animaux très différents les uns des autres quant à leur morphologie, leur composition chimique et leur position systématique.

Parmi les produits consommés figurent en effet :

• DES MOLLUSQUES

— gastéropodes (type bigorneau) ;
— bivalves (type coquille Saint-Jacques, huître, moule) ;
— céphalopodes (type seiche, calamar, pieuvre).

• DES CRUSTACÉS

— nageurs (type crevette) ;
— marcheurs (type homard, écrevisse, langouste, crabe).

• DES ÉCHINODERMES

— échinides (type oursin) ;
— holothurides (type holothurie ou concombre de mer, consommé en Extrême-Orient).

• DES POISSONS

— cartilagineux ou sélaciens (type requin, roussette ou raie) ;
— osseux ou téléostéens ; parmi les produits de la mer, les poissons osseux constituent le groupe le plus important entrant dans la consommation humaine (type sardine, saumon, anguille, merlu, sole, thon, carpe, baudroie, etc.).

• DES REPTILES CHÉLONIENS : type tortue de mer.

• DES MAMMIFÈRES

— pinnipèdes (type phoque) ;
— siréniens (type dugong) ;
— cétacés (type baleine).

■ ***La valeur alimentaire des produits de la mer et d'eau douce*** varie donc non seulement en fonction du groupe zoologique de l'animal consommé, mais aussi en fonction de l'espèce.

Poissons

Les poissons comportent environ 12 000 espèces, soit autant que tous les autres vertébrés réunis ; ils sont marins en grande majorité et la plupart sont comestibles.

Mais on ne compte qu'une centaine d'espèces marines et une dizaine d'espèces d'eau douce couramment commercialisées en France. Parmi les espèces non consommées figurent des poissons dont certains caractères organoleptiques sont défavorables (taille trop petite ou présence d'arêtes très nombreuses ou aspect peu agréable) et des poissons toxiques.

■ *Composition*

• LA COMPOSITION DES POISSONS EST CARACTÉRISÉE PAR L'ABSENCE DE GLUCIDES et une forte teneur en protéines, de 14 à 28 %, de bonne valeur biologique.

• LA TENEUR EN GRAISSES est très variable, de 1 à 22 %, mais d'une façon générale, et par opposition à la viande, les lipides sont distribués dans la chair et sont riches en acides gras polyinsaturés, en particulier en D.H.A. (acide docatéxaénoique), en E.P.A. (acide éicosapentaénoique), en acide linolénique. Ces acides gras de la série n-3 diminuent le taux de triglycérides plasmatiques, surtout les V.L.D.L. Ils ont une action antiagrégante plaquettaire.

ESPÈCES	% DE LIPIDES	% DE PROTÉINES	CHOLESTÉROL (en mg/100)	VALEUR CALORIQUE (pour 100 g)
Merlan	0,60	16	20	69
Brochet	0,74	18	22	87
Roussette	0,81	25	22	106
Saint-Pierre	0,89	17	24	76
Raie étoilée	0,94	20,5	25	99
Lotte	1,03	18	25	77
Perche	1,51	19	70	90
Sole	1,74	16,9	50	65
Truite	2,47	20	50	110
Colin	2,65	17	50	96
Dorade	3,51	17	50	77
Sardine*	5,19	20	60	134
Mulet*	6,78	22	50	159
Rouget*	7,88	19	50	131
Maquereau**	11,08	19	36	205
Thon**	13	27	60	225
Anguille**	19,62	17	50	260

* Poissons semi-gras (plus de 5 à 10 % de lipides).

** Poissons gras (plus de 10 % de lipides).

■ *Pourcentage des substances azotées des parties comestibles de quelques espèces :*

— Anguille	17,56	— Mulet	21,86
— Brochet	18,19	— Raie étoilée	20,50
— Carpe	16,69	— Roussette	24,87
— Chinchard	18,98	— Sardine	19,37
— Maquereau	23,12	— Sole	21,25
— Merlu	16,31	— Thon rouge	27,50

■ *Teneur en acides aminés*

ACIDES AMINES	CARPE	MORUE	FLETAN	BONITE
Acide aspartique	0,9	—	2,73	3,20
Acide glutamique	12,9	—	10,13	12,10
Alanine	5,70	—	—	1,10
Arginine	14	6,80	6,34	7,08
Cystine	—	0,60	—	—
Glycocolle	2	—	—	—
Histidine	12,30	4,80	2,55	3,16
Leucine	8	—	10,33	9,20
Lysine	11,30	8	7,45	6,78
Méthionine	—	0,30	—	—
Oxyproline	—	0,9	—	—
Phénylalanine	3,90	—	3,04	1,60
Proline	10,50	2,80	3,17	3
Sérine	—	—	—	—
Tryptophane	—	2,10	—	—
Tyrosine	3,50	2	2,39	2,90
Valine	5,70	—	0,79	1,80

■ *Teneur en sels minéraux*

• SODIUM : la teneur en sodium de la chair des poissons est très variable : elle est très élevée chez les sélaciens (requins et raies : 165 mg/100 g de chair) et assez forte pour les poissons de mer usuels (91 mg/100 g) ; par contre, elle est nettement plus basse chez les poissons d'eau douce (29 mg/100 g chez le brochet) que dans la viande (70 mg/100 g).

• CALCIUM : la teneur en calcium du poisson est voisine de 38 mg/100 g de partie comestible pour certaines espèces (hareng, thon, maquereau,) et de 25 mg/100 g pour d'autres (morue, merlu, aiglefin et lieu noir).

• POTASSIUM : le potassium est relativement abondant, variant de 80 à 360 mg/100 g de chair.

• PHOSPHORE : la teneur en phosphore est particulièrement importante ; le taux moyen est de 250 mg/100 g passant de 120 mg pour le lieu noir à 500 mg pour la sardine.

• FER ET CUIVRE : en moyenne, la teneur en fer de la chair des poissons est inférieure à celle de la viande (de 0,7 à 1,2 mg/100 g contre 2 à 3 mg/100 g dans la viande) :

— morue, merlu, aiglefin : 0,7 mg/100 g ;
— hareng, thon, maquereau : 1,2 mg/100 g.

La teneur en cuivre varie de 0,10 mg à 0,60 mg.

• IODE : le poisson est particulièrement riche en iode (de 0,5 à 0,20 mg (100 g).

Dans l'ensemble, les poissons de mer sont plus riches en iode et les poissons d'eau douce sont surtout riches en phosphore, potassium et magnésium.

■ *Vitamines*

• LA VITAMINE A se concentre dans le foie. L'huile extraite du foie de certaines espèces est remarquablement riche : 60 000 µg/100 ml pour l'huile de foie de morue et 450 000 µg/100 ml pour le thon.

• LA CHAIR DES POISSONS EST PARTICULIÈREMENT RICHE EN VITAMINE D : 100 g de poisson contiennent 12,5 à 75 µg de vitamine D_3.

• LES TENEURS EN VITAMINES DU GROUPE B sont peu élevées, sauf en thiamine (de l'ordre de 0,1 mg pour 100 g). Certains poissons crus contiennent une thiaminase, capable de détruire la vitamine B_1.

• ON RENCONTRE DE LA VITAMINE C seulement dans le foie, les œufs et dans la chair du saumon frais (9 mg/100 g). La chair crue des poissons peut renfermer des parasites pathogènes, détruits par la cuisson.

Crustacés

■ ***Les crustacés constituent une classe importante de l'embranchement des arthropodes.*** Ils forment avec environ 25 000 espèces, le groupe le plus important du milieu marin.

Cependant, parmi cette multitude, il n'y a qu'un nombre relativement restreint d'espèces de crustacés régulièrement commercialisées.

• DÉCAPODES NAGEURS. Les crevettes commercialisées appartiennent aux familles suivantes : paloemonidés (bouquets), pandalidés (crevettes nordiques), crangonidés (crevettes grises), pénaeidés (crevettes tropicales).

• DÉCAPODES MARCHEURS. Les décapodes marcheurs présentés à la vente se rattachent aux familles ci-après : homaridés (homards et langoustines), astacidés (écrevisses), palinuridés (langoustes), galathéidés (galathées), lithodidés (kingcrab), ainsi qu'à un groupe de familles constituant les crabes vrais (crabes bleus, tourteaux, araignées de mer, étrilles, etc.).

■ ***Les crustacés décapodes ne sont généralement pas toxiques.***

■ ***La composition chimique de la chair des crustacés*** est relativement voisine de celle des poissons de mer. Toutefois sa teneur en lipides est généralement beaucoup plus faible.

• EAU : Dans les crustacés, la partie comestible, après enlèvement de la carapace, est relativement réduite (31 % pour la langouste et 43 % pour la crevette).

Dans la partie comestible, la teneur en eau varie de 70 à 80 % selon les espèces.

• PROTÉINES : la teneur en protéines de la chair des crustacés varie de 13 à 23 % environ, comme indiqué dans le tableau ci-dessous.

ESPECES	% EN SUBSTANCES AZOTÉES
Écrevisse	13,63
Homard	16,2
Crevette tropicale (penaeus)	20,50
Langouste	23,25

La qualité des protéines des muscles des crustacés n'est pas substantiellement différente de celle de la chair des poissons.

▶ *Aminoacides provenant de l'hydrolyse de protéines musculaires (% de protéines) :*

— Glycocolle	0
— Alanine	0
— Tryptophane	0
— Valine	0,79
— Tyrosine	2,46
— Acide aspartique	2,73
— Histidine	2,87
— Phénylalanine	3,14
— Proline	3,17
— Arginine	6,68
— Lysine	9,06
— Acide glutamique	10,13
— Leucine	10,33

• LIPIDES ET GLUCIDES : la chair de crustacé ne contient qu'une faible quantité de matières grasses (1 à 2 %) et une quantité négligeable de glucides.

▶ *Teneur en lipides en % de la partie comestible :*

— Ecrevisse	0,36	— Homard	1,17
— Crevette tropicale	1,1	— Langouste	1,34

• SELS MINÉRAUX : La chair des crustacés est relativement riche en substances minérales, notamment en calcium et en magnésium. C'est ainsi que le pourcentage des cendres de la partie comestible de la crevette tropicale est de l'ordre de 2,2 %.

▶ *En moyenne, la teneur en minéraux de la chair des crustacés s'établit ainsi (en mg/100 g) :*

— Fer	5,3	— Phosphore	120
— Magnésium	42	— Chlore	287
— Calcium	63	— Soufre	300

• VITAMINES : peu de recherches ont été effectuées sur la teneur en vitamines de la chair des crustacés. On noterait toutefois la présence des *vitamines A* dans le crabe et une quantité modérée de *vitamines du groupe B* dans les crustacés en général.

Mollusques

■ ***Les mollusques sont caractérisés*** par un corps mou, non segmenté, comportant une expansion, le pied, qui sert à la locomotion. La masse viscérale est partiellement enfermée dans une membrane, le manteau, qui sécrète le plus souvent une coquille calcaire. La respiration se fait par des branchies. Ces animaux sont pour la plupart benthiques.

Les mollusques comprennent 5 classes, dont 3 seulement présentent un intérêt alimentaire :

• LES GASTÉROPODES : dans cette classe qui regroupe des animaux à coquille généralement spiralée se rencontrent les ormeaux, les patelles et les bigorneaux.

• LES BIVALVES se caractérisent par une coquille à 2 valves latérales ; ils comprennent notamment les praires, les clams, les coques, les coquilles Saint-Jacques, les moules et les huîtres.

• LES CÉPHALOPODES commercialisés ont une coquille interne réduite, tels les calmars et les seiches, ou pas de coquille, comme les poulpes.

■ *Composition*

• COQUILLAGES (GASTÉROPODES ET BIVALVES)

▶ *En général, les coquillages se caractérisent par une faible teneur en protéines, en lipides et en glucides.* Par contre, ils sont riches en calcium, en magnésium, en fer, en iode et en chlorure de sodium. Enfin, ils présentent des teneurs intéressantes en vitamines A, B et C.

Le tableau ci-dessous donne la composition chimique de quelques coquillages communs, en % de la partie comestible.

ESPÈCES	EAU	PROTEINES	LIPIDES	CENDRES
Clam	91,8	4,41	0,21	1,97
Huître creuse	85,4	7,86	1,13	1,11
Moule	82,9	11,12	1,98	2,50
Coquille St-Jacques	77,8	16,9	0,21	1,79

▶ *La chair des coquillages a les teneurs moyennes suivantes en composants minéraux,* en mg/100 g de partie comestible :

- — Fer 34
- — Magnésium 82
- — Calcium 88
- — Potassium 179
- — Sodium 261

● CÉPHALOPODES

▶ *Parmi les mollusques ce sont les céphalopodes qui présentent la plus forte teneur en protéines.*

Le tableau ci-dessous indique la composition chimique de 3 céphalopodes régulièrement vendus sur les marchés français, en % de la partie comestible :

ESPÈCES	EAU	PROTÉINES	LIPIDES	CENDRES	CALORIES/ 100 g
Calmar	79,16	16,50	1,74	2,14	89
Poulpe	81,14	14,38	0,98	1,75	72
Seiche	79,40	15,88	1,47	2,73	84

▶ *A titre d'exemple la teneur du poulpe en vitamines du groupe B est la suivante* (en µg/g) :

- — Acide pantothénique B_5 0
- — Nicotinamide PP 0
- — Vitamine B_{12} 0
- — Biotine ou vit. H 0.054
- — Thiamine 0,25
- — Riboflavine 0,4
- — Vitamine B_6 Pyridoxine 3.6

LAITS ET PRODUITS LAITIERS (à l'exception du beurre)

Lait de vache

Le lait apporte des protéines, du lactose, des triglycérides, du phosphore, du calcium et des vitamines (B, A, D surtout) ; il est riche en calcium et en lysine. Il apporte 60 à 65 calories par 100 g.

■ *Composition*

• PROTÉINES

Le taux moyen de protéines est de 3,4 % (variable de 3 à 3,7 %).

Il existe plusieurs fractions protéiques :

▶ *La caséine* (72 à 80 % des protéines totales, 2,9 % pour 100 ml de lait) est une protéine qui coagule en milieu acide ; elle peut former des sels avec le calcium (caséinate de calcium).

▶ *La lactoalbumine* (14 % des protéines, 0,4 % pour 100 ml de lait) *et la lactoglobuline* (6 % des protéines, 0,2 % pour 100 ml de lait) sont des protéines solubles mais qui coagulent à la chaleur, formant la peau du lait bouilli (quand on passe ce dernier, on enlève approximativement 0,5 % des protéines totales du lait).

— Ces fractions se complètent car la caséine est pauvre en acides aminés soufrés alors que lactoglobuline et lactoalbumine en sont riches. Ainsi, tous les acides aminés indispensables sont présents et la valeur biologique est élevée.

— Particulièrement remarquable est la richesse en lysine. Cette richesse permet d'améliorer la valeur nutritionnelle du régime végétarien. Il faut néanmoins signaler que la lysine est un acide aminé fragile qui est détruit par les traitements thermiques (notamment l'ébullition ménagère).

• LIPIDES

Au moment de la traite, le taux varie de 2,5 à 5 % en relation avec la quantité de lait produite (plus les vaches produisent de lait, moins il y a de lipides et inversement) et en fonction de la saison (la vache produit moins de lait en hiver, aussi celui-ci sera-t-il plus riche en matières grasses que celui de l'été).

Le lait commercialisé n'est plus entier mais standardisé à un taux fixé par décret. Réglementairement, le lait dit « entier » apporte 36 g/l de M.G., le lait demi-écrémé 16 g/l, le lait écrémé n'en apporte pas.

Les lipides du lait comportent :

▶ *Des triglycérides* saturés à longue chaîne (acide palmitique, acide stéarique) et en quantité faible de l'acide oléique et des acides à très courte chaîne, en particulier l'acide butyrique. Il n'y a pratiquement pas d'acides gras polyinsaturés.

▶ *Des phosphoaminolipides,* en particulier les lécithines qui stabilisent la fraction lipidique du lait.

▶ *Des stérols :*

— Cholestérol	10 mg/100 ml
— Vitamine D	0,10 (hiver) à 0,20 (été) µg/100 ml
— Caroténoïdes,	dont 0,015 mg de bêta-carotène/100 ml
— Vitamine A	0,02 mg/100 ml

• GLUCIDES : leur taux est de 4,9 % à 5 %.

Ils comprennent surtout :

▶ *Du lactose (97 %)* dont le pouvoir sucrant est très faible : 6 fois moins que celui du glucose.

Le lactose est fréquemment à l'origine d'intolérance par défaut de lactase chez les adultes de certaines régions (en particulier le Bassin méditerranéen).

▶ *Des acides organiques :* le principal est l'acide citrique (à la concentration de 0,2 %), qui forme les citrates tricalcique et tripotassique.

Lorsque la teneur en acide lactique devient élevée, cela communique au lait une acidité suffisante pour que celui-ci caille à ia température ordinaire.

• MATIÈRES MINÉRALES : 0,7 % (de 0,3 à 1 %). Le lait est riche en phosphore, calcium, sodium et chlorure. Il contient peu de soufre et il est très pauvre en fer et en oligo-éléments.

▶ *Phosphore et calcium* sont les principaux minéraux du lait (phosphore : 90 mg/100 ml ; calcium : 125 mg/100 ml).

Le phosphore et le calcium se trouvent sous deux formes : le phosphore organique (18 % du phosphore total) est lié à la caséine et aux lipides (dans les lécithines). Le phosphore minéral (82 %) se trouve sous forme de sels. Le calcium sous forme organique (40 % du calcium total) est lié à la caséine : phosphocaséinate de calcium. Le calcium sous forme minérale représente 60 % du calcium total.

L'absorption du calcium est très bonne, du fait, en particulier, d'un bon rapport Ca/P et de la présence de vitamine D, de citrate de calcium et d'un pH légèrement acide.

▶ *Le soufre* n'est présent qu'en petite quantité car le lait contient peu d'acides aminés soufrés ; le soufre est responsable, lors des traitements chimiques du lait, d'un goût particulier : « goût de cuit ».

▶ *La teneur en sodium* est en moyenne de 50 mg/100 ml et *celle de potassium* en moyenne de 150 mg/100 ml).

▶ *Le lait est très pauvre en fer* (0,042 mg/100 ml). Jusqu'à 6 mois, le nourrisson puise le fer dont il a besoin sur son stock. Après 6 mois, si l'alimentation est exclusivement lactée, il existe fréquemment des anémies ferriprives.

• VITAMINES

Toutes les vitamines sont présentes dans le lait frais en quantité plus ou moins grande, à l'exception de la vitamine B_{12}.

A noter la richesse en vitamine B_2 et la pauvreté en vitamine C.

▶ *Vitamines hydrosolubles*

— *Vitamine C :* 2 mg/100 g au moment de la traite. Son taux est instable du fait de l'acidité du lait et des enzymes la détruisant rapidement. Quand le lait est pasteurisé ou bouilli, chaleur et oxydation en entraînent la disparition presque totale.

— *Le taux de vitamine B_1* est faible (0,05 mg/100 g).

— *La vitamine B_2* est la vitamine majeure du lait (0,18 mg/100 g). Elle est fragile et elle est détruite par la lumière naturelle ou artificielle. Le lait doit donc être conditionné autant que possible en récipients opaques, du genre brique en carton paraffiné ou maintenu à l'obscurité.

— *Vitamine B_6 (PP), biotine et acide pantothénique* sont présents, mais en quantité négligeable.

▶ *Vitamines liposolubles*

Leurs taux sont variables en fonction du stade de lactation (le colostrum en est riche), de la saison (taux plus élevé en été), de la race, du pourcentage de matières grasses du lait. Les vitamines liposolubles sont évidemment absentes du lait écrémé.

Les taux moyens de vitamine A sont de 0,02 mg/100 ml, ceux du bêta-carotène de 0,015 mg/100 ml et ceux de vitamine D de 0,10 à 0,2 μg/100 ml.

Vitamine E : taux moyen : environ 0,06 mg/100 g.

Technologie des laits

La digestibilité du lait est plus ou moins aisée selon les individus et ceci s'explique par sa richesse en lactose et par le fait que le lait de vache est caséineux, alors que le lait de femme est albumineux.

Les laits caséineux donnent, sous l'action des acides, un coagulum ferme, compact, difficilement attaqué par le suc gastrique, alors que le lait albumineux donne un coagulum plus fin, plus fragmenté. Pour digérer le lait de vache, il faut donc plus de suc gastrique que pour digérer le lait albumineux et le temps de digestion gastrique est plus long. Le lait est mieux toléré s'il est donné sous forme de préparation à base d'amidon, de farine ou de céréales car il donne alors un caillot plus finement divisé dans l'estomac.

Dans le lait cru, outre des microorganismes lactiques (lactobacillus et streptococcus thermophilus), qui sont responsables de la production d'acide lactique et entraînent la « tourne du lait », existent des germes pathogènes.

Pour cette raison, des précautions d'hygiène très strictes sont nécessaires pour obtenir un lait consommable à l'état cru. Donc, on lui fait subir des traitements thermiques se différenciant :

— en traitements de *préservation* qui assurent une conservation de quelques jours (48 h en moyenne en ambiance fraîche) : pasteurisation, ébullition ;

— en traitements de *conservation* qui assurent une destruction totale de la flore microbienne, donc une conservation pour une période très longue : stérilisation, upérisation et séchage, concentration.

■ *Pasteurisation*

Son but est d'abaisser la teneur en bacilles lactiques et d'assurer la destruction totale des germes pathogènes (il faut noter que les formes sporulées des bactéries résistent à la pasteurisation, ainsi que, partiellement, les bacilles de la tuberculose bovine). La température utilisée est de l'ordre de 80 à 88°C pendant 20 sec. à 1 min.

La valeur bactériologique des laits pasteurisés est fixée par la loi. Le lait conditionné en bouteille de verre, bouteille plastique, berlingot ou boîte en carton doit être dépourvu de germes pathogènes actifs. La teneur maximale légale en microorganismes non pathogènes est de 30 000 germes/cm^3.

La pasteurisation, mise à part la destruction de la vitamine C, ne modifie guère la valeur nutritive.

■ *Ébullition ménagère*

Pour être efficace, l'ébullition doit atteindre 100°C pendant 3 à 5 min., mais beaucoup de ménagères ne font bouillir le lait que jusqu'à sa montée (85 à 88°C). Elle provoque une baisse de valeur biologique par une diminution de la lysine et des pertes vitaminiques supérieures à celles de la pasteurisation. Au cours du refroidissement du lait bouilli se forment de la peau à la surface (lactoalbumine et lactoglobuline coagulées) et du gratin au fond de la casserole.

■ *Stérilisation*

Elle a pour but de conserver le lait dans son emballage clos sans qu'il s'altère pendant une période de plusieurs semaines hors du réfrigérateur. Après ouverture, la consommation doit s'effectuer dans les 3 jours et il doit être conservé au froid.

La stérilisation a pour but de détruire tous les germes, non seulement les microorganismes, mais aussi les formes sporulées.

3 techniques sont utilisées :

• LA PLUS ANCIENNE EST L'OPÉRATION DE CHAÎNE CONTINUE qui consiste à élever la température à 120°C pendant 20 min.

Cette technique confère au lait un goût désagréable à cause de la réaction de Maillard (blocage du groupement NH^2 de la lysine par un groupement OH ; il en résulte une indisponibilité de la lysine et une coloration jaune ou brune). Elle détruit une grande partie des vitamines : 50 % de la vitamine C, 35 à 40 % de la vitamine B_1, 90 % de la vitamine B_2, 100 % de la vitamine B_6.

• LA MÉTHODE UHT (ultra-haute température) est la plus répandue. Elle consiste à stériliser le lait par passage de vapeur d'eau surchauffée (140 à 150°C) pendant 1 à 2 s.

Cette technique modifie moins le goût du lait, la réaction de Maillard y étant très faible. Elle présente l'avantage de peu détruire les vitamines : moins de 10 % des vitamines C et B_1, moins de 20 % de la vitamine B_2.

• L'UPÉRISATION consiste à stériliser le lait par injection de vapeur sèche à 150°C pendant un temps très court.

Le lait upérisé présente les mêmes caractéristiques que le lait UHT.

• LAITS AROMATISÉS : il existe des laits UHT aromatisés, présentés en pack d'1 l ou en pack individuel.

Ils sont aromatisés au café, au caramel, à la vanille, au chocolat, etc.

Pour la consommation, l'ébullition est inutile.

■ *Concentration*

La concentration est le traitement qui permet l'obtention du lait concentré (non sucré et sucré) et assure au lait une conservation de plusieurs mois à 2 à 3 ans ; en outre, elle présente l'intérêt d'améliorer la valeur nutritive sous un volume réduit.

Elle consiste à déshydrater partiellement ou totalement les produits obtenus qui doivent être stables et bactériologiquement purs.

Au moment de l'utilisation, il faudra reconstituer le lait séché ou concentré pour obtenir un lait aussi proche que possible du lait frais du point de vue nutritif.

Ces laits concentrés ou séchés peuvent être obtenus à partir de lait entier ou écrémé.

Pour être concentré, le lait doit être de très bonne qualité, ne pas être acide, être standardisé en matières grasses, au besoin par ajout de crème ou de lait écrémé frais.

Il existe deux types de concentration, qui permettent d'obtenir respectivement le lait concentré non sucré et le lait concentré sucré.

• LE LAIT CONCENTRÉ NON SUCRÉ est obtenu par déshydratation partielle pratiquée sous vide (vide permettant au lait de bouillir à une température ≤ 100°C évitant ainsi les modifications de structure et de goût) : 50 à 55 % de l'eau sont éliminés.

Le lait est pasteurisé, concentré sous vide, homogénéisé, refroidi, placé dans des boîtes qui sont serties, stérilisées à l'autoclave puis refroidies.

COMPOSITION POUR 100 g :

— *kJoules*	585	— Lactose	9 g
— *Calories*	140	— Sels minéraux	1,7 g
— Protéines	7 g	— Eau	70 g
— Matières grasses	7,5 g		

Après reconstitution, les propriétés sont celles du lait stérilisé. Seule la valeur biologique des protéines est un peu abaissée. Au cours du stockage, la plupart des vitamines restent stables si la température est ≤ 20°C.

• LE LAIT CONCENTRÉ SUCRÉ est obtenu par addition d'une solution de sucre à raison de 16 à 18 kg de saccharose/100 l de lait initial.

Il n'y a pas de stérilisation car le milieu est fortement sucré donc impropre au développement des microorganismes ; de plus, le saccharose caraméliserait.

Le lait est pasteurisé, puis on ajoute un sirop de sucre stérilisé. La concentration est faite sous vide ; refroidi, on le verse dans des boîtes stériles fermées par sertissage (il n'y a pas de stérilisation).

Les propriétés nutritionnelles sont proches de celles du lait concentré non sucré ; s'y ajoutent 20 % de glucides sous forme de saccharose.

COMPOSITION POUR 100 g :

— *kJoules*	1 375	— Glucides	53 g
— *Calories*	329	(Lactose	12 g
— Protéines	9 g	saccharose)	41 g
— Lipides	9 g	— Eau	26 g

Les pertes vitaminiques sont moins importantes que pour le lait concentré non sucré, car il n'y a pas eu de stérilisation. Le lait concentré sucré est commercialisé en boîte de métal, en tube, en mini-berlingot (nature ou aromatisé).

■ *Séchage*

C'est le traitement du lait qui permet d'obtenir le lait en poudre par suppression presque totale de l'eau (4 % d'eau au maximum sont permis légalement). Cette faible teneur rend le lait très hygroscopique. Il faut donc le stocker dans des emballages à l'abri de l'humidité de l'air.

Deux procédés sont utilisés :

• LE SÉCHAGE SUR CYLINDRE OU PROCÉDÉ HATMAKER OU « ROLLERPROCESS » qui n'est presque plus utilisé, la poudre obtenue étant peu soluble et peu agréable. Il se pratique encore toutefois pour l'alimentation du bétail dans les préparations alimentaires industrielles.

• LA MÉTHODE DU BROUILLARD OU « SPRAYPROCESS » OU PROCÉDÉ PAR ATOMISATION qui consiste à pasteuriser ou à stériliser le lait, puis à le préconcentrer et à le pulvériser ; il est très soluble, même à froid. Dans ce procédé comme pour le précédent, le lait est enfermé dans des boîtes métalliques étanches où le vide est fait. L'air est remplacé par un gaz (CO_2, N_2) pour éviter l'oxydation des vitamines et des lipides.

• LES PROPRIÉTÉS NUTRITIONNELLES DES LAITS EN POUDRE VARIENT SUIVANT LEUR TYPE :

NATURE DU LAIT	LIPIDES %	PROTÉINES %
Lait entier	26 %	23 %
Lait semi-écrémé	9,5 %	29 %
Lait écrémé	1 %	36 %

Dans ce milieu privé d'eau ($\leqslant$ 4 %) les micro-organismes ne se développent pas.

Les pertes en vitamines sont moins importantes avec le procédé du brouillard qu'avec les 2 autres procédés.

A une température d'environ 20°C, les taux vitaminiques sont stables pendant 2 à 3 ans.

■ *Conservation*

NATURE DU LAIT	LIEU ET DURÉE DE CONSERVATION	ÉBULLITION (nécessaire ou non)
Lait frais		
— lait cru	Réfrigérateur : 1 jour	oui (5 min.)
— lait pasteurisé conditionné	. emballage non ouvert :	
. entier	3 à 4 jours au réfrigérateur	non
	. emballage ouvert :	
. 1/2 écrémé (ou allégé)	2 jours au réfrigérateur	oui (1 min.)
. écrémé haute qualité		»
— *lait UHT longue durée*	. emballage non ouvert :	
	hors réfrigérateur :	
	plusieurs mois	non
	. emballage ouvert :	
	3 jours au réfrigérateur	non
Laits concentrés, laits secs		
— lait concentré sucré	. emballage non ouvert :	
	plusieurs mois	non
	. emballage ouvert : 8 jours	non
— lait concentré non sucré	. emballage non ouvert :	
	plusieurs mois	non
	. emballage ouvert : 2 jours	non
— lait sec en poudre ou en granulés	En milieu sec, emballage :	
	. non ouvert : plusieurs mois	non
	. ouvert : 2 à 3 semaines	non

* Les laits UHT peuvent être entiers, 1/2 écrémés, écrémés, nature ou aromatisés (café, chocolat).

■ ***Lait fermenté.*** « La dénomination *lait fermenté* est réservée au produit laitier préparé avec des laits (écrémés ou non) ou des laits concentrés ou en poudre (écrémés ou non) ayant subi la pasteurisation, la stérilisation ou l'ébullition, homogénéisés ou non, ensemencés avec des bactéries lactiques appartenant à l'espèce ou aux espèces caractéristiques de chaque produit, associées éventuellement, dans le cas du kéfir, par exemple, à des levures, etc. La coagulation des laits fermentés ne doit pas être obtenue par d'autres moyens que ceux qui résultent de l'activité des microorganismes utilisés ». Les laits fermentés ne doivent être privés d'aucun élément constitutif (par exemple, par égouttage) et l'addition de tout produit étranger est prohibée, à l'exception :

— du saccharose ;
— des matières grasses colorantes autorisées ;
— des matières grasses aromatiques naturelles ;
— des pulpes ou jus de fruits ;
— de miel ;
— ou de confiture.

Ces produits sont dits « maigres », lorsque leur teneur en matières grasses est ⩽ 1 %, et « gras », si elle dépasse 3 %.

Autres laits

NATURE DU LAIT	LIPIDES (%)	PROTÉINES (%)	CALCIUM (mg/100 g)	CALORIES (pour 100 g)	KJOULES
Lait de femme	5	1,2	130	75	313
Lait de chèvre	4,5	3,9	146	72	301
Lait de brebis	6,5	5,3	230	96	401
Lait d'ânesse	1,2	1,7		43	180
Lait de jument	2	2,3	100	43	180
Lait de bufflonne	7 à 8	5,3	160	118	493

■ ***Le lait de femme*** est caractérisé, en opposition au lait de vache, par une teneur en glucides plus forte (6,5 % contre 5 %) et surtout une teneur en protéines beaucoup plus faible (1,2 % contre 3,4 %) ; la teneur en fer, quoique faible, est le double de celle du lait de vache (0,20 mg contre 0,10 mg), ainsi que la teneur en acide ascorbique (# 5 contre # 2).

■ ***Le lait de chèvre*** est celui qui ressemble le plus au lait de vache, il est plus riche en vitamine C. Sa saveur forte fait qu'il est peu utilisé dans l'alimentation humaine.

■ ***Le lait de brebis*** n'est utilisé qu'en fromagerie, il est riche en vitamine C.

■ ***Le lait d'ânesse*** est un lait pauvre qui fermente rapidement.

■ ***Le lait de jument*** est un lait pauvre par rapport au lait de vache. Le Koumiss (lait fermenté) est l'équivalent du Kéfir pour le lait de vache.

■ ***Le lait de bufflonne*** est consommé en Inde, dans d'autres pays d'Asie et en Afrique.

■ ***Le « lait » de soja,*** ou plus exactement jus de soja, plus riche en protéines que le lait de vache, est moins riche en lipides ; il peut être utilisé dans les intolérances au lait de vache.

Yaourt

C'est un produit de fermentation du lait par fermentation lactique de 3 germes microbiens.

• LA COMPOSITION DES YAOURTS varie suivant les caractéristiques du lait :

— yaourt maigre : moins de 1 % de lipides ;
— yaourt semi-gras : plus de 3 % de lipides ;
— yaourt au taux intermédiaire (le plus courant).

• LE DEGRÉ DE CONCENTRATION est obtenu par :

— ébullition prolongée ;
— ajout de poudre de lait.

2 à 3 % de poudre de lait écrémé entraînent une augmentation de l'extrait sec, donc de la consistance du yaourt et des taux protéique et calcique.

Ils sont fabriqués à partir du lait entier, demi-écrémé ou écrémé. Ce sont des produits acides, il n'est donc pas nécessaire de détruire les formes thermorésistantes (spores) car celles-ci ne se développent pas en milieu acide.

Les 3 bacilles les plus utilisés sont :

— streptococcus thermophilis ;
— lactobacillus bulgaricus ;
— bifidopacterium longum.

Le lait est d'abord homogénéisé s'il est entier, puis il subit une ébullition prolongée, une pasteurisation ou une stérilisation.

On laisse refroidir entre 48 à 50°C, puis on ensemence avec les bacilles frais : lactobacillus bulgaricus, qui se développe en acidifiant le lait, streptococcus thermophilus, qui se développe en acidifiant faiblement le lait, mais en développant des substances aromatiques appréciées au goût.

Bifidobactérium donne aux yaourts un goût onctueux et très doux, permettant de les consommer sans sucre.

La fermentation se produit entre 42 à 45°C ; elle a lieu pendant 2 à 3 heures.

$$\text{Lactose} \xrightarrow{\text{Bacille}} \text{Acide lactique}$$

La coagulation est progressive, aussi le lait caillé est-il homogène.

• IL EXISTE PLUSIEURS TYPES DE YAOURT

▶ *Des yaourts traditionnels* dont la fermentation a lieu en pots :

— yaourt nature ;
— yaourt fruité, qui contient toujours une certaine quantité de sucre.

Le lait utilisé a une teneur en lipides de 15 g/l.

Pour les yaourts fruités, l'adjonction des extraits de fruits naturels et de sucre se fait avant la fermentation.

Le lait fermenté, éventuellement « fruité », est mis dans les pots qui sont capsulés.

▶ *Des yaourts à caillé brassé plus liquide :*

— yaourt velouté nature ;
— yaourt velouté avec pulpe de fruits ;
— yaourt aux fruits en morceaux.

Le lait utilisé a une teneur en lipides de 25 g/l.

La fermentation a lieu dans des cuves, puis le mélange est placé dans des pots qui sont thermosoudés.

Pour les veloutés aux fruits, une partie du sucre est ajoutée avant fermentation, le reste l'est après ainsi que la pulpe de fruits préalablement pasteurisée.

Pour les yaourts avec fruits, les fruits en morceaux pasteurisés et le sucre sont ajoutés en fin de fermentation.

L'action du froid freine et stoppe la fermentation.

Composition pour 1 pot de 12 cl

	CALORIES	GLUCIDES	LIPIDES	PROTÉINES	KJOULES
Yaourt nature	60	6 g	1,2 à 1,3 g	5,2 g	250
Yaourt maigre	50 à 55	6 g	0,4 g	5,2 g	209 à 229
Yaourt maigre sucré	80 à 85	15 g	0,4 g	5,1 g	334 à 355
Yaourt au fruit	130	17,8 g	2,6 g	5,2 g	543

• VITAMINES : pertes de 20 % à 30 % des vitamines C, B_1, B_2, A (baisse des vitamines A et D car les laits utilisés sont partiellement écrémés).

• LA DIGESTIBILITÉ DES YAOURTS est excellente, même chez les sujets tolérant mal le lait. Ils exercent une action bénéfique sur la flore intestinale.

Fromages

Le fromage est un produit obtenu par la coagulation du lait suivie d'égouttage. Le poids sec varie avec l'intensité de l'égouttage.

• TENEUR EN MATIÈRES SÈCHES :

— lait : 12 à 13 % ;
— fromage frais : 25 % ;
— fromage à pâte dure : 65 %.

Les fromages sont caractérisés, par rapport au lait, par la disparition totale ou presque totale de lactose ; on traitera successivement les fromages frais de vache, les autres fromages de vache, les fromages de chèvre et de brebis.

■ *Fromages frais de vache*

Ce sont des fromages à égouttage long qui n'ont subi que la fermentation lactique.

• FABRICATION DES FROMAGES FRAIS (fromage blanc, petit-suisse, demi-sel) :

Le lait utilisé est peu acide, pasteurisé, afin de détruire la flore pathogène, écrémé, demi-écrémé, entier ou additionné de crème.

La coagulation du lait est obtenue par la présure, les ferments lactiques.

L'ajout de la présure se fait à 13-20°C afin d'obtenir un caillage lent assurant l'onctuosité du fromage.

On peut assurer une homogénéité du caillé en le faisant passer entre 2 cylindres pour écraser les grains : pâte lisse. Cette opération s'appelle le *lissage.* Quand le caillé est « à point », il y a égouttage lent.

L'eau est en quantité importante (+ de 82 % dans la plupart des fromages blancs). L'extrait sec comporte des matières grasses, de la caséine, un peu de lactose, des vitamines ; une partie importante de sels minéraux et de lactose a été perdue lors de l'égouttage.

En partant de lait à teneurs en matières grasses différentes ou par mélange de crème et de caillé maigre, le fabricant fait varier très largement les proportions relatives de matières grasses et de matières azotées. Il existe des fromages frais à 0 % de matières grasses à 20 %, 30 %, 40 %, etc.

• COMPOSITION ET VALEUR CALORIQUE MOYENNES DES FROMAGES FRAIS (POUR 100 g DE POIDS TOTAL)

— Protéines	3,2 à 16 g	— Sodium	de 40 à 700 mg
— Lipides	0 à 35 g	— *Valeur calorique*	de 50 à 350 cal.
— Glucides	1,7 à 17 g	selon la teneur en lipides.	
— Calcium	90 à 100 mg		209 à 1 463 kJoules

La législation impose que l'étiquette mentionne le pourcentage de matières grasses contenu dans la partie sèche du fromage. La matière grasse d'un fromage se calcule donc par définition sur l'extrait sec du fromage. C'est un élément de confusion pour le consommateur, qui rapporte très souvent le titre de matières grasses indiqué à 100 g de produit. Ainsi :

— Le petit-suisse à 60 % de matières grasses ne contient en fait que 20 g de lipides/100 g.

— Un fromage blanc à 45 % de matières grasses ne contient en fait que 10 g de lipides/100 g.

■ *Autres fromages de vache*

Au cours de la maturation, il y a disparition du lactose et synthèse des vitamines par des microorganismes. La digestibilité des fromages est bien meilleure que celle du lait du fait de cette disparition et de la protéolyse partielle.

■ *Classification*

On distingue les fromages :
— fermentés à pâte molle ;
— fermentés à pâte dure ;
— à moisissures internes ;
— fondus.

• Fromages fermentés à pâte molle

▶ *A égouttage naturel* (coulommiers, brie de Meaux, camembert, chaource) :

— Le lait est porté à 32°C, puis il est additionné de présure et de ferments lactiques d'espèces choisies.

— *Le caillage* a lieu dans une pièce à 25°C. Le caillé formé, il est réparti dans des moules cylindriques avec précaution.

— *L'égouttage* se fait pendant plusieurs heures au cours desquelles sont effectués 2 à 3 retournements.

Quand 50 % de l'eau est perdue, le fromage est mûr, il est placé dans une pièce à température ⩽ 25°C.

— Une des faces du fromage est ensemencée par pulvérisation d'une moisissure : pénicillium glaucum ; le lendemain le pourtour et l'autre face sont ensemencés à leur tour. Le fromage est salé, puis est placé dans une pièce à température ⩽ 15°C : *salle de maturation* ou *haloir*.

— Il y reste 4 à 5 semaines : c'est la *maturation*.

— Pendant ce temps, la *moisissure* se développe aux dépens du lactose et de l'acide lactique qui disparaissent : le pH du fromage augmente.

— En se développant, la moisissure forme un feutrage blanc. Des traces de rouge dues à des ferments nouveaux apparaissent — ferments du rouge appartenant au genre thyrotrix existant à l'état naturel dans toutes les caves de fromagerie — c'est l'*affinage*. Ils s'ensemencent spontanément sur les fromages dès que le milieu n'est plus acide.

— Sous l'influence du ferment rouge, il y a peptonisation progressive de la caséine conduisant à un *affinage* progressif de la *pâte.*

— L'intérieur du fromage, à partir de chaque face plane, tend à devenir coulant. Quand les deux couches liquides se formant sont près de se rejoindre, le fromage est *à point.*

▶ *A égouttage accéléré*

— Après formation du caillé, on assure un brassage, puis un découpage du caillé lui-même.

Ainsi, le lactosérum est-il plus rapidement éliminé.

— On place le caillé dans un moule.

— Soit on laisse se développer les moisissures externes : carré de l'Est (croûte fleurie) au lait de vache pasteurisé.

— Soit pendant l'affinage, on pratique un lavage périodique de la croûte avec un chiffon humide salé. Seules les moisissures rouges subsistent : pont-l'évêque, livarot, munster, pavé d'Auge, maroilles, reblochon, vacherin.

● FROMAGES FERMENTÉS À PÂTE DURE

▶ *Pressés et non cuits*

— Le lait est porté à 30°C et emprésuré.

— Le caillé est brassé. Les grains de caillé se séparent du lactosérum, tombant au fond du récipient.

Le caillé partiellement égoutté est placé dans des moules tapissés de toile fine où on lui fait subir une pression mécanique énergique afin d'éliminer bulles d'air, lactosérum.

— Après le *pressage,* on démoule le caillé, on le sale par immersion dans une saumure saturée.

— Le caillé salé est placé dans une salle de maturation. Modalités variables selon les types de fromage :

. Cantal (cave sèche ; moisissures se développant librement à la surface du fromage ; on effectue des retournements).

. Hollande (croûte grattée après maturation ; fromage enveloppé dans paraffine blanche ou rouge).

. Saint-paulin (au lait pasteurisé : cave humide ; pendant la maturation les moisissures externes sont enlevées avec un linge humide ; 4 à 5 semaines trempé dans saumure concentrée).

. Reblochon, Bonbel, Saint-Nectaire, Édam, fromage des Pyrénées, Gouda, Port-Salut etc.

▶ *Pressés et cuits* (Emmenthal, Comté, Beaufort, etc.)

— Un lait cru est utilisé, de bonne valeur bactériologique.

— Ce lait est porté à 30°C, le caillage se fait par présure ; dès sa formation, on découpe et on brasse.

— On chauffe pendant 30 min. à 50°C.

Ce chauffage aboutit à une demi-pasteurisation ne laissant subsister que les germes thermorésistants.

— On abandonne le caillé, on retire le lactosérum.

— Le caillé est placé dans un moule et soumis à une pression énergique pendant 24 h, quelques retournements sont effectués.

— Le fromage est sorti du moule et salé par immersion dans une saumure.

— Pendant 5 à 6 mois, il est soumis à maturation dans des caves de température différente.

• Fromages à moisissures internes

— Le lait est emprésuré et subit un égouttage accéléré par tranchage et pressage.

— Quand on a obtenu le caillé égoutté, on le place dans des moules : on met au fond des moules de petites quantités de caillé, on ensemence en disposant de petites quantités de pain moisi contenant des micro-organismes particuliers — pénicillium glaucum —, puis on remet une autre couche de caillé, et ainsi de suite pour terminer avec une couche de caillé. On sale.

— Les fromages sont placés dans des caves aérées et fraîches parcourues par un courant d'air. Ces conditions sont nécessaires car les espèces de micro-organismes employées sont aérobies.

— Il faut favoriser le développement des micro-organismes emprisonnés dans le caillé avec une aiguille : ils se développent le long du trajet de cette aiguille.

— La croûte est grattée (Bleus).

— L'affinage dure 1 à 2 mois.

• Fromages fondus

— Ils sont obtenus par fusion de certaines espèces à pâtes dure (gruyère, Hollande), auxquelles on ajoute éventuellement du lait en poudre, du beurre, de la crème, de la caseine, et parfois des aromates.

— Pour la crème de gruyère, le gruyère préalablement laminé fond à 80°C, on a additionné beurre et eau.

— On moule à chaud, on refroidit brusquement. On passe au conditionnement : fromage fondu aux noix, aux raisins, fromage à tartiner, etc.

• La plupart des fromages traditionnels (camembert, emmenthal, etc.) sont maintenant proposés en version « allégée » à moins de 30 % de M.G.

• COMPOSITION

▶ *Les protéines* sont essentiellement constituées par la caséine, la lactoglobuline et la lactalbumine, protéines solubles qui sont éliminées en grande partie lors de l'égouttage.

Lors de la maturation sous l'influence des micro-organismes qui donnent aux fromages leur goût et leur onctuosité, la caséine est partiellement transformée en peptones et en acides aminés.

La valeur biologique est abaissée car l'égouttage entraîne une élimination de lactoglobuline et de lactalbumine riches en acides aminés soufrés, et au cours de la maturation, les micro-organismes utilisent pour leur développement des substances azotées, dont les acides aminés.

▶ *La teneur en lipides* est très variable car ils peuvent être fabriqués à partir de lait entier, de lait plus ou moins écrémé, voire même de lait enrichi.

— *Pour une dénomination de fromage,* la teneur en lipides est fixée par la loi (par exemple : camembert, 45 % de matières grasses) par rapport au poids sec (déshydraté), car il y a modification progressive du poids du fromage commercialisé par évaporation d'eau : un fromage de 45 % de matières grasses n'apporte donc pas 45 g de lipides/100 g de fromage.

— *Dans les Bleus (et les Roqueforts),* une partie des lipides a été saponifiée. Les acides gras libérés sont oxydés partiellement et libèrent des corps cétoniques qui, avec les acides gras non dégradés, sont responsables de la saveur particulière de ces fromages.

FROMAGES ALLÉGÉS (≤ 20 à 30 % de lipides par rapport à leur matière sèche)

3 sortes :
— fromages de type Saint-Paulin
— fromages à pâte molle
— fromages fondus

FROMAGES GRAS (≥ 40 % de lipides) :
— demi-sel
— petit-suisse à 40 % de MG
— fromages à pâte molle
— certains fromages fermentés
— bleus
— certains camemberts

FROMAGES EXTRA-GRAS (≥ 45 % de lipides) :
— camemberts
— Cantal, Reblochon, Émmenthal, Gruyère

FROMAGES DOUBLE CRÈME (≥ 60 % de lipides) :
— petit-suisse à 60 % de MG
— caprice des dieux (à pâte molle)
— carré frais

FROMAGE TRIPLE CRÈME (≥ 75 % de lipides) :
— Fontainebleau

▶ *Les fromages frais renferment encore des traces de lactose et d'acide lactique.*

Pour les autres fromages, lactose et acide lactique ont disparu au cours de la maturation ; on peut donc les autoriser dans les régimes sans lactose.

▶ *La valeur énergétique* est d'autant plus élevée que la teneur en lipides est plus grande et la teneur en eau plus faible. Elle est comprise entre 50 cal./ 100 g (fromage frais à 0 % de matières grasses) et 400 cal./100 g (fromages à moisissures internes).

▶ *Teneur en sels minéraux :*

— *Calcium et phosphore :*

La teneur en calcium varie suivant les fromages (en fonction de l'égouttage, du mode de fabrication). Les plus riches en calcium sont les fromages à pâte dure tels que le Cantal, le Hollande, le Saint-Paulin, etc. qui subissent un égouttage et un caillage rapides. Inversement, les fromages à pâte molle, tels le Coulommiers, le camembert subissent un égouttage lent naturel fournissant la fermentation lactique, donc solubilisant le calcium par augmentation de l'acidité.

De même, les fromages frais, qui subissent un caillage lent, contiennent moins de calcium.

Calcium et phosphore se retrouvent surtout dans les zones périphériques de la croûte.

Teneur en calcium et en phosphore des principaux fromages

VARIÉTÉ DE FROMAGES	CALCIUM (mg/100 g)	PHOSPHORE (mg/100 g)
— Bleu	490	280
— Brie	184	188
— Camembert	154	139
— Cantal	776	462
— Comté	900	600
— Coulommiers	205	147
— Emmenthal	1 080	810
— Fromage frais	162	91
— Gruyère	1 010	600
— Gruyère (crème de)	750	620
— Hollande	777	332
— Livarot	714	299
— Munster	335	186
— Parmesan	1 350	990
— Roquefort	700	360
— Saint-Paulin	650	360

— *La quantité de sodium* est fonction de la quantité de sel ajoutée en moyenne 500 à 1 200 mg/100 g.

Le chlorure de sodium, selon la quantité et le moment où il est introduit dans le fromage, entrave le développement de certains facteurs et permet de régler l'humidité et l'affinage.

▶ *Les fromages contiennent peu de potassium*

▶ *Teneur en vitamines*

Par rapport au lait, les vitamines présentes sont modifiées : par destruction de certaines lors de la maturation (oxydase) ; par élimination de certaines lors de l'égouttage ; et par synthèse d'autres.

Comme les sels minéraux, elles sont plus concentrées à la périphérie des fromages, surtout dans les fromages à moisissures internes (bleu, etc.).

Vitamines hydrosolubles

— *Vitamine C :* très peu.

— *Vitamine B_1 :* teneur négligeable (0,03 mg/100 g).

— *Vitamine B_2 :* vitamine majeure dans les fromages car peu soluble, peu oxydée, synthétisée par moisissures dans les parties périphériques. Au cours de la maturation, elle se répartit un peu dans l'ensemble du fromage :

. 0,3 mg/100 g dans les fromages frais, les fromages à pâte dure, les fromages fondus ;

. 0,6 à 0,7 mg/100 g dans les fromages à pâte molle, les fromages à moisissures internes.

— *Vitamine PP :* en quantité non négligeable dans les parties riches en moisissures, elle est synthétisée par les micro-organismes.

— *Vitamine B_6*
— *Acide pantothénique*
— *Biotine*
} *synthétisés par les moisissures*

Vitamines liposolubles

— *Vitamine A :* variable en fonction de la richesse du lait utilisé, de la teneur du lait en lipides, de la maturation (300 µg).

— *Vitamine D :* en petite quantité (0,1 µg).

■ *Fromages de brebis et de chèvre*

Les fromages de brebis et de chèvre, comme les laits correspondants, sont plus gras que ceux de vache.

On distingue les fromages à moisissures internes tel le Roquefort (lait de brebis) et les fromages à croûte naturelle soit avec du lait de chèvre, tels chabichou, crottin de Chavignol, saint-Marcelin, sainte-Maure, soit avec du lait de chèvre et du lait de brebis tel le bruccio.

- FROMAGES A MOISISSURES INTERNES

Le Roquefort est fabriqué selon le même principe que les divers bleus, mais l'ensemencement se fait avec du pénicillium roqueforti.

- FROMAGES DE CHÈVRE A CROÛTE NATURELLE :

— Emprésurage du lait.

— Caillage pendant 48 à 72 heures au frais.

— Égouttage du caillé pendant 12 heures dans une toile fine.

— Mise en forme.

— Affinage en caves fraîches ou à sec pendant des durées très variables, 1 à 6 semaines, certains jusqu'à plusieurs mois.

— Préparation traditionnelle : fine pellicule bleutée.

— Préparation industrielle : pellicule blanche.

— En général 45 % de matières grasses sur extrait sec, pauvre en eau, 20 à 25 % de lipides/100 g de fromage.

— Formes différentes selon les régions.

PROTÉINES NOUVELLES

Les protéines végétales, surtout celles de soja, sont utilisées sous forme de tourteaux pour l'alimentation animale. Elles le sont maintenant pour l'alimentation humaine ; en particulier, on en trouve dans la viande hachée, dans les produits de charcuterie. On appelle ces protéines « MPV », « PVT », ou « AVIV », c'est-à-dire « matière protéique végétale », « protéine végétale texturée », « aliments végétaux imitant la viande ».

Des recherches sont en cours pour utiliser les protéines d'autres légumineuses : pois, pois chiche, fève, faverole, lentille, ainsi que les protéines de colza, de luzerne, d'avoine (plus riche en protéines et en lysine que les autres céréales).

Composition

Les protéines de soja sont de bonne valeur biologique, en particulier, elles ont une bonne teneur en lysine : 6,4 g/100 g. La teneur en méthionine est un peu faible, mais elle est compensée par une bonne teneur en cystine : 1,9 g/100 g.

■ *Composition du soja pour 100 g*

GRAIN SEC		— Vitamine B_6	2,2 mg
— *kJoules*	1 763	— Vitamine B_2	0,31 mg
— *Calories*	422	— Vitamine B_1	1,10 mg
— Protides	35 g	FARINE	
— Lipides	18 g	— *kJoules*	1 391
— Glucides (dont 4,9 g de cellulose)	39 g	— *Calories*	333
— Eau	7,5 g	— Protides	45 g
— Iode	0,115 mg	— Lipides	1,1 g
— Sodium	5 mg	— Glucides	40 g
— Fer	8,4 mg	— Eau	11 g

■ *Teneur en acides aminés de la farine de soja, de l'œuf entier et de la viande (en g/100 g) :*

	cystine	histidine	isoleucine	leucine	lysine	méthionine	phénylalanine	thréonine	tryptophane	tyrosine	valine
ŒUF	2,1	2,6	5,8	9,0	6,7	3,0	5,3	5,3	1,8	4,3	7,2
VIANDE	1,3	3,2	5,1	7,8	8,2	2,4	4,2	4,5	1,3	3,4	5,3
FARINE DE SOJA	1,9	2,6	5,3	7,7	6,4	1,3	5,0	4	1,4	3,7	5,3

Les protéines végétales livrées à la consommation humaine subissent de nombreuses transformations avant leur introduction dans des préparations culinaires industrielles.

Technologie

■ *Étapes de la transformation du soja*

• D'ABORD ON EXTRAIT L'HUILE DE SOJA, il reste alors le tourteau riche en protéines qui sera transformé en farine (50 % de protéines). Cette farine est depuis plusieurs années utilisée comme agent hydrophyle pour les charcuteries et les pâtisseries.

La farine est :

— soit utilisée après cuisson, comme substitut partiel des viandes hachées ;

— soit purifiée : elle est solubilisée puis par précipitation et solubilisation successives on élimine les glucides et les matières minérales. On obtient d'abord un « concentrat » qui contient 70 % de protéines. Puis des « isolats » qui en contiennent 90 %.

- PUIS DIFFÉRENTS PROCÉDÉS PEUVENT ÊTRE EMPLOYÉS

Les isolats sont « filés » comme des textiles synthétiques. Après filage, les fibres de protéines se présentent sous forme d'écheveau. Elles sont alors coagulées, découpées en cubes qui sont séchés, lyophilisés ou congelés. Leur texture est très comparable à celle de la viande.

Comme les graines de soja ont un goût désagréable, elles ont été « désaromatisées », les matières protéiques obtenues ont un goût neutre.

La législation française autorise l'adjonction de ces protéines jusqu'à 30 % du poids du produit, à condition de l'indiquer en clair sur l'emballage.

Inconvénients

On note souvent des flatulences dans les régimes riches en protéines de soja.

Elles seraient dues à la dégradation microbienne d'oligosaccharides (raffinose stachyose), non totalement éliminés lors de l'extraction des protéines.

Au total, ces aliments protéiques de bonne valeur biologique présentent le double intérêt, d'une part, d'être de prix modique comparativement aux autres sources de protéines de bonne valeur biologique, d'autre part, de couvrir une partie des besoins protéiques sans apporter de lipides saturés.

IV. — LIPIDES D'ASSAISONNEMENT

Rappelons que parmi les aliments riches en protéines déjà traités, certains sont aussi riches en lipides ; la plupart des viandes, charcuteries et fromages contiennent jusqu'à 70 % de leurs calories sous forme de lipides.

Ce chapitre ne traitera que des graisses d'assaisonnement.

	BEURRE	MARGARINE	HUILES ANIMALES	HUILES VÉGÉTALES	GRAISSES ANIMALES
Protéines	0,7 - 1 %	0,1 - 0,3 %	0	0	1 - 1,5 %
Lipides	81 - 83 %	81 - 83 %	99,9 %	99,9 %	90,1 - 90,7 %
Glucides	0,3 - 1 %	0,2 - 0,4 %	0	0	0
Sels minéraux	0,1 - 0,3 %	0,2 - 0,3 %	traces	traces	traces
Eau	15 - 17 %	15 - 17 %	0	traces	7 - 8 %

DÉFINITIONS LÉGALES

■ ***Le nom de « graisse » s'applique à toute matière grasse solide à 20°C.*** Cependant l'usage a consacré l'appellation d'« huile » ou encore de « beurre » pour certaines graisses végétales ; on dit encore : huile de palme, huile de coco, beurre de cacao, mais à tort. Le terme graisse, sans autre qualificatif, est réservé à la graisse de porc ou saindoux, toutes les autres graisses devant être désignées en complétant le mot graisse par un qualificatif : « végétale » si elle provient de fruits ou graines, « animale » si elle provient des animaux, « comestible » ou « alimentaire » s'il s'agit d'un mélange.

■ ***Lorsqu'une indication d'espèce est mentionnée,*** la graisse doit provenir exclusivement de cette espèce, animale ou végétale : par exemple, graisse de veau, graisse de bœuf, graisse de palme, etc.

BEURRE

■ Il s'agit ***d'une émulsion d'huile dans l'eau.*** La teneur maximale en eau autorisée est de 16 %.

La crème est obtenue par centrifugation du lait. Il existe ensuite une fermentation acide de la crème, sous l'action de micro-organismes. Le barattage sépare la matière grasse du liquide dans lequel elle se trouve en émulsion. Les globules de matière grasse sont lavés. Ils sont ensuite malaxés, pour obtenir une homogénéisation du beurre et chasser l'eau en excès. Le beurre est ensuite conditionné.

Il existe différentes qualités de beurre, selon les lieux et les processus de fabrication :

▶ *Beurre fermier :* fait à la ferme, avec des crèmes crues, il s'altère rapidement.

▶ *Beurre laitier :* fabriqué en usine, sa conservation est meilleure.

▶ *Beurre pasteurisé :* la crème est d'abord pasteurisée à 95°C. Il est fabriqué dans des usines agréées par le ministère de l'Agriculture, dont le contrôle est permanent.

▶ *Beurre demi-sel :* il contient 5 g de chlorure de sodium/100 g.

▶ *Beurre salé :* il contient 10 g de chlorure de sodium/100 g.

▶ les « *beurres allégés* » sont des « pâtes à tartiner ». Ils apportent 41 % de M.G. d'origine laitière ou végétale. Ils s'apparentent aux margarines (voir plus loin).

▶ *Beurre sans cholestérol* : il est obtenu en enlevant le cholestérol par des résines spécifiques. Son nom évoque un intérêt dans le contrôle du cholestérol sanguin. Or cela n'est pas exact, car les trois quarts du cholestérol sont synthétisés par le foie, et les modifications modérées de l'apport en cholestérol alimentaire ne change pas du tout le cholestérol sérique.

■ *Composition moyenne pour 100 g*

— *kJoules*	3 155	— Eau	15 g
— *Calories*	755	— Vitamine A	≃ 900 µg à 1 mg
— Lipides	83 g	— Vitamine D	2,5 µg
— Protéines	1 g	— Sodium	⩽ 10 mg
— Glucides	1 g		

■ ***Les triglycérides du beurre*** contiennent des acides gras saturés à chaînes longues dont surtout l'acide palmitique (20 à 30 %) et l'acide stéarique (10 %) ; des acides gras à chaînes courtes, de 4 à 10 carbones (10 %) dont 1/3 d'acide butyrique, une quantité restreinte d'acides gras essentiels (acides linoléique, 1,5 %, linolénique, 0,5 %, et arachidonique, 0,4 %). Le beurre contient par ailleurs du cholestérol, environ 250 mg/100 g, et beaucoup de vitamine A, 1 mg/100 g, ainsi que du bêta-carotène (surtout en été).

■ ***Sa digestibilité,*** lorsqu'il est sous forme d'émulsion, est particulièrement bonne. C'est la raison pour laquelle il doit être consommé cru, ou ajouté en fin de cuisson. En effet, au cours d'un chauffage prolongé, d'une part, l'émulsion est détruite, ce qui diminue la digestibilité, d'autre part, il apparaît des peroxydases et de l'acroléine qui sont irritants.

■ ***Les beurres peuvent être légalement colorés*** par les colorants suivants : curcumine, lactoflavine, cochenille, indigotine, chlorophylles, caramel, carbo medicinalis vegetalis, caroténoïdes, xantophylles, rouge de betterave, anthocyanes, et uniquement par ceux-ci.

GRAISSES ET HUILES ANIMALES

La caractéristique commune des graisses animales est leur grande richesse en acides gras saturés. Il en résulte une grande stabilité au cours de la friture.

Composition en acides gras caractéristiques des principales huiles et graisses animales (en % du total des acides gras)

	INDICE D'IODE	ACIDES GRAS SATURES	ACIDES GRAS MONO ET POLYINSATURES
Suif de bœuf	38-42	46,5	53,5
Saindoux (lard)	38-43	51	49
Graisse d'oie	56	73	27
Graisse de lait de vache	33-45	39,5	60,5

■ ***Les graisses de porc ou saindoux :*** le nom de « saindoux pure panne » est réservé à la graisse provenant exclusivement de la panne de porc (graisse sous-cutanée).

■ ***La graisse de bœuf :*** les meilleures qualités peuvent porter le nom de « premier jus ».

■ ***Les « huiles » d'animaux marins,*** liquides à la température ambiante, ne sont pas consommées telles quelles. Elles seront traitées avec les margarines.

HUILES VÉGÉTALES

■ ***Les huiles sont des corps gras liquides à la température de 20°C.*** Si elles sont obtenues à partir d'une seule graine ou fruit, elles portent le nom de leur origine. S'il s'agit de mélanges, elles s'appellent « huiles végétales » et les constituants du mélange sont indiqués sur l'étiquette, en ordre décroissant. Les huiles riches en acide linolénique (tri-insaturé) doivent porter la mention « pour assaisonnement », leur emploi en friture étant déconseillé, les autres portent la mention « pour friture et assaisonnement ».

■ ***Les huiles vierges*** sont celles qui ont été obtenues uniquement par pression et n'ont subi aucun raffinage, hormis une filtration. Ce sont des « huiles à goût ». L'huile d'olive est souvent consommée ainsi.

Technologie

Les huiles et graisses végétales proviennent soit des fruits (olive, palme), soit des graines oléagineuses. Leurs méthodes d'obtention sont, à des détails près, semblables.

■ ***La pression*** s'exerce soit sur la pulpe des fruits, soit sur les graines broyées ou aplaties et chauffées à 80°C, pour coaguler les protéines et faciliter l'écoulement de l'huile.

La pression fournit une huile brute, qui doit être soigneusement filtrée, et des écailles ou tourteaux, qui contiennent encore 10 à 20 % de l'huile originelle.

■ ***L'extraction,*** au moyen de solvants, s'adresse soit aux graines telles quelles (notamment les moins riches, soja, par exemple), soit aux écailles venant de la pression. Le solvant employé, habituellement l'hexane (point d'ébullition 60°C), est mis en contact avec la graine ou les écailles broyées. L'huile passe en solution dans le solvant et ce dernier est éliminé de la solution d'huile et du tourteau épuisé par chauffage, distillation et finalement injection de vapeur sous pression réduite.

■ ***Raffinage :*** les huiles et graisses brutes ne sont pas utilisables en l'état, leur goût et leur aspect s'y opposent. Les traitements qui rendent une huile comestible comprennent :

• La démucilagination, ou dégommage, qui élimine des impuretés mal définies. Une simple hydratation vers 80°C, suivie d'une décantation ou d'une centrifugation, suffit habituellement.

• La neutralisation ou désacidification, pour éliminer les acides gras libres de l'huile. La soude, combinée aux acides gras libres, donne des savons, insolubles dans l'huile.

On peut aussi, après purification soignée, distiller les acides gras libres. Ce procédé plus moderne est encore assez peu répandu.

• La décoloration : les matières colorantes de l'huile sont éliminées par absorption sur une terre décolorante (terre à foulon). Une filtration retient la terre ayant absorbé les colorants.

• La désodorisation est destinée à éliminer les produits odorants présents dans les huiles brutes. Il s'agit d'un entraînement à la vapeur à

150-180°C, sous 2 à 10 mm de mercure (pour éviter l'action de l'oxygène), qui en 3 à 5 heures fournit l'huile raffinée neutre, décolorée et désodorisée prête à la consommation directe ou à la préparation d'autres matières grasses alimentaires.

■ ***Interestérification :*** on peut modifier la distribution des acides gras sur les fonctions alcool de la glycérine et les répartir selon les lois connues du hasard ce qui a pour effet de multiplier le nombre de glycérides mixtes et de changer, parfois profondément, les propriétés physiques du produit (plasticité, comportement à la fusion), cependant que ces propriétés chimiques et nutritionnelles ne sont pas changées (il contient toujours les mêmes acides gras).

■ ***Huiles liquides (fluides)***

Leur préparation à partir des huiles brutes comporte simplement un raffinage complet suivi d'une filtration soigneuse qui fournit un produit très clair et brillant. La wintérisation, ou frigélisation, utilisée pour certaines huiles (coton, tournesol), se pratique par cristallisation lente à des températures bien déterminées. On peut aussi séparer certaines huiles en une fraction solide, généralement plus saturée, et une fraction liquide plus insaturée. Les deux fractions peuvent être séparées par décantation, filtration ou même centrifugation.

Certaines huiles sont recolorées avec des colorants caroténoïdes.

■ ***Graisses végétales et graisses alimentaires***

• MATIÈRES GRASSES SOLIDES OU PLASTIQUES utilisées pour différents usages culinaires (cuisine, friture) ou industriels (biscuiterie, biscotterie, conserves, etc.), ce sont soit des graisses ayant naturellement les propriétés physiques désirées (coco, palmiste, palme), soit des huiles hydrogénées.

Ces graisses sont employées pures (graisses végétales) ou en mélange (graisses alimentaires), le but étant de conférer au produit les propriétés physiques les plus convenables pour l'emploi.

• LES GRAISSES APPROPRIÉES, OU LES MÉLANGES, sont, après raffinage, refroidies (solidifiées) et éventuellement malaxées. Les produits plastiques sont empaquetés automatiquement ou bien les graisses sont coulées liquides ou pâteuses dans des moules ou des récipients.

Classification des huiles

On distingue parmi les huiles celles qui sont :

— *riches en acides gras saturés :* huile d'arachide ;

— *riches en acides gras monoinsaturés :* huile d'olive ;

Composition en acides gras des principales huiles végétales (en % du total des acides gras)

	INDICE D'IODE	ACIDES GRAS SATURÉS	ACIDES GRAS MONO-INSATURÉS	ACIDES GRAS POLY-INSATURÉS
Arachide	85-96	21	57	22
Olive	75-94	12	81	7
Colza (pauvre en érucique)*	110-120	7	64	29
Carthame	85-96	9,3	13,3	77,4
Maïs	10-128	13,5	28,9	57,6
Noix	140-150	7	20	73
Pépin de raisin	123-140	7	20	73
Soja	125-138	16,5	25,5	58
Tournesol	120-134	14	22	64

* La commercialisation des huiles provenant des variétés riches en acide érucique est maintenant interdite en France.

— *riches en acides gras polyinsaturés :* huiles de colza, carthame, maïs, pépin de raisin, soja, tournesol, noix.

Les huiles riches en acides gras saturés ont une grande stabilité à la friture (arachide) de même que les huiles riches en acides gras monoinsaturés (olive). Les huiles riches en acides gras polyinsaturés ne doivent pas être utilisées pour la friture car elles s'oxydent rapidement et les produits de l'oxydation sont certainement irritants et très vraisemblablement cancérigènes. Les huiles riches en acides gras polyinsaturés diminuent le taux de cholestérol sanguin, les huiles saturées l'augmentent, les huiles monoinsaturées n'ayant pas d'effet sur ce taux.

Caractéristiques des principales huiles

■ *Huile d'arachide*

Elle est extraite des graisses d'arachis - hypogaca, contient surtout de l'acide oléique, est stable à la chaleur en raison de son pourcentage modéré en acide linoléique. C'est à propos du tourteau d'arachide qu'on a mentionné pour la première fois l'aflatoxine, source de cancers hépatiques ; l'huile raffinée est parfaitement exempte d'aflatoxine.

■ *Huile de colza*

L'huile de colza traditionnelle comportait environ 50 % d'acide érucique. La toxicité de celui-ci à fortes doses a été démontrée sur plusieurs espèces. Pour cette raison une nouvelle variété, pauvre en acide érucique, a été mise au point et un récent décret limite à 5 % la teneur en acide érucique de l'huile commercialisée. En fait, les taux réels sont encore beaucoup plus bas.

■ *Huile de maïs*

C'est une source d'acide linoléique (55 %) qui connaît une grande faveur comme huile de régime.

■ *Huile de noix*

La présence d'une proportion notable d'acide linoléique la rend fragile et oblige à la réserver aux assaisonnements crus.

■ *Huile d'olive*

Les fruits, débarrassés des débris et impuretés (feuilles, tiges, etc) sont broyés, et la pulpe obtenue soumise à la pression.

L'huile qui s'écoule est l'huile de première pression, la plus fine et la plus réputée. La pulpe de première pression est reprise, broyée à nouveau et soumise à une deuxième pression, éventuellement à une troisième ; finalement du résidu ainsi que des noyaux ou « grignons » on extrait à l'aide de solvant une dernière huile qui requiert un raffinage pour être utilisée en alimentation.

La plus grande partie de l'huile d'olive est consommée sans autre raffinage qu'une clarification soignée par décantation et filtration : c'est l'huile « vierge ». Il se consomme aussi des huiles raffinées moins « fruitées » que les huiles vierges.

L'huile d'olive stimule l'évacuation vésiculaire. Sa consommation régulière est liée à un taux élevé de cholestérol HDL, et à un abaissement du risque de maladies cardio-vasculaires.

■ *Huile de pépins de raisin*

Le fruit du raisin *Vitia vinifera* contient de 1 à 4 pépins formés d'une coque dure et d'un albumen huileux qui représente 40 à 60 % du poids des pépins. Selon les variétés, on trouve dans cet albumen de 6 à 22 % d'une huile jaune à jaune verdâtre ou brunâtre que l'on peut extraire par solvant, mais dont les meilleures qualités sont extraites par pression après décorticage du pépin (ce qui représente un exploit technique). L'huile raffinée a une belle couleur jaune d'or ; elle est de goût agréable et se conserve bien.

Elle contient peu d'acides gras saturés et 70 % d'acide linoléique.

■ *Huile de soja*

C'est quantitativement une des ressources les plus importantes du monde en huiles fluides alimentaires. On l'extrait des graines de nombreuses variétés de soja *(Soya hispida, Soya maxima,* etc.) cultivées surtout aux Etats-Unis et en Chine.

La graine ne contient que 18 à 20 % d'huile mais on la cultive car les protéines qu'elle contient sont d'excellente qualité (voir Protéines nouvelles).

Cette huile est une bonne source d'acide linoléique (50 %) mais la présence (7 %) d'acide linolénique tri-insaturé pose des problèmes de conservation, notamment d'oxydation.

■ *Huile de tournesol*

Elle est extraite des graines d'Helianthus annuus ou grand soleil.

Le seul problème technologique de l'huilerie de tournesol est le décorticage, important si l'on désire obtenir les protéines — d'excellente qualité — dans un état de pureté suffisant.

Cette huile est une excellente source d'acide linoléique (60 %) et la quasi-absence d'acide linolénique garantit une conservation aisée.

Comme toutes les huiles très insaturées elle est fragile à la chaleur.

MARGARINES

Toutes les substances alimentaires autres que le beurre, quelles que soient leur origine, leur provenance et leur composition, qui présentent l'aspect du beurre et sont préparées pour le même usage que ce dernier produit, ne peuvent être désignées que sous le nom de *margarine,* ou de « pâte à tartiner ».

Composition

La composition en acides gras des différentes margarines est très variable : les margarines habituelles sont très riches en acides gras saturés, soit que ceux-ci viennent de la matière première, soit qu'ils soient obtenus par hydrogénation à partir des acides gras insaturés.

Ces margarines se prêtent bien à la friture et à la pâtisserie.

Il existe aussi des margarines diététiques comportant une forte portion d'huile riche en acide gras polyinsaturés. Elles sont évidemment, du fait de l'hydrogénation, plus saturées que les matières premières.

Technologie

■ ***Comme le beurre, la margarine est une émulsion*** qui contient au maximum environ 16 % d'eau. La phase aqueuse est soit de l'eau, soit du lait, soumis à la fermentation lactique (pour développer l'arôme), soit un mélange des deux. La phase grasse, environ 82 %, est composée à l'aide des différentes graisses et huiles alimentaires végétales et animales.

L'émulsification est aidée par des émulsifiants alimentaires (lécithine et monoglycérides) ; le goût est ajusté par du sel (ou même du sucre) et des arômes identiques à ceux des produits naturels à l'étranger ; la couleur est donnée par des colorants caroténoïdes (huile de palme, rocou ou carotène synthétique). L'ensemble des additifs ne dépasse guère 2 %.

Les deux phases de l'émulsion sont toujours préparées séparément, les autres étapes (émulsification, solidification, malaxage, conditionnement) peuvent être exécutées séparément (procédés discontinus) ou de façon plus moderne, en continu. Certains appareils modernes réalisent toute la fabrication, conditionnement compris, en continu et à l'abri de l'air.

■ ***La fabrication des beurres « allégés »*** (voir beurre) s'apparente à celle des margarines. Ils sont enrichis en vitamine A (0,5 mg/100 g), leur saveur est due à des arômes reproduits.

■ ***Huiles d'animaux marins***

Composition en acides gras des principales huiles d'animaux marins (en % du total des acides gras)

	INDICE D'IODE	ACIDES GRAS INSATURÉS	ACIDES GRAS SATURÉS	ACIDES GRAS TRÈS LONGS (> 18)
Graisse de baleine	105-125	27	73	16
Huiles de poisson (hareng, morue, anchoix)	105-178	10-25	75-90	10-30

Ces huiles sont très riches en acides gras très longs, certains saturés, d'autres très polyinsaturés réunis dans une colonne indépendante. En particulier, elles sont riches en acide eicosapentaénoique (E.P.A.) et docosahexaénoique (D.H.A.) qui abaissent le taux de V.L.D.L., réduisent l'agrégation plaquettaire. D'où leur intérêt dans la prévention de la maladie coronarienne.

CONSERVATION DES CORPS GRAS ALIMENTAIRES

Les « agressions » des corps gras peuvent être d'origine chimique ou d'origine microbiologique.

■ ***Les dangers d'origine chimique*** sont :

• LE RISQUE DE VOISINAGE AVEC UN CORPS ODORANT : pétrole, poisson fumé, parfums, fruits, etc. En effet les corps gras sont de bons solvants des produits volatils des arômes et contractent facilement des odeurs et des goûts. Cette contamination ne présente aucun risque pour la santé.

• L'ACTION DE L'OXYGÈNE est plus sérieuse et difficilement évitable. L'oxygène est soluble dans les corps gras et pratiquement impossible à éliminer complètement. Il attaque les molécules d'acides gras au niveau des doubles liaisons en donnant d'abord des *peroxydes* dénués d'odeur et détruits par la chaleur, puis des *radicaux libres* susceptibles d'entretenir la réaction d'oxydation (c'est l'auto-oxydation) et de donner des produits de coupure et d'oxydation des acides gras au niveau des doubles liaisons : les *aldéhydes*. Les aldéhydes sont des corps volatils, parfumés de façon diverse (certains, très agréables, sont parmi les constituants recherchés des parfums).

La matière grasse parvenue au stade de *rancidité aldéhydique* prend généralement une odeur de suif ou de chandelle. Pour des concentrations extrêmement faibles de ces aldéhydes, par ailleurs dépourvus de toxicité, le corps gras devient, organoleptiquement, inconsommable. Ces réactions sont activées par la chaleur, comme toutes les réactions, et surtout par la lumière, notamment les rayons ultraviolets.

C'est la raison de l'emploi des emballages opaques (combinés papier/aluminium, barquettes, bouteilles opaques pour l'huile, etc.), d'autant plus nécessaires que le corps gras est plus insaturé (plus riche en acides gras essentiels), comme les huiles de tournesol, de maïs, etc.

■ ***Les agressions d'ordre microbiologique*** ne concernent pas les corps gras rigoureusement anhydres qui sont toujours stériles car l'action des microorganismes suppose la présence d'eau et aussi d'autres nutriments. Les corps gras émulsionnés : crème, beurre, margarine, sauces, sont donc seuls en cause.

• L'ACTION DES MICROORGANISMES (BACTÉRIES, LEVURES, MOISISSURES) S'EXERCE EN DEUX TEMPS :

— D'ABORD UNE HYDROLYSE : les microorganismes sécrètent des *lipases* qui attaquent la fonction ester sur le glycérol et libèrent les acides gras. Ceux-ci sont dénués de toxicité puisque c'est la forme d'utilisation des corps gras par l'organisme (les huiles vierges sont généralement un peu acides), et s'il s'agit d'acides gras longs (au-dessus de C14), insolubles, qui n'ont pas de goût, l'incident peut passer inaperçu. Mais s'il s'agit d'acides gras courts (de C4 à C10), plus solubles, possédant une certaine tension de vapeur, le goût devient perceptible pour des concentrations peu élevées. Et le corps gras prend un goût « fort » (on dit aussi rance) qui n'est pas apprécié dans nos régions. C'est le cas de l'acide butyrique, du beurre, des acides courts de la graine de coco (goût de « savon »), etc.

— A UN STADE PLUS AVANCÉ, LES ACIDES GRAS SONT EUX-MÊMES MÉTABOLISÉS PAR LES MICROORGANISMES en donnant naissance à des produits intermédiaires du métabolisme ; les cétones (notamment méthyl-cétones), qui sont elles aussi des produits parfumés. Certaines sont caractéristiques du « bouquet » de certains fromages. Cette rancidité *cétonique* ou *parfumée* est perceptible à des concentrations incroyablement basses et est, au point de vue toxicologique, sans risque (ici encore le goût du consommateur est souvent plus sensible que les méthodes d'analyse, pourtant très élaborées).

V. — ALIMENTS RICHES EN GLUCIDES

Ce chapitre traitera des aliments riches en glucose et saccharose, puis des aliments riches en amidon. (Les aliments contenant du lactose sont traités dans « Laits et produits laitiers » ; ceux contenant du fructose dans « Fruits et légumes ») (voir tableau ci-contre).

SACCHAROSE

La pureté du produit est définie par la loi qui précise la couleur, la teneur en cendres et la coloration.

Composition

■ ***Sucre blanc ou sucre :*** on entend par *sucre blanc* le saccharose purifié et cristallisé à partir de betteraves ou de cannes à sucre.

Il contient au moins 99,6 % de saccharose, avec une teneur en sucre inverti ⩽ 0,04 % (quotient du fructose par le glucose : 1).

La teneur résiduelle en anhydride sulfureux est ⩽ 15 mg/kg.

L'utilisation d'azurant est interdite.

Le *sucre raffiné,* ou *sucre blanc raffiné,* correspond aux mêmes normes avec des critères encore plus sévères concernant le type de couleur, la teneur en cendres et la coloration de la solution.

■ ***Sucre liquide :*** c'est une solution aqueuse de saccharose qui répond aux caractéristiques suivantes :

— matière sèche : au moins 62 % ;
— teneur en sucre inverti ⩽ 3 % ;
— cendre ⩽ 0,1 %.

■ ***Sucre liquide inverti :*** c'est une solution aqueuse de saccharose (plus de 62 %) partiellement inverti par hydrolyse. La proportion de sucre inverti est ⩽ 50 % ; matière sèche : au moins 62 % ; cendres ⩽ 0,4 % ; teneur résiduelle d'anhydride sulfureux ⩽ 15 mg/kg sur matière sèche.

	CÉRÉALES	FRUITS Partie comestible		LÉGUMES Partie comestible		CHAM-PIGNONS	SUCRE	PRODUITS SUCRÉS Confitures - Miel	BOISSONS DOUCES	GLACES	
		Frais	*Secs*	*Verts Racines*	*Légumineuses Tubercules*					*Crèmes glacées*	*Sorbets*
PROTÉINES	6-13 %	0,3 à 1,1 %	3,3 à 4,6 %	1,4 à 3,6 %	2 à 6,4 %	2,7 %	0	0,1-0,3 %	0,1-0,2 %	4 %	0,1 %
LIPIDES	1,1-4,9 %	0,1 à 0,7 %	0,4 à 0,6 %	0,1 à 0,4 %	0,1 à 0,4 %	0,2-0,3 %	0	0,1-0,2 %	0,1 %	10,1 %	0,1 %
GLUCIDES	67-79 %	6,9 à 16,6 %	62,3 à 68	2,6 à 13,6 %	15,4 à 18,9 %	2,5-3 %	99,6 %	65-77 %	5-20 %	19,4 %	22 %
SELS MINÉRAUX	0,6-2,1 %	0,3 à 0,7 %	1,3 à 1,5 %	0,3 à 0,6 %	0,4 à 0,7 %	0,2-0,8 %	0,3 %	0,05-0,1 %	0,8-0,9 %	0,8 %	0,8 %
EAU	10-14 %	81,3 à 89 %	20 à 24 %	87,6 à 93,5 %	74,5 à 77,4 %	84-92 %	traces	20-35 %	80-94 %	65 %	76 %

N.B. : Les teneurs en glucides et en lipides des diverses confiseries sont trop variables selon le produit pour être portées sur ce tableau.

■ ***Sirop de sucre inverti :*** c'est une solution aqueuse d'au moins 70 % de sucre (éventuellement cristallisé) ; saccharose partiellement inverti par hydrolyse (teneur en sucre inverti) : ⩽ 50 % en poids.

■ ***Sirop de glucose :*** c'est une solution aqueuse de glucose purifiée et concentrée, obtenue à partir d'amidon et/ou de fécule. Concentration ⩾ 70 % dont plus de 20 % de D-glucose ou dextrose ; cendres sulfatées ⩽ 1 % ; anhydride sulfureux total en général ⩽ 20 mg/kg, mais des doses non ⩾ 400 mg/kg peuvent être autorisées (en confiserie).

Classification des sucres

■ ***Sucre cristallisé blanc :*** sucre obtenu au dernier stade de la fabrication après cuisson sous vide et cristallisation des sirops de sucrerie.

■ ***Sucre adant ou sucre de luxe :*** sucre en morceaux obtenu par cristallisation de sirops purs de raffinerie. L'agglomération des cristaux entre eux n'est pas obtenue par compression mais par refroidissement.

On obtient des plaquettes cassées en morceaux de différentes formes.

Les cristaux de grandes dimensions restent brillants.

■ ***Sucre candi :*** sucre à gros cristaux obtenu par évaporation lente d'un sirop. Il peut être blanc ou brun.

■ ***Sucre glace :*** sucre blanc, raffiné ou non, dont les cristaux sont réduits en poudre, additionné de 2 ou 3 % d'amidon (pour éviter la prise en bloc).

■ ***Sucre roux, sucre de bas titrage :*** dénomination de sucres renfermant plus de 85 % (et moins de 98 % de saccharose). La vogue alimentaire de ces sucres imparfaitement raffinés s'explique d'avantage par leur saveur agréable que par leur faible teneur en vitamines, sels minéraux et acides aminés.

■ ***Mélasse :*** sirop doux, visqueux, incristallisable, sous-produit à l'état liquide de la fabrication des sucres de canne ou de betterave, elle est utilisée dans l'alimentation animale ou comme matière première de distillation, ou encore comme support de fabrication de levures.

COMPOSITION POUR 100 g :			
— *kJoules*	1 045		
— *Calories*	250	— Protéines	2 g
— Glucides	60 g	— Eau	25 g
— Lipides	0,1 g	— Calcium	262 mg

■ ***Cassonade*** *:* définition réservée au sucre brut de canne, la cassonade contient des matières colorantes, en quantités variables, et de la mélasse, qui lui confère sa saveur.

COMPOSITION POUR 100 g :

— *kJoules*	1 613	— Protéines	0,1 g
— *Calories*	386	— Eau	3 g
— Glucides	96 g	— Calcium	85 mg
— Lipides	0,1 g	— Fer	3,4 mg

CONFITURES

■ *Définition*

Les confitures sont fabriquées à partir d'une quantité égale de sucre (saccharose) et de fruits. Le produit fini contient 60 à 65 % de sucres.

Le terme de *confitures* regroupe en fait trois sortes de produits qui diffèrent par la nature de leurs éléments de base :

▶ *Les confitures proprement dites :* les fruits s'y trouvent entiers ou coupés en quartiers, cuits dans un sirop de sucre.

▶ *Les gelées :* ce sont des jus de fruits pris en masse compacte sous l'action de la pectine.

▶ *Les marmelades :* les fruits, coupés en morceaux et légèrement écrasés, macèrent dans un sirop de sucre avant d'y être amenés à cuisson. Leur teneur en eau est plus élevée que dans les préparations précédentes puisqu'elle atteint 35 % au lieu de 30 %. Le sucre roux ou la cassonade peuvent être utilisés pour leur fabrication. Au contact de l'eau, le saccharose se transforme, au cours de la cuisson, en glucose et en fructose.

■ *Composition*

Elle varie évidemment selon la nature des fruits : on peut cependant l'estimer en moyenne.

COMPOSITION MOYENNE POUR 100 g :

— *kJoules*	1 086 à 1 191		
— *Calories*	260 à 285	— Phosphore	15 mg
— Protides	0,3 g	— Calcium	20 mg
— Lipides	0,2 g	— Fer	0,3 mg
— Glucides	65 à 70 g	— Sodium	15 mg
— Eau	30 à 35 g	— Potassium	115 mg

Pour le *sodium,* selon les procédés industriels de fabrication, la teneur peut varier entre 10 et 50 mg/100 g de produit. Cette augmentation est due à l'adjonction de sel de cuisine retardant la prise en gelée, à l'emploi d'eau adoucie par des échangeurs d'ions calcium-sodium, enfin à l'emploi fréquent de soude pour le pelage des fruits.

• CAS PARTICULIERS DES CONFITURES À TENEUR RÉDUITE EN SUCRE (anciennement « pour diabétique ») ou même sans sucres ajoutés : ces produits devant contenir moins de 49 % de glucides ont une teneur glucidique variant selon les marques de 30 à 49 %. Ils contiennent des fruits, du fructose, du sorbitol, du saccharose, des pectines, de l'acide ascorbique et de l'eau. Leurs indications et contre-indications sont, malgré leur appellation, strictement celles des confitures normales.

MIEL

■ *Définition*

Est appelée miel la denrée alimentaire produite par les abeilles à partir du nectar des fleurs ou de leurs sécrétions. Il existe aussi du « miel de sucre », miel produit par des abeilles nourries à l'aide de sucre.

COMPOSITION POUR 100 g :		(Teneur en eau : ne pas dépasser 21 %)	
— *kJoules*	1 304	— Calcium	5 mg
— *Calories*	312	— Sodium	5 mg
— Glucides	77,2 g	— Potassium	5 mg
— Lipides	0,1 g	— Vitamine C	3 mg
— Protéines	0,4 g	— Autres vitamines :	traces
— Eau	20 g		

■ *Particularités métaboliques et nutritionnelles :*

— Grâce à l'invertase (ou invertine) contenue dans son jabot, l'abeille transforme presque tout le saccharose en glucose et lévulose.

— Saccharose : 6 %.

— Glucose : 35 %.

— Fructose : 35 %.

— Dextrines : 0,7 %.

— L'invertase en excès (0,23 %) fait que la composition du miel évolue. Par exemple, au bout de 5 ans de stockage, le saccharose passe en moyenne de 6 % à 3 % ; au bout de 10 ans l'interversion serait complète.

— Le miel a un pouvoir sucrant plus élevé que le saccharose (de 120 à 135) puisqu'il est très riche en fructose.

— Présence d'acide formique (d'où l'utilisation populaire dans les infections bronchiques).

CONFISERIES

Ce sont des produits sucrés élaborés à partir de sucres auxquels sont ajoutés d'autres nutriments, arômes et colorants destinés à les rendre attrayants.

Principales matières premières utilisées

• SUCRES : saccharose (sucre blanc cristallisé, sucre roux, cassonade), fructose (sucre des fruits), sirop de maïs (contient surtout du glucose), polyols non cariogènes (voir édulcorants).

• MIEL

• LAIT : il peut être entier ou écrémé. Il est principalement utilisé sous forme de concentré, sucré ou non, et de poudre.

• MATIÈRES GRASSES :

— Animales : beurre, crème de lait.

— Végétales : beurre de cacao, graisse de coco, graisse de palme.

— Le beurre et la crème de lait ne sont utilisés que pour des produits de haute qualité et de conservation délicate.

• FRUITS :

— Frais : ils sont utilisés entiers (marron), en jus pour l'aromatisation, en pulpe (pâtes de fruit).

— Secs : amande, noisette, noix, noix de cajou, pistache, cacahuètes peuvent être utilisées (exemples : dragées, nougat).

• CÉRÉALES : on emploie fréquemment le maïs et le riz, gonflés ou écrasés dans des préparations enrobées au chocolat ou directement dans des préparations chocolatées.

• PECTINES : elles sont extraites des agrumes ou des pommes. Il s'agit de substances gélifiantes inoffensives.

• AMIDONS : ce sont principalement des amidons de riz, de blé et de maïs. Ils sont utilisés dans les produits à base de gélifiant, dans le blanchissement des dragées, et surtout comme support de moule pour la fabrication des articles « coulés » tels que gommes, pâtes de fruit, bonbons à la liqueur.

• FÉCULES : sont utilisées essentiellement celles de pomme de terre et de manioc.

• ALBUMINES : sont utilisées essentiellement les albumines originaires du blanc d'œuf de poule.

• Gélatine animale : elle est utilisée comme gélifiant.

• Suc de réglisse : il est riche en glycyrrhizine.

• Gomme arabique : elle est extraite de l'arbre par exsudation.

• Gommes utilisées pour le chewing-gum : elles sont composées d'un mélange de gommes naturelles (latex) ou synthétiques (polyéthylène ou polyvinyles), de résines (colophane) et plastifiants.

• Acides : ils rehaussent l'arôme. Ce sont principalement :

— *l'acide tartrique,* à la saveur acide prononcée ;

— *l'acide citrique,* au goût acidulé ;

— *l'acide lactique.*

• Produits aromatiques :

— Naturels, ils proviennent des fruits, fleurs ou plantes.

— Synthétiques : le terme d'arôme artificiel doit dans ce cas figurer sur l'emballage.

• Colorants :

— Naturels : ils sont extraits de plantes, de fruits.

— Synthétiques : voir « additifs ».

Classification

■ ***Bonbons :*** les bonbons sont composés de saccharose et de sirop de glucose. Ils peuvent être pleins ou fourrés, acidulés ou non, colorés ou non.

• Bonbons durs : ils sont composés de sucre cuit (acidulés : fruit, menthe, sucre d'orge, sucette, berlingot ; pastille au miel, ou sucre de pomme).

• Bonbons fourrés : ils sont composés d'une enveloppe de sucre cuit et d'un fourrage :

— *Fourré pur fruit :* sucre, pulpe, arôme et jus d'un même fruit.

— *Fourré fruit :* au goût du fruit mentionné, mais non composé exclusivement de ce fruit.

— *Fourré arôme fruit :* ne contient que du sucre et des arômes.

— *Fourré miel, praline ou liqueur :*

- *Le fourrage liquide* est un mélange de sucre et de sirop de glucose aromatisé avec des essences, des liqueurs, de l'alcool.

- *Les produits pralinés* contiennent du sucre, des amandes et noisettes broyées et parfois du cacao.

• BONBONS FEUILLETÉS : ils sont composés d'une alternance de sucre et de produits pralinés.

■ ***Bonbons à la liqueur :*** ils sont constitués d'une paroi d'épaisseur variable faite de cristaux de sucre. Cette enveloppe renferme une liqueur. Les « liqueurs » de ces bonbons sont un sirop aromatisé qui n'est pas obligatoirement alcoolisé.

■ ***Caramels et pâtes à mâcher***

• CARAMELS MOUS : ils sont préparés à partir d'un mélange de sucre, de sirop de glucose, de lait entier ou écrémé, de matières grasses végétales ou animales, et parfois de chocolat, de fruits secs ou d'arômes.

• CARAMELS DURS : ce sont des mélanges de sucres cuits et de lait entier ou écrémé, parfois aromatisés au café, au cacao, à la vanille.

• PÂTES À MÂCHER : elles sont composées de sucre, de sirop de glucose, de graisses alimentaires, de gélatine ou de caséine et d'arômes variés (menthe poivrée, réglisse, fruit).

■ ***Gommes et réglisses***

• GOMMES : ce sont des mélanges de gommes naturelles, de sucre et de sirop de glucose, moulés dans l'amidon, aromatisés et colorés. Les gommes « à la réglisse » doivent contenir au moins 4 % de suc de réglisse lorsqu'elles sont colorées autrement que par la réglisse seule. Les gommes médicamenteuses contiennent des produits thérapeutiques et ne peuvent être vendues qu'en pharmacie. Il en est de même pour toutes les gommes comportant dans leur appellation ou leur étiquetage des mentions leur attribuant des vertus préventives ou curatives.

• PÂTES PECTORALES : elles sont composées d'un mélange de sucre, de sirop de glucose, d'albumine. Elles sont préparées suivant les recettes qui figurent au Codex pharmaceutique.

• RÉGLISSES : ce sont des mélanges de suc de réglisse, extrait de racine, de sucre, de résine, de gommes et d'aromates. Le suc naturel de réglisse contient 5 à 15 % de glycyrrhizine.

— *Réglisse dure :* suc de réglisse mélangé à des produits sucrants (sucre, mélasse, sirop de glucose) et à de la gomme arabique.

— *Réglisse souple :* suc de réglisse additionné de sucre glace, de farine de blé dur, d'amidon, de mélasse et de sirop de glucose aromatisé et coloré.

— *Cachous :* suc de réglisse additionné de sucre, de gomme, d'arôme et de cachou (extrait de la noix d'arec).

■ ***Pâtes de fruit :*** elles sont fabriquées à partir de sucre et de pulpe de fruit, additionnée ou non de pectine, aromatisée et parfois colorée. Il faut les distinguer des produits à base de gélifiant, ne contenant pas de pulpe de fruit, mais seulement aromatisés aux arômes de fruits. Le poids de la pulpe de fruit doit être d'au moins 50 % du poids du produit, ce pourcentage étant ramené à 40 % pour les pâtes de coing ou d'agrume. Les pâtes de fruit peuvent également contenir des liqueurs.

■ ***Fondants :*** ils sont constitués de fins cristaux de sucre liés entre eux par un sirop saturé en sucres (sirop de glucose, sucre inverti, saccharose). Les fondants servent également de fourrage à de nombreux articles de chocolaterie (tablettes de chocolat fourré), aux bonbons, aux caramels.

■ ***Dragées :*** elles sont constituées d'un noyau enrobé d'une couche de sucre, aromatisée ou non, colorée ou non. Le noyau est constitué d'amande, de noisette ou de produit coulé et gommé (nougatine, fondant, liqueur, pâte d'amande). L'aspect brillant des dragées est dû à un lustrage par une préparation de cire, d'huile, de talc, et de sirop de sucre.

■ ***Nougats :*** ils sont composés d'une pâte, d'une garniture et d'albumine (d'œuf ou de lait) ou de gélatine.

— *Pâte de nougat :* elle est constituée de saccharose additionné d'une ou plusieurs matières sucrantes (miel, sucre inverti, sirop de glucose, dextrose). Cette pâte peut parfois être enrobée de chocolat ou de poudre de cacao.

— *Garniture :* il s'agit de noisettes, d'amandes, de pistaches, mélangées ou non, plus rarement de noix, de fruits confits, de cacahuètes, de céréales gonflées. Dans ces deux derniers cas l'emballage doit le préciser.

■ ***Confiseries à base de gélifiant***

• PRODUITS À BASE DE GEL D'AMIDON : ils revêtent les mêmes formes que les bonbons à base de gomme naturelle (tablette, fruit, sujet fantaisie). Leur élément de base est l'amidon, auquel sont ajoutés sucre, arômes, acides et colorants.

• PRODUITS À BASE DE PECTINE : ils sont transparents, contiennent du sucre, de l'eau, de la pectine, des arômes et des colorants.

• PRODUITS « FANTAISIE » :

— *Guimauve molle :* la pâte est constituée par un mélange de saccharose, de sirop de sucre inverti et de gélatine. Sa consistance est élastique.

— *Marshmellows* sont les variantes de la guimauve.

■ ***Confiserie orientales***

• RAHAT-LOUKOUM : produit transparent, de consistance élastique, recouvert d'une couche de sucre glace, il est composé de sucre, de miel, de sirop de glucose, de farine (farine de froment, de riz ou de maïs), d'arômes et de colorants. Il existe souvent une garniture de fruits secs (amande, pistache).

• HALVA : produit à base de grains de sésame écrasés et de sucre (saccharose, sucre inverti, sirop de glucose, dextrose), le sésame contenant plus de 50 % de lipides, le halva a une teneur en matières grasses ⩾ 30 %.

■ ***Pralines*** : elles sont constituées d'un noyau recouvert d'une couche de sucre cuit, colorée en brun ou en rose et caractérisée par sa surface granuleuse. Le noyau est en général une amande d'amandier ou d'abricotier ou une cacahuète. Ce noyau peut encore être constitué de sucre cuit. Pour obtenir une surface brillante, les pralines sont souvent gommées avec une solution de gomme arabique.

■ ***Fruits confits*** : de nombreux fruits sont utilisés (poire, prune, abricot, melon, mandarine, cerise, marron, figue, écorce d'orange et de citron). Le procédé consiste à remplacer le liquide cellulaire des fruits par un sirop de sucre. Une fois confits, les fruits peuvent être glacés par un mélange de sirops de sucre.

■ ***Marrons glacés*** : ce sont des marrons confits présentés glacés.

■ ***Pastilles et tablettes*** : elles sont composées de sucre coloré et aromatisé, ou encore d'un mélange de sucre et de mucilage (gomme arabique ou gélatine), de sels extraits d'eau minérale (pastilles de Vichy) et d'aromates.

■ ***Pâte d'amande*** : elle est composée d'un mélange d'amande décortiquée et broyée, de sirop de glucose et de sucre glace. Cette pâte est utilisée nature ou pour le fourrage de bonbons, « de chocolats fourrés » ou de fruits (dattes).

■ ***Chewing-gum*** : il est constitué d'une base plastique insoluble dans l'eau et dans la salive, à laquelle est incorporée du sucre glace, du sirop de glucose, des colorants et des arômes. La base se compose d'un mélange de gommes et de résines naturelles ou synthétiques. Certains sont édulcorés à l'Aspartam, ou aux polyols et enrichis en fluor (prévention de la carie dentaire).

Particularités nutritionnelles

Les variétés de confiseries sont infinies, aussi est-il impossible d'établir la valeur calorique de chaque produit. La plupart des confiseries contiennent près de 70 % de glucides à absorption rapide. Quant aux bonbons, leur pourcentage en ces mêmes glucides approche 90 % : 100 g de bonbons équivalent à environ 360 calories.

BOISSONS DOUCES

On distingue :

— *Les jus de fruits,* qui possèdent (cellulose à part) la valeur nutritionnelle des fruits. Ils contiennent ou non du saccharose ajouté.

— ***Les nectars et les boissons aux fruits*** **contiennent des jus de fruits, du** sucre, de l'eau et le plus souvent d'autres additifs.

— *Les boissons dites « rafraîchissantes »* dont la seule valeur alimentaire réside dans les calories apportées par le sucre quand il y en a.

— Toutes les boissons douces peuvent maintenant être édulcorées : L'aspartam, l'acésulfame de potassium ou la saccharine peuvent être utilisés. Leur présence doit être inscrite sur l'emballage ainsi que les mentions :

— « ne pas donner aux enfants de moins de 3 ans » ,
— pour l'aspartam « contient de la phénylalanine ».

Pour une même concentration, le goût du sucré diminue avec la température ; les concentrations de ces boissons sont adaptées à une température de 4°C. Une fois chambrées, elles apparaissent pour ce qu'elles sont, c'est-à-dire trop sucrées.

Jus de fruits et dérivés

« La dénomination *jus de fruits* ou *jus de légumes* ou toute autre dénomination contenant ces mots est réservée au produit naturel provenant de la pression des fruits ou des légumes frais, sains, mûrs, non fermentés ou ne comportant pas, à la suite d'un début de fermentation, de traces d'alcool supérieures à 1° ».

La mention *100 % jus de fruits* signifie qu'il ne s'agit ni d'un nectar, ni d'une boisson aux fruits.

■ ***Additifs susceptibles d'être ajoutés*** (leur présence doit être obligatoirement mentionnée sur l'étiquette).

— *Sucre,* à la quantité maximale de 100 g/l (au-dessus de 50 g/l, la quantité doit être mentionnée ; en deçà, seule la mention *sucre* ou *sucré* figure sur l'étiquetage).

— *Édulcorant* : le nom de l'édulcorant doit être précisé.

— *Acide ascorbique* (maximum : 300 mg/l) et *anhydride sulfureux* (maximum : 100 mg/l), sous la dénomination respective d'antioxydant E 220 et d'antioxydant E 300.

— *Sel* (dont la présence n'est mentionnée qu'au-delà de 1 g/l).

— *Épices et aromates.*

— *Acide sorbique :* à raison de 1 g/l (maximum).

■ ***S'il est mentionné pur jus de fruits,*** aucun additif même autorisé n'a été ajouté.

■ ***Les jus de fruits reconstitués à partir de concentrés*** sont autorisés à condition que soit inscrit *jus à base de concentré.*

Ces concentrés, obtenus par lyophilisation, doivent être dilués au 1/8.

Ils gardent les mêmes propriétés que les jus de fruits entiers.

■ ***Composition et caractéristiques***

VALEUR CALORIQUE (en cal./100 ml de jus de fruits)		kJoules
— Raisin	76	318
— Ananas	54	226
— Pomme	52	217
— Orange	49	205
— Pamplemousse	42	176
— Cassis	18	75
— Tomate	16	67
— Citron	8	33

TENEUR EN POTASSIUM (en mg/100 g de jus de fruits)	
— Abricot	319
— Tomate	240
— Raisin	190
— Orange	164
— Pomme	119

VITAMINES

Vitamine C		*Autres vitamines*
— Orange	500 mg/l	— richesse en vitamines B_1 et B_2
— Pamplemousse	500 mg/l	— richesse en vitamine B_2
— Raisin	500 mg/l	— richesse en vitamine A
— Tomate	500 mg/l	

— 80 à 94 % d'eau.

— *Richesse en sels minéraux,* particulièrement en *potassium,* magnésium, phosphore, calcium (peu cependant par rapport au lait), et à un degré moindre en aluminium, bore, fer, cuivre, manganèse, sodium.

— *Richesse en vitamines,* vitamine C en particulier un verre de jus de fruits apporte la ration journalière, quand ils sont frais ou enrichis en vitamines C. La teneur diminue avec le stockage.

— *Glucides :* ils constituent de 5 à 20 % du poids de l'aliment, et sont représentés par du glucose, du saccharose, du fructose et du sorbitol, en proportion variable suivant l'espèce. *La valeur calorique est fonction étroite de la teneur en sucre.*

Nectars

■ *Définition*

Les nectars possèdent les mêmes caractéristiques que les jus de fruits, puisqu'ils contiennent le plus souvent 50 % de pulpe de fruit : abricot, pêche, poire, groseille, framboise (30 % seulement pour le cassis et la grenadine). Cette pulpe est diluée dans 50 à 70 % d'eau.

• LES ADDITIFS SUSCEPTIBLES D'ÊTRE AJOUTÉS sont les mêmes que pour les jus de fruits, en proportion identique.

• LES NECTARS DE POIRE ET DE PÊCHE peuvent, de plus, contenir de l'acide citrique.

■ *Boissons aux fruits*

• DÉFINITION

Elles doivent contenir plus de 12 % de jus de fruits.

• OUTRE LES ADDITIFS AUTORISÉS pour les jus de fruits et les nectars, elles peuvent renfermer :

— du gaz carbonique ;

— les acides alimentaires autorisés (acides tartrique, citrique, lactique) ;

— des stabilisateurs d'émulsion ;

— les arômes naturels des espèces de fruits mis en œuvre ; la matière sèche doit être $\geq$ 100 g/l.

• COLORANTS ET CONSERVATEURS sont interdits.

• LA QUANTITÉ DE SUCRES TOTAUX est fonction de la nature du fruit utilisé.

Comme pour les jus de fruits, la teneur en saccharose ajouté ne dépasse pas 100 g/l.

• CARACTÉRISTIQUES

La teneur en sels minéraux et vitamines est approximativement 10 fois moindre que celle des jus de fruits, aussi ces boissons ont-elles peu d'intérêt sur le plan nutritionnel, mise à part la teneur en saccharose.

■ ***Boissons rafraîchissantes*** (dans ces boissons le sucre peut être remplacé par un édulcorant)

Elles comprennent :

— les boissons aromatisées aux fruits ;
— les sodas : colas, bitters, tonics ;
— les limonades.

• COMPOSITION

— eau potable et extraits naturels de fruits et/ou de végétaux ;

— CO_2 ;

— sucre (saccharose et autres saccharides) : en quantité souvent importante (jusqu'à 140 g/l).

• LES ADDITIFS AUTORISÉS sont les mêmes que pour les boissons aux fruits.

• EN OUTRE PEUVENT ÊTRE AJOUTÉS :

— de l'acide phosphorique (quantité limitée à 600 mg/l) ;

— de la caféine (limite maximale 150 mg/l) ;

— de la quinine et de ses sels (85 mg/l) ;

— des colorants autorisés ;

— un conservateur : l'acide benzoïque ou ses sels de sodium ou de potassium ($\leqslant$ 160 mg/l d'acide benzoïque), si la teneur en Co_2 est $\leqslant$ 4,7 g/l et si le pH est $\leqslant$ 3.

■ ***Boissons aromatisées aux extraits naturels de fruits et/ou de végétaux***

• COMPOSITION ET CARACTÉRISTIQUES

— Teneur en sucre : de 95 g/l à 120 g/l.

— Teneur en CO_2 : 6 à 7 g/l.

— Elles sont le plus souvent parfumées à l'orange et au citron.

— Les parfums peuvent être synthétiques si la mention *Boisson aromatisée* est inscrite.

— Elles ne contiennent ni acide phosphorique, ni caféine, ni quinine.

— Les sodas à la menthe en font partie.

— Les boissons au lactosérum appartiennent également à cette catégorie : la mention *Au sérum de lait* doit y être apposée quand le sérum remplace l'eau.

Sodas

■ *Colas*

• Composition et caractéristiques

— Teneur en saccharose : 110 g/l.

— Teneur en CO_2 : 5 à 6,8 g/l.

— Les autres constituants sont ceux des boissons rafraîchissantes.

— Colorant : caramel.

— Ils sont riches en caféine et théobromine (≤ 150 mg/l) et en acide orthophosphorique (≤ 600 mg/l).

— Ces boissons étaient à l'origine vendues en pharmacie, comme médication « anti-gueule de bois ».

■ *Tonics*

• Composition et caractéristiques

— Teneur en sucre : 80 à 100 g/l.

— Teneur en CO_2 : 8 g/l.

— Les extraits de plantes sont tirés des écorces d'agrumes et de quinquina.

— Les autres constituants sont ceux autorisés dans les boissons rafraîchissantes (sauf caféine et acide phosphorique).

— Ils contiennent obligatoirement plus de 45 mg/l (et moins de 85 mg/l) de quinine.

— Ils sont le plus souvent incolores.

— Certains tonics sont dits *ginger tonic* parce qu'ils contiennent du gingembre. Celui-ci leur confère un caractère épicé.

— D'autres sont aromatisés aux fruits.

Bitters

• Composition et caractéristiques

— Ce sont paradoxalement les plus sucrées des boissons douces : leur teneur en sucre peut aller de 95 à 135 g/l.

— Teneur en CO_2 : de 4 à 7 g/l.

— Ils contiennent moins de quinine que les tonics (≤ 45 mg/l).

— Leur goût amer leur est donné par des extraits végétaux : citron le plus souvent.

— Les constituants sont les mêmes que pour les tonics.

Limonade

• COMPOSITION ET CARACTÉRISTIQUES

— Teneur en sucre : 75 à 95 g/l.

— Teneur en CO_2 : 3,5 à 5,5 g/l.

— Elle contient un ou plusieurs des acides alimentaires autorisés dans les boissons rafraîchissantes, acide citrique le plus souvent, ainsi que du jus de citron ou un arôme naturel de citron.

— Si des citrons sont représentés sur l'étiquette, elle ne doit pas contenir d'acide benzoïque.

Sirops de fruits

■ ***Définition et caractéristiques***

Ce sont des solutions concentrées de jus de fruits et de sucre.

• LEUR TENEUR MINIMALE EN SUCRE est de 825 g/l, ce qui, une fois dilué au 1/8 comme c'est la règle, donne une boisson contenant de 95 à 100 g de saccharose/l.

• ILS CONTIENNENT ENVIRON 35 KG DE JUS DE FRUITS/100 L DE SIROP, sauf les sirops de citron ou d'orange qui peuvent être constitués de sirop de sucre additionné d'acide citrique et d'alcoolat de ces fruits ou de leurs essences.

• LES COLORANTS SONT AUTORISÉS, mais il existe actuellement des sirops sans colorant.

• DOIVENT ÊTRE SUIVIS DU TERME « FANTAISIE » :

— les sirops dans lesquels le glucose est substitué au saccharose ;

— les sirops additionnés d'acide tartrique autre que le sirop de grenadine ;

— les sirops additionnés d'acide citrique (autres que les sirops de citron d'orange ou de grenadine).

• LES SIROPS CLASSIQUES SONT à la menthe, à l'orange, au citron, à la fraise, au cassis, au pamplemousse, à l'anis, etc.

• SIROP DE GRENADINE : cette appellation est réservée au sirop de sucre additionné d'acide citrique et d'acide tartrique et aromatisé par des substances végétales.

• L'APPELLATION SIROP D'ORGEAT est réservée au sirop de sucre additionné de lait d'amande.

• L'APPELLATION SIROP DE MOKA OU DE CAFÉ est réservée au sirop de sucre additionné d'extrait de café.

• L'APPELLATION SIROP DE GOMME est réservée au sirop de sucre additionné de gomme arabique ou de gomme du Sénégal (au minimum 20 g/l).

• CERTAINS SIROPS PERMETTENT actuellement d'obtenir, par addition d'eau gazeuse, des boissons type cola, bitter ou tonic.

Boissons à la réglisse

■ *Définition*

Elles ne sont pas malgré leur dénomination à base de réglisse : le terme *boisson à la réglisse* désigne en effet des boissons renfermant de la glycyrrhizine sous forme de sel.

■ *Composition*

• EN SOLUTION (type *Antésite :* glycyrrhizate d'ammoniaque, 14 g/100 ml de solution concentrée) : 1 litre de boisson reconstituée (4 ml de solution concentrée) donne 600 mg de glycyrrhizate d'ammoniaque.

• EN POUDRE (type *Coco :* glycyrrhizate de sodium, 12 à 25 g maximum/100 g de poudre) : 1 litre reconstitué avec 1 à 4 g de poudre apporte 250 à 1 000 mg de glycyrrhizate de sodium.

La glycyrrhizine absorbée à forte dose provoque chez certains sujets une hypertension artérielle.

Laits aromatisés

Ce sont des boissons stérilisées :

— constituées de lait écrémé ou non ;
— sucrées ou non ;
— additionnées de substances aromatiques naturelles.

La consommation de lait chocolaté et de laits aux extraits de fruits s'est considérablement développée.

Dans les laits chocolatés et cacaotés, on trouve comme *stabilisateur physique* de l'agar agar, des alginates, des pectines.

GLACES ET SORBETS

Définition

On distingue 5 sortes de glaces.

Les 4 premières sont définies par le législateur, la 5ᵉ est définie par l'usage : ce sont :

— les glaces aux œufs ;
— les crèmes glacées ;
— les glaces au sirop ou glaces « standard » ;
— les sorbets ;
— les bombes, les biscuits glacés, les parfaits, les plombières, les mousses glacées, etc.

A ces 5 catégories, il faut ajouter le groupe des entremets froids.

Classification et composition

■ *Glaces aux œufs*

• COMPOSITION :
— lait entier ;
— saccharose (16 % minimum) ;
— matières grasses butyriques (2 % minimum) ;
— jaune d'œuf (7 % minimum) ;
— stabilisateur (extrait d'alginate) autorisé (1 % maximum) ;
— glucose (6 %) ou sucre, etc.

• ELLES SONT PARFUMÉES
— soit aux arômes naturels ;
— soit aux fruits ;
— soit aux liqueurs, aux vins liquoreux ou aux alcools.

Exemple : glace aux œufs au café.

COMPOSANTS		VALEUR ALIMENTAIRE/100 g	
Lait à 3,4 % de matières grasses/l		*Calories*	130 (543 kJ)
Sucre	225 g	Protides	3,2 g
Jaune d'œuf	18 g	Lipides	4,1 g
Essence de café	60 g	Glucides	20 g
Stabilisateur	3 g	Calcium	87 mg

■ *Crèmes glacées*

• ELLES CONTIENNENT les mêmes composants que les glaces aux œufs, mais sans œuf.

- ELLES SONT PARFUMÉES :

— soit aux fruits naturels :
. fruits doux : 15 % minimum ;
. fruits acides : 10 % minimum.
— soit aux arômes naturels.

Exemple : crème glacée à la vanille.

COMPOSANTS		VALEUR ALIMENTAIRE/100 g	
Poudre de lait écrémé	60 g	*Calories*	185 (773 kJ)
Lait à 3,4 % de matières grasses/1 l		Protides	4 g
Beurre	120 g	Lipides	10,1 g
Sucre	180 g	Glucides	19,4 g
Vanille en poudre	2 g	Calcium	144 mg
Stabilisateur	2,6 g		

■ *Glaces au sirop :*

— La quantité de saccharose est de 18 % à 25 % minimum pour les glaces aux fruits.

— Elles ne contiennent pas de matières grasses butyriques.

— Les autres constituants sont les mêmes que ceux des crèmes glacées, qu'il s'agisse de glace aux fruits ou de glace aux arômes naturels.

■ *Sorbets*

- SORBETS AUX FRUITS

Ils contiennent obligatoirement au moins 35 % de fruits doux ou 15 % de fruits acides.

La teneur en sucre est de 18 % de saccharose minimum et de 6 % de glucose ; les sucres et les fruits sont dilués à l'eau et non au lait.

Colorants et acides alimentaires, citrique ou tartrique, sont autorisés.

Exemple : Sorbet à la poire.

COMPOSANTS		VALEUR ALIMENTAIRE/100 g	
Eau	600 g	*Calories*	90 (376 kJ)
Pulpe de poire	480 g	Protides	0,1 g
Jus de citron	20 g	Lipides	0,1 g
Sucre	250 g	Glucides	22 g
Stabilisateur	3,4 g	+ Sels minéraux et vitamines de la poire	

• SORBETS AUX VINS DE LIQUEUR, AUX LIQUEURS OU AUX ALCOOLS

Ils sont très riches en sucre, puisqu'ils contiennent au moins 28 % de saccharose et 6 % de glucose.

Législation

■ ***Sur le plan bactériologique,*** les glaces et crèmes glacées ne doivent pas contenir :

— plus de 100 coliformes/ml ;

— aucun Escherichia coli par ml de produit défoisonné ;

— aucun germe pathogène (staphylocoque en particulier) pour 0,1 ml de produit défoisonné ;

— aucune salmonelle pour 25 ml.

■ ***Les glaces et crèmes glacées préemballées*** ≤ 100 cm^3 ne sont pas soumises à l'obligation de l'étiquetage, les autres préparations industrielles doivent mentionner :

— le poids ou le volume ;

— la date limite de vente ;

— le nom et l'adresse du fabricant du produit ;

— les composants avec pourcentage d'incorporation et additifs, selon des emplacements bien précisés.

Particularités métaboliques et nutritionnelles

La valeur nutritionnelle dépend bien sûr du type d'ingrédients utilisés, mais on peut généraliser ainsi :

— *Toutes les glaces à base de lait* ont les qualités diététiques des produits laitiers, en particulier l'intérêt d'un bon apport calcique, protéique et lipidique, qui est augmenté s'il y est ajouté des œufs et de la crème.

— *Les sorbets* ont des qualités nutritionnelles différentes qui se rapprochent plus de celles des jus de fruits sucrés.

— *Toutes les glaces* ont en commun d'apporter une quantité de sucre assez importante, sauf quand elles sont « à teneur en sucre réduite » ou/et édulcorées (aspartam seul autorisé dans ce cas).

— *La valeur calorique* est donc liée à la quantité de sucre ajoutée, ainsi qu'à la quantité de matière grasse. En fait, cette valeur calorique varie beaucoup d'une glace à l'autre (voir supra les différentes spécialités) et surtout suivant le foisonnement qui consiste à battre la glace afin de l'aérer, donc à en diminuer la densité.

— *La valeur énergétique* peut être estimée approximativement à 100 ou 150 calories/100 g (627 kJ), ou moins quand il n'y a pas de sucre ajouté.

CÉRÉALES ET PRODUITS CÉRÉALIERS

Les céréales, fruits des graminées comprennent le blé, le riz, l'orge, le seigle, l'avoine, le maïs, le sarrazin.

Pendant plusieurs centaines de générations, les céréales ont été la nourriture presque exclusive des sociétés humaines ; ce n'est que récemment, à partir du XIXᵉ siècle, et seulement dans les pays occidentaux, qu'elles ont été progressivement abandonnées au bénéfice d'autres aliments plus palatables rendus plus abondants.

• UN GRAIN DE CÉRÉALE COMPREND :

— L'écorce : 12 à 15 % du poids, riche en cellulose indigestible, mais aussi en protéines, en vitamines B_1 et B_2. L'ablation de l'écorce augmente la digestibilité mais diminue la richesse vitaminique.

— L'amande (82 à 86 %) est formée de granules d'amidon enchâssés dans des matières azotées ; la première couche de l'albumen, appelée *assise protéique,* est particulièrement riche en aleurone qui est une matière protéique.

— Le germe (2 à 3 %) est particulièrement riche en lipides.

■ ***Au total, les céréales comportent en moyenne :***

— 10 à 14 % d'eau ;

— 65 à 70 % de glucides sous forme d'amidon ;

— 6 à 12 % de protéines de valeur biologique moyenne ou médiocre, selon la teneur de la céréale en lysine et en acides aminés soufrés.

Blé

En Occident, et en particulier en France, le blé représente la céréale essentielle.

Le rendement a été multiplié par 4 malgré une diminution de la superficie cultivée par :

— une sélection des variétés productives due à une meilleure technique culturale ;

— l'emploi de pesticides ;

— l'amélioration des sols ;

— la modernisation des moyens de culture ;

— la résistance aux intempéries augmentée (en diminuant le bras de levier, d'où la plus grande résistance de la paille) ;

— la résistance accrue aux maladies ;

Teneur en acides aminés des céréales et produits céréaliers (en mg/100 g)

ACIDES AMINÉS	AVOINE (farine)	MAÏS (grain entier)	ORGE (grain complet)	RIZ (blanchi)	SEIGLE (farine)	SON	BLÉ (grain entier)	GERME DE BLÉ	FARINE DE BLÉ (70 à 80 % d'extraction)
Alanine	876	398	555	534	541	1 058	602	2 026	422
Acide aspartique	372	147	267	108	225	363	322	514	304
Acide glutamique	292	258	248	165	261	421	299	711	248
Arginine	526	350	421	296	414	451	426	889	453
Cystine	1 012	1 190	784	581	728	896	871	1 710	840
Glycocolle	517	254	406	255	401	583	374	1 608	248
Histidine	234	182	196	150	172	220	196	482	174
*Isoleucine**	698	464	603	342	522	568	589	1 015	581
*Leucine**	462	342	389	234	395	482	382	1 047	321
*Lysine**	130	80	140	140	130	90	210	120	130
*Méthionine**	459	363	365	226	227	425	391	766	277
*Phénylalanine**	711	461	592	408	561	680	577	1 240	493
Proline	633	716	464	401	503	749	472	1 620	367
Sérine	1 075	596	666	673	845	1 108	644	2 275	491
*Thréonine**	2 919	1 800	2 771	1 350	2 856	2 769	3 900	4 353	4 171
*Tryptophane**	656	351	453	307	512	875	512	1 552	424
Tyrosine	723	850	1 282	331	1 108	853	1 298	1 355	1 387
*Valine**	656	473	476	329	510	667	600	1 197	562

* Acides aminés essentiels.

— une technique de sélection, le croisement, d'où un plus grand rendement ;

— l'emploi de fumures azotées, de sels minéraux, d'engrais.

La fertilisation modifie peu la composition minérale et vitaminique du grain ; par contre, la fumure azotée améliore la valeur boulangère de la farine.

Il ne subsiste que des quantités minimes de pesticides au niveau du grain ; cependant, pour sa conservation, peuvent être utilisés le lindane et le parathion. Ils se concentreront surtout au niveau de l'écorce, donc plus la farine est blanche moins il y a de risque de contamination.

■ Composition moyenne pour 100 g de blé

— *Calories*	232 (970 kJ)	— Eau	13,5 g
— Protéines (dont gliadine et glutéline)	13 g	— Vitamine B_1	0,40 mg
— Lipides	2,5 g	— Vitamine B_2	0,20 mg
— Glucides	67 g	— Vitamine A :	néant
— Fibres	3 g	— Minéraux	1,6 à 2,1 g

■ Variétés

Il existe deux types : chacune de ces deux espèces comprend de très nombreuses variétés : le blé tendre utilisé pour la fabrication du pain, des biscuits, des biscottes ; le blé dur (qui a une amande cornée plus dure et qui est utilisée pour la fabrication de la semoule, du couscous, des pâtes) ; il est plus riche en protéines.

L'amande du grain de blé dur ne contient pas de palmitate de sitostérol, alors que toutes les variétés de blé tendre en contiennent.

Farine de blé

La farine est le produit de transformation le plus usuel du blé. Elle est le résultat de la mouture de l'amande du grain de blé nettoyé et purifié.

■ ***Les taux d'extraction et de blutage*** permettent de caractériser une farine.

Le taux d'extraction représente le pourcentage de farine obtenue à partir de 100 kg de blé.

Le *taux de blutage* représente le pourcentage d'issues obtenues à partir de 100 kg de blé.

A partir de 100 kg de blé, si on a obtenu 80 kg de farine, 19 kg d'issues, 1 kg de pertes au nettoyage, on dit que le taux d'extraction est de 80 % et le taux de blutage de 20 %.

On exprime légalement le taux d'extraction en le rapportant au poids spécifique du blé. L'amande est plus lourde que l'écorce. Plus il y aura d'amande, plus le poids spécifique sera élevé et meilleur sera le rendement. Plus le blé est lourd, plus l'amande est importante et plus on obtiendra de farine.

On caractérise aussi les farines par leur teneur en cendres car les matières minérales sont contenues dans l'écorce pour la majorité, et non dans l'amande. Le pourcentage évolue en sens inverse de la teneur en minéraux. La farine panifiable, dont le taux d'extraction est de 75, est du type 0,55 % ainsi, avec 100 kg de blé, on obtient 75 kg de farine. Cette farine a une teneur en cendres de 0,50 à 0,60 % de la matière sèche. Pour un pain complet, cette teneur est de 1 à 1,50. Pour la farine complète, avec 100 kg de blé, on obtient 92 à 96 kg de farine.

■ *Particularités métaboliques et nutritionnelles*

La farine de blé, comme celles de maïs et de riz, comporte des facteurs antitrypsiques thermolabiles ; la consommer crue ou peu cuite est très indigeste.

■ *Composition moyenne pour 100 g de farine*

COMPOSANTS	FARINE COMPLÈTE (taux d'extraction 98 %)	FARINE BLANCHE
Calories	331	363
— *kJoules*	1 383	1 517
Protéines (g)	12,1	10,5
Lipides (g)	2,1	1
Glucides (g)	69,4	76,1
Fibres (g)	2,1	0,3
Eau	12,6	10
Vitamine B_1 (mg)	0,55	0,06
Vitamine B_2 (mg)	0,12	0,05
Vitamine B_6 (mg)	400	0
Sodium (mg)	2	2

■ *Différentes farines*

Il existe plusieurs sortes de farines qui sont apparues récemment sur le marché.

● LA FARINE ORDINAIRE est fabriquée à partir de blés tout-venant. Sa granulation n'est pas homogène et les liquides ne la pénètrent pas d'une manière régulière ; elle n'est utilisée que pour paner les poissons et la viande car elle fait des grumeaux.

• LA FARINE SUPÉRIEURE OU DE LUXE provient de mélange de blés plus riches en protéines. C'est une farine plus élastique, levant mieux, plus riche en protéines, mais dont l'homogénéité de la granulation n'est pas améliorée. Elle est utilisée en pâtisserie (cakes, tartes).

• LA FARINE SANS GRUMEAUX OU TAMISÉE est fabriquée à partir de blés de même qualité que ceux employés pour la farine de luxe ; c'est une farine très sèche, à granulation homogène ; le liquide la pénètre d'une manière régulière ; mais à la fabrication, il faut 2 kg de farine de luxe pour obtenir 1 kg de farine tamisée, ce qui explique son prix. Les résidus sont utilisés, en biscuiterie notamment.

• LA FARINE DE GRUAU, d'utilisation très localisée (dans le Nord et l'Est de la France) est fabriquée à partir de blés très riches en protéines, importés des États-Unis et du Canada. Elle est réservée spécialement aux pâtes levées car elle gonfle très bien (le gluten retenant le CO_2 qui fait lever la pâte).

• LA FARINE ENRICHIE EN LEVURE l'est dans des proportions de l'ordre de 3 %.

Semoules de blé

Ce sont des fragments d'amande de blé dur, séparés après broyage à l'aide des tamis, d'une part des enveloppes, d'autre part de la farine. Elles sont différenciées en grosses, moyennes ou fines semoules.

■ Particularités métaboliques et nutritionnelles

Les semoules les plus fines servent à la fabrication des pâtes « supérieures ».

La grosse semoule (peu courante) convient aux potages.

La semoule moyenne convient aux entremets.

La semoule très fine est réservée aux bouillies infantiles.

Le couscous est une semoule de blé dur : fine ou moyenne.

■ Composition moyenne pour 100 g de semoule

— *Calories*	345 (1 442 kJ)	— Vitamine A	néant
— Protéines	10,3 g	— Vitamine B_1	0,12 mg
— Lipides	0,8 g	— Vitamine B_2	0,04 mg
— Glucides	74,3 g	— Calcium	362 mg
— Eau	13,1 g	— Sodium	1 mg
— Fibres	néant		

Germe de blé

■ Caractéristiques

Le germe de blé est l'une des 3 parties du grain de blé :

— L'enveloppe est formée par les téguments.

— L'amande est composée de l'assise protéique et de l'albumen amylacé.

— Le germe (1,4 %) ou embryon donnera la future plante.

Sa séparation est délicate et pratiquée dans des minoteries spécialisées.

■ Composition pour 100 g

— *Calories*	361 (1 510 kJ)	. vitamine B_2	0,8 mg
— Protéines	30 à 40 g	— *Liposolubles :*	
— Glucides (amidon)	27 g	. vitamine A	195 μg
— Lipides*	12 g	. vitamine E	3 à 50 mg ;
— Eau	12g	. vitamine D	0,0007 mg
— Fer**	8,1 mg	ENZYMES : protéases, gluténases, tyrosinases, phytases, diastases de Payen ;	
VITAMINES			
— *Hydrosolubles :*			
vitamine B_1	2 mg	EAU	11 %

* Ces lipides sont odorants et on en tire l'huile de germe de blé, riche en acides gras polyinsaturés : 76 %. (Ce pourcentage important explique sa mauvaise conservation : pour cette raison, le germe de blé est éliminé au cours des opérations industrielles de la meunerie).

** Le germe de blé est riche en fer.

■ Usages alimentaires

Le germe de blé est commercialisé soit en farines ou paillettes, soit sous forme de produits enrichis :

— petits déjeuners aux germes de blé ;
— farine composée ;
— pâtes aux germes de blé, potages ;
— pain au germes de blé ;
— farine aux germes de blé ;
— biscuits aux germes de blé, galettes.

Son

Le son n'a pas de valeur nutritionnelle. Il est employé parce qu'il augmente la masse fécale et l'élimination des sels biliaires. En effet, il est riche en cellulose et hémicellulose qui lui confèrent un grand pouvoir hydroscopique : il peut absorber jusqu'à 6 fois son poids d'eau.

Il contient de l'acide phytique qui fera avec le calcium un sel insoluble.

Gluten

Le gluten rend la farine panifiable en formant une structure élastique.

■ *Composition pour 100 g de gluten*

— Protéines	75 à 85 g	— Glucides	8 à 10 g
— Lipides	5 à 12 g	— Cellulose	2 g

■ *Particularités*

● LA GLIADINE (un des éléments constituant le gluten) est responsable des symptômes de la maladie cœliaque ou intolérance au gluten.

● CÉRÉALES CONTENANT DU GLUTEN :

— blé ;
— avoine ;
— orge ;
— seigle.

● CÉRÉALES NE CONTENANT PAS DE GLUTEN :

— riz ;
— maïs ;
— sarrasin.

■ ***Il existe des aliments spéciaux exempts de gluten*** (intérêt dans les intolérances au gluten), tels que :

— pâtes ;
— biscuits ;
— farines et autres aliments infantiles.

Voir Produits diététiques.

Pain et biscotte

■ *Pour faire la pâte on ajoute à 100 kg de farine :*

— de l'eau (60 kg) ;
— du sel (2 kg) ;
— de la levure ou du levain (2 kg).

Autrefois, on utilisait le levain (il est encore utilisé dans les pains « au levain ») qui est une levure « sauvage », maintenant on utilise la levure de boulangerie. Le pain au levain a un goût plus acide et se conserve plus longtemps.

Pour que la pâte lève, il faut laisser à la levure le temps d'agir, la fermentation se fait en 2 temps, elle dure 3 heures environ.

■ *On utilise parfois des améliorants autorisés par la loi*

— *L'acide ascorbique :* (au maximum, 30 g/quintal de farine) est détruit à la cuisson, mais il accélère la fermentation de la pâte, blanchit le pain et augmente son volume.

— *Le malt* (blé germé desséché) est autorisé jusqu'à concurrence de 0,3 % ; il améliore la fermentation de la pâte et brunit la croûte.

— *La lécithine de soja* améliore la tenue de la pâte : tolérable en faible proportion, autorisation provisoire.

— *La farine de fèves* est autorisée jusqu'à un maximum de 1 %, responsable du goût insipide du pain, elle contient une enzyme qui, en présence de O^2, détruit certaines substances qui communiquent au pain son arôme et sa saveur ; elle présente l'avantage de donner un pain de meilleur aspect et plus blanc.

— *Le propionate de* Ca^{++}, autorisé à titre provisoire et expérimental depuis 1970 dans les pains de mie en tranches préemballés (dose maximale 0,5 %), évite au pain de rassir et de moisir.

La vitesse de pétrissage modifie le pain : le pétrissage rapide augmente le contact avec l'air, donne une pâte plus blanche et plus volumineuse mais non sapide.

■ *Composition pour 100 g*

COMPOSANTS	PAIN COMPLET	PAIN BLANC
— *Calories*	230 (961 kJ)	255 (1 065 kJ)
— Eau	36 g	35 g
— Protéines	8 g	7 g
— Lipides	1,2 g	0,8 g
— Glucides	50 g	55 g
— Cellulose	1,5 g	0,3 g
— Vitamine B_1	0,30 g	0,06 mg
— Vitamine B_2	0,15 mg	0,06 mg
— Vitamine PP	3 mg	0,50 mg
— Vitamine C	0	0
— Vitamine E	1,30 mg en moyenne	0,20 mg en moyenne

COMPOSANTS	PAIN COMPLET	PAIN BLANC
— Sodium (variable suivant quantité)	650 mg	500 mg
— Potassium	224 mg	100 mg
— Calcium	50 mg	20 mg
— Magnésium	90 mg	30 mg
— Fer	2,20 mg	1 mg
— Phosphore	200 mg	90 mg
— Soufre	120 mg	100 mg
— Cuivre	0,40 mg	0,12 mg

LA TENEUR EN NUTRIMENTS, EN SELS MINÉRAUX ET EN VITAMINES dépend du taux d'extraction de la farine.

Le pain est avant tout un aliment énergétique. L'apport calorique du pain augmente légèrement quand le taux d'extraction s'abaisse :

— pain blanc : 225 calories (940 kJ) ;
— pain complet : 230 calories (961 kJ).

LA TENEUR EN GLUCIDES est à peu près identique pour les deux pains : 50 à 55 %, surtout de l'amidon plus ou moins dextrinisé, de faibles quantités de glucose caramélisé dans la croûte.

LES PROTÉINES DU PAIN ont une valeur biologique médiocre (la teneur en protéines est de 7 à 8 %). Le facteur limitant primaire est la lysine.

LE PAIN EST PAUVRE EN LIPIDES, à peu près 1 %.

LA TENEUR EN MINÉRAUX dépend du taux d'extraction.

— La farine bise extraite à 85 % contient la moitié des minéraux du blé ;
— La farine blanche en contient 25 à 30 %.

LE RAPPORT CALCIUM-PHOSPHORE EST DÉSÉQUILIBRÉ

■ *Biscotte*

Etymologiquement, biscotte signifie qui a cuit 2 fois. C'est un produit de panification industriel, préparé comme du pain, mais présenté sous forme de tranches rectangulaires ayant subi un séchage par second passage au four.

■ *Composition*

ON AJOUTE À 100 kg DE FARINE :

— 5 kg de saccharose ;
— 5 kg de matières grasses ;

— 1 kg d'extrait de malt ;
— 5 kg de levure ;
— 1,5 kg de sel ;
— 50 kg d'eau ;
— 0,001 kg d'acide ascorbique.

LES MATIÈRES GRASSES servent à augmenter la friabilité du produit.

LA QUANTITÉ DE LEVURE est égale à 5 fois celle utilisée en boulangerie. Du genre Saccharomyces, elle est détruite par la chaleur pendant la première cuisson.

LE MALT est riche en maltose et en enzymes favorisant la panification.

CERTAINS ADDITIFS sont utilisés. Ce sont :

— la vitamine C ;
— des monoglycérides ;
— la lécithine de soja ;
— des émulsifiants.

■ *Technologie*

Le mélange des ingrédients est fait par pétrissage. Il subit une première fermentation sous forme de « pâton » dans une étuve à 30°C, puis il est déposé dans un moule où il subit une seconde fermentation. C'est alors que le volume augmente et que se forment les alvéoles.

Puis après 24 h de refroidissement on grille pendant 7 mn. Le produit est démoulé et découpé : chaque tranche va subir un grillage sur un tapis roulant, puis sera empaqueté.

■ *Particularités nutritionnelles*

La teneur en glucides est de 75 %, soit environ 5,2 à 6,7 g dont la valeur calorique est supérieure à celle du pain : entre 5 et 7 g de glucides, entre 28 et 35 calories par biscotte pesant de 7 à 9 g. Par ailleurs chaque biscotte contient approximativement 0,5 g de lipides et entre 0,7 à 1 g de protéines. La digestibilité est bonne du fait de la grande friabilité.

Pâtes alimentaires

Les pâtes alimentaires sont préparées par pétrissage, sans fermentation, de semoule de blé dur (plus riche en gluten). La semoule est additionnée d'eau potable tiède (100 kg de semoule/20 à 25 l d'eau) et soumise à des traitements physiques appropriés tels que tréfilage (30 % d'eau à ce stade), laminage, séchage.

L'addition aux pâtes alimentaires de substances chimiques est interdite ainsi que celle de colorants ; qu'ils soient naturels ou chimiques.

En France, l'utilisation du blé dur est exclusive ; les Italiens, et avec eux la majorité des pays membres de la Communauté européenne, admettent l'adjonction de blé tendre.

Sont autorisées l'adjonction de sel, ainsi que l'addition de divers produits naturels : œufs, gluten, lait, lait écrémé, légumes frais, sucs ou extraits de légumes, aromates, d'où leurs différentes dénominations.

■ ***Composition pour 100 g de pâtes sans œuf (semoule)***

— *Calories*	376 (1 571 kJ)	— Fibres	0,4 g
— Protéines	12,8 g	— Sodium	5 mg
— Lipides	1,4 g	— Vitamine A	néant
— Glucides	76,5 g	— Vitamine B_1	0,09 mg
— Eau	8,6 g	— Vitamine B_2	0,06 mg

(Une portion de pâtes crues de 25 g pèse 100 g après cuisson).

■ ***Les pâtes aux œufs,*** les plus courantes contiennent 140 g d'œuf entier (sans coque) ou de jaune d'œuf/kg de semoule, équivalent de 3 œufs moyens, soit environ 1/3 d'œuf pour la ration d'un gros mangeur. Elles contiennent 2,9 g de lipides pour 100 g.

■ ***Les pâtes au lait*** contiennent au moins 1,5 g d'extrait sec provenant du lait/100 g de pâtes.

■ ***Les pâtes de qualité supérieure*** sont des pâtes faites avec des semoules plus blanches.

Elles sont de meilleur aspect, mais sont aussi moins riches en minéraux et en vitamines.

	PROTÉINES	EAU	MINÉRAUX
Pâtes courantes	11 %	12,5 %	1,3 %
Pâtes supérieures	10,5 %	12,5 %	0,55 % à 0,80 %

■ ***Les pâtes au gluten*** contiennent au moins 20 % de matières azotées provenant du gluten. Ce sont des pâtes à teneur en glucides réduite (pâtes ordinaires : 75 % de glucides ; pâtes au gluten : 56,6 % de glucides) et à teneur en protéines de 31 g/100 g, pour atteindre un niveau calorique de 367 calories.

Composants : semoules de blé dur, gluten, levure chimique, protéines du lait.

Biscuits

Qu'il s'agisse de préparation industrielle ou artisanale, les matières premières de base sont les mêmes :

— farine,
— levure,
— œufs,
— sucre,
— matières grasses, lait, crème,
— fruits secs,
— chocolat, miel, parfums,
— alcool, épices.

Dans les produits industriels, on peut mettre aussi des stabilisants, des colorants, des arômes artificiels.

La proportion en chacun de ces constituants est évidemment variable suivant la recette employée.

COMPOSITION MOYENNE POUR 100 g DE BISCUIT SEC

— *Calories*	360 à 450	— Lipides	4 à 24 g
— Glucides	65 à 85 g	— Sodium	300 à 500 mg
— Protéines	5 à 8 g		

Sur les emballages des préparations industrielles, la composition est obligatoirement inscrite en clair.

AUTRES CÉRÉALES

Riz

Le grain de riz entier, tel qu'il est récolté, est entouré d'une enveloppe appelée *balle ;* tel quel, il est inconsommable ; il s'appelle alors *riz paddy* et a un très fort taux d'humidité : 18 à 25 % ; il est donc séché pour atteindre un taux inférieur (16 %) permettant sa conservation.

La balle du riz représente 40 % du poids du grain ; elle est siliceuse, fibreuse, inconsommable.

C'est une des céréales les plus digestes du fait de la finesse de ses grains d'amidon.

■ ***Structure :***

— péricarpe : 1 à 2 % ;
— téguments séminaux ;

— albumen (dont assise protéique, 4 à 6 %, et albumen amylaire, 89 à 93 % ;

— germe : 2 à 3 %.

Il peut être consommé ainsi ou transformé successivement en riz blanc, d'aspect terne mais de bonne conservation, puis en riz poli qui a tendance à s'effriter à la cuisson, puis en riz glacé ; le glaçage est obtenu par du talc et du glucose.

Si le riz est talqué il est prudent de le laver avant la cuisson. Seul le polissage au glucose semble sûr. En effet, certains talcs sont riches en amiante.

Comme toutes les céréales, il est déficient en lysine et en méthionine.

Le riz poli est responsable de béribéri par carence en vitamine B_1 dans les pays où il constitue la base de l'alimentation.

■ *Catégories*

• LES RIZ A GRAIN ROND, plus opaque que le grain long, ont une longueur ≤ 6 mm. Ils sont principalement utilisables pour la confection de desserts car leur richesse en amidon et leur petite taille permettent une homogénéisation parfaite de l'entremets.

Par contre, ils s'agglutinent facilement, ce qui est parfois gênant lorsqu'ils accompagnent une viande ou un poisson.

• LES RIZ A GRAIN LONG, légèrement translucide, allongé, gardent une certaine fermeté ; leur goût et leur tenue sont meilleurs. Ils ont au moins 6 mm de longueur ; ils conviennent aux préparations salées.

La culture du riz long réclame beaucoup plus de soins que celle du riz rond, aussi le prix de revient en est-il plus élevé.

• RIZ SPÉCIAUX : des traitements physiques particuliers permettent de simplifier la cuisson.

▶ *Riz étuvé ou prétraité* (traitement pratiqué au niveau du riz paddy) : les grains de riz paddy sont trempés et gonflent. Puis un étuvage à 120-130°C est pratiqué, ensuite un séchage, un décorticage, et enfin un blanchiment du grain de riz séché.

Les avantages sont nombreux :

— meilleure conservation (taux d'humidité : 13 à 13,5 % ;

— aspect extérieur plus agréable ;

— temps de cuisson non réduit (20 mn), mais permettant des écarts de cuisson ;

— il colle moins à la cuisson ;

— arôme plus prononcé ;

— meilleure valeur nutritive : l'étuvage étant effectué avant le décorticage ou le blanchiment, les vitamines et les protéines sont sauvegardées pour la plupart, ainsi qu'une partie des minéraux ; germe et partie périphérique sont également conservés.

▶ *Riz précuit* (traitement à partir du riz blanchi) : trempage 5 min. à 60°C, puis cuisson à la vapeur incomplète, suivie d'un séchage.

Valeur nutritive égale à celle du riz poli.

Avantages : cuisson rapide (6 min.).

● AUTRES UTILISATIONS

▶ *La farine de riz* est un aliment très digestible (utilisé pour le 1er âge), très assimilable, antidyspeptique, qui a des propriétés astringentes (antidiarrhéiques).

▶ *Existe aussi la semoule de riz* dont on fait des entremets.

■ *Composition pour 100 g*

Composition du riz pour 100 g

	CALORIES	PROTÉINES (g)	LIPIDES (g)	GLUCIDES (g)	FIBRES (g)	SODIUM (mg)	VITAMINE B_1 (mg)	VITAMINE B_2 (mg)	EAU (g)
Riz non décortiqué	360	7,5	1,7	77,7	0,6	12	0,29	0,05	12
Riz poli	362	7,6	0,3	79,4	0,2	12,3	0,07	0,03	12,3
Farine de riz	355	7,5	0,5	78	0,2	12	0,06	0,05	12

Maïs

Le maïs est carencé à la fois en lysine et en tryptophane. Malgré sa mauvaise valeur nutritionnelle son usage pour l'alimentation humaine semble augmenter en France : on le consomme soit en grains, soit sous forme de farine qui n'est pas panifiable (car sans gluten).

Les préparations à base de farine sont traditionnelles : polenta dans la Savoie, gaudes en Bresse, milliases dans le Sud-Ouest.

Il existe maintenant des variétés génétiquement riches en lysine.

■ *Composition pour 100 g*

— *Calories*	350	— Magnésium	120 mg
— Protides	9,5 g	— Fer	3 mg
— Lipides	4,4 g	— Vitamine B_1	0,40 mg
— Glucides	69 g	— Vitamine B_2	0,10 mg
— Eau	3,5 g	— Cellulose	2,2 %
— Fibres	2,2 g	— Richesse du germe	
— Sodium	1 mg	en lipides	5 %
— Phosphore	280 mg	au total concentrés dans le germe	
— Potassium	340 mg	(dont ils représentent 21,7 %).	

L'huile de maïs est traitée par ailleurs (« Lipides d'assaisonnement »).

■ *Particularités nutritionnelles*

— Faible teneur en vitamine PP.

— Le maïs contient une antivitamine PP. Dans les régions où la consommation du maïs est très importante, on rencontre la pellagre à la fois à cause de la faible teneur du maïs en vitamine PP, mais surtout à cause de l'existence d'un facteur anti-PP.

■ *Technologie*

La farine de maïs est obtenue à partir de la zone centrale blanche de l'amande, donne de l'amidon pur commercialisé sous le nom de *maïzéna.* La maïzéna entre comme liant dans la préparation de sauces, d'entremets, de pâtisseries, de pain azyme ; elle est caractérisée par sa légèreté et son pouvoir gonflant.

Seigle

La morphologie et la valeur nutritive du seigle ressemblent beaucoup à celles du blé. Le seigle contient des protéines, dont du gluten. Il est donc panifiable. Il contient aussi des mucilages responsables de la viscosité de la farine et nuisant à la plasticité de la pâte.

Les usages alimentaires sont très variés ; le seigle est utilisé pour la préparation de certaines boissons alcoolisées : bourbon, par exemple.

Avoine et dérivés

Le grain est entouré d'une balle difficile à éliminer et qui est inconsommable de par sa richesse en silice et lignine : les grains sont décortiqués par usure et transformés, après traitement thermique, en flocons ou en farine.

■ *Particularités nutritionnelles*

L'avoine est relativement riche en protéines : 13 %, d'une bonne valeur biologique pour une céréale. Elle contient du gluten, 6 % de lipides, 2 % de cellulose. Elle est riche en acide phytique.

■ *Composition moyenne pour 100 g*

	Calories	Protéines (g)	Lipides (g)	Glucides (g)	Fibres (g)	Eau (g)	Cellulose (g)	Vitamine B_2 (mg)	Sodium (mg)	Vitamine B_1 (mg)
Farine d'avoine	350	13	6	67		11		2	0,1	
Flocons d'avoine	367	14	4,9	66,6	1,4	11	1,4	2	0,55	0,14
Grain d'avoine	352	12	4,9	60		12	10,3	2	0,50	0,15

■ *Flocons d'avoine*

Le grain est passé à la vapeur pour éviter qu'il ne casse, puis il est aplati entre 2 cylindres. L'avoine en flocons sert à confectionner le porridge, des galettes, ou encore des potages (crème d'avoine).

Les flocons d'avoine sont obtenus par réhydratation du grain à la vapeur et aplatissage entre cylindres. Pris avec du lait ils constituent un petit déjeuner de bonne valeur biologique.

Ils contiennent 400 mg de phosphore, 3,5 mg de fer et 55 mg de calcium.

- Ration moyenne : 50 à 100 g

■ *Farine*

La composition de la farine est très proche de celle des flocons.

- Particularités :

— L'avoine est assez pauvre en vitamines.
— Les protéines de l'avoine sont riches en lysine.
— L'avoine est relativement riche en lipides.

Orge et dérivés

■ *Orge*

L'orge est un peu moins riche que le blé en protéines et contient peu de prolamines et de glutélines ce qui rend sa farine peu ou pas panifiable.

● PARTICULARITÉS NUTRITIONNELLES

— Elle contient de la gliadine et est donc interdite dans les régimes sans gluten.

— Elle est riche en substances cellulosiques.

● COMPOSITION MOYENNE POUR 100 g

Composition moyenne de l'orge pour 100 g

	CALORIES	PROTEINES (g)	LIPIDES (g)	GLUCIDES (g)	EAU (g)	FIBRES (g)	SODIUM (mg)	VITAMINE B_1 (mg)	VITAMINE B_2 (mg)
Grain d'orge	330	11	2	67	13	5,5	3	0,50	0,18
Orge perlé	356	8,5	1,1	78	11	0,8		0,05	0,02
Farine d'orge	344	11,5	2	72	11,1	1		0,10	0,10
Pain d'orge	227	6,4	1	52,7		1,5		0,16	0,12
Flocons d'orge		8,76	1,8	75,4	11,32	1,3			

● USAGES ALIMENTAIRES :

▶ *L'orge mondé* est le grain d'orge entier, privé de sa balle (enveloppe externe non comestible).

▶ *L'orge perlé* est obtenu après polissage du grain mondé. C'est donc l'amande du grain d'orge.

Orge mondé et perlé sont utilisés dans les potages.

▶ *Flocons d'orge :* le grain complet est passé à la vapeur et ensuite aplati.

▶ *La farine d'orge* est utilisée pour faire des crêpes et des galettes ; elle peut aussi entrer dans la composition des farines infantiles.

L'orge est une matière première pour la fabrication de la bière (voir *Boissons alcoolisées).*

■ *Malt*

● IL S'AGIT DE GRAINS D'ORGE AYANT SUBI UN DÉBUT DE GERMINATION puis un chauffage prolongé. C'est la matière principale pour la fabrication de la bière. Le malt entre aussi dans la composition de nombreux «petits déjeuners » industriels aromatisés avec du cacao, du café, de la chicorée. Il est aussi utilisé pour la fabrication du whisky. Il entre enfin dans la composition de nombreux produits infantiles.

• COMPOSITION POUR 100 g

— Amidon	58 %	— Protéines et matières azotées	10 %
— Sucres réducteurs	4 %	— Cellulose	6 %
— Saccharose	5 %	— Matières minérales	2,5 %
— Pentosanes et hexosanes insolubles	9 %	— Lipides	2,5 %

Il contient également des matières colorantes et aromatiques. Sa richesse en enzymes permet de liquéfier les préparations.

Il est aussi très riche en sels minéraux (calcium, magnésium, phosphore) et en vitamines du groupe B.

Sarrasin ou blé noir

Céréale très rarement employée car elle est peu panifiable, le sarrasin est toutefois utilisé pour la préparation de crêpes, galettes, bouillies.

■ *Composition pour 100 g*

COMPOSANTS	FARINE	GRAIN	GALETTE
Calories	360	290	
Protéines (g)	10,5	10,6	9,41
Lipides (g)	2,5	2,3	3,44
Glucides (g)	75	60	76,49
Eau (g)	11,5	13	6,09
Fibres (g)	2,6	11,7	2,37
Vitamines A (mg)	—	—	—
Vitamines B_1 (mg)	0,50	0,47	—
Vitamines B_3 (mg)	0,30	0,30	—
Caroténoïdes (mg)	0,13	0,10	—

■ *Particularités nutritionnelles*

Il est assez peu riche en protéines et ne contient pas de gliadine d'où son intérêt dans les régimes sans gluten.

Manioc

Le manioc n'est pas au point de vue botanique une céréale, puisqu'il s'agit d'un arbrisseau poussant dans les régions tropicales dont la racine tubéreuse est comestible. Elle constitue l'aliment de base de nombreux pays d'Amérique du Sud et d'Afrique.

Du point de vue nutritionnel elle est proche des céréales du fait de sa grande richesse en amidon.

De nombreux produits en sont issus : fécule, semoule, pellets. En France, le manioc est consommé uniquement sous forme de tapioca. C'est la fécule de manioc, utilisée pour des entremets et des potages, fabriquée à partir d'amidon hydraté, cuit puis broyé.

• COMPOSITION POUR 100 g DE TAPIOCA

— *Calories*	366	— Vitamine B_1	0,1 mg
— Protéines	0,6 g	— Sodium	4 mg
— Lipides	0,2 g	— Potassium	20 mg
— Glucides	86,4 g	— Magnésium	2 mg
— Eau	12,6 g	— Fer	1 mg

• COMPOSITION POUR 100 g DE RACINE FRAÎCHE

— *Calories*	109	— Fer	0,5 mg
— Protéines	1,2 g	— Vitamine B_1	0,04 mg
— Lipides	0,4 g	— Vitamine B_2	0,02 mg
— Glucides	33 g	— Vitamine PP	0,4 mg
— Eau	60 g	— Vitamine C	24 mg
— Calcium	25 mg		

■ ***Caractéristiques :***

— Excellente digestibilité.

— Très faible teneur en sels minéraux et en vitamines.

VI. — FRUITS, LÉGUMES ET CHAMPIGNONS

Ce chapitre traite d'un grand nombre d'aliments ayant des origines botaniques diverses ; du point de vue nutritionnel, ils ont en commun une relative richesse en eau, cellulose et pectine, sels minéraux, vitamines, oligo-éléments, et une relative pauvreté en macronutriments (les fruits oléagineux ont été traités avec les aliments riches en lipides).

COMPOSITION

■ ***La teneur en lipides*** est faible.

■ ***La teneur en glucides*** varie d'une espèce à l'autre et est peu dépendante des conditions de culture.

Valeur calorique et teneur en glucides et en lipides des légumes frais et des fruits frais (partie comestible)

	CALORIES /100 g	GLUCIDES (%)	LIPIDES (%)
Châtaigne, marron	200	40 (75 % amidon + 25 % sucres)	3
Pomme de terre	90	19 (principalement amidon)	traces
Graines de légumineuses (petits pois, haricots frais).	90	16 (amidon + sucres)	traces
Banane	90	20 (principalement sucres)	traces
Raisin, figue, cerise douce	80	17 (sucres)	$\leqslant 1$
Légumes feuilles, autres légumes verts (sauf pois), racines, tomate, fruits frais courants (sauf espèces citées *supra*)	15 à 50	3 à 12 (principalement sucres)	$\leqslant 1$
Champignons	10 à 15	2,5 à 3	0,2 à 0,3

■ ***La teneur en protéines*** est faible, 1 à 2 % variable suivant l'apport en fumure azotée ; les protéines sont de bonne valeur biologique et, en particulier, elles peuvent, du fait de leur bonne teneur en lysine, supplémenter partiellement l'alimentation à base de céréales. Au total, les protéines de ces aliments constituent de 5 à 10 % de l'apport protéique total.

■ ***Les éléments minéraux*** sont particulièrement abondants.

▶ *Le cation le plus abondant est le potassium,* les teneurs sont comprises entre 400 à 500 mg/100 g pour les champignons, les pommes de terre et les bananes ; entre 100 à 150 mg pour les pommes et les concombres.

▶ Par contre, *la teneur en sodium est faible :* pour les légumes, elle est de 100 mg/100 g pour le céleri et l'épinard, de 50 mg/100 g pour la carotte et l'artichaut, et de moins de 10 mg/100 g pour l'endive, l'oignon, le poireau, la tomate, l'asperge, le haricot verts. Elle est encore plus faible pour les fruits : à part le melon qui contient approximativement 20 mg/ 100 g, tous les autres fruits contiennent moins de 5 mg/100 g.

PARTICULARITÉS MÉTABOLIQUES ET NUTRITIONNELLES

■ ***La teneur en calcium*** est de 50 à 100 mg/100g pour les légumes verts (le cresson et le persil sont particulièrement riches : teneur > 200 mg/100 g). Elle est plus faible pour les fruits, de 50 mg/100 g pour la rhubarbe, le pruneau et la framboise, à 10 mg/100 g pour la pêche, la prune et la tomate. L'assimilation du calcium est diminuée par la présence des acides oxalique et phytique, en particulier dans l'oseille, la rhubarbe, l'épinard, la bette. La lentille, le champignon sont particulièrement riches en fer, plus de 15 mg/100 g.

La teneur en sels minéraux, en particulier, en sel de magnésium, dépend de la nature du sol.

■ ***Vitamines***

Ce groupe d'aliments est pratiquement l'unique source de vitamine C.

Teneur des aliments crus en vitamine C (en mg/100 g)

FRUITS		— Pamplemousse	40
— Cassis	140	— Groseille	30
— Kiwi	50 à 100 (suivant la provenance)	— Abricot	4 à 15
— Fraise	60	— Airelle	4 à 15
— Citron	50	— Banane	4 à 15
— Orange	50	— Cerise	4 à 15
		— Coing	4 à 15

— Melon	4 à 15	— Cresson	75
— Myrtille	4 à 15	— Chou-fleur	70
— Pêche	4 à 15	— Épinard	60
— Poire	4 à 15	— Chou	50
— Raisin	4 à 15	— Chou-rave	50
— Pomme	4 à 15	— Pissenlit	35
		— Tomate	30
LÉGUMES (grande fragilité à la cuisson)		— Petits pois frais	26
		— Petits pois en boîte	9
— Persil	200	— Mâche	20
— Raifort	120	— Pomme de terre	17
— Chou de Bruxelles	100	— Laitue	8

Pour les autres légumes et fruits, les concentrations sont ⩽ 12 mg/100 g.

La teneur varie selon le mode de culture et surtout selon l'espèce : la vitamine C des légumes verts est fragile à la conservation et peut disparaître presque entièrement au cours de la cuisson ; celle des agrumes est de bonne conservation.

La teneur en vitamine A est faible ou nulle ; par contre le carotène est abondant, en particulier, dans tous les légumes verts mais aussi dans la tomate, la carotte et les fruits à noyau.

Le champignon, mais aussi de nombreux légumes verts contiennent de la thiamine, de la riboflavine, de la pyridoxine ; la plupart des fruits n'en contient que très peu.

■ ***Les fruits et légumes*** sont riches en fibres (lignine, pectine, hémicellulose, cellulose) dont l'apport est souvent insuffisant. Les fibres favorisent le transit intestinal, diminuent le risque de diverticulose et de cancer colique (voir fibres alimentaires).

VII. — ÉPICES ET CONDIMENTS

Les épices sont presque toutes originaires d'Orient.

En relevant le goût des plats, elles excitent souvent les sécrétions digestives et stimulent l'appétit, mais chacune a des caractéristiques qui lui sont propres.

On appelle condiment tout ingrédient, simple ou composé, ajouté à une préparation culinaire pour en relever le goût. Les condiments doivent donc accompagner des aliments dont le goût propre est peu relevé.

■ ***Classification :***

Il existe des condiments *simples* (épices, aromates, alliacées) ou *composés* (sauces, marinades).

Les condiments composés, banals ou de régime, sont présentés en fonction de leurs composants essentiels.

■ ***Indications :***

Condiments, épices et aromates permettent, lorsqu'ils sont utilisés à bon escient, de rendre les plats cuisinés sapides, et par conséquent d'exciter l'appétit. A l'inverse, toute cuisine condimentée en excès sature l'appétit.

■ ***Contre-indications ;***

• LES RÉGIMES HYPOSODES feront supprimer la plupart des condiments composés. Ils peuvent être remplacés par leurs homologues « de régime », préparés sans adjonction de sodium.

• LE RÉGIME DYSPEPTIQUE nécessite de contrôler l'apport de la plupart des herbes aromatiques, certaines, tels le gingembre, le raifort ou le safran, étant déconseillées. Les épices sont interdites ainsi que les alliacées. Les condiments composés à goût fort ou irritant sont à éviter ainsi que ceux dont l'apport lipidique est très important : sauce béarnaise, sauce bourguignonne, par exemple.

• LE RÉGIME PRESCRIT pour les *gastrites,* pour les *ulcères gastro-duodénaux* ou pour les *gastrectomies,* même à distance de l'intervention, feront supprimer de l'alimentation, en raison de l'hypersécrétion induite et de l'irritabilité qu'ils entraînent, les mêmes condiments simples ou composés que ceux déconseillés au cours du régime dyspeptique et en particulier toutes les épices.

Condiments simples
Indications et contre-indications

	DYSEPTIQUE	SANS FIBRES VÉGÉTALES	HYPOSODÉ	SANS SEL LARGE	SANS RÉSIDUS	HYPERPROTÉIQUE	HYPOPROTÉIQUE	CONTRÔLÉ EN GLUCIDES	CONTRÔLÉ EN LIPIDES	RICHE EN CALCIUM	PAUVRE EN CALCIUM	RICHE EN POTASSIUM	PAUVRE EN POTASSIUM	RICHE EN FER	PAUVRE EN FER	HYPO-URICÉMIANT	PAUVRE EN ACIDE OXALIQUE	RÉGIME ALCALINISANT	RÉGIME ACIDIFIANT
SEL	A	A	I	I	A	A	A	A	A	A	A	C	C	A	A	A	A	—	—
SEL DE CÉLERI	A	A	I	I	A	A	A	A	A	A	A	C	C	A	A	A	A	—	—
POIVRE	I	C	A	A	C	A	A	A	A	A	C	A	A	A	A	A	A	C	A
LEVURE DE BIÈRE	A	A	I	C	A	A	I	I	A	A	A	A	I	A	A	C	A	A	C
ANIS	C	A	A	A	C	A	A	A	A	A	A	A	A	A	A	A	A	A	C
ARMOISÉ	A	A	A	A	A	A	A	A	A	A	A	A	A	A	A	A	A	A	C
BASILIC	C	A	A	A	A	A	A	A	A	A	A	A	A	A	A	A	A	A	C
CERFEUIL	A	A	A	A	A	A	A	A	A	A	A	A	A	A	A	A	A	A	C
CORIANDRE	C	A	A	A	A	A	A	A	A	A	A	A	A	A	A	A	A	A	C
CUMIN	C	A	A	A	C	A	A	A	A	A	A	A	A	A	A	A	A	A	C
ESTRAGON	A	A	A	A	A	A	A	A	A	A	A	A	A	A	A	A	A	A	C
FENOUIL	C	A	A	A	C	A	A	A	A	A	A	A	A	A	A	A	A	A	C
GENIÈVRE	C	A	A	A	C	A	A	A	A	A	A	A	A	A	A	A	A	A	C
GINGEMBRE	I	C	A	A	C	A	A	A	A	A	A	A	A	A	A	A	A	A	C
GIROFLE	C	A	A	A	C	A	A	A	A	A	A	A	A	A	A	A	A	A	C
LAURIER	C	A	A	A	A	A	A	A	A	A	A	A	A	A	A	A	A	A	C
MARJOLAINE	C	A	A	A	A	A	A	A	A	A	A	A	A	A	A	A	A	A	C
MENTHE	A	A	A	A	A	A	A	A	A	A	A	A	A	A	A	A	A	A	C
MUSCADE	A	A	A	A	A	A	A	A	A	A	A	A	A	A	A	A	A	A	C
PERSIL	A	C	A	A	A	A	A	A	A	A	A	A	I	A	I	C	C	A	C
RAIFORT	I	C	A	A	A	A	A	C	A	A	A	A	A	I	A	A	A	A	C
ROMARIN	A	A	A	A	A	A	A	A	A	A	A	A	A	A	A	A	A	A	C
SAFRAN	I	C	A	C	A	A	A	A	A	A	A	A	A	A	A	A	A	A	C
SAUGE	A	A	A	A	A	A	A	A	A	A	A	A	A	A	A	A	A	A	C

A = Autorisé, I = Interdit, C = à contrôler.

Condiments simples
Indications et contre-indications *(suite)*

	DYSEPTIQUE	SANS FIBRES VÉGÉTALES	HYPOSODÉ	SANS SEL LARGE	SANS RÉSIDUS	HYPERPROTÉIQUE	HYPOPROTÉIQUE	CONTRÔLÉ EN GLUCIDES	CONTRÔLÉ EN LIPIDES	RICHE EN CALCIUM	PAUVRE EN CALCIUM	RICHE EN POTASSIUM	PAUVRE EN POTASSIUM	RICHE EN FER	PAUVRE EN FER	HYPO-URICÉMIANT	PAUVRE EN ACIDE OXALIQUE	RÉGIME ALCALINISANT	RÉGIME ACIDIFIANT
THYM	A	A	A	A	A	A	A	A	A	A	A	A	A	A	A	A	A	A	C
CAYENNE	I	C	A	A	C	A	A	A	A	A	A	A	A	A	A	A	A	A	C
CURRY	I	C	A	A	C	A	A	A	A	A	A	A	A	A	A	A	A	A	C
HARISSA	I	C	A	A	C	A	A	A	A	A	A	A	A	A	A	A	A	A	C
PAPRIKA	I	C	A	A	C	A	A	A	A	A	A	A	A	A	A	A	A	A	C
PILI-PILI	I	C	A	A	C	A	A	A	A	A	A	A	A	A	A	A	A	A	C
PIMENT	I	A	A	A	A	A	A	A	A	A	A	A	A	A	A	A	A	A	C
POIVRON	I	C	A	A	C	A	A	A	A	A	A	A	A	A	A	A	A	A	C
QUATRE-ÉPICES	I	C	A	A	C	A	A	A	A	A	A	A	A	A	A	A	A	A	C
RAZ-EL-HANOUT	I	C	A	A	C	A	A	A	A	A	A	A	A	A	A	A	A	A	C
VINAIGRE	I	I	A	A	C	A	A	I	A	A	A	I	A	A	A	C	A	C	A
AIL	C	C	A	A	C	A	A	C	A	A	A	A	C	A	A	A	A	A	C
CIBOULETTE	C	C	A	A	C	A	A	A	A	A	A	C	A	A	A	A	A	A	C
ÉCHALOTTE	I	C	A	A	C	A	A	A	A	A	A	C	A	A	A	A	A	A	C
OIGNON	I	C	A	A	C	A	A	A	A	A	A	A	A	A	A	A	A	C	A

A = Autorisé, I = Interdit, C = à contrôler.

Composition des condiments composés

	LÉGUMES FARINEUX	LÉGUMES NON FARINEUX	FRUITS	BEURRE	HUILE	ALCOOL DE VIN	VINAIGRE	JAUNE D'OEUF	EAU	CITRON	MOUTARDE	SEL	SUCRE	ÉPICES	LAIT CONCENTRÉ	TOMATE	POISSON
MAYONNAISE	—	—	—	—	+	—	—	+	—	+	+	+	—	—	—	—	—
CONCENTRÉ DE TOMATE	—	+	—	—	—	—	—	—	—	—	—	+	—	—	—	+	—
NUOC-MÂM	—	—	—	—	—	—	—	—	+	—	—	+	—	—	—	—	+
SAUCE SOJA	+	—	—	—	—	—	—	—	—	—	—	+	+	—	—	—	—
HOT-SAUCE	—	—	—	—	—	—	—	—	—	—	—	+	—	+	—	—	—
SAUCE ANGLAISE	—	—	—	—	—	—	+	—	—	—	—	+	+	+	—	—	+
BÉARNAISE	—	—	—	+	+	+	+	+	—	+	—	+	—	—	—	—	—
BOURGÜIGNONNE	—	+	—	—	+	+	+	+	—	+	+	+	—	—	—	+	—
AÏOLI	—	+	—	—	+	—	+	+	—	+	+	+	—	+	—	—	—
TARTARE	—	+	—	—	+	—	+	+	—	+	+	+	—	+	+	—	—
PROVENÇALE	—	+	—	—	+	—	+	+	—	+	+	+	—	+	+	—	—
SAUCE CURRY	—	—	—	—	+	—	+	+	—	+	+	+	—	+	+	—	—
SAUCE WHISKY	—	—	—	—	+	+	+	+	—	+	+	+	—	+	+	+	—
KETCHUP	—	+	+	—	—	—	+	—	—	—	—	+	+	+	—	+	—
KETCHUP-BARBECUE	—	+	+	—	—	—	+	—	—	—	—	+	+	+	—	+	—
KETCHUP CURRY	—	+	+	—	—	—	+	—	—	—	—	+	+	+	—	+	—
CHUTNEY	—	—	+	—	—	—	+	—	—	—	—	+	+	+	—	+	—
Condiments composés de régime																	
MAYONNAISE	—	—	—	—	+	—	+	+	—	+	+	—	—	—	—	—	—
KETCHUP	—	+	+	—	—	—	+	—	—	—	—	—	+	+	—	+	—
SAUCE TOMATE	—	—	—	—	+	—	+	—	—	—	—	—	—	+	—	+	—

Condiments composés
Indications et contre-indications

	DYSEPTIQUE	SANS FIBRES VÉGÉTALES	HYPOSODÉ	SANS SEL LARGE	SANS RÉSIDUS	HYPERPROTÉIQUE	HYPOPROTÉIQUE	CONTRÔLÉ EN GLUCIDES	CONTRÔLÉ EN LIPIDES	RICHE EN CALCIUM	PAUVRE EN CALCIUM	RICHE EN POTASSIUM	PAUVRE EN POTASSIUM	RICHE EN FER	PAUVRE EN FER	HYPO URICÉMIANT	PAUVRE EN ACIDE OXALIQUE	RÉGIME ALCALINISANT	RÉGIME ACIDIFIANT
CÂPRE	I	A	I	I	A	A	A	A	A	A	A	A	A	A	A	A	A	I	A
CORNICHON	I	A	I	I	A	A	A	A	A	A	A	A	A	A	A	A	A	I	A
PICKLES	I	A	I	I	A	A	A	A	A	A	A	A	A	A	A	A	A	I	A
MAYONNAISE	C	A	I	I	A	A	A	A	I	A	A	A	A	A	A	C	A	C	A
CONCENT. DE TOM.	A	A	I	I	A	A	A	A	A	A	A	A	A	A	A	A	A	A	C
NUOC-MÂM	C	A	I	I	A	A	A	A	A	A	A	A	A	A	A	A	A	A	C
MOUTARDE	I	A	I	I	A	A	A	A	A	A	A	A	I	A	A	A	A	I	A
SAUCE SOJA	A	A	I	I	A	A	A	C	A	A	A	A	A	A	A	A	A	A	C
HOT SAUCE	I	A	I	I	A	A	A	A	A	A	A	A	A	A	A	A	A	I	A
SAUCE ANGLAISE	I	A	I	I	A	A	A	C	A	A	A	A	A	A	A	A	A	I	A
BÉARNAISE	C	A	I	I	A	A	A	I	I	A	A	A	A	A	A	C	A	I	A
BOURGUIGNONNE	C	A	I	I	A	A	A	I	I	A	A	A	A	A	A	C	A	I	A
AÏOLI	C	A	I	I	A	A	A	C	I	A	A	A	A	A	A	A	A	I	A
TARTARE	C	A	I	I	A	A	A	C	I	A	A	A	A	A	A	A	A	I	A
PROVENÇALE	C	A	A	A	A	A	A	C	A	A	A	A	A	A	A	A	A	I	A
SAUCE CURRY	I	A	I	I	A	A	A	C	I	A	A	A	A	A	A	A	A	I	A
SAUCE WHISKY	C	A	I	I	A	A	A	I	I	A	A	A	A	A	A	C	A	I	A
KETCHUP	A	A	I	I	A	A	A	I	A	A	A	A	A	A	A	A	A	I	A
KETCHUP CURRY	I	A	I	I	A	A	A	I	A	A	A	A	A	A	A	A	A	I	A
KETCHUP-BARBEC.	I	A	I	I	A	A	A	I	A	A	A	A	A	A	A	A	A	I	A
CHUTNEY	I	A	I	I	A	A	A	I	A	A	A	A	A	A	A	A	A	I	A

— Tous les composés contiennent un étiquetage informatif, qu'il s'agisse de condiments normaux ou de condiments de régime.
— Régimes sans gluten : tous les condiments composés sont interdits, sauf indication positive contraire (voir *(Régime sans gluten)*.
A = Autorisé, I = Interdit, C = à contrôler.

Condiments composés
Indications et contre-indications *(suite)*

	DYSEPTIQUE	SANS FIBRES VÉGÉTALES	HYPOSODÉ	SANS SEL LARGE	SANS RÉSIDUS	HYPERPROTÉIQUE	HYPOPROTÉIQUE	CONTRÔLÉ EN GLUCIDES	CONTRÔLÉ EN LIPIDES	RICHE EN CALCIUM	PAUVRE EN CALCIUM	RICHE EN POTASSIUM	PAUVRE EN POTASSIUM	RICHE EN FER	PAUVRE EN FER	HYPO URICÉMIANT	PAUVRE EN ACIDE OXALIQUE	RÉGIME ALCALINISANT	RÉGIME ACIDIFIANT
Condiments composés de régime																			
MOUTARDE	I	A	A	A	A	A	A	A	A	A	A	I	A	I	A	A	A	I	A
MAYONNAISE	C	A	A	A	A	A	A	A	I	A	A	A	A	A	A	A	A	C	A
KETCHUP	A	A	A	A	A	A	A	I	A	A	A	A	A	A	A	A	A	I	A
SAUCE TOMATE	A	A	A	A	A	A	A	C	A	A	A	A	A	A	A	A	A	A	C
CORNICHONS	I	A	A	A	A	A	A	A	A	A	A	A	A	A	A	A	A	I	A
PICKLES	I	A	A	A	A	A	A	A	A	A	A	A	A	A	A	A	A	I	A

— Tous les composés contiennent un étiquetage informatif, qu'il s'agisse de condiments normaux ou de condiments de régime.
— Régimes sans gluten : tous les condiments composés sont interdits, sauf indication positive contraire (voir *(Régime sans gluten)*.
A = Autorisé, I = Interdit, C = à contrôler.

VIII. — TRAITEMENTS CULINAIRES GÉNÉRAUX ET DE CONSERVATION

CUISSON À L'AIDE DE CORPS GRAS OU À SEC

La cuisson à l'aide de corps gras pose des problèmes différents selon qu'il s'agisse de *friture plate* — dans la poêle (le corps gras ne sert qu'une fois et est consommé avec l'aliment) — ou de *friture profonde* — dans laquelle on plonge l'aliment à frire (et qui sert plusieurs fois et dont une petite partie seulement est consommée avec l'aliment).

■ ***Friture plate*** dans la poêle, les corps gras émulsionnés (beurre, margarine) perdent d'abord leur eau, en moussant un peu, puis brunissent (aux environs de 140 °C). L'aliment à frire abaisse la température de l'ensemble, qui remonte lorsque la cuisson est terminée. Il y a sans doute formation de quelques acides oxydés, peu de polymères et, somme toute, peu de dégradations : la durée de l'opération est réduite et la présence d'eau et des antioxygènes naturels (huiles) suffit probablement à protéger le corps gras pendant la cuisson.

■ ***La friture profonde*** fait l'objet de nombreuses controverses : au cours de ces fritures, l'huile est chauffée à 180°C, parfois plus, pendant des périodes variables, avec des séquences de refroidissement et de réchauffage de durée également variable. Tout ceci se passe à l'air, donc en présence d'oxygène, et il se forme des acides gras oxydés qui se polymérisent de diverses façons et donnent des produits odorants. Les huiles chauffées sont incomplètement digérées ; certaines fractions isolées d'huiles chauffées à hautes températures et données en concentration relativement élevée au rat sont toxiques pour l'animal. Mais ce ne sont pas là les conditions habituelles de consommation. Ces résultats indiquent un danger potentiel. Aussi s'accorde-t-on sur les faits que la température de friture ne devrait pas excéder 180°C, que le bain de friture devrait être changé fréquemment et que les graisses riches en acides gras polyinsaturés ne doivent pas être utilisés pour la friture.

Viandes

La perte en eau dépend de l'intensité et de la cuisson : 15 % pour une grillade, 35 % pour un rôti très cuit. L'enrobage par de la graisse diminue la dessiccation.

Les sels minéraux sont peu ou pas perdus. Si l'évaporation est très importante, il y a cristallisation à la surface.

La chaleur coagule les protéines et durcit les fibres musculaires dès 70°C ; un rôti cuit à 90°C est dur. Mais les parties contenant du collagène et de l'élastine, donc des fibres fermes et résistantes, ne sont rendues plus tendres que par une cuisson prolongée. On réservera donc pour les cuissons en rôti et grillade les morceaux pauvres en tissu conjonctif.

La myoglobine est également modifiée par la température de cuisson ; rouge jusqu'à 65°C, elle prend une couleur rose à 70°C (viande à point), puis entre 75 et 85°C, elle change de nouveau de couleur pour prendre l'aspect des viandes très cuites.

Seules les graisses sous-cutanées ou les graisses d'enrobage des rôtis s'écoulent.

Si le temps de cuisson des rôtis est trop élevé, il se forme des produits de digestibilité difficile : un jus noir ne doit pas être consommé.

La cuisson au gril ou à la broche a l'avantage d'éliminer ces graisses et par conséquent la viande est plus digeste.

Poissons

La dessiccation est de l'ordre de 20 à 30 % suivant les modalités de cuisson et la nature du poisson ; la teneur en eau passe approximativement de 85 % à 60 %.

Il n'y a pas de perte de lipides car ceux-ci ne sont pas dans la couche sous-cutanée ; au contraire, il y a imprégnation par les graisses de cuisson, par exemple, pour la morue, la teneur en lipides passe de 0,5 % à 10 %, et pour la sole de 1,4 % à 14 %. La teneur en protéines augmente proportionnellement à la dessiccation.

Fruits et légumes

Le mode de cuisson à l'aide de corps gras ou à sec est peu utilisé pour les fruits et légumes. Seules les pommes de terre sont fréquemment préparées de cette sorte, sous forme de frites ou de chips ; du fait de la dessiccation et de l'imprégnation par la graisse de friture, elles deviennent alors beaucoup plus riches en calories.

La perte en vitamines est moindre qu'au cours de la cuisson à l'eau, la rétention en vitamine C pouvant être de 20 à 80 % selon la qualité de la cuisson.

COMPOSANTS	POMME DE TERRE (100 g)	CHIPS (100 g)	FRITES (100 g)
Calories	90	544	400
kJoules	376	2 273	1 672
Eau	77,4	5,2	21
Glucides	19	50	52
Protéines	2	6,7	5
Lipides	0,1	37	19

CUISSON SANS CORPS GRAS ET À SEC

Papillotte. L'aliment est enveloppé d'une feuille de papier aluminium, puis placé au four, ou au bain-marie. Ce procédé permet de limiter les pertes vitaminiques et minérales car il n'y a pas d'échange avec le milieu extérieur. L'aliment conserve ainsi toutes ses qualités gustatives.

CUISSON À L'EAU

■ ***Dans le cas de la cuisson à l'eau à la pression ordinaire,*** il y a à la fois perte de principes nutritifs par diffusion dans l'eau (glucides solubles, vitamines, sels minéraux) et par destruction (vitamines). Ces pertes augmentent avec la valeur du rapport surface/poids : elles sont nettement plus élevées, par exemple, pour les légumes feuilles que pour les tubercules ou les racines. Elles augmentent aussi avec la durée de la cuisson, le volume d'eau employé, et, le cas échéant, le nombre des eaux de cuisson (pratique du blanchiment).

Pour une durée de cuisson normale dans un volume d'eau moyen, la rétention des principes nutritifs (par rapport aux quantités présentes avant la cuisson) atteint généralement :

. 60 à 100 % pour les glucides ;
. 30 à 60 % pour le potassium et le sodium ;
. 70 à 90 % pour le calcium et le fer ;
. 20 à 70 % pour l'acide ascorbique ;
. 50 à 80 % pour la thiamine.

L'utilisation éventuelle des eaux de cuisson (comme base pour la préparation d'un potage) permet de récupérer intégralement les glucides et les sels minéraux perdus ; en revanche, la récupération est assez limitée en ce qui concerne les vitamines, surtout si cette utilisation n'est pas immédiate.

■ ***La cuisson à la vapeur et la cuisson dans une marmite sous pression*** respectent un peu mieux la valeur nutritive des légumes : pour l'acide ascorbique, la rétention se situe généralement entre 60 et 80 %.

Viande bouillie

L'ébullition entraîne une perte d'eau de 40 % au moins et plus si le temps de cuisson est long. Ceci s'explique par le passage dans le bouillon des sels minéraux de la viande, et par conséquent l'eau de constitution n'est plus fixée.

Si la viande est mise à l'eau bouillante, la perte d'eau est rapide au début, puis se ralentit. Si la cuisson est commencée en eau froide, la perte d'eau de constitution ne commence qu'a partir de 60°C puis s'accélère.

Au total, sur une cuisson longue, la perte est identique.

On estime que la viande bouillie perd les 2/3 de ses sels minéraux. Tout d'abord le potassium, le sodium, le chlore et les composés inorganiques du phosphore. Les pertes en fer sont moindres car il est fixé sur des protéines.

Les protéines musculaires libèrent des peptides et des acides aminés qui donnent sa saveur au bouillon. Il y a également dissolution des substances azotées non protéiques (les nucléoprotéines).

Le collagène et l'élastine sont transformés en gélatine, rendant ainsi la viande beaucoup plus moelleuse et plus tendre. La gélatine diffusant dans le bouillon lui donne son onctuosité (3 heures de cuisson font diffuser 40 % de la gélatine de la viande dans le bouillon).

Si l'on souhaite une viande savoureuse, on la plongera dans l'eau bouillante de façon à ce que, la partie superficielle se coagulant, la diffusion des substances solubles soit limitée.

Si l'on recherche un bouillon onctueux et goûteux, la viande sera mise dans l'eau froide et la cuisson se prolongera plusieurs heures.

COMPOSITION D'1 LITRE DE BOUILLON DE BŒUF (1 kg de bœuf sans os cuit dans 2,5 l de bouillon)

— sels minéraux	4,14 g		
— glycogène	1,40		
— gélatine	1,72	} 7,50 g	
— albumoses	0,48		
— peptones	5,30		
— lipides	variable		

Les pertes en vitamines sont plus importantes qu'avec la cuisson à sec. La perte d'eau est plus importante proportionnellement que la perte en protéines. De la sorte, en pourcentage, la teneur protéique augmente: 23 à 25 % pour la grillade, 25 à 30 % pour un rôti, et de 35 à 40 % pour un pot-au-feu. Il faut en tenir compte au cours d'une prescription.

Poisson poché

La perte en eau au cours de la cuisson est assez minime, de 4 à 9 %. La teneur en protéines augmente dans les mêmes proportions. Une partie des vitamines hydrosolubles et des sels minéraux est dissoute dans l'eau de cuisson, d'autant plus que la cuisson est plus longue et que la quantité d'eau est importante.

Fruits et légumes

La cuisson à l'eau, qui désagrège la structure des tissus végétaux, qui ramollit les fibres et dégrade en partie les matières pectiques, rend de nombreux fruits et légumes plus faciles à digérer. Il est possible qu'elle améliore l'utilisation digestive de l'ensemble de leurs constituants ainsi que des vitamines et des matières minérales (dont une partie s'est dissoute dans l'eau de cuisson ou a été détruite par la chaleur).

CUISSON AU FOUR MICRO-ONDES

La dénaturation des protéines est moins importante que lors de la cuisson traditionnelle ; l'action sur les vitamines liposolubles est peu connue, la perte en vitamines hydrosolubles n'est pas supérieure à celle observée lors de la cuisson à la vapeur.

1) Principe. Le four à micro-ondes permet de décongeler, de remettre en température et de réaliser certaines cuissons.

Il utilise la dissipation de l'énergie des ondes électromagnétiques dans les aliments.

Les ondes électromagnétiques traversent l'air et la plupart des matériaux, sauf les métaux.

Elles sont principalement absorbées par l'eau, composant de la majorité des aliments. Cette absorption se traduit par une agitation des molécules provoquant une élévation de la température.

2) Diététique. La possibilité de cuire sans corps gras.

3) Mode de cuisson particulièrement adapté aux nécessités de certains régimes.

CONSERVES ET SEMI-CONSERVES

Définition des conserves

« Denrées alimentaires d'origine végétale ou animale, périssables, dont la conservation est assurée par l'emploi combiné des deux techniques suivantes :

1) Conditionnement dans un récipient étanche aux liquides, aux gaz et aux micro-organismes.

2) Traitement par la chaleur (ou par tout autre procédé autorisé). Ce traitement doit avoir pour but de détruire ou d'inhiber totalement d'une part les enzymes, d'autre part les microorganismes et leurs toxines, dont la présence ou la prolifération pourrait altérer la denrée considérée, ou la rendre impropre à la consommation humaine ».

Technologie

■ ***Il existe une relation entre la destruction des microorganismes et le chauffage,*** définie par 2 composantes : la température atteinte et le temps pendant lequel cette température est appliquée. Les risques de survie sont d'autant plus faibles que la population de départ est moins nombreuse, d'où l'importance considérable de la qualité des matières premières utilisées par l'industrie.

Sauf pour les produits acides (pH $\leqslant$ 4,5), la température doit toujours être $\geqslant$ 115°C. Cette température ne peut être obtenue que par un chauffage *sous pression en autoclave,* ce qui est rarement possible en pratique domestique : bien souvent, la température atteinte pendant l'appertisation n'est pas suffisante pour détruire les germes et surtout les spores de germes, en particulier ceux du *clostridium botulinum,* dont la toxine provoque le botulisme.

Un moyen très simple pour éviter ce genre d'inconvénient consiste à porter à ébullition le contenu de toute conserve faite à la maison dès l'ouverture du bocal, et, s'il y a des restes, avant leur consommation. En effet, si les spores sont très résistantes à la chaleur (5 h 1/2 à 100°C), la toxine, elle, est thermolabile et est détruite en 30 min. par un chauffage à 80°C. C'est ce qui explique que les quelques intoxications botuliques qui se produisent surviennent pratiquement toujours le lendemain du jour de l'ouverture du bocal, quand les restes sont consommés froids ou insuffisamment réchauffés. Aussi, les conserves ménagères ne doivent-elle être faites que par des personnes informées et ayant un *équipement suffisant.*

Le plus habituellement, les conserves dites « industrielles » sont faites dans des boîtes en « fer blanc » constituées d'une feuille d'acier doux, recouverte sur ses 2 faces d'une couche d'étain de 0,33 à 2 μ, elle-même recouverte d'un filon de passivation et d'un filon lubrifiant. Un vernis de 4 à 6 μ recouvre une ou plusieurs des faces internes, suivant la nature de l'aliment. Par exemple, pour les aliments riches en protéines et peu acides, pouvant libérer du SO_2 corrodant l'étain (petits pois, viande, poisson), les boîtes sont entièrement vernies.

■ ***Défectuosités***

Elles sont rares dans les préparations industrielles, mais il faut apprendre à les reconnaître pour éviter les risques d'intoxication :

• LE FLOCHAGE est une convexité peu accentuée du couvercle ou du fond de la boîte. Il est dû à un excès de pression à l'intérieur de la boîte. Cette hyperpression est souvent liée à une cause purement physique (remplissage excessif, altitude, etc.), mais elle peut aussi être le début d'un bombage chimique ou biologique. *Le flochage disparaît si on comprime la boîte à la main.*

• LE BOMBAGE se manifeste par une *convexité permanente* de l'un, puis des 2 fonds de la boîte.

— *Chimique :* il résulte du dégagement d'hydrogène (attaque du fer blanc par des produits acides : fruits, etc.).

— *Biologique :* il résulte alors du développement de microorganismes, lui-même la conséquence d'un défaut de stérilisation ou de sertissage ; il est *toujours* l'indice d'une altération de la conserve.

Aussi *toute boîte flochée ou bombée doit-elle être rejetée.*

Date

■ ***Les dates de fabrication*** sont pratiquement toutes écrites en clair en ce qui concerne les produits de la Communauté Européenne, ce qui facilite le repérage du consommateur. Elles sont indiquées par deux groupes de chiffres inscrits à la suite l'un de l'autre et séparés par un trait d'union :

— Le premier groupe est composé des deux derniers chiffres de l'année, à savoir, par exemple « 95 » pour 1995.

— Le second groupe est composé de 3 chiffres constituant un nombre allant de 001 à 366 et correspondant au jour de fabrication.

Le décret du 19 février 1991 sur l'étiquetage a supprimé l'obligation d'utilisation d'une lettre code indiquant l'année. Toutefois les industriels peuvent encore utiliser ce code : une lettre indique l'année (par exemple B pour 1995, J pour 1996 et A pour 1997) suivie d'un nombre compris entre 1 et 366 indiquant le jour de fabrication dans l'année.

La *date limite d'utilisation optimale* (DLUO) ou *date limite de consommation* (DLC) doit figurer clairement sur l'emballage, à condition qu'elle se présente sous la forme « *à consommer de préférence avant le...* (jour, mois, année) ».

Valeurs nutritionnelles

La valeur nutritionnelle et les qualités bactériologiques des conserves sont souvent contestées.

■ Valeur bactériologique

L'appertisation n'entraîne pas une stérilisation totale des aliments telle qu'on l'exige du matériel chirurgical. Pour l'obtenir, il faudrait monter à des températures incompatibles avec le maintien des qualités organoleptiques et nutritionnelles de l'aliment.

On obtient en réalité une stérilisation dite « commerciale », qui comporte la destruction totale de tous les germes pathogènes, tels que les salmonelles, les clostridium perfringens, les clostridium botulinum, les staphylocoques.

■ Valeur vitaminique

Le voisinage habituel de l'usine et des lieux de culture fait que la rétention vitaminique est au moins égale, et souvent supérieure, dans les aliments appertisés à ce qu'elle est dans les produits du marché cuits à la maison.

▶ *La vitamine C* est conservée à 50 % dans les légumes et à 90 à 100 % dans les jus de fruits et les fruits. Cette rétention est supérieure à celle des produits dits « frais » (50 % de perte d'acide ascorbique en 48 h pour les épinards). Ceci s'explique par la fragilité de l'acide ascorbique à la lumière et à l'air. Or le temps très court qui s'écoule entre la cueillette et la mise en boîte permet d'éviter au maximum cette action destructrice des rayons ultraviolets et de l'oxygène.

▶ En ce qui concerne *les vitamines du groupe B,* on sait que la thiamine est particulièrement fragile ; cependant, on peut limiter les pertes à 20 % par une stérilisation rapide à 125°C et emboîtage aseptique. Pour les vitamines B_2 et PP, la rétention vitaminique est toujours ⩾ 80 %.

▶ *Les vitamines liposolubles* (A, D, E, K) résistent bien à la chaleur, mais elles sont très altérables à l'air et à la lumière dont les protège l'emboîtage.

Aussi, bien que les conserves industrielles en bocaux de verre soient souvent plus coûteuses, et considérées presque comme un produit de luxe parce que plus semblables aux préparations ménagères, elle n'améliorent en rien la valeur nutritionnelle de l'aliment conservé ; au contraire les teneurs en vitamine C et en vitamines liposolubles sont très abaissées.

Pour les ménagères qui désirent malgré tout préparer elles-mêmes leurs conserves, il faut insister sur l'importance de l'entreposage : les conserves doivent être mises dans un *endroit sombre et frais,* cave de préférence.

■ Valeur protéique

La simple coagulation augmente la digestibilité des protéines, un traitement thermique sévère la diminue, mais tel n'est pas le cas de l'appertisation.

Il a été montré :

— que le taux d'acides aminés n'est pas modifié ;
— qu'il n'y a pas de perte notable de l'efficacité protéique ;
— que l'incidence de la réaction de Maillard est faible ou nulle dans les conserves.

■ Viandes et poissons

Les modifications nutritionnelles liées à l'appertisation sont à peu près les mêmes pour les viandes et les poissons.

Les pertes en protéines peuvent avoir pour cause la précuisson à la vapeur, la diffusion dans le liquide de couverture et la destruction par la chaleur au moment de la stérilisation. Des analyses effectuées, il ne semble pas que la qualité nutritive des protéines des conserves de viandes ou de poissons soit sensiblement modifiée.

La diffusion des vitamines hydrosolubles dans les conserves au naturel serait de l'ordre de 30 à 35 % et il en irait de même pour les vitamines liposolubles dans les conserves à l'huile.

La destruction des vitamines liposolubles par la chaleur est plus grande pour les vitamines A et E, alors que les vitamines D et K sont normalement stables. Parmi les vitamines du groupe B, la thiamine, l'inositol et l'acide folique sont sensibles à la chaleur et des pertes sont constatées de l'ordre de 70 % en vitamine B_1.

Dans les conditions normales de stockage, les conserves montrent un excellent degré de stabilité pour ce qui concerne les vitamines.

■ *Fruits et légumes*

Bilan des principaux effets de l'appertisation sur la valeur vitaminique et minérale des conserves de légumes et de fruits

LÉGUMES OU FRUITS	VIT. C (%)	VIT. B_1 (%)	VIT. B_6 (%)	VIT. PP (%)	CAROTÈNE (%)	FER (%)	CALCIUM (%)
Asperge							
Retenu	82	67	88	96	—	—	100
Dans le légume	51	42	62	—	—	—	73
Dans le liquide	31	25	26	—	—	—	27
Haricot vert							
Retenu	45	71	96	92	88	94	100
Dans le légume	28	47	72	—	—	78	76
Dans le liquide	17	24	24	—	—	16	24
Petit pois							
Retenu	72	54	82	65	97	100	100
Dans le légume	45	36	58	—	—	83	72
Dans le liquide	27	18	24	—	—	17	28
Flageolet							
Retenu	76	47	87	85	—	100	100
Dans le légume	43	31	66	—	—	72	68
Dans le liquide	33	16	21	—	—	28	32
Pêche							
Retenu	70	75	—	89	85	100	100
Dans le fruit	34-47	46-55	—	—	—	—	—
Dans le liquide	23-36	22-29	—	—	—	—	—
Jus de tomate							
Retenu	67	89	98	98	67	100	100
Jus d'orange							
Retenu	97	75	—	89	85	100	100

N.B. : toutes les valeurs sont exprimées en pourcentage du taux de chaque principe nutritif dans le légume ou le fruit frais.

• LA MISE EN CONSERVE MODIFIE PEU LA VALEUR DES FRUITS ET DES LÉGUMES COMME SOURCES DE GLUCIDES OU DE PROTIDES. Certains glucides peuvent subir de légères transformations : passage de l'amidon à l'état d'empois et formation de dextrines, hydrolyse partielle du saccharose en milieu acide. Ces transformations ne présentent aucun inconvénient, puisqu'elles correspondent à un début de digestion. Quand aux protéines, peu abondantes, leur utilisation digestive et leur teneur en acides aminés essentiels ne sont pas altérées.

• LES SEULES MODIFICATIONS IMPORTANTES CONCERNENT LES VITAMINES ET LES MINÉRAUX.

En fait, la diminution de la teneur en vitamines des fruits et des légumes en conserve est du même ordre que celle des produits frais après cuisson : transport et stockage prolongé peuvent altérer notablement la concentration vitaminique des produits « frais », et ce, avant tout traitement culinaire. Par exemple dans des épinards stockés deux jours à température ambiante, on ne retrouve plus que 22 % du taux initial de vitamine C ; une fois cuits dans une grande quantité d'eau, il n'en reste plus que 6 %.

Au total, au moment de la consommation, les concentrations vitaminiques résiduelles sont du même ordre, que les légumes soient achetés « frais » et cuisinés, ou en conserve et réchauffés.

% de vitamine C résiduelle dans les haricots verts

	100 %
Après blanchiment	75 %
Stockés 24 h à 4°	90 %
Stockés 24 h à 20°	65 %
Mis en conserve	45 %
Après cuisson	37 % ± 17 % (suivant quantité d'eau)

Semi-conserves

■ ***Définition :*** « Denrée animale ou végétale, périssable, conditionnée en récipient étanche aux liquides, et ayant subi, en vue d'assurer une conservation *limitée,* un traitement autorisé ».

Elles se distinguent donc des conserves appertisées par le fait que leur conditionnement n'est pas forcément étanche aux gaz et aux microorganismes, et que leur conservation est limitée à un certain temps au cours duquel elles doivent être gardées au froid. La mention *« A entreposer au froid »* est du reste obligatoire sur tous les récipients contenant des semi-conserves.

■ *Date de fabrication*

Les semi-conserves peuvent porter la date de fabrication et doivent porter la date limite d'utilisation optimale (DLUO) selon le même principe que les conserves. A la différence de celles-ci, les lettres désignant l'année sont N pour 1995, C pour 1996 et P pour 1997. La DLUO et la DLC doivent figurer en clair sur l'emballage.

■ ***Le traitement peut être un salage*** (olives, anchois, filet de hareng, caviar, jambon cru), ou une *pasteurisation* (jambon cuit). Parfois *l'acidité* (pH ⩽ 4,5) favorise la conservation (choucroute, concombres, tomates vertes, cornichons).

SURGÉLATION ET CONGÉLATION (IIIe gamme)

Les produits surgelés font partie des aliments bénéficiant d'une définition légale ; par contre, la congélation n'est plus actuellement qu'une pratique ménagère.

Définition

Les produits surgelés sont des produits sains, sélectionnés, qui subissent des contrôles bactériologiques avant, pendant et après leur fabrication.

Ils doivent se trouver au moment de la surgélation dans un parfait état de fraîcheur.

Ils ont été stabilisés dans cet état par un abaissement de température suffisant pour permettre d'obtenir très vite « à cœur » une température ⩽ — 18°C.

Technologie

La vitesse de surgélation doit être aussi grande que possible car d'elle dépendent les qualités organoleptiques de l'aliment surgelé : en effet, lorsque la surgélation est lente, les cristaux formés sont de grande taille et font éclater les parois cellulaires. Il en résulte non pas un danger hygiénique, mais un désagréable changement de consistance et de goût.

Les aliments très maigres et très aqueux sont de ce point de vue les plus fragiles. Tel est le cas des fruits mûrs, de certains légumes (tomate) et, à moindre degré, de la viande maigre.

Un aliment est congelé quand il est soumis dès sa préparation à une conservation par le froid de sorte que sa température « à cœur » soit

$\leqslant$ — 12°C ; ainsi par différence avec la surgélation, la saisie par le froid est plus lente et la température de conservation plus élevée.

■ ***Surgélation ménagère :*** beaucoup d'appareils considérés comme aptes à surgeler ne sont en fait que des conservateurs à surgelés, car ils n'ont pas la puissance suffisante pour abaisser rapidement la température à − 18°C au cœur des aliments. Aussi est-il indispensable à l'achat d'un tel appareil de bien s'en faire préciser la fonction. Pour que les aliments atteignent plus rapidement les − 18°C à cœur, il faut les fractionner. Il faut vérifier fréquemment la température avec un thermomètre spécial et dater tous les produits.

■ ***Les surgelés du commerce*** portent inscrits la date de fabrication en clair. La période de conservation à domicile suivant le mode de stockage (réfrigérateur, bac à glace, congélateur) est indiquée sur l'emballage.

La date limite d'utilisation optimale, ou date limite de consommation, doit être indiquée en clair.

Il est préférable de les acheter au dernier moment pour écourter au maximum le temps d'interruption de la chaîne du froid.

■ ***Sur le plan nutritionnel,*** la surgélation est le procédé de conservation qui respecte le mieux les nutriments et les qualités organoleptiques des aliments.

Viandes et poissons

■ ***Les préparations industrielles à base de viande*** se présentent surtout sous forme de steak haché : si la chaîne du froid n'est pas interrompue, leur qualité bactériologique est bonne ; leur valeur nutritionnelle et gustative est très proche de celle du produit frais.

■ ***En ce qui concerne les poissons,*** on fait essentiellement appel aux espèces suivantes : cabillaud (ou morue), aiglefin, merlu, lieu noir, merlan, julienne, dorade, lotte et sole.

Les poissons surgelés peuvent être présentés sous forme de poisson entier, étêté, vidé, en tranche, filet, fish steaks (portions) panés ou non, sticks, croquettes, plats cuisinés (poisson à la basquaise, à l'américaine, bouillabaisse, etc.).

Lorsque le poisson n'a pas été correctement saigné, les masses musculaires prennent une coloration brune après un certain temps de stockage (l'hémoglobine se transforme en oxyhémoglobine puis en méthémoglobine de couleur brune).

Au cours du stockage, les produits de la pêche surgelés peuvent subir des pertes de poids par dessiccation ; cette perte d'eau est généralement plus élevée chez les poissons plats et les poissons maigres. Alors qu'une sardine fraîche contient 70 % d'eau et 30 % de matières sèches, une sardine congelée et stockée pendant 50 jours à – 14°C ne présente plus que 60,8 % d'eau et 39,2 % de matières sèches. L'évaporation comporte également la perte de substances aromatiques volatiles, ce qui provoque une diminution de la saveur du poisson. On remédie à cet inconvénient en enrobant les produits congelés d'une fine pellicule de glace (glazing).

En raison de leur contenu en graisses non saturées, les poissons sont sensibles à l'action de l'oxygène de l'air ; les graisses peuvent rancir et provoquer des taches jaunâtres et visqueuses à la surface du produit. Le glazing et un emballage correct évitent cette altération.

Les modifications des protéines sont faibles, liées à l'exsudation qui a lieu au moment de la décongélation ; l'exsudat est de 5 à 15 % du poids total suivant la qualité du poisson surgelé (les pertes les plus fortes s'observent sur du poisson surgelé alors qu'il n'était pas parfaitement frais). Il y a peu de modification de la teneur en vitamines et en sels minéraux.

Fruits et légumes

Un certain nombre d'espèces peuvent être surgelées.

■ ***Dans le cas des légumes*** (carotte, pois, haricot vert, épinard, asperge, etc.), le traitement implique en général un blanchiment, puis une congélation vers – 30°C, suivie d'un entreposage vers – 18°C. Des pertes de glucides solubles, de vitamines et de sels minéraux se produisent au cours du blanchiment ; en ce qui concerne les vitamines, ces pertes se poursuivent, lentement, au cours de l'entreposage ; s'y ajoutent enfin les pertes provoquées par la cuisson. Théoriquement les légumes surgelés cuits devraient donc présenter des teneurs en vitamines et en matières minérales inférieures à celles des légumes frais cuits ; cependant, la nécessité où se trouve l'industrie de ne traiter que des matières premières dans un grand état de fraîcheur exerce souvent un effet compensateur.

■ ***Quant aux fruits,*** ils ne sont pas blanchis mais plutôt additionnés d'une substance réductrice (sucre en nature ou en sirop). La fraise, la framboise et la myrtille surgelées restent de bonnes sources de vitamine C si elles sont décongelées correctement.

ALIMENTS DE LA IVe GAMME (Végétaux préparés)

Définition

Ces produits végétaux conditionnés en unités ménagères ou collectives, crus, frais, prêts à l'emploi à la consommation humaine, ont fait l'objet d'un épluchage, coupage ou autre préparation touchant à l'intégrité du produit.

On entend par produits végétaux, les fruits, les légumes et les herbes aromatiques à l'exception des graines germées.

Sont également concernés les produits végétaux qui nécessitent, avant consommation, un assaisonnement et/ou une cuisson.

Depuis le conditionnement des produits jusqu'à leur achat par les consommateurs, le respect de la chaîne du froid est indispensable au maintien de leur qualité hygiénique et organoleptique.

Ainsi, l'entreposage, le transport et la mise en vente des produits doivent être assurés à une température positive, inférieure ou égale à + 4 °C.

Il est recommandé de retenir une durée de conservation entre la préparation des produits et la date limite de consommation inférieure ou égale à sept jours.

L'étiquetage des denrées alimentaires préemballées doit comporter entre autres mentions :

— la dénomination de vente ;
— la liste des ingrédients, y compris la mention des additifs utilisés ;
— la quantité nette ;
— la date limite de consommation ainsi que l'indication de la température de conservation à respecter ;
— le nom ou la raison sociale et l'adresse du fabricant ou du conditionneur ;
— les conditions particulières d'utilisation, notamment les précautions d'emploi.

ALIMENTS DE LA Ve GAMME

Il s'agit principalement de plats préparés et cuisinés. La date limite de consommation y figure en clair. Il n'y a pas de décret promulgué concernant ce type de produits de plus en plus proposés à la vente.

SÉCHAGE, SALAGE ET FUMAISON

Séchage

Cette technique peut s'employer pour la viande et le poisson. La dessiccation des produits consiste en l'élimination plus ou moins poussée de l'eau contenue dans les tissus ; cette élimination peut être naturelle ou artificielle et, dans ce dernier cas, elle s'opère dans des conditions de température et d'humidité contrôlées avec soin.

Cette technique se pratique surtout pour les poissons : les espèces utilisées sont essentiellement, pour les pays froids, la morue, l'aiglefin et le lieu noir.

Le séchage ne modifie pas la valeur alimentaire ; il y a un enrichissement relatif du produit en protéines et en autres constituants comme les graisses. On constate donc un accroissement de la valeur alimentaire par unité de poids, par rapport au poisson frais. En ce qui concerne les vitamines, il semble que le séchage provoque quelques pertes en vitamines B, notamment en riboflavine, mais il y aurait par contre une augmentation de la teneur en acide pantothénique et en vitamine B_{12}, provenant peut-être de la synthèse bactérienne.

Pour les fruits et légumes, le séchage permet une conservation prolongée avec conservation et concentration des principes nutritifs (de 1 à 5 : par exemple, pour l'abricot la valeur calorique passe de 45 à 225 calories/100 g, la teneur en vitamine A de 838 µg à 2 230 µg/100 g).

Salage

Cette technique est employée pour *quelques produits de charcuterie* (jambon, petit salé), et pour de *nombreux poissons* (anchois, hareng, morue, sardine, maquereau, thon, morue, lieu, julienne). C'est une méthode très ancienne et très répandue. Elle consiste dans la déshydratation partielle au moyen de sel et en pénétration de ce sel à l'intérieur même des cellules. La dessiccation du produit salé peut être complétée par une déshydratation naturelle ou artificielle (cas de la morue salée-séchée).

Par exemple, pour la morue salée-séchée, l'action du salage-séchage a pour résultat une perte en eau voisine de 40 % et un gain en sel de l'ordre de 18 à 20 %, mais la morue n'est évidemment consommée qu'après dessalage. Une teneur en sel voisine de 40 % du taux initial semble convenir pour que le poisson cuit ait le goût recherché par les amateurs. Ceci correspond à une teneur de 4 à 5 % de sel dans la chair du poisson dessalé et environ 3 % dans le poisson cuit.

L'action du salage-séchage sur la valeur nutritive est voisine de celle du séchage simple, c'est-à-dire perte en eau et concentration corrélative des protéines ; cependant, par suite de l'effet osmotique du sel, il y a perte de constituants hydrosolubles, d'une certaine quantité de protéines et d'une part notable des matières grasses. On note des pertes dans les constituants minéraux et dans les vitamines du groupe B.

Fumage ou fumaison

Il s'agit de la conservation de *viande de charcuterie et du poisson* par exposition prolongée à la fumée de bois.

■ ***L'importance du procédé traditionnel a diminué*** du fait de l'apparition d'autres procédés de conservation (conserves, froid).

La distillation des produits ligneux donne de nombreuses substances intervenant dans la conservation ainsi que dans la modification des caractères organoleptiques de la matière première (odeur, couleur, saveur) ; les principaux sont des alcools (méthylique et éthylique), des aldéhydes (formique), des acides (acétique, valérianique), de l'acétone et des crésols, des gaïacols, des phénols et des goudrons. L'aldéhyde formique et l'acétone contribuent à l'apparition des caractères organoleptiques, les gaïacols et l'acide formique ont un pouvoir bactéricide.

Actuellement, l'avantage de cette technique est surtout gustatif.

Le danger est celui de la présence des hydrocarbures polycycliques dont le mieux connu est le 3-4 benzopyrène, substance très cancérigène (la fréquence des cancers, en particulier, ceux de l'estomac, est augmenté d'un facteur de 2 à 5 chez les consommateurs quotidiens de tels produits).

Il s'y ajoute des risques de cancérisation liés à la pyrolyse de la graisse tombant sur les foyers dans les procédés artisanaux.

■ ***Les procédés modernes*** diminuent considérablement la teneur des produits fumés en substances cancérigènes. Ils consistent en la distillation à sec du bois ; le produit distillé est purifié et débarrassé des produits indésirables et il est utilisé sous forme de liquide, non comme produit de conservation, mais comme arôme. Le condensat de fumée ainsi obtenu est vaporisé en surface des aliments, par passage en tunnel. Le cœur des aliments n'est donc pas « fumé », et leur teneur en eau n'est pas modifiée, à la différence des aliments fumés par les procédés artisanaux.

En ce qui concerne les effets du fumage sur la valeur alimentaire, il faut tenir compte de l'action du salage, puis de celle de la température et de l'introduction des produits empyreumatiques.

Pour le poisson, par exemple, la teneur en sel du produit final est très variable, pouvant aller de 20 à 25 % pour le hareng saur à 4 ou 5 % pour le saumon fumé.

Les protéines des poissons légèrement fumés sont aussi digestibles que celles du poisson cuit non fumé.

Pour ce qui est des vitamines, on ne constate pas de pertes appréciables en vitamines A et D à la suite du fumage. Il n'y a également pas de pertes en vitamines B au cours d'un fumage léger, à froid ou à chaud.

■ **Autres procédés de conservation ;**

Autres procédés de conservation ;
— soit par le sucre → confiture ;
— soit par acidification directe (saumure) (voir semi-conserves) ;
— soit par acidification indirecte (choucroute).

EFFETS DES STOCKAGES SUR LES FRUITS ET LÉGUMES

Deux cas sont à distinguer :

■ ***La plupart des espèces faciles à conserver pendant une longue durée*** (tubercules et racines, pomme, banane, etc.) ne perdent que lentement leur acide ascorbique, leur thiamine, leur carotène ; en fin de période de conservation, elles peuvent cependant en être fortement appauvries. Les agrumes font exception : du fait de leur acidité, leur valeur vitaminique se maintient sensiblement durant de nombreux mois.

■ ***Dans le cas des espèces périssables,*** les mêmes phénomènes se produisent de manière accélérée. A la température ordinaire, les légumes verts, en particulier les feuilles, mal protégées contre l'action destructrice de l'oxygène atmosphérique, perdent 10 à 50 % de leur acide ascorbique dans les 24 h qui suivent la récolte. De nombreux légumes achetés sur les marchés et gardés un certain temps à la maison avant d'être préparés ne présentent donc plus alors qu'une valeur vitaminique très inférieure à leur valeur originelle.

CONSERVATION DES ALIMENTS PAR TRAITEMENTS IONISANTS

■ *La technique*

La technique de conservation des denrées par irradiation, doit obtenir :

— l'inhibition de la croissance des micro-organismes parasites indésirables ;

— l'inactivation des enzymes qui transforment certains constituants chimiques, altérant ainsi les denrées ;

— la conservation de la fraîcheur et des qualités organoleptiques par la non altération des autres constituants.

■ *Applications*

Les applications pratiques des rayonnements sont de plusieurs ordres :

— l'inhibition de la germination des tubercules et de la montée de la végétation des bulbes alimentaires en cours de stockage ;

— la désinsectisation des denrées alimentaires et la destruction des parasites qui infestent certaines viandes ;

— la pasteurisation, méthode destinée à prolonger leur durée de conservation, sans toutefois les stériliser ;

— la stérilisation, qui conduit à leur stérilisation complète.

On a noté que, dans les cas de l'irradiation de produits tels que le lait et les œufs, on obtient une diminution du pouvoir allergique, permettant ainsi la tolérance par certains organismes délicats, propriété intéressante pouvant être utilisée en thérapeutique. La valeur nutritive des aliments irradiés n'est pas inférieure à celle des conserves obtenues par les procédés classiques.

■ *Indications obligatoires*

Les emballages doivent être pourvus d'une étiquette portant :

— la mention « bulbes irradiés en vue d'en empêcher la germination » ;
— une inscription permettant d'identifier l'établissement d'irradiation ;
— date d'irradiation.

CONSERVATION PAR LYOPHILISATION

La lyophilisation est un procédé de conservation, à la température ambiante, de denrées déshydratées à basse température.

■ *Principe*

Par ce procédé, la qualité des produits est remarquablement préservée et la réhydratation est très rapide.

Il consiste à séparer, par congélation, la plus grande partie de l'eau contenue dans une substance alimentaire puis à éliminer la glace d'eau pure, ainsi formée, par sublimation.

■ *Diététique*

On sait lyophiliser de nombreux aliments : viandes, poissons, crustacés, fruits, légumes.

IX — INTOXICATIONS ALIMENTAIRES

Les intoxications alimentaires peuvent être liées à l'ingestion d'un aliment souillé ou mal conservé, elles peuvent aussi être dues à l'ingestion d'aliments toxiques en eux-mêmes, comme le sont certains champignons.

INTOXICATIONS ALIMENTAIRES CONSÉCUTIVES À L'INGESTION D'UN ALIMENT SOUILLÉ OU MAL CONSERVÉ

La plupart des intoxications alimentaires ont lieu en été. Les aliments incriminés sont par ordre décroissant : les pâtisseries, les viandes hachées, les charcuteries.

Intoxications liées aux toxines des germes

■ *Intoxications gastroentériques*

Ces intoxications se traduisent par une gastroentérite avec fièvre et manifestations toxiques.

• LES SALMONELLOSES sont les plus fréquentes des intoxications alimentaires. Elles sont dues à des entérobactéries : salmonelles (il en existe plus de 500 espèces), arizona, shigella, etc. Ces bactéries ont des caractères communs avec les bacilles typhiques et paratyphiques.

▸ *Etiologie*

La contamination peut se faire de diverses façons :

— soit au cours de la manipulation des aliments par un porteur sain de germes ;

— soit :

. par des viandes venant d'un animal infecté ;

. par des viandes « attendries » par un attendrisseur souillé par une viande contaminée ;

. par des œufs, surtout les œufs de cane (pour cette raison, il faut toujours les consommer durs) ;

. par des mollusques, des poissons.

Lors d'une enquête épidémiologique faite dans 13 pays européens, sur 2 619 cas de salmonellose, l'OMS a constaté que 1 492 de ces cas étaient dus à la salmonella typhi murium. Les aliments vecteurs étaient surtout des puddings et des gâteaux à la crème, mais aussi du poisson, de la viande, des œufs de cane et du fromage.

▶ *Physiopathologie, symptomatologie*

Les premiers symptômes apparaissent après une incubation de 8 à 12 h. Ils sont liés à l'apparition de la toxine dans l'organisme : nausées, céphalées, fatigue, vomissements, fièvre à 39°C, douleurs abdominales accompagnées d'une diarrhée fétide avec selles jaunâtres.

Le plus souvent les symptômes régressent en 2 à 4 jours et la guérison survient après 8 jours. La convalescence est longue. Chez l'enfant, des complications peuvent survenir : septicémie, arthrite, méningite.

▶ *Conduite à tenir :*

— *Préventivement :* il faut faire cuire au moins 10 min. à 80°C, ou 1 h à 60°C tous les aliments susceptibles d'être contaminés.

— *En cas d'intoxication :*

. si l'apparition des symptômes est très précoce, il faut favoriser les vomissements ;

. plus tardivement, le traitement sera symptomatique. En cas de forme grave, on peut avoir recours au chloramphénicol, en commençant par des doses faibles, pour éviter la mise en circulation brutale d'une grande quantité de toxine, par lyse bactérienne massive.

La réalimentation doit être progressive : au début diète hydrique, puis régime liquide, ensuite régime pâteux sans résidu strict, puis large.

• LES INTOXICATIONS À STAPHYLOCOQUES sont les plus fréquentes des intoxications après les salmonelloses. Il s'agit souvent d'une intoxication collective : banquet, repas de noce, etc.

▶ *Étiologie*

La contamination est le plus souvent liée à des manipulations par des sujets porteurs de staphylocoques dans leurs fosses nasales, ou atteints d'une infection à staphylocoques : furoncles, panaris, etc.

Le lait provenant de vaches atteintes de mammites staphylococciques peut aussi être cause d'intoxication.

▶ *Physiopathologie, symptomatologie*

C'est la staphylotoxine sécrétée par certaines souches de staphylocoques qui est en cause. Cette entérotoxine résiste à une température de 100°C pendant 30 mn, alors que le staphylocoque est détruit par simple chauffage à 70°C. Dans l'organisme, la toxine agit localement sur les terminaisons nerveuses gastro-intestinales, provoquant des troubles digestifs.

L'apparition des symptômes est très brutale et survient peu de temps après l'ingestion de l'aliment souillé (de 1/2 h à 5 h après).

— le premier et parfois l'unique symptôme est le vomissement, abondant, violent ;

— parfois, un état de prostation peut apparaître ;

— une diarrhée peut succéder aux vomissements.

La régression des signes est rapide. Le pronostic est bon.

▶ *Conduite à tenir et diétothérapie*

— Préventivement :

. faire bouillir longuement le lait ;

. ne pas laisser de sujets à l'évidence atteints de staphylococcie manipuler les aliments.

— *En cas d'intoxication,* la résolution des troubles est en règle générale spontanée et le traitement symptomatique n'est que rarement nécessaire.

— *En cas de diarrhée aiguë,* il convient de réhydrater le malade et de l'alimenter suivant les mêmes modalités que celles décrites dans « la diétothérapie des diarrhées ».

— *En cas de nausées et de vomissements,* l'ingestion d'eau gazeuse riche en bicarbonate aura une action antiémétique et alcalinisante.

■ **Botulisme**

C'est la plus grave des intoxications, mais aussi la plus rare.

▶ *Etiologie*

Le botulisme est provoqué par le clostridum botulinum, germe tellurique anaérobie, vivant à l'état de spores dans le sol ou les eaux stagnantes.

Le clostridium botulinum était autrefois fréquemment présent dans les charcuteries artisanales et autres conserves ménagères. Actuellement, les procédés de stérilisation industrielle soumettent les conserves à une température ⩾ 120°C pendant 30 mn, condition nécessaire pour la destruction des spores du clostridium botulinum, très résistantes à la chaleur. En conserverie ménagère ces températures sont très difficiles à atteindre, aussi les conserves de légumes artisanales sont-elles la première cause d'intoxication botulinique.

▶ *Physiopathologie, symptomatologie*

Il existe 6 types de clostridium botulinum de type antigénique différent : les types A, B et E sont les plus dangereux.

La toxine des clostridium, très virulente, est détruite par un chauffage à 80°C pendant 30 mn ou à 100°C pendant 10 mn.

C'est souvent après l'ingestion d'une conserve ménagère consommée froide ou insuffisamment réchauffée qu'ont lieu les intoxications : 12 à 36 h après l'ingestion du produit contaminé apparaissent vertiges, constipation, asthénie et, dans 1/3 des cas, nausées et vomissements. Puis surviennent :

— des troubles oculaires : diplopie, paralysie oculaire, ptosis, mydriase ;

— des troubles sécrétoires : sécheresse de la bouche, absence de sécrétion sudorale ;

— enfin des troubles moteurs s'installant progressivement : paralysie de la langue, dysphagie, parésie musculaire, bientôt suivis d'une atteinte des muscles respiratoires.

Le mécanisme physiopathologique commun est le blocage du système transmetteur cholinergique par l'exotoxine.

▸ *Conduite à tenir*

— *Préventivement :* veiller à ce que la stérilisation des conserves soit parfaite : rejeter toute boîte dont le couvercle bombe, ou de laquelle se dégage une odeur de beurre rance. Réchauffer suffisamment les conserves familiales avant de les consommer.

— *En cas d'intoxication :* faire hospitaliser dans un centre spécialisé et faire un prélèvement de l'aliment suspect pour identifier la souche de clostridium, identification qui pourra être utile pour le choix d'un antisérum spécifique (la sérothérapie est controversée).

— *La diététhérapie* n'a ici qu'un rôle accessoire, elle sera adaptée aux troubles digestifs associés (constipation, nausées, vomissements).

■ *Autres intoxications*

De très nombreuses variétés de bactéries peuvent être en cause.

Les plus courantes sont :

— *le clostridium perfringens* (ou *welchii*), qui est un germe anaréobie se reproduisant préférentiellement dans les viandes et les abats cuits et réchauffés (langue) ;

— *le bacillus proteus,* qui peut contaminer les œufs, les viandes et les aliments riches en amidon, telles les pommes de terre ;

— *l'entérocoque :* les intoxications où il est en cause sont toujours dues à des aliments préparés sans les précautions d'hygiène élémentaires (lavage des mains en particulier) ;

— *le bacillus cereus ;* il se développe surtout dans le riz cuit et réchauffé.

Les parasitoses

La cysticercose ou ver solitaire : c'est la plus répandue des parasitoses transmises à l'homme par la viande. Deux espèces de taenia peuvent être en cause :

— *Le Taenia Solium,* parasite de la viande de porc ; il s'enkyste surtout au niveau de la langue et des masséters de l'animal ; dans cette viande, consommée crue ou insuffisamment cuite, les cysticerques donneront naissance à un taenia qui se développera dans le tube digestif de l'homme.

— *Le Taenia Saginata,* parasite de la viande de bœuf ; il peut s'enkyster dans n'importe quelle partie du bœuf ; les cysticerques, de petites tailles, sont difficiles à détecter par les services vétérinaires, aussi cette cysticercose est-elle plus fréquente que la précédente. La symptomatologie est souvent assez fruste ; le diagnostic sera posé sur l'hémogramme (éosinophilie), et l'examen parasitologique des selles.

Toute viande bleue ou saignante peut transmettre le taenia ; seule la cuisson à plus de 70° assure sa destruction ;

Le froid peut également le détruire : une viande conservée à – 2° pendant 25 jours, ou congelée à – 10° pendant 8 jours, ne contient plus de cysticerques.

Le salage et le fumage les tuent en 3 semaines.

■ ***La trichinose.*** Elle est due à un ver rond, *Trichinella SPiralis.* Classiquement transmise par le porc, elle peut l'être aussi par la viande de cheval : plus d'un millier de cas ont été diagnostiqués en France en 1985. Cliniquement, la trichinose se traduit par de la fièvre, des myalgies, une asthénie. Le parasite s'enkyste dans les muscles du diaphragme, de la langue, de la gorge, dans les muscles intercostaux et abdominaux ; il ne peut être mis en évidence que par biopsie musculaire.

Trichinella Spiralis peut être détruit par une cuisson prolongée, ou une surgélation à – 20°.

Sa détection par les services vétérinaires est obligatoire pour les viandes de porc et de cheval.

■ ***La distomatose hépatique ou Douve du foie,*** est due à *Fasciola Hépatica.* En principe, seul le cresson sauvage peut être contaminé, par l'intermédiaire des déjections animales ; en fait, le cresson de culture peut l'être également : il peut être engraissé par du fumier de porcs ou de lapins...

Cliniquement, la distomatose se traduit par une fièvre prolongée, des douleurs de l'hypochondre droit, une hépatomégalie ; biologiquement, par une hyperleucocytose et une hyperéosinophilie.

La consommation de cresson cru, même de culture, est à éviter ; mieux vaut en réserver l'usage à des préparations culinaires, la douve étant détruite à la cuisson.

La toxoplasmose est due à un protozoaire, *Toxoplasma Gondii,* séjournant dans le tube digestif des animaux familiers (chat en particulier) ayant ingéré des viandes crues contaminées.

Dans certaines formes généralisées, la toxoplasmose peut se traduire par une fièvre élevée avec arthralgies, des éruptions cutanées et des localisations viscérales. Elle peut se limiter à un fébricule traînant plusieurs semaines, et même, très souvent, passer totalement inaperçue.

Chez la femme enceinte, elle est redoutable, du fait des graves malformations fœtales qu'elle peut entraîner. Une femme enceinte non immunisée doit être suivie régulièrement sur le plan clinique et biologique (sérodiagnostic). Elle doit s'abstenir de viande crue, ou simplement saignante, laver abondemment fruits et légumes, et éviter le contact des chats et des chiens.

■ ***La listeriose,*** est transmise par Listéria Monocytogène, bacille Gram-. C'est une maladie commune à l'homme et à diverses espèces animales (rongeurs, mammifères, oiseaux). Jusqu'en 1980, ce germe était considéré comme peu pathogène, les seuls cas décrits concernant des nouveau-nés.

Depuis cette date, plusieurs cas de contamination alimentaire ont été répertoriés ; en particulier, en 1987, une trentaine de personnes sont décédées, suite à l'ingestion d'un fromage de vacherin contaminé ! La maladie se traduit par des méningo-encéphalites, des septicémies ; chez la femme enceinte, où elle peut s'exprimer par un état pseudo-grippal, les conséquences sur le fœtus sont redoutables (fréquents avortements). Ce germe ubiquitaire peut se trouver dans la viande, le lait, les végétaux, les poissons ; il peut résister à la pasteurisation et survit très bien à 4° ; il est beaucoup plus souvent retrouvé dans les produits ayant dépassé la date limite de consommation qu'il faut impérativement rejeter ; c'est essentiellement dans la croûte des fromages que *Listéria* a été retrouvée, il est donc conseillé de l'ôter systématiquement.

■ ***La brucellose*** ou fièvre de malte, due à des bacilles du genre *Brucella (melitensis, abortus, bovis, suis)* est actuellement en recrudescence ; elle sévit surtout dans le bassin méditerranéen. La Brucellose est le plus souvent transmise par le lait cru, les fromages frais de chèvre et de brebis *(brucella Melitensis)*. La contamination par le lait de vache est beaucoup plus rare (*(Brucella Abortus)*.

Après une incubation de 8 à 15 jours, elle se traduit cliniquement par une fièvre ondulante, des sueurs profuses, des myalgies ; de nombreuses localisations viscérales sont possibles. Le diagnostic positif repose sur le trépied biologique : hémoculture, sérologie et test brucellique cutané.

Le bacille peut survivre aux technologies de transformation fromagère ; il survit plus longtemps quand les produits sont stockés à basse température :

— *Br. Melitensis et Br. Abortus* survivent au-delà de la période d'affinage dans plusieurs variétés de fromage :

- plus de 20 jours dans le camembert,
- plus de 6 mois dans le Cheddar à 4°,
- plus de 16 jours dans le Feta,
- plus de 90 jours dans le Pecorino.

— *Brucella Melitensis* peut survivre plusieurs semaines dans les laits fermentés (yaourts).

Préventivement, il est conseillé de ne consommer que des laits et laitages traités par pasteurisation, cette technique garantissant la destruction des *Brucellae.*

Intoxications par les produits de dégradation des acides aminés

Certaines bactéries attaquent les protéines en libérant leurs acides aminés et en les transformant en amines toxiques par décarboxylation :

$$\longrightarrow R\text{-}CH_2\text{-}\underset{\underset{NH_2}{|}}{CH}\text{-}COOH \rightleftarrows R\text{-}CH_2\text{-}CH_2\text{-}NH_2+CO_2$$

■ ***Le glycocolle donne la méthylamine,*** qui possède des propriétés hypotensives et mydriatiques, et est responsable de l'odeur désagréable du poisson altéré.

■ ***La tyrosine se transforme en tyramine,*** substance mydriatique et hypertensive qui se forme dans certains fromages fermentés (tels camembert ou cheddar). Au cours d'un traitement par les IMAO, l'ingestion d'aliment contenant de la tyramine peut provoquer des accidents graves, voire mortels, par accumulation des amines toxiques (voir *Allergies alimentaires).*

■ ***L'histidine se transforme en histamine***

► *L'intoxication par l'histamine* est la mieux connue des intoxications par les produits de dégradation des acides aminés. Le thon frais est souvent la cause de ces intoxications, il contient 2 types de bactéries capables de transformer l'histidine en histamine. La crevette, la langouste et les coquillages peuvent aussi être la cause d'une intoxication histaminique.

L'histamine est résistante à la chaleur, et reste donc intacte après cuisson ou mise en conserve et stérilisation de l'aliment contaminé.

► *Le tableau clinique* rappelle le plus souvent celui provoqué par des substances para-sympathicomimétiques, telle l'ésérine ou la pilocarpine (myosis, salivation, hypotension, transpiration).

Les symptômes apparaissent très tôt après l'ingestion de l'aliment, dans la 1/2 h qui suit : brusquement le sujet ressent une impression de malaise, des étourdissements et il se plaint de céphalées vives. En même temps apparaît une vaso-dilatation importante de la face et du cou, souvent associée à une éruption généralisée.

Parfois la symptomatologie se réduit à une urticaire ou à un œdème de Quincke.

L'examen clinique révèle une hypotension.

L'injection intramusculaire d'un antihistaminique accélère une évolution spontanément favorable en quelques heures.

En plus de cette symptomatologie, et d'apparition plus tardive, existe parfois un syndrome digestif qui persiste plusieurs jours après le début des troubles.

La diétothérapie sera adaptée à ces troubles (diarrhée, vomissements, constipation).

► *La susceptibilité à l'histamine* est très différente d'un sujet à l'autre ce qui explique que la consommation d'un aliment contaminé ne provoquera des troubles que chez certains de ses consommateurs.

► *Les taux d'histamine contenus dans les aliments* peuvent atteindre jusqu'à 100 mg/100 g d'aliment. Seuls des taux très élevés provoquent des intoxications alimentaires collectives.

INTOXICATION SECONDAIRE A L'INGESTION DE CHAMPIGNONS

Ces accidents sont liés à l'existence de substances toxiques présentes dans certaines espèces.

Dans certaines conditions, même des espèces réputées comestibles peuvent devenir dangereuses : consommation des champignons crus, ingestion d'alcool concomitante, susceptibilité particulière.

En France, les cas les plus graves d'intoxication se voient après l'ingestion d'amanites phalloïdes et d'espèces voisines.

On distingue 2 types de syndrome en fonction de leur gravité et du délai écoulé entre l'ingestion de champignon et l'apparition des symptômes.

■ *Syndromes d'apparition retardée, graves*

• SYNDROME PHALLOÏDIEN (amanites phalloïdes, amanites printanières, amanites vireuses).

► *Clinique*

Les premiers symptômes apparaissent au bout de 6 à 30 heures après l'ingestion ; à un malaise général font suite rapidement des troubles digestifs dramatiques avec diarrhées profuses, vomissements, douleurs abdominales :

— Il s'installe alors un grand syndrome de déshydratation avec hypotension artérielle et retentissement rénal (oligurie).

— Au 3e jour, une insuffisance hépatique grave se dévoile tant cliniquement, avec apparition d'un subictère, que biologiquement avec des transaminases très élevées, et des troubles de la crase sanguine considérables.

— Dans les intoxications importantes, l'évolution est souvent fatale dans un tableau d'encéphalopathie hépatique avec troubles hémorragiques sévères.

▶ *Traitement*

Le lavage d'estomac n'a d'intérêt que chez le malade vu tôt, ce qui est exceptionnel.

— Le sérum antiphalloïdien est peu efficace voire dangereux par la sécurité trompeuse qu'il amène.

— Le traitement consiste d'abord en une réhydratation hydro-électrolytique. Commencer par perfuser du sérum bicarbonaté à 14 g/‰ avec 1,50 g de CIK dans chaque flacon de 500 ml. Surveiller le milieu intérieur par des bilans électrolytiques biquotidiens au début.

— La vitamine C à forte dose (1 g intraveineuse) est d'une utilité certaine.

— La pénicilline à fortes doses : 1 million d'unités/kg/j. agirait sur la fixation cellulaire de la toxine.

— L'atteinte hépatique doit être suivie sur le taux des transaminases SGPT et le dosage des facteurs de la coagulation. Pratiquer des E.E.G. pour suivre les signes d'atteinte cérébrale.

— Le traitement de l'insuffisance hépatocellulaire ne peut être envisagé que dans des centres de haute spécialisation où ces malades devront être adressés.

• D'AUTRES CHAMPIGNONS sont susceptibles de donner des syndromes retardés (*Gyromitra esculenta, Sarcosphora coronaria)* :

— troubles digestifs, atteinte nerveuse et hémolyse sanguine (ictère et retentissement rénal éventuels),

le *traitement* est symptomatique avec exsanguino-transfusion si nécessaire.

• CORTINARIUS ORELLANUS : après 4 à 5 jours d'incubation apparaissent des troubles digestifs graves avec atteinte rénale (albuminurie, œdèmes, élévation de l'urée sanguine). Parfois il existe, en plus, des signes méningés ainsi que des éruptions diverses. L'évolution peut être fatale par insuffisance rénale chronique.

Le *traitement* est ici encore purement symptomatique.

■ ***Syndromes d'apparition précoce***

Ils sont généralement moins graves que les précédents.

• SYNDROME LIVIDIEN : *entoloma lividium* (Entolome livide), *Tricholoma pardinium,* russules lactaires, bolet Satan.

▶ *Clinique :* l'essentiel de cette intoxication est surtout fait de troubles digestifs parfois graves (vomissements, diarrhées).

▶ *Traitement :* la correction de la déshydratation par des perfusions abondantes permet de tout ramener dans l'ordre. On se méfiera cependant d'une atteinte hépatique possible (dosage des transaminases et des facteurs de la coagulation).

• SYNDROME MUSCARINIEN OU SUDORIEN : *Clitocybes dealbata, Inocybes.*

▶ *Clinique :* après ingestion apparaissent rapidement des bouffées de chaleur avec sueurs, myosis, larmoiements, écoulement nasal et hypersécrétion bronchique. Parfois il existe des troubles nerveux à type de paresthésies, de vertiges, un hoquet.

▶ *Le traitement consiste* à prescrire de l'atropine par voie intraveineuse (1 mg renouvelable).

• SYNDROME PANTHÉRINIEN : *Amanita muscuria* (amanite tue-mouches ou fausse oronge), *Amanita pantherina* (amanite panthère).

▶ *Clinique :*

— *Peu de temps après l'ingestion, des troubles digestifs avec brûlures gastriques apparaissent* suivis de paresthésies, puis survient un état d'excitation, de confusion mentale, de délire pouvant parfois aller jusqu'au coma convulsif (amanite panthère).

— *A cet état d'agitation fait suite une somnolence* de quelques heures dont le malade sortira en général guéri, mais avec une amnésie totale portant sur la période de l'intoxication.

• SYNDROME COPRINIEN : *Coprinus atramestorius* (ou coprin noir).

Ces champignons se comportent comme des médications antabuses. Ils sont capables de provoquer des troubles (nausées, hypotension), si leur ingestion est suivie, même à quelques jours de distance, d'absorption d'alcool.

CHAMPIGNONS	SYNDROME	INCUBATION	CONFUSIONS POSSIBLES ET REMARQUES
1. Champignons mortels			
Amanite phalloïde (Amanita phalloïdes)	Phalloïdien	Longue, 12 h en moyenne	Tricholome prétentieux. tricholome équestre, russules vertes, psalliotes (ou roses) pour les formes blanches (se méfier de tout champignon à *volve* et anneau et à spores blanches).

CHAMPIGNONS	SYNDROME	INCUBATION	CONFUSIONS POSSIBLES ET REMARQUES
1. Champignons mortels			
Amanites vireuse et printanière (Amanita virosa, Amanita verna)	Phalloïdien	Longue, 12 h en moyenne	Psalliotes (ou rosés), lépiote pudique
Petites lépiotes (Lepiota brunaco incarnata, Lepiota helveola)			Grande lépiote (ou coulemelle), lépiote déguenillée (Écarter toute lépiote dont la cuticule a des teintes rosée orangée ou fauve rutilant).
Cortinaire des montagnes (Cortinarius orellanus)	Orellanien	Très longue	(Se méfier de tous les cortinaires aux couleurs fauve, rouille, cannelle ou rouge).
2. Champignons dangereux			
Amanite panthère (Amanita pantherina)	Atropinien ou panthérinien	Courte	Amanite vineuse (ou golmotte)
Amanite tue-mouches (Amanita muscaria)			Amanite des césars (ou oronge)
Petits clitocybes blancs (Clitocybe cerussate, clitocybe pithyophile, clitocybe dealbata)	Muscanien ou sudorien	Courte	Clitopile petite prune (ou meunier) mousseron des prés
Inocybes (Inocybe patonillardi. Inocybes divers)			Mousseron des prés, tricholome de la Saint-Georges
Entolome livide (Entolama lividum)	Digestif mais parfois aggravé par cytolyse (syndrome lividien)	Variable	Clitopile petite prune (ou meunier), clitocybe nébuleux
Tricholome tigré (Tricholoma trigrinum)	Digestif	Courte	Tricholome terreux
Clitocybe de l'olivier (Omphalotus olearius)	Muscarinien et digestif	Courte	Chanterelle vraie, fausse chanterelle (Le clitocybe de l'olivier pousse sur d'autres feuillus : chêne, châtaigner, marronnier, etc.).
Clavaire jolie (Clavaria formosa)	Digestif	Courte	Clavaire dorée, clavaire en chou-fleur
Psalliote jaunissante (Psalliota xanthoderma)	Digestif	Courte	(ou rosés) (Susceptibilité variable).
Amanite jonquille (Amanita gemmata)	Digestif	Courte	Toxicité variable, peut-être liée au terrain ou à la variété.

CHAMPIGNONS	SYNDROME	INCUBATION	CONFUSIONS POSSIBLES ET REMARQUES
3. Champignons à toxicité faible			
Entolomes divers (Rhodophyllus divers)	Digestif (syndrome lividien		(Se méfier de tous les entolomes en automne).
Lactaire à toison (Lactarius torminosus)			Lactaire délicieux
Hebelomes (Hebeloma divers)			
4. Champignons dangereux dans certaines conditions			
Gyromitres (Gyromitra esculenta, Sarcosphora Coronaria) Helvelles (Helvella divers)	Paraphalloïdien	Longue	Morilles (La toxicité est attribuée à des substances qui peuvent s'éliminer par dessiccation suffisamment poussée, ou avec les eaux de lavage et de cuisson, et surviendrait avec des champignons frais consommés avec leur eau de cuisson. La méfiance est à conseiller).
Paxille enroulé (Paxillus invocutus)	Digestif avec aggravation fatale possible	Courte	(Champignon peu estimable en lui-même, toxique quand il est consommé cru ou mal cuit).
Amanites vaginées (Amanitopsis vaginata) Amanite vineuse (Amanita rubescens)	Hémolytique	Courte	(Il s'agit de bons comestibles, mais contenant des hémolysines que la cuisson doit détruire. Les accidents sont dus à l'ingestion de champignons crus). (Toxique à l'état cru.
Bolet Satan (Boletus satanas)	Digestif (syndrome lividien)	Courte	Rejeté comme la plupart des bolets à pores rouges, souvent amers. Exception importante : le bolet à pied rouge, excellent comestible sauf s'il est cru).
Coprin noir d'encre (Coprinus atramentarius)	Effet antabuse (syndrome coprinien)	Fonction de la boisson	(Toxicité révélée par l'ingestion d'alcool, qui est à éviter pendant les 48 h suivant le repas).

X. — ALIMENTS DIÉTÉTIQUES ET TECHNOLOGIES PARTICULIÈRES

Ce chapitre comporte la législation sur les produits destinés aux nouveau-nés, la législation des produits diététiques, et des additifs alimentaires, la liste des produits diététiques, et de brèves monographies sur les édulcorants, les polluants et les emballages.

Sont considérées comme denrées alimentaires destinées à une alimentation particulière les denrées alimentaires qui, du fait de leur composition particulière ou du procédé particulier de leur fabrication, se distinguent nettement des denrées alimentaires de consommation courante, conviennent à l'objectif nutritionnel indiqué et sont commercialisées de manière à indiquer qu'elles répondent à cet objectif.

Une alimentation particulière doit répondre aux besoins nutritionnels particuliers :

— soit de certaines catégories de personnes dont le processus d'assimilation ou le métabolisme est perturbé ;

— soit de certaines catégories de personnes qui se trouvent dans des conditions physiologiques particulières et qui, de ce fait, peuvent tirer des bénéfices particuliers d'une ingestion contrôlée de certaines substances dans les aliments ;

— soit des nourrissons ou enfants en bas âge, en bonne santé.

Les produits mentionnés à l'article 1er peuvent être mis en vente avec les qualificatifs « diététiques » ou « de régime » à l'exception des aliments pour nourrissons ou enfants en bas âge en bonne santé.

Sont interdits dans le commerce des aliments de consommation courante :

— l'utilisation des qualificatifs diététiques ou de régime, seuls ou en combinaison avec d'autres termes, pour désigner ces denrées alimentaires ;

— toute autre indication ou toute présentation susceptible de faire croire qu'il s'agit d'un produit soumis aux dispositions du présent décret.

DÉCRET N° 91-827 DU 29 AOÛT 1991

ALIMENTS DIÉTÉTIQUES POUR NOURRISSONS

Aliments lactés diététiques

Ils sont définis légalement : selon la Directive de la Commission Européenne du 14 mai 1991, puis de l'Arrêté pris en France le 11 janvier 1994, les *Préparations pour nourrissons* sont destinées à l'alimentation particulière des nourrissons de moins de quatre mois, et les *Préparations de suite* réservées aux denrées alimentaires constituant le principal élément liquide d'une alimentation progressivement diversifiée.

■ *Préparations pour nourrissons de moins de 4 mois*

La préparation diffère selon que le lait est maternisé ou non maternisé (en voie d'abandon) :

• PROTEÏNES : le rapport caséine/lactalbumine, très élevé (80/20) a été, par un ajout de lactalbumine, abaissé à 40/60 ou 50/50 selon les marques de laits. La quantité totale des protéines du lait de vache a été diminuée. Elle est fixée par la législation :

— au-dessous ou égal à 1,8 g/100 ml pour les aliments lactés diététiques pour nourrissons *maternisés ;*

— de 1,2 à 2,4 g/100 ml pour les aliments lactés diététiques pour nourrissons *non maternisés.*

• LIPIDES : les graisses de lait de vache, riches en graisses saturées ont été partiellement remplacées par des huiles de maïs ou de tournesol afin d'obtenir un rapport acides gras saturés sur acides gras insaturés vers 55/45 ou 50/50, alors que celui du lait de vache est de 40/60. Ainsi le lait de vache est enrichi en acide linoléïque, acide gras essentiel (200 à 400 mg/100 ml). 5 % de la fraction lipidique de certains laits est assuré par des TCM à absorption beaucoup plus rapide. Ces laits s'adressent particulièrement aux prématurés et aux nouveau-nés.

• GLUCIDES : le lactose représente au moins 70 % des glucides totaux et 100 % si l'aliment diététique a l'appellation « maternisé ».

• ENERGIE : aux environs de 300 kj (70 kcal.) pour 100 ml.

• MINÉRAUX : la législation précise :

— le taux de *Na :* qui doit être entre 0,65 et 1,7 mEq (15 et 40 mg) et entre 0,65 et 1,1 mEq/100 ml (15 et 27 mg) si l'aliment a la dénomination « maternisé » ;

— *Ca, K, Mg, Mn, P, Cu, Zn* doivent être présents au moins autant que dans le lait de femme ;

— le taux de *Fe :* si le produit s'intitule supplémenté en fer, sa teneur doit être comprise entre 0,5 et 1 mg/100 ml. Cette supplémentation ne s'impose pas avant 2 ou 3 mois.

• VITAMINES : la vitamine E doit être égale ou supérieure à 0,7 mg/100 ml. La teneur en autres vitamines doit correspondre au minimum à celle du lait de femme, sauf pour la vitamine D qui, en France, n'est pas ajoutée aux aliments.

• LES FACTEURS IMMUNOLOGIQUES ne sont pas présents.

Composition des laits infantiles

Directives européennes promulguées par arrêté du 11 janvier 1994

	Préparations pour nourrisson	**Préparations de suite**
Energie Kcal/100 ml	60-75	60-80
Protéines g/100 Kcal — Si Cas./PS > 1 — Si Cas./PS ≤ 1 — Si LV + soja ou soja seul	 2,25-3 1,8-3 2,25-3 et LCanitine ≥ 7,5 µmol/100 Kcal	 2,25-4,5 quelle que soit la nature de la protéine —
Lipides g/100 Kcal — Ac. laurique — Ac. myristique Acide linoléique Mat. grasses végétales	3,3-6,5 ≤ 15 % lipides totaux ≤15 % lipides totaux 0,3 à 1,2 0-100 %	3,3-6,5 ≤ 15 % lipides totaux ≤ 15 % lipides totaux ≥ 0,3 0-100 %
Glucides g/100 % — Lactose — Saccharose Amidon précuit ou gélatinisé Saccharose, fructose miel	1-14 ≥ 3,5 ≤ 20 % glucides totaux ≤ 2 g/100 ml et ≤ 30 % glucides totaux	1-14 ≤ 20 % glucides totaux isolément ou ensemble
Fer mg/100 Kcal	0,5-1,5 (si LV seul) 1-2 (si LV + soja ou soja seul)	1-2 quelle que soit la nature de la protéine
Ca/= P	1,2-2	≤ 2
Vitamine D U.I./100 Kcal	40-100	40-120

■ *Préparations pour nourrissons au-delà de 4 mois*

Elles sont appelées « laits de suite » ou laits de « 2e âge ». Elles sont enrichies en fer et en acides gras essentiels, et ont seulement 50 % de leurs glucides sous forme de lactose.

■ *Autres laits et succédanés :*

• LE BABEURRE (ou petit lait) est le résidu de la fabrication du beurre : c'est un produit privé de matières grasses, fermenté et riche en acide lactique.

Ses indications sont les troubles dyspeptiques aigus, la réalimentation des diarrhées aiguës, et pendant moins de 15 jours.

Il se présente sous deux formes : le babeurre (ou petit lait), liquide (babeurre léger : 1er mois, soupe babeurre : 2e mois, babeurre gras), et le babeurre en poudre.

• LAIT ALBUMINEUX : ses indications sont voisines de celles du babeurre.

Le lait totalement écrémé a son emploi limité à quelques jours dans certains cas : eczémas, maladie de Leiner-Moussus, intolérance aux graisses.

• LE LAIT SANS SODIUM est indiqué dans les régimes sans sel chez l'enfant, les cardiopaties décompensées, les néphropaties, le traitement corticoïde, etc.

• ENFIN LES SUCCÉDANÉS DU LAIT (les farines de soja ou de tournesol) remplacent le lait dans les dyspepsies et les intolérances au lait.

Farines et législation

Elles peuvent être introduites à partir du 3e mois, en supplément du lait. Certains sont partisans de l'alimentation exclusive au lait jusqu'à 6 mois.

Composition pour 100 g de produit sec

COMPOSANTS	UNITÉS	FARINES SIMPLES OU COMPOSÉES	FARINES ENRICHIES EN			
			PROT.	LÉGUMES	FRUITS	PROT. + LÉG.
Saccharose et autres sucres	g	30 (inst.)	40 (à cuire)			
Protéines totales	g	—	⩾ 15	—	—	> 15
Protéines de lait	g	—	⩾ 13	—	—	> 113
Na	mg	< 35	< 300	< 500	< 20	< 750
Ca	mg	< 100	400-600	< 250	< 250	< 750
Vitamine B_1	mg	⩾ 0,2	> 0,2	⩾ 0,2	⩾ 0,2	⩾ 0,2

L'étiquetage des farines doit comporter les indications suivantes :

— Mention « Adapté à l'enfant » ou « Adapté à l'enfance ».

— Nature et principales caractéristiques du produit.

— Mention précisant le mode de préparation, comportant la formule « à préparer sans lait » ou « à ne préparer qu'avec de l'eau », dans le cas des produits à forte teneur en protides.

— Mention « Ce produit est déjà sucré ; ne pas ajouter de sucre » dans le cas des aliments sucrés.

— Mention « Ne pas ajouter de sel » dans le cas des produits enrichis par des légumes.

— Mention « Sans gluten » quand le produit ne renferme pas de protéines provenant du froment, du seigle, de l'orge et de l'avoine (arrêté du 11 janvier 1994).

Aliments infantiles en pots et législation

■ *Aliments infantiles en pots*

En fonction de l'âge auxquels ils s'adressent, des textures différentes sont proposées : mixées, ou avec morceaux. Il en existe de nombreuses variétés :

— potages, légumes viandes, légumes poisson, fruits, desserts lactés ;
— jus de fruits ;
— formules sans sucre ajouté.

■ *La composition de ces aliments infantiles est, elle aussi, déterminée légalement*

Aliments en pots
(Composition pour 100 g)

CATÉGORIES	PROT. (g)	NA (mg)	SACCHAROSE (g)
A base de fruits, compote, dessert, goûter	—	⩽ 10	⩽ 15
Légumes - potages	—	⩽ 150	—
Légumes - viandes	⩾ 2,2	⩽ 200	—
Viandes	⩾ 5	⩽ 200	—
Poissons	⩾ 4,5	⩽ 200	—
Abats	⩾ 3,5	⩽ 200	—

ALIMENTS DIÉTÉTIQUES POUR ADULTES

Législation des produits de régime

■ ***Les produits destinés aux régimes hyposodés*** doivent être préparés sans aucune addition de sels de sodium et avoir une teneur en sodium inférieure de 50 % à celle des aliments courants de même nature.

■ ***Les produits se substituant au sel de cuisine*** ne doivent pas présenter une teneur en sodium supérieure à 10 milligrammes pour 100 grammes. L'étiquetage des produits doit comporter la teneur maximale en sodium exprimée en mg/100 g.

■ ***Les produits destinés aux régimes qui nécessitent un apport protéique particulier*** doivent avoir une composition permettant de les classer dans une ou plusieurs catégories :

• ALIMENTS ENRICHIS EN PROTÉINES : ils doivent renfermer une quantité de protéines au moins égale au double de celle que contiennent les aliments courants correspondants.

• ALIMENTS APPAUVRIS EN PROTÉINES : ils doivent renfermer une quantité de protéines n'excédant pas le dixième de celle que contiennent les aliments courants correspondants.

• ALIMENTS PRIVÉS EN TOTALITÉ OU EN PARTIE DE CERTAINS CONSTITUANTS PROTÉIQUES élaborés à l'aide de matières premières exemptes de ces constituants ou ayant subi une préparation spéciale les privant en totalité ou partie de ces constituants.

L'étiquetage des produits doit préciser : « enrichi en protéines », ou « hyperprotéique », « à teneur en protéines réduite », ou enfin « à teneur en ... réduite ».

■ ***Les produits de régime destinés aux régimes hypoglucidiques*** doivent renfermer une quantité totale de glucides assimilables ne dépassant pas en poids 50 % de celle que contiennent les aliments courants correspondants, ce pourcentage étant porté à 70 % pour les produits amylacés et pour ceux dont les glucides assimilables sont constitués au moins pour 30 % par du fructose ou du sorbitol.

Leur dénomination doit comporter l'expression « appauvri en glucides » ou « à teneur en glucides réduite ».

■ ***Les produits de régime qui nécessitent un apport lipidique particulier*** doivent avoir une composition permettant de les classer dans une ou plusieurs catégories.

• ALIMENTS A APPORT LIPIDIQUE SPÉCIALEMENT RÉDUIT : ils renferment une quantité de lipides au plus égale à la moitié de celle que contiennent les aliments courants correspondants.

• ALIMENTS A TENEUR GARANTIE EN TRIGLYCÉRIDES A CHAÎNE MOYENNE : ils renferment une quantité de TCM au moins égale à 90 % de la teneur totale en lipide.

• ALIMENTS A TENEUR GARANTIE EN ACIDES GRAS ESSENTIELS : ce sont les corps gras alimentaires, ayant un point de fusion au moins égal à 20°C, qui renferment une quantité d'acides gras essentiels supérieure ou égale à la moitié de la teneur totale en acides gras.

• Ces aliments doivent présenter une TENEUR EN VITAMINE A comprise entre 300 µg à 1 800 µg/100 g.

La dénomination de ces produits doit comporter une ou plusieurs des expressions suivantes selon la catégorie : « à teneur en lipides réduite », « à teneur garantie en triglycérides à chaîne moyenne » et « à teneur garantie en acides gras essentiels ».

■ ***Les produits de régime destinés aux régimes hypocaloriques*** doivent avoir une composition permettant de les classer dans une des deux catégories suivantes :

• ALIMENTS APPAUVRIS EN GLUCIDES ET EN LIPIDES ET ÉVENTUELLEMENT ENRICHIS EN PROTÉINES : ils renferment une quantité de glucides et de lipides au plus égale à 50 % de celle que contiennent les aliments courants correspondants, et une quantité de protéines suffisamment élevée pour que le rapport entre la valeur calorique de celles-ci et la valeur calorique totale du produit soit supérieur ou égal à 0,3.

• ALIMENTS ÉQUILIBRÉS à 1 000 Kcal. MAXIMUM et convenant aux régimes de l'amaigrissement en tant que substituts d'un ou de plusieurs repas de la journée. Ils doivent renfermer de 70 à 80 g de protéines, pour une valeur calorique de l'alimentation égale à 1 000 Kcal.

La dénomination de ces produits doit, pour la 1re catégorie, renfermer le terme « hypocalorique », et pour la seconde « hypocalorique, équilibré à 1 000 Kcal. maximum par jour », le mot Kcal. pouvant être toutefois remplacé par « calories ».

Par arrêté du 5 avril 1991, est interdit dans l'étiquetage et la publicité relatifs aux aliments présentés comme destinés aux régimes hypocaloriques ou comme favorisant l'amaigrissement, l'emploi de mentions indiquant ou tendant à faire croire que le produit permet de maigrir plus facilement, à moins que ces mentions ne précisent clairement que l'amaigrissement ne peut être obtenu par la consommation dudit produit que si celle-ci a lieu dans le cadre d'un régime où l'apport total des calories est contrôlé.

■ ***Les produits diététiques à teneur garantie en certaines vitamines ou en certains acides aminés essentiels*** sont des aliments soit préparés à l'aide de procédés technologiques spéciaux propres à maintenir inchangés certains taux de vitamines ou d'acides aminés essentiels que renferment leurs constituants, soit recevant un apport en vitamines ou en acides aminés essentiels compensant une perte subie en cours de fabrication.

Leur dénomination comporte l'expression « à teneur garantie en... et en... », dans laquelle figurent les noms des vitamines et acides aminés essentiels dont le taux a été maintenu ou rétabli.

■ ***Les produits diététiques à teneur garantie en magnésium*** sont des produits céréaliers qui doivent renfermer une quantité de magnésium qui, rapporte à 100 g d'extrait sec, est comprise entre 150 et 300 mg.

Leur dénomination comporte l'expression « à teneur garantie en magnésium ».

■ ***Les produits diététiques de l'effort*** doivent avoir une composition permettant de les classer dans une des deux catégories suivantes

• ALIMENTS ÉQUILIBRÉS DANS LEURS APPORTS PROTÉIQUE, GLUCIDIQUE ET LIPIDIQUE, et dans leurs apports en substances de protection, soit 13 à 17 % de protéines, 50 à 60 % de glucides, 27 à 33 % de lipides, et sur une valeur calorique rapportée à 3 000 Kcal. : 3 à 9 mg de vitamine B, 4 à 15 mg de vitamine B_6, 150 à 200 mg de vitamine C, 1 000 à 1 500 mg de Ca et 500 à 750 mg de Mg.

Ces aliments sont étiquetés, « équilibrés de l'effort ».

• ALIMENTS DONT LA COMPOSITION COMPORTE UNE PRÉDOMINANCE GLUCIDIQUE OU LIPIDIQUE, mais dans lesquels un équilibre est réalisé entre l'apport calorique et l'apport en substances de protection : si le produit a plus de 60 % de sa valeur calorique provenant de glucides, il renferme pour 3 000 Kcal. un apport de vitamine B_1 entre 2 et 9 mg. Si le produit a plus de 33 % de sa valeur calorique provenant de lipides, il renferme pour 3 000 Kcal. un apport de vitamine B_1 entre 2 et 9 mg ou un apport de vitamine B_2 entre 4 et 12 mg.

• LES PRODUITS RICHES EN LIPIDES s'utilisent avant ou en cours d'un effort prolongé. Ceux riches en vitamines, minéraux et glucides à absorption rapide s'utilisent lors d'un effort de courte durée.

Ces aliments comportent en plus de la mention « équilibre de l'effort », la précision d'apport glucidique » ou « d'apport lipidique » selon le cas.

Liste (incomplète) des produits diététiques

(voir tableau p.431)

Mélanges nutritifs prêts à l'emploi

PRODUITS	Parfum	Présentation	Valeur énergétique /100 ml cal/kJ	Osmolarité mosm/l	P /100 g (g)	% P/V.E.	L /100 g (g)	G /100 g (g)	Na (mg)	K (mg)	Ca (mg)	PARTICULARITÉS	Mode d'utilisation
*Alburone liquide** (Clintec)	2	375 ml	75 / 314	333	9,3	49	2,1	4,8	60	186	115	Protéines de lait et soja sans lactose, sans gluten, avec saccharose	per os
Complégil* (Jacquemaire)	2	200 ml	100 / 420	455	3,8	15	3,4	13,8	20	240	35	Sans lactose, sans gluten, avec saccharose	per os
Entérogil 250* (Jacquemaire)		250 ml	50 / 209		2,3	18	1,8	6,3	40	70		Sans lactose, sans gluten, sans fibre avec saccharose et T.C.M.	par sonde
Entérogil 500* (Jacquemaire)		500 ml	100 / 420	337	3,8	15	3,4	13,8	35	140	21	idem ***Entérogil 250****	par sonde
Entérogil 750* (Jacquemaire)		750 ml	150 / 627		4,5	12	5,5	20,6	35	180		Idem ***Entérogil 250****	par sonde
Entérodrip* 30 ou 80 (Jacquemaire)		500 ml	100 / 420	323	3,7	14	3,3	13,9	30 80	120	35	Sans lactose, sans gluten, avec fibre	par sonde
*Flexinutril** (Clintec)		375 ml	200 / 836	223	9	18	6,6	26	60	250		Protéines de viande, lait et œuf ; T.C.M., sans lactose, sans gluten	par sonde per os
*Immédrip** (Pharmygiène)		500 ml	100 / 420	350	5	20	3,3	12,5	40	130	45	Sans lactose, sans gluten, avec T.C.M. et fibres	per os par sonde
Nutridoral (Sodiétal)	5	200 ml 500 ml	125 / 523	400	9,37	30	2,77	15,62	18	73	275	Sans lactose	per os
Nutrigil* (Jacquemaire)	1 5	375 ml 200 ml	133 / 556	500	6,7	20	3,6	18,5	54	239	76	Sans gluten, avec lactose et saccharose	per os

PRODUITS	Parfum	Présentation	Valeur énergétique /100 ml cal/kJ	Osmolarité mosm/l	P /100 g (g)	% P/V.E.	L /100 g (g)	G /100 g (g)	Na (mg)	K (mg)	Ca (mg)	PARTICULARITÉS	Mode d'utilisation
*Nutrigil HP** (Jacquemaire)	5		100 / 420		7,5	30	2,2	12,5	52	160	78	Idem *Nutrigil**	per os
*Nutrigil édulcoré** (Jacquemaire)	2		100 / 420		7,5	30	2,2	12,5	52	160	78	Absence de saccharose, présence d'acésulfame de potassium, lactose et maltodextrines	per os
Nutrison standard (Nutricia)		500 ml	100 / 420	260	4	16	4	12	80	150	50	Protéines de lait avec lactose	par sonde
Nutridrink (Nutricia)	3	200 ml	150 / 630		5	13	6,5	17,9	80	150	50	Sans gluten, sans lactose	per os
Peptireal (Sodietal)		500 ml	100 / 418	319	2,5	13	3,89	13,7	47	94	70	Sans lactose ni gluten-peptides à chaîne courte	par sonde
Protifort (Pharmygiène)	6	250 ml	100 / 422		8	32	2	12,5	40	150	150	Protéines de lait avec lactose Forte teneur en calcium	per os
*Réabilan** (Clintec)		375 ml 500 ml	100 / 420	300	3,2	13	3,9	13,2	70	125	50	Sans lactose, sans gluten, ni saccharose avec petits peptides physiologiques	par sonde
*Réabilan HN** (Clintec)		500 ml	133 / 556	390	5,8	17,5	5,2	3,8	100	166	45	Idem *Réabilan**	par sonde

PRODUITS	Parfum	Présentation	Valeur énergétique /100 ml cal/kJ	Osmolarité mosm/l	P /100 g (g)	% P/V.E.	L /100 g (g)	G /100 g (g)	Na (mg)	K (mg)	Ca (mg)	PARTICULARITÉS	Mode d'utilisation
*Rénutryl** (Clintec)	1	375 ml	133 / 556	615	8	24	2,9	18,7	100	240	65	Avec lactose et gluten	per os par sonde
*Respalis** (Clintec)		375 ml	150 / 627	450	6,8	18	9,2	10,1	65	150	90	Protéines de lait, T.C.M. (55 % de L) maltodextrines, sans lactose (conseillé en cas d'insuffisance respiratoire)	per os par sonde
*Sondalis ISO** (Clintec)		375 ml	100 / 420	220	3,8	15	3,9	12,5	50	110	40	T.C.M., protéines de lait et soja sans lactose, sans gluten	par sonde
*Sondalis HP** (Clintec)		375 ml	133 / 556	280	6,7	20	5,2	15	60	133	60	T.C.M., protéines de lait et soja, sans lactose, sans gluten	par sonde
*Sondalis fibres** (Clintec)		375 ml 500 ml	100 / 420	250	3,8	15	3,9	12,5	50	110	50	Fibres de soja	par sonde
Tonexis 1,5 (Clintec)	5	200 ml	150 / 627	539	5,6	15	5	20,7	80	175	80	Sans lactose ni gluten Sans résidu	per os
*Tonexis HP** (Clintec)	5	200 ml	100 / 420	480	7,5	30	2,2	12,5	50	125	120	Avec glucose et saccharose, sans gluten	per os
*Végébaby** (Clintec)		375 ml	70 / 293	298	2,5	14	2,8	8,8	40	55	70	Sans protéines de lait ni lactose, ni saccharose, ni gluten, protéines de soja	per os
*Végélact** (Gallia)	375 ml	70	104 / 293	2,5	14	2,9	8,5	43	110	70		Protéines de soja, sans protéines de lait, sans lactose, sans saccharose, sans gluten	per os

Mélanges nutritifs à préparer

PRODUITS	Présentation	Valeur énergétique /100 ml cal/kJ	Osmolarité mosm/l	P /100 g (g)	% P/V.E.	L /100 g (g)	G /100 g (g)	Na (mg)	K (mg)	Ca (mg)	PARTICULARITÉS	Mode d'utilisation
*Mixés NP** (Jacquemaire)	300 g	431 / 1 810		16,2	15	14,3	59,2	750	900	340	Avec gluten, consistance de purée	per os
*Mixés HP** (Jacquemaire)	300 g	420 / 1 764		31,5	30	13,9	42,3	800	900	420	Avec gluten	per os
Orastel (Clintec)	200 ml	100 / 418	552	5	10	2,7	13,7	130	170	90	Avec gluten Potage	per os
Orastelmix (Clintec)	300 g	128 / 535		6,6	21	5,1	14	220	300	120	Avec gluten	per os
*Pepti 2000** (Nutricia)	100 g	392 / 1 665	170	16	16	3,9	73,9	185	560	185	Peptides à chaîne courte, pauvre en résidus	par sonde

Produits riches en protéines

PRODUITS	Parfum	Présentation	Valeur énergétique /100 ml ou/100 g cal/kJ	P /100 g ml (g)	% P /V.E.	L/100 g ou ml (g)	G/100 g ou ml (g)	Na (mg)	K (mg)	Ca (mg)	PARTICULARITÉS	Mode d'utilisation
*Alburone poudre** (Sopharga)		1 kg 20 g	370 / 1 574	87,2	94	1,8	0,2	40		1 700	Caséine de lait	per os par sonde
*Alburone liquide**	Voir mélanges nutritifs prêts à l'emploi											
*Fortifresh** (Nutricia)	3	200 ml	100 / 400	7,5	30	2	13	35	95	100	Protéines de lait	per os
*Fortimel** (Nutricia)	4	200 ml	100 / 420	9,7	38	2,1	10.4	50	200	270	Sans gluten, protéines de lait	per os
*Forti pudding** (Nutricia)	3	150 g	132 / 560	10,2	31	3	16	50	200	255	Protéines de lait, consistance de flan	per os
*Mixés HP**	Voir mélanges nutritifs à préparer											
*Nutri 3A** (Jacquemaire)	4	35 g	355 / 1 533	50	54	3,8	32,7	1 500	850	900	Avec lactose, sans gluten, trace de saccharose	per os
*Nutricrémal** (Sodiétal)	4	125 g	120 / 502	9	30	2,7	15	50	80	200	Protéines de lait	per os
*Protical vitaminé** (Promédica)	3	65 g	374 / 1 563	46,5	49	2,8	40,7	120	850	600	Protéines de lait en crème	per os
*Proti 5** (Pharmygiène)	5	8 g	390 / 1 630	50	66	7,5	31	75	750	700	Tablettes à croquer, protéines de lait	per os

Produits riches en protéines (suite)

PRODUITS	Parfum	Présentation	Valeur énergétique /100 ml ou /100 g cal/kJ	P/100 g ml (g)	% P/V.E.	L/100 g ou ml (g)	G/100 g ou ml (g)	Na (mg)	K (mg)	Ca (mg)	PARTICULARITÉS	Mode d'utilisation
*Proti 30** (Nutricia)	5	45 g	346 / 1 446	67	77	2	15	50 à 320	225	900	Protéines de lait, potage	per os
Protifar (Nutricia)		500 g	371 / 1 575	88,5	96	1,6	0,5	30	50	1 350	Protéines de lait	per os par sonde
*Protil 1** (Jacquemaire)		450 g	372 / 1 555	92,3	99	3,2	0,3	40	1 700	160	Protéines de soja, sans gluten, sans lactose	per os par sonde
*Protéofon** (Lafon)			385 / 1 609	77	80	< 7	3,5		300	1 000	Lactosérum	per os par sonde
*Réabilan HN**	Voir mélanges nutritifs prêts à l'emploi											
*Régi 3** (Pharmygiène)		28 g	357 / 1 492	85	95	1	3				Son de blé	per os
*Sondalis HP**	Voir mélanges nutritifs prêts à l'emploi											
*Substi 500** (Abbott)	3	36,5 g	348 / 1 457	41,7	48	3,4	37,8	630	1 370	740	Caséinate de calcium, lactoprotéines	per os
*Tonexis HP**	Voir mélanges nutritifs prêts à l'emploi											

■ Produits à faible teneur en sodium

Laits à teneur en sodium réduite

	Présentation	Valeur énergétique /100 ml cal/kJ	P/100 l (g)	L/100 (g)	G/100 (g)	Na (mg)	K (mg)	Ca (mg)
Bouillet entier (Bellon)	300 g poudre	510 / 2 831	25 à 30	25 à 27	35 à 41	⩽ 20	1,8 à 2	
Bouillet écrémé (Bellon)	300 g poudre	370 / 1 546	35 à 41	< 1,30	50 à 54	⩽ 25	2,5 à 2,8	
Régisvelt, Asodlait (Coopérative laitière de Paris)	100 ml liquide	43 / 180	2,8	1,5	4,5	5	210	110
Pennac entier (Diétina)	poudre	504 / 2 106	25	26	42	20	750	850
Pennac écrémé (Diétina)	poudre	370 / 1 547	34	0,5	57	25	1 000	1 150

▶ *Alidose* (Laboratoire Alidose)

Produits de régime à teneur réduite en sodium, présentés en conserve.

— Produits proposés : jambon dégraissé, terrine de jambon, terrine de dinde, terrine de lapin, saucisse de Strasbourg, sardines à l'huile, dinde rôtie créole, sauté de volaille basquaise, dindonneau nantais, etc.

— La quantité de sodium contenue dans chaque produit est conforme à la législation des produits diététiques :

. par exemple, pour 100 g de jambon maigre : 70 mg de sodium, 390 mg de potassium.

▶ *Aponacl*

Produits hyposodés présentés en pots de verre.

— *Sauces tomate provençale, catalane, escabèche, harissa :*
. Sodium : 0,02 g/100 g
. Chlorure : 0,14 g/100 g

— *Pâté de campagne :*
. Sodium : 0,056 g/100 g
. Chlorure : 0,60 g/100 g

— *Pâté de foie :*
. Sodium : 0,05 g/100 g
. Chlorure : 0,60 g/100 g

— *Jambon :*
. Sodium : 0,068 g/100 g
. Chlorure : 0,12 g/100 g

▶ ***Potages hyposodés Bouillet*** (laboratoire Rober Bellon)

Présentés en sachet de 34 g (4 assiettes de potage).

— *Composition :* flocons de légumes (dont la nature varie suivant le potage : julienne, parmentier, tomate), lait désodé écrémé, germe de blé, sucre, farine de guar.

— *Pour 100 g de produit :*

. Calories :	de 347 à 370	. Sodium :	julienne :	0,130 g
. Protéines :	de 10 à 13 g		parmentier :	0,115 g
. Glucides :	de 70 à 77 g		tomate :	0,165 g
. Lipides :	2 g	. Potassium :	julienne :	1 g
			parmentier :	1 g
			tomate :	2,1 g

▶ ***Produits Charrasse***

Produits hyposodés ; grande variété :

— sauces mayonnaise, salade, moutarde, cornichon, olive, tomate au curry ;

— poissons : thon, sardine, maquereau, colin, quenelles ;

— charcuterie et plats cuisinés ;

— légumes et potages ;

— pain grillé.

▶ ***Produits Bornibus***

— Condiments hyposodés : moutarde extra-forte, spéciale 117, captiva, tomato ketchup, cornichons frais, oignons frais, filet de maquereaux à la sauce moutarde.

— *Composition pour 100 g :*

. Calories :	155	. Glucides :	4,85 g
. Protéines :	7,50 g	. Sodium :	0,037 g
. Lipides :	11,65 g		

■ *Sels de synthèse*

● Sels sans sodium

▶ ***Sel diététique Bouillet*** (laboratoire Roger Bellon) :

Composition pour 100 g :

. Chlorure de potassium :	50,6 g	. Carbonate de magnésium :	1 g
. Chlorure d'ammonium :	26,6 g	. Phosphate tricalcique :	1 g
. Formiate de calcium :	20,7 g	. Acide glutamique :	0,1 g

▶ *Sel Asodil*

Composition pour 100 g :

. Chlorure de potassium :	60 g	. Acide glutamique :	7 g
. Citrate de potassium :	10 g	1 g de poudre apporte	
. Formiate de calcium :	10 g	8 mg de potassium	
. Formiate de magnésium :	3 g		

▶ *Sel Diasal*

Composition pour 100 g :

. Chlorure de potassium :	83,4 g	. Dextrose :	2,77 g
. Acide L-glutamique :	0,080 g	. Gomme arabique :	4 g
. Amidon :	9,8 g		

● SELS HYPOCHLORÉS

▶ *Sel D*

Composition :

. iodure de sodium anhydre,	. orthophosphate disodique,
. bromure de sodium anhydre,	. chlorure de sodium.
. sulfate disodique anhydre,	

■ ***Produits sans gluten***

● MÉLANGES NUTRITIFS LIQUIDES ET SOLIDES (voir tableau p. 427)

● PRODUITS ANTIDIARRHÉIQUES (voir *infra)*

* *Caril.*
* *Carogil.*

● AUTRES PRODUITS

* *Aglutella* (laboratoire Sopharga) : différentes sortes de pâtes.

* *Apoglut* (laboratoire Prodirex) : différentes sortes de pâtes, de biscuits, de farines à cuire et pour la pâtisserie.

* *Aproten* (Carlo, Erba, Milan, Italie) : différentes sortes de pâtes.

* *Biscuits Glutenex :* Codima, Betterfood.

* *Riesal* (Alfred Riesen, Suisse) : pâtes, biscuits, gâteaux secs, biscottes, farines pour pâtisserie.

* *Pain hypoprotidique salé* (Pharmacie centrale des hôpitaux).

■ Produits antidiarrhéiques

▶ *Dripsol 2* (laboratoire Promedica).

Voir *supra* mélanges nutritifs à préparer (pour sonde uniquement).

▶ *Caril* (laboratoire Sopharga)

— *Composition :* carotte, eau de riz.
— Sans lactose, sans gluten, sans protéines de lait.
— *Pour 100 g :*

. Calories :	370	. Lipides :	0,5 g
. Glucides :	83 g	. Protéines :	8 g

▶ *Arobon* (laboratoire Nestlé-Guigoz)

Composition pour 100 g :

— Pulpe de carotte :	80 g	— Cacao :	5 g
— Amidon traité :	15 g		

▶ *Caruba poudre* (laboratoire Gallia)

— *Composition :* pulpe de caroube déshydratée, aleurone, tournesol, riz.

— *Pour 100 g :*

. Calories :	280 g	. Eau :	2,7 g
. Glucides :	51 g	. Sodium :	570 mg
. Lipides :	2,6 g	. Potassium :	1 030 mg
. Protéines :	12,6 g	. Calcium :	570 mg

▶ *Carogil* (laboratoire Jacquemaire)

— Préparation homogénéisée de carotte (35 %), de riz (1,80 %), de dextrines maltosées.

— Sans lactose, sans gluten, à teneur réduite en sodium.
— Faible teneur en nitrate : ≤ 5 mg/100 g.

▶ *Élonac* (laboratoire Diétina)

— Préparation antidyspeptique présentée en étui de 20 g.
— *Composition pour 100 g :*

. Calories :	360	. Saccharine :	0,003 g
. Carotte :	83,45 g	. Dextrine maltose :	11,116 g
. Sel :	2,776 g	. Tanin :	0,173 g
. Cacao :	2,426 g	. Acide scorbique :	0,0529 g

■ Malto-dextrines

▶ ***Maltrinex*** (laboratoire Sopharga)

— Préparation en poudre exclusivement glucidique à différents stades d'hydrolyse, déminéralisée, elle a un faible pouvoir sucrant.

— *Composition pour 100 g :*

. Calories :	380	. Sodium	< 3 mg
. Glucose :	19 g.	. Potassium :	1 mg
. Oligoholosides :	57 g	. Calcium :	1 mg
. Polyholosides :	24 g		

— *Per os* ou par sonde.

▶ ***Dextrine-maltose*** (laboratoire Jacquemaire)

— Sucre nutritif contenant 66 % de dextrines, il a une saveur moins sucrée que le saccharose.

— *Per os* ou par sonde.

▶ ***Calareen*** (laboratoire Sapharga)

— Sucre nutritif, de saveur sucrée négligeable, Métabolisme rapide et bonne tolérance digestive.

— *Per os* ou par sonde.

■ Préparations riches en lipides

▶ ***Liprocil*** (laboratoire Sopharga)

— *Per os* ou par sonde.

— *Composition pour 100 g :*

. Calories :	900	Huile pépins de raisins :	32 g
. Lipides :	99 g	. Lécithine de soja :	0,9 g
dont TCM :	67 g	. Vitamine E :	0,1 g

▶ ***Tricème*** (laboratoire Sopharga)

— *Per os* ou par sonde.

— *Composition pour 100 g :*

. Calories :	830	. Vitamine E :	0,1 g
. TCM :	99,90 g	. Vitamine A :	4 500 UI

▶ *Lipidoral* (laboratoire Gerda)

— *Composition :* émulsion de lipides végétaux à base d'huile de graines de coton, de lécithine de soja.

— ***Pour 100 ml :***

. Calories :	124	. Glucides :	5 g
. Lipides :	11 g		

■ *Lait délactosé*

▶ *Lait Al 110* (laboratoire Nestlé)

— Ce lait apporte tous les constituants du lait sauf le lactose.

— *Composition de 100 g de poudre :*

. Calories :	480	. Sodium :	200 mg
. Lipides (dont huile de maïs :	21 g	. Potassium :	600 mg
. Protéines :	22 g	. Calcium :	650 mg
. Glucose :	50,8 g	. Fer :	44 mg

PRODUITS ALLÉGÉS

Législation

■ *Qualificatif « allégé »*

L'emploi du qualificatif allégé est admis dans la dénomination d'une denrée alimentaire destinée à une alimentation courante, à condition que cet allègement ne change pas fondamentalement la nature du produit ni qu'il le fasse considérer comme un produit destiné à une alimentation particulière.

Aucune indication relative à l'amaigrissement ou au régime n'est admise dans la présentation de ces produits de consommation courante.

Le qualificatif allégé peut être utilisé par rapport à un produit défini soit par une réglementation, soit par des usages. Ce qualificatif ne peut être utilisé en dehors d'une référence à une dénomination existante (produits de référence).

La dénomination de vente du produit dit « allégé » doit être complétée dans le même champ visuel par l'expression « allégé en... » (nature du constituant) en caractères de lisibilité comparable.

L'étiquetage doit comporter :

— l'indication en pourcentage de la réduction du constituant,

— l'information nutritionnelle sur la valeur énergétique globale dans le cas où son omission serait susceptible de créer une confusion dans l'esprit de l'acheteur sur les propriétés réelles. Dans ce cas; il y a lieu d'indiquer la valeur énergétique du produit de référence.

• BEURRE ALLÉGÉ

La dénomination « beurre allégé » est réservée au produit émulsionné obtenu par des procédés physiques dont les constituants sont d'origine laitière et dont la teneur en matière grasse est au moins égale à 41 g et au plus égale à 65 g pour 100 g de produit fini.

Toutefois, la dénomination « demi-beurre » peut s'appliquer à un beurre allégé dont la teneur en matière grasse est égale à 41 g pour 100 g de produit fini.

• PÂTE À TARTINER ALLÉGÉE

La dénomination « pâte à tartiner allégée » ou « pâte à tartiner à teneur lipidique réduite » est réservée au produit obtenu par mélange de matière grasse et d'eau, ou de lait ou de dérivés du lait, se présentant sous la forme d'une émulsion et dont la teneur en matière grasse est au moins égale à 20 g et inférieure à 41 g pour 100 g de produit fini.

• SPÉCIALITÉ LAITIÈRE

La dénomination « spécialité laitière à tartiner allégée » ou « à teneur lipidique réduite » est réservée au produit émulsionné obtenu par des procédés physiques dont les constituants sont d'origine laitière et dont la teneur en matière grasse est au moins égale à 20 g et inférieure à 41 g pour 100 g de produit fini.

• MARGARINE ALLÉGÉE

La dénomination « margarine allégée » est réservée au produit défini ci-dessus présentant une teneur en matière grasse au moins égale à 41 g et au plus égale à 65 g pour 100 g de produit fini, dont au plus 10 % d'origine laitière.

La dénomination « minarine » ou « demi-margarine » peut s'appliquer à une margarine allégée dont la teneur en matière grasse est égale à 41 g pour 100 g de produit, dont au plus 10 % d'origine laitière.

Utilisation

L'intérêt des produits allégés en vue d'un amaigrissement ou d'un contrôle du poids, demeure très controversé. Leur emploi, en dehors des régimes prescrits, donne lieu à des phénomènes de compensation, de telle sorte que le sujet rétablit sa ration calorique et maintient son poids. L'utilisation aléatoire des produits allégés ou non allégés de goût semblable gêne l'apprentissage et pourrait de la sorte avoir des effets pervers. Par contre, l'utilisation de tels produits dans le cadre d'un régime contrôlé a l'avantage de rendre l'observance de celui-ci plus plaisante.

ADDITIFS ALIMENTAIRES

Concernant les additifs alimentaires proprement dits, le principe appliqué en France est, depuis 1965, celui de la liste positive : tout additif qui n'est pas expressément permis est interdit. Les directives parues dans le Journal Officiel des Communautés Européennes des Etats Membres en juin et septembre 1994 ne sont pas encore intégrées en France. Le décret du 18 Septembre 1989 est donc le seul en vigueur.

Définition

« L'expression additif alimentaire s'entend de toute substance, y compris les substances microbiennes, qui n'est pas normalement consommée en tant que denrée alimentaire en soi et qui n'est pas normalement utilisée comme ingrédient majeur d'une denrée alimentaire, qui présente ou non une valeur nutritive et dont l'adjonction à un aliment au cours de la production, de la fabrication, de l'élaboration, de la préparation, du traitement, de l'emballage, du conditionnement, du transport ou de la conservation d'une telle denrée, entraîne, ou peut être raisonnablement censée entraîner directement ou indirectement l'incorporation de cette substance ou de ses dérivés dans la composition dudit aliment ou une autre action de cette substance ou de ses dérivés sur les caractéristiques de la denrée. Cette expression ne s'applique ni aux contaminants, ni aux résidus de pesticides. ».

Par contre elle s'applique à d'autres polluants que nous traiterons plus loin ; cette partie ne traite que des additifs alimentaires proprement dits c'est-à-dire ajoutés volontairement.

Classification

3 000 additifs sont utilisés à l'heure actuelle en alimentation aux Etats-Unis. Le nombre des additifs autorisés en France est beaucoup plus faible,

environ 200, et l'autorisation ne porte dans la plupart des cas que pour des usages limités et précis.

L'emploi correspond à des buts divers : favoriser la conservation des aliments (bactériostatiques, bactériolytiques, antioxygènes, etc.), modifier leurs caractères organoleptiques, leur consistance, apporter un appoint à leur valeur nutritive ou remédier à certaines carences (vitamines, iode fluor, etc.), faciliter leur fabrication.

Le service de la répression des fraudes les classe de la manière indiquée ci-après.

■ *Additifs directs*

● AGENTS CONSERVATEURS :

— agents antimicrobiens,

— agents antioxygènes,

— agents antibiotiques,

— protecteurs contre les parasites.

● AGENTS D'ACTION ORGANOLEPTIQUE :

— agents colorants,

— agents d'aromatisation (exhausteurs de saveur),

— agents de texture (émulsifiants et dispersants ; épaississants, gélifiants et liants ; fixateurs d'humidité et antiexsudants ; desséchants et antihygroscopiques ; modificateurs de l'état de cristallisation ; attendrissants et raffermisseurs ; moussants, foisonnants et allégeants ; substances de glaçage, de lustrage ; excipients, diluants, agents d'enrobage, solvants, véhicules ou porteurs ; révélateurs et dénaturisants).

● AMÉLIORANTS DE LA VALEUR NUTRITIVE : nutriments artificiels.

■ ***Additifs de fabrication :*** acides ; bases ; solvants d'extraction ; clarifiants (defécants, séquestrants ; anticoagulants ; échangeurs d'ions) ; enzymes ; levures chimiques ; agents de démoulage ; antimoussants ; agents divers de fabrication ; produits issus de processus de fabrication (emploi d'ultrasons, de rayonnements).

Critères de qualité

■ ***L'utilisation d'un additif doit répondre à une nécessité :*** préservation de la valeur nutritive d'un aliment ; amélioration des qualités de conservation ou de stabilité ; augmentation de l'attrait des denrées pour le consommateur, sans possibilité de l'induire en erreur ; apport d'adjuvants nécessaires à l'industrie alimentaire.

■ ***L'emploi d'un additif doit être dans plusieurs cas rejeté :*** possibilités de dissimuler les effets de techniques défectueuses de fabrication et de manipulation, d'induire le consommateur en erreur, de diminuer sensiblement la valeur nutritive de l'aliment ; existence d'autres méthodes de fabrication économiquement et techniquement satisfaisantes.

■ ***L'innocuité des additifs pour les consommateurs*** doit être évaluée suivant un protocole bien défini et être constamment vérifiée en fonction des progrès des connaissances.

■ ***Les additifs doivent répondre à des normes d'identité et de pureté*** définies par la Communauté Economique Européenne.

■ ***La quantité d'un additif utilisé doit être limitée au minimum nécessaire*** pour produire l'effet désiré en tenant compte de différents facteurs : consommation probable de l'aliment concerné, doses minimales produisant chez les animaux de laboratoire des écarts sensibles par rapport au comportement physiologique normal, marge de sécurité suffisante pour limiter au maximum tout risque d'intoxication des consommateurs. Une teneur maximale en additifs dans les aliments doit être fixée.

■ ***Les additifs doivent figurer sur des listes positives d'additifs inoffensifs autorisés*** établies à la suite des contrôles toxicologiques nécessaires. Le système des listes négatives de produits reconnus dangereux et donc interdits ne permet en effet pas de garantir la non-toxicité d'un produit nouveau.

■ ***L'usage des additifs doit être soumis à une vérification officielle.***

Avant d'utiliser un nouvel additif, il est essentiel d'évaluer sa toxicité : aiguë, à court terme et à long terme.

Le protocole expérimental doit tenir compte des conditions d'utilisation : nature des aliments à traiter, quantité d'aliments consommés, procédés technologiques utilisés pour les préparer. Il apparaît également indispensable de rechercher le sort de l'additif, aussi bien au cours de la conservation et de la préparation de l'aliment, qu'après son absorption dans l'organisme humain ou animal l'ayant consommé.

■ ***La détermination de la toxicité aiguë est évaluée le plus souvent par la DL 50*** (dose nécessaire pour tuer la moitié des animaux).

■ ***La détermination de la toxicité à long terme*** est fondamentale dans le domaine des additifs alimentaires. Elle doit être prise dans son sens le plus large : recherche de tous les effets toxiques possibles, et en particulier d'une éventuelle action cancérogène, embryotoxique ou tératogène.

■ ***Tous les examens toxicologiques doivent être pratiqués avec des produits purs conformes aux normes légales.*** La présence d'impuretés dans les additifs pouvant entraîner des effets toxiques et fausser les résultats de l'expérimentation.

Pour ces expérimentations, plusieurs principes ont été définis par des experts internationaux.

• PREMIER PRINCIPE

L'addition d'une substance étrangère aux aliments ne doit être autorisée que si cette substance ne provoque aucun effet toxique, après administration prolongée, par voie orale, à au moins 2 espèces animales (dont l'une de préférence ne soit pas un rongeur), à des doses considérablement supérieures à celles pouvant se rencontrer dans l'alimentation. Chez l'une des espèces, l'observation doit être prolongée toute la vie et sur 2 générations.

Même avec ces précautions, les risques ne sont pas automatiquement supprimés. Un produit peut être inoffensif pour de nombreuses espèces animales mais toxique pour l'homme. L'histoire de *l'émulsifiant ME 18 ajouté à la concentration de 0,2 %* comme antiéclaboussant dans les margarines il y a quelques années aux Pays-Bas et en Allemagne est tout à fait démonstrative.

Les essais réalisés par les fabricants sur plusieurs espèces animales (rat, souris, porc, etc.) avant sa commercialisation ne révélèrent pas, même à fortes doses, d'effets toxiques. Or les margarines en contenant occasionnèrent de véritables intoxications collectives chez plusieurs milliers d'individus, plus particulièrement du sexe féminin. Il s'agit là probablement d'une sensibilité spéciale de l'espèce humaine soit au produit lui-même, soit à ceux formés simultanément au cours de sa synthèse.

Il faut de plus ne pas oublier qu'un grand nombre d'autres facteurs sont susceptibles de faire varier la toxicité d'un produit : le poids, l'âge, l'état physiologique ou pathologique, etc.

• SECOND PRINCIPE

Aucune substance ne peut être considérée comme consommable sans danger pour l'homme si elle s'est révélée indiscutablement cancérogène chez une espèce animale quelconque, à quelque dose que ce soit.

■ ***La détermination de la toxicité d'une substance permet finalement de préciser les doses*** qui peuvent être utilisées sans danger dans l'alimentation. Elle rend possible dans un premier temps l'évaluation de la concentration maximale ne provoquant aucun effet toxique chez plusieurs espèces animales. Un rapport de sécurité tenant compte de multiples facteurs (espèces animales expérimentées, importance de la documentation et des connaissances, utilisation du produit, type de consommateurs, etc.) permet alors d'indiquer la dose journalière acceptable ou admissible (DJA) pour l'homme, en mg/kg de poids corporel, dose pouvant être absorbée journellement pendant toute une vie sans effets nocifs, en observant dans certains cas certaines réserves. Connaissant la quantité d'un aliment déterminé consommée habituellement dans un pays, le poids corporel moyen de sa population, il est alors possible de calculer la concentration d'additif qui peut être employée sans danger, en fonction des bonnes pratiques de fabrication.

Liste des additifs ayant fait l'objet de directives au niveau de la Communauté Économique Européenne

■ *Matières colorantes*

• COLORANTS AUTORISÉS

Aliments dans lesquels ils peuvent être incorporés	Couleur	Numérotation de la CEE	Dénomination usuelle
1) Matières colorantes pour la coloration dans la masse et en surface			
beurre, fromage, lait aromatisé	Jaune	E 100	Curcumine
moutarde, thé, biscuits		E 101	Lactoflavine (riboflavine)
Pâtisserie, confiserie		E 102	Tartrazine
Dessert instantané		E 103	Chrysoïne S
Poisson séché et salé		E 104	Jaune de quinoléine
Crèmes glacées		E 105	Jaune solide
Confiserie, pâtiserie	Orange	E 110	Jaune orangé S
Biscuits, poissons séchés		E 111	Orangé GGN
Cidre, poivres, vermouth, apéritif	Rouge	E 120	Cochenille, acide carminique
Hydromel, vinaigre		E 121	Orseille orcéine
Fruits rouges		E 122	Azorubine
Beurre		E 123	Amarante
Bouillon, potage		E 124	Rouge cochenille A
Pâtisserie, confiserie		E 125	Ecarlate GN

Aliments dans lesquels ils peuvent être incorporés	Couleur	Numérotation de la CEE	Dénomination usuelle
Crème glacée Poissons		E 126 E 127	Ponceau GR Erythrosine
Sucre, confiserie, bouillon, potage Thé vert, pâtisserie Biscuits, beurre	Bleu	E 130 E 131 E 132	Bleu anthraquinonique Bleu patenté V Indigotine (carmin d'indigo)
Moutardes vertes Légumes verts Beurre	Vert	E 140 E 141 E 142	Chlorophylles Complexes cuivriques des chlorophylles et des chlorophyllines Vert acide brillant BS
Vins, eau-de-vie naturelles, bière, cidre, confiserie	Brun	E 150	Caramel
Confiserie Bouillon, potages Condiments, sauces Pâtisserie, confiserie, biscuits, beurre	Noir	E 151 E 152 E 153	Noir brillant Noir 7984 Carbo médicinalis vegetalis
Produits de charcuterie Poisson séché et salé, pâtisserie, confiserie, biscuiterie, beurre, confitures, gelées.	Nuances diverses	E 160 E 161 E 162 E 163	Caroténoïdes : *a)* alpha, bêta, gamma-carotène *b)* bixine, norbixine (Rocou Annatto) *c)* capsantéine, capso-rubine *d)* lykopène Xanthophylles : flavo-xanthine, lutéine, kryp-toxanthine, rubixan-thine, violoxanthine, rhodoxanthine. Rouge de betteraves, Bétanine. Anthocyanes

2) Matières colorantes pour la coloration en surface seulement

Pâtisserie Confiserie	Nuances diverses	E 170 E 171	Carbonate de calcium Bioxyde de titane

Aliments dans lesquels ils peuvent être incorporés	Couleur	Numérotation de la CEE	Dénomination usuelle
Décoration externe de la pâtisserie		E 172	oxydes et hydroxydes de fer
		E 173	Aluminium
		E 174	Argent
		E 175	Or

3) Matières colorantes pour certains usages seulement

Décoration externe des fromages	Nuances diverses	E 180	Pigment, Rubis (litholrubine BK) pour la coloration des croûtes de fromage
Croûtes de fromages		E 181	Terre d'ombre brûlée

■ *Conservateurs*

ALIMENTS DANS LESQUELS ILS PEUVENT ÊTRE INCORPORÉS	NUMÉROTATION DE LA CEE	DÉNOMINATION
		1) *Agents conservateurs*
Lait fermenté, yaourt	E 200	Acide sorbique
	E 201	Sorbate de sodium
	E 202	Sorbate de potassium
	E 203	Sorbate de calcium
Conserves de crevettes et de caviar	E 210	Acide benzoïque
	E 211	Benzoate de sodium
	E 212	Benzoate de potassium
	E 213	Benzoate de calcium
	E 214 F	*p*-Hydroxybenzoate d'éthyle
	E 215 F	Dérivé sodique de l'ester éthylique de l'acide *p*-Hydroxy benzoïque
	E 216 F	*p*-Hydroxy benzoate de propyle
	E 217 F	Dérivé sodique de l'ester propylique de l'acide *p*-Hydroxy benzoïque
	E 218 F	*p*-Hydroxy benzoate de méthyle
	E 219 F	Dérivé sodique de l'ester méthylique de l'acide *p*-Hydroxy benzoïque

ALIMENTS DANS LESQUELS ILS PEUVENT ÊTRE INCORPORÉS	NUMÉROTATION DE LA CEE	DÉNOMINATION
Bière, cidre, jus de fruits, vin	E 220	Anhydride sulfureux
	E 221	Sulfite de sodium
	E 222	Sulfite acide de sodium
	E 223	Disulfite de sodium
	E 224	Disulfite de potassium
	E 226	Sulfite de calcium
	E 227	Sulfite acide de calcium
	E 228	Sulfite acide de potassium
Traitement de surface des agrumes	E 230	Diphényl
	E 231	O-phénylphénol
	E 232	O-Phénylphosphate de sodium
	E 233	2-(4-Thiaxolyl) benzimidazole Thiabendaxole
Agents anti-microorganismes	E 236 F	Acide formique
	E 237 F	Formiate de sodium
	E 238 F	Formiate de calcium
	E 239 F	Hexaméthylènetétramine
Caviar	E 240 F	Acide borique
Produits d'œufs	E 241 F	Tétraborate de sodium

2) *Substances destinées principalement à d'autres usages mais pouvant avoir un effet conservateur secondaire*

Charcuterie	E 250	Nitrite de sodium (dose résiduelle)
	E 251	Nitrate de sodium (en nitrite inférieure) à 150 mg/kg
	E 252	Nitrate de potassium
Vinaigre, condiments, pain industriel	E 260	Acide acétique
	E 261 F	Acétate de potassium
	E 262 F	Diacétate de sodium
	E 263 F	Acétate de calcium
Limonade, soda, yaourt	E 270	Acide lactique
	E 280	Acide propionique
	E 281	Propionate de sodium
	E 282	Propionate de calcium
	E 283 F	Propionate de potassium
	E 290 F	Anhydride carbonique

— Actuellement non autorisé en France.

■ *Antioxygènes*

ALIMENTS DANS LESQUELS ILS PEUVENT ÊTRE INCORPORÉS	NUMÉROTATION DE LA CEE	DÉNOMINATION

• AGENTS ANTIOXYGÈNES

Conserves, sauces, boissons, soda, jus de fruits	E 300	Acide L-ascorbique
	E 301	Ascorbate de sodium
	E 302	Ascorbate de calcium
	E 303	Acide diacétyl 5, 6-1-ascorbique
	E 304	Acide palmityl 6-1-ascorbique
Produits diététiques, huile de soja, huile de colza	E 306	Extraits d'origine naturelle riches en tocophérols
	E 307	Alpha-tocophérol de synthèse
	E 308	Gamma-tocophérol de synthèse
	E 309	Delta-tocophérol de synthèse
Nombreux aliments (potage, etc.)	E 310	Gallate de propyle
	E 311	Gallate d'octyle
	E 312	Gallate de dodécule
Purée en poudre, etc.	E 320	Butylhydroxyanisol (BHA)
	E 321	Butylhydroxytoluène (BHT)

• SUBSTANCES AYANT UNE ACTION ANTIOXYGÈNE, MAIS ÉGALEMENT D'AUTRES FONCTIONS

Vins	E 220	Anhydride sulfureux
	E 221	Sulfite de sodium
	E 222	Sulfite acide de sodium
	E 223	Disulfite de sodium
	E 224	Disulfite de potassium
	E 226	Sulfite de calcium
Chocolat	E 322	Lécithines

• SUBSTANCES POUVANT RENFORCER L'ACTION D'AUTRES SUBSTANCES

Limonade, soda, yaourt, bonbons, confiserie, fromage fondu	E 270	Acide lactique
	E 325	Lactate de sodium
	E 326	Lactate de potassium
	E 327	Lactate de calcium
	E 330	Acide citrique
	E 331	Citrates de sodium
	E 332	Citrates de potassium
	E 333	Citrates de calcium
	E 334	Acide Tartrique
	E 335	Tartrates de sodium
	E 336	Tartrates de potassium

ALIMENTS DANS LESQUELS ILS PEUVENT ÊTRE INCORPORÉS	NUMÉROTATION DE LA CEE	DÉNOMINATION
Limonade, soda, yaourt, bonbons, confiserie, fromage fondu	E 337	Tartrate double de sodium et potassium
	E 338	Acide orthophosphorique
	E 339	Orthophosphates de sodium
	E 340	Orthophosphates de potassium
	E 341	Orthophosphates de calcium
	E 372 c	Ester citrique des mono et diglycérides d'acides gras alimentaires

■ *Émulsifiants, stabilisants, épaississants et gélifiants*

ALIMENTS DANS LESQUELS ILS PEUVENT ÊTRE INCORPORÉS	NUMÉROTATION DE LA CEE	DÉNOMINATION
Chocolat	E 322	Lécithines
Fromage fondu	E 339	Orthophosphates de sodium
	E 340	Orthophosphates de potassium
	E 341	Orthophosphates de calcium
Vin, crème glacée, pâtisserie, confiserie, glace	E 400	Acide alginique
	E 401	Alginate de sodium
	E 402	Alginate de potassium
	E 403	Alginate d'ammonium
	E 404	Alginate de calcium
	E 405	Alginate de propylèneglycol
	E 406	Agar-agar
	E 407	Carraghen, carraghénines, carraghénates, carragheenan
	E 408	Furcelleran ou Furcellaran
	E 410	Farine de graine de caroube
	E 411	Farine de graine de tamarin
	E 412	Farine de graine de guar, gomme de guar
	E 413	Gomme adragante, tragacanthe
Produits diététiques	E 420	Sorbitol
	E 421	Mannitol
	E 422	Glycérol
	E 440	Pectines
Salaisons, gruyère et préparations fondues	E 450	Polyphosphates de sodium et potassium : *a)* diphosphates *b)* triphosphates *c)* polyphosphates linéaires (ne comportant pas plus de 8 % de composés cycliques

ALIMENTS DANS LESQUELS ILS PEUVENT ÊTRE INCORPORÉS	NUMÉROTATION DE LA CEE	DÉNOMINATION
Aliments diététiques	E 460	Cellulose microcristalline
	E 461	Méthylcellulose
	E 462	Éthycellulose
	E 463	Hydroxypropylcellulose
	E 464	Hydroxypropylméthylcellulose
	E 465	Méthylléthylcellulose
	E 466	Carboxyméthylcellulose
Exclusivement dans la fabrication des biscottes du type « néerlandais » au au taux maximal de 1,5 % calculé sur la farine utilisée	E 470	Sels de sodium, de potassium, de calcium des acides gras alimentaires, seuls ou en mélange, ces sels étant obtenus à partir des matières grasses, comestibles, soit d'acides gras alimentaires distillés
	E 471	Mono et diglycérides d'acides gras alimentaires
	E 472	Esters : *a)* acétique *b)* lactique *c)* citrique *d)* tartrique *e)* monoacétyl-tartrique et diacétyl-tartrique des mono et diglycérides d'acides gras alimentaires
Ces substances ne peuvent être employées dans les pains que si cet emploi est admis en vertu de la législation nationale	E 473	Sucroesters, esters de saccharose et d'acides gras alimentaires
	E 474	Sucroglycérides, mélange d'esters de saccharose, et de mono et diglycérides d'acides gras alimentaires
	E 475	Esters polyglycérides des acides gras alimentaires non polymérisés
	E 477	Monoesters du propylèneglycol (1,2 propanediol) et des acides gras alimentaires seuls ou en mélange avec des diesters
	E 480	Acide stéaroyl-2-Lactylique
	E 481	Stéaroyl-2-lactyllactate de sodium
	E 482	Stéaroyl-2-lactyllactate de calcium
	E 483	Tartrate de stéaroyle

■ *Produits provisiroirement tolérés en France*

NUMÉRO PROVISOIRE	NOM SPÉCIFIQUE DE L'INGRÉDIENT
101 a	Riboflavine 5'-phosphate
234	Nisine
296	Acide malique (DL + L)
350	Malate de sodium
	1) Malate de sodium
	2) Malate acide de sodium
357	Malate de potassium
	1) Malate de potassium
	2) Malate acide de potassium

NUMÉRO PROVISOIRE	NOM SPÉCIFIQUE DE L'INGRÉDIENT
352	Malate de calcium
	1) Malate de calcium
	2) Malate acide de calcium
353	Acide métatartrique
442	Phosphatides d'ammonium
500	Carbonate de sodium
	1) Carbonate de sodium
	2) Carbonate acide de sodium
501	Carbonate de potassium
	1) Carbonate de potassium
	2) Carbonate acide de potassium
503	Carbonate d'ammonium
	1) Carbonate d'ammonium
	2) Carbonate acide d'ammonium
504	Carbonate de magnésium
509	Chlorure de calcium
520	Sulfate d'aluminium
530	Oxyde de magnésium
535	Ferrocyanure de sodium
538	Ferrocyanure de potassium
537	Hexacyanomanganate de fer
541	1) Phosphate d'aluminium et de sodium (acide)
	2) Phosphate d'aluminium et de sodium (basique)
551	Oxyde de silicium
553 b	Talc
554	Silicate de sodium et d'aluminium
570	Acide stéarique
572	Stéarate de magnésium
573	Stéarate d'aluminium
575	Glucono-delta-lactone
579	Gluconate ferreux
621	Glutamate monosodique
626	Acide guanylique
627	Guanylate de sodium
629	Guanylate de calcium
630	Acide inosinique
631	Inosinate de sodium
633	Inosinate de calcium
637	Éthylmaltol
901	1) Cire d'abeille blanche
	2) Cire d'abeille jaune
902	Cire de Candelilla
903	Cire de Carnauba
904	Shellac
905	Huiles minérales, paraffines
906	Gomme benjoin
907	Cire micocristalline raffinée
908	Cire de son de riz
913	Lanoline
915	Esters de glycénol, méthylique ou pentaérythrique de la colophane partiellement hydrogénée ou polymérisée
920	L-Cystéine et ses chlorhydrates et sels de sodium et de potassium

ÉDULCORANTS

Le remplacement du sucre par un édulcorant est maintenant autorisé dans certains produits alimentaires*.

Tableau des édulcorants autorisés dans l'alimentation

PRODUITS	DOSE MAXIMALE AUTORISÉE		
	Aspartame	Acésulfame	Saccharine
Boisson sans alcool à base de : — extraits végétaux — arômes (apport calorique maximum 50 cal/l) soit 210 kJ — jus de fruit ne conservant que les sucres naturels du fruit	0,6 g/l	0,36 g/l	0,1 g/l
Lait fermenté et fromage frais nature, aromatisés ou aux fruits Laits aromatisés	0,6 g/kg 0,6 g/kg	non autorisé	non autorisé
Crème, Desserts Desserts lactés Desserts gélifiés Flans-Entremets	1 g/kg	non autorisé	non autorisé
Glaces, crèmes glacées, sorbets	1 g/kg	non autorisé	non autorisé
Confitures, gelées, marmelades et crème de marrons Produits de confiserie Produits de chocolaterie	0,3 g/kg 3 g/kg	0,3 g/kg non autorisé	0,3 g/kg non autorisé
Gommes à mâcher Chewing-gum	6 g/kg	5 g/kg	non autorisé
Produits pour régimes hypocaloriques (équilibrés à 1 000 cal maximum, soit 4 200 kJ)	0,100 g par 100 cal	non autorisé	non autorisé

* L'arrêté du 11 mars 1988 autorisant ce remplacement, ne concerne pas les Cyclamates.

■ *Édulcorants à pouvoir sucré intense*

• SACCHARINE. Le plus ancien édulcorant est la saccharine. Son pouvoir sucrant est de 300. Son innocuité a été controversée. En effet, on a constaté l'apparition de cancers de la vessie chez des animaux qui en absorbaient des doses massives (plus de 5 % de leur ration alimentaire). Devant l'inquiétude causée par ces observations, le comité mixte FAO-OMS a décidé d'abaisser le taux de la DJA (dose journalière admissible), antérieurement fixé à 5 mg/kg de poids corporel, à une DJA temporaire de 2,5 mg/kg (ce qui correspond au pouvoir sucrant de 9 morceaux de sucre de 5 g/j pour un homme de 60 kg). Toutefois depuis plus d'un siècle la saccharine est employée régulièrement, et on n'a pas constaté de taux de cancer supérieur parmi la population qui en usait quotidiennement.

• L'ASPARTAM. L'aspartam est un dipeptide dont le pouvoir sucrant est égal à 200. Des études toxicologiques ont fait la preuve de son innocuité. L'aspartyl-phénylalanine-méthyl-ester est le plus intéressant des dipeptides étudiés. Il est soluble dans l'eau. Son emploi sous forme de comprimés, de suspension, de poudre, est possible. Son usage en soluté alcoolique est sans inconvénient. Son association avec du lactose, du sorbitol, de l'acide citrique, des amidons, du glucose, est possible. Il doit être introduit au dernier moment dans les aliments cuisinés car il se dégrade à la chaleur en dérivés toxiques.
Contre-indication : Phénylcétonurie.

• L'ACÉSULFAME DE POTASSIUM. L'Acésulfame potassique. Ce produit n'est ni mutagène, ni cancérigène, le comité mixte FAO-OMS a établi une DJA de 0-9 mg/kg de poids corporel.

■ *Édulcorants à pouvoir sucré modéré*

• LES POLYOLS. Ils s'agit d'un groupe d'édulcorants relativement homogène :

— obtenus par hydrogénation du saccharose ou de matières amylacées ;
— de pouvoir sucrant inférieur à celui du saccharose ;
— de valeur calorique égale ou inférieure à celle du saccharose ;
— non cariogènes ;
— modifiant faiblement la glycémie et l'insulinémie ;
— ayant une chaleur de dissolution négative donnant dans la bouche une sensation de fraîcheur (Cooling effect).

• LE MANNITOL. Sucre en C6 obtenu par hydrogénation du fructose.
Pouvoir sucrant : 0,5.
Valeur calorique : 4 kcal/g (16,72 kJ/g).

• LE XYLITOL. Sucre en C5 présent dans quelques fruits et légumes, mais plutôt obtenu industriellement.
Pouvoir sucrant : 1.
Valeur calorique : 4 kcal/g (16,73 kJ/g).
Au-delà de 40 g/j, le xylitol est cause de diarrhée.
Peu d'effets sur la glycémie et l'insulinémie.

• LE MALTITOL. Obtenu par hydrolyse enzymatique de l'amidon, puis hydrogénation du maltose.

Pouvoir sucrant : 0,9.

Valeur calorique : 2 kcal/g (8,36 kJ/g).

■ ***D'autres substances non-commercialisées ont un pouvoir sucrant.***

• LA RÉGLISSE : la glycyrrhizine est extraite de la racine de réglisse.

Son pouvoir sucrant est de l'ordre de 50 fois celui du saccharose.

Le mélange saccharose-glycyrrhizine acquiert un pouvoir sucrant dépassant celui du saccharose pur. En de telles conditions, le pouvoir sucrant apparent de la glycyrrhizine atteint 100.

Il y a 20 ans, l'utilisation de la réglisse pour aromatiser un médicament antituberculeux, le PAS, faisait découvrir son effet hypertenseur chez certains sujets.

• LA BAIE DU NIGERIA

Le glucoside de la baie du Nigeria n'est pas encore parfaitement connu, mais d'ores et déjà, une purification a permis de préparer des extraits dont le pouvoir sucrant atteint 1 500 fois celui du saccharose. Ce serait donc, à l'heure actuelle, l'édulcorant naturel le plus puissant connu.

On ne dispose pas encore de renseignements bien consistants sur la stabilité et l'innocuité de ce remarquable édulcorant.

• FRUIT MIRACLE

Le fruit miracle a reçu ce nom en raison de ses propriétés modificatrices du goût. La saveur de la baie est faible mais après que le fruit ait été gardé dans la bouche, les saveurs les plus acides sont perçues fortement sucrées.

Le goût salé n'est pas influencé.

Les populations ouest-africaines emploient souvent ces fruits pour améliorer le goût de leurs pains de maïs rancis et sûrs et pour rendre sucrées leurs boissons fermentées.

De 100 g de fruit frais, on peut retirer 9 à 11 g d'extrait sec. Celui-ci peut être conservé au froid pendant environ 3 mois. On a donné le nom de « miraculine » au principe actif de Synsepalum Dulcificum. Il s'agirait d'une glycoprotéine dont le poids moléculaire serait de l'ordre de 44 000.

• HERBE SUCRÉE DU PARAGUAY ou « yerba dulce »

Le glucoside responsable du goût a un pouvoir sucrant d'environ 300 mais aussi malheureusement un pouvoir antiandrogène.

EMBALLAGES

Le conditionnement doit permettre une excellente conservation de l'aliment jusqu'au moment de l'emploi. De plus, il doit être d'une inertie totale vis-à-vis de l'aliment et de toute façon être d'une innocuité absolue.

On distingue :

— les emballages rigides (verre, métaux, plastique) ;

— les emballages souples (papier et carton, feuille d'aluminium, pellicule cellulosique, film plastique, matériaux complexes).

Emballages rigides

■ ***Le verre*** présente un certain nombre d'avantages :
— bonne inertie vis-à-vis des produits alimentaires ;
— il est réutilisable par le consommateur ;
— il confère une bonne présentation aux aliments qu'il contient.

Les emballages en verre sont maintenant allégés, d'où une plus grande facilité de manipulation.

Les systèmes de fermeture sont métalliques ou en plastique.

• AVANTAGES : ils sont d'une innocuité absolue.

• INCONVÉNIENTS : Ils n'arrêtent pas les rayons ultraviolets, d'où destruction des vitamines les plus fragiles (B_2, C, etc.). Par contre les verres teintés ne présentent pas cet inconvénient.

■ ***Les métaux*** sont très employés en conserverie.

• TRADITIONNELLEMENT, les boîtes de conserve sont en fer blanc étamé, la face interne étant enduite d'un vernis pour éviter la corrosion.

• ACTUELLEMENT, on s'oriente vers :

— *le fer blanc sans étain* (chromaté ou revêtu intérieurement d'une mince couche d'aluminium) ;

— *le fer blanc de plus en plus mince ;*

— *des boîtes à ouverture facile* (par languette) ; mais la présence au contact de l'aliment de deux métaux différents (fer étamé et aluminium) formait souvent un couple électrochimique altérant la denrée et produisant un dégagement gazeux : on est alors arrivé à la boîte entièrement en aluminium embouti ;

— *les boîtes d'acier chromé vernis exempt d'étain* pouvant recevoir un couvercle en aluminium ;

— *les emballages aérosols :* en fer blanc ou en aluminium ; les gaz propulseurs sont, pour les produits alimentaires, du CO_2, de l'azote ou du protoxyde d'azote (ce type d'emballage est employé pour la crème Chantilly et les crèmes pour décoration des pâtisseries) ;

— *pour les plats cuisinés,* on emploie de plus en plus souvent des *barquettes en aluminium* dans lesquelles les aliments peuvent être réchauffés.

• AVANTAGES : ce type d'emballage permet une longue conservation des aliments, qui sont à l'abri de l'air et de la lumière. Ils peuvent supporter une température élevée, d'où la parfaite stérilisation des aliments qu'ils contiennent. Ils sont solides, faciles à transporter et à stocker.

• INCONVÉNIENTS : les matériaux employés, surtout pour le sertissage, pouvaient entraîner une contamination des aliments par l'étain ou le plomb. Ces problèmes sont de mieux en mieux connus et maîtrisés, et on peut dire que ces emballages ne comportent plus de risque.

■ ***Les plastiques*** à citer, outre ceux employés dans les emballages souples, sont le polystyrène, le métacrylène (MBS), l'éthylène vinyl acétate, le chlorure de polyvinyl (PVC).

• ILS SONT EMPLOYÉS pour la préparation de :

— caisses et containers (polystyrène expansé) ;

— bouteilles (PVC) ;

— conditionnements de yaourts et fromages blancs (polystyrène).

Très pratiques pour leur légèreté, ils sont de plus en plus employés.

• L'INNOCUITÉ de ces matériaux, tel le PVC, est maintenant assurée. En effet, la quantité de monomères susceptibles de migrer dans l'alimentation est maintenant pratiquement nulle (on soupçonnait le styrène, monomère du polystyrène, d'être cancérogène par l'intermédiaire de son métabolite, le styrèneoxyde. Des résultats d'études à long terme faites sur différents animaux l'ont innocenté).

Emballages souples

■ ***Papier et carton d'emballage alimentaire***

L'un et l'autre sont obtenus à partir de pâtes cellulosiques fibreuses plus ou moins raffinées et traitées (papier cristal, papier sulfurisé).

La feuille de papier a un poids de 200 g/m^2 tandis que la feuille de carton a un poids supérieur, jusqu'à 1 250 g/m^2, au maximum.

• ILS SONT UTILISÉS pour :

— l'emballage de produits alimentaires en vrac, lors de la vente au détail (papier alimentaire blanc, paille ou coloré, papier Kraft, papier sulfurisé) ;

— les emballages collectifs (carton ondulé, résistant) ;

— la préparation de pellicules d'emballage complexes avec les matières plastiques, l'aluminium, la paraffine, les cires.

Ces emballages sont d'une innocuité totale.

• INCONVÉNIENT : l'odeur. Ils peuvent également communiquer un goût particulier s'ils ne sont pas traités (c'est pourquoi le papier ordinaire est interdit, surtout s'il est imprimé).

• QUALITÉS : les papiers type cristal ou parcheminé ingraissable opposent une véritable barrière aux corps gras. Ces papiers sont également recommandés pour assurer une protection contre les moisissures intérieures ou extérieures, tout en permettant au produit de rester en contact avec l'atmosphère (emballage des fromages, des beurres). Dans certains cas on leur ajoute des antifongiques type acide sorbique ou du dichlorophène.

■ ***La feuille mince d'aluminium,*** à condition d'avoir une épaisseur $\geqslant$ 25/1 000 de mm, présente de nombreux avantages : elle protège contre *les ultraviolets et l'humidité ;* elle n'est pas toxique et n'a aucune odeur. Ces feuilles peuvent être gaufrées, laquées ou vernies.

• PROPRIÉTÉS :

— En ce qui concerne la protection contre les ultraviolets qui entraînent, par oxydation des graisses, la rancidité, il s'agit du matériau le plus efficace.

— Il en est de même pour la protection contre les insectes.

■ ***Les acétates de cellulose et pellicules cellulosiques*** sont obtenus par traitement de la cellulose par un mélange d'acide et d'anhydride acétique. Cette solution est coulée et, après évaporation du solvant, donne un film de 20 à 100 μm.

Tels quels, ces emballages sont très perméables à la vapeur d'eau ; ils sont donc plastifiés par un produit hygroscopique type glycol ou glycérol ; on obtient ainsi la « cellophane ».

Afin de la rendre imperméable aux gaz et à la vapeur d'eau, on l'enduit :

— soit d'un vernis nitrocellulosique plastifié au phtalate de cyclohexyle (c'est la cellophane de type MS) ;

— soit d'un vernis ou d'une émulsion à base de chlorure de polyvinylidène (c'est la cellophane de type XS).

Ces vernis ne doivent pas dépasser 5 g d'extrait sec/m^2.

Ces films cellulosiques imperméabilisés sont très utilisés pour le conditionnement des produits alimentaires.

• L'INNOCUITÉ DES VERNIS, surtout de ceux plastifiés au phtalate, n'est pas parfaitement démontrée. Les phtalates peuvent en effet migrer dans l'aliment, et les effets de leur consommation à long terme n'ont pas encore être suffisamment étudiés. Chez le rat et la souris les phtalates induisent des cancers hépatiques.

• INCONVÉNIENTS :

— Ils offrent une résistance extrêmement faible aux insectes prédateurs.

— Il est déconseillé d'employer ce type d'emballage pour les corps gras, ceux-ci ayant la propriété de solubiliser les phtalates.

■ ***Les films plastiques*** sont différenciés par leur mode d'obtention :

— films obtenus par *polymérisation* (polyéthylène et polypropylène) ;
— films obtenus par *condensation* (polyester, polyamide) ;
— films obtenus par *addition* (polyvinyliques et polyvinylidènes).

• POLYÉTHYLÈNE : ces films ne renferment jamais de plastifiants, ce qui évite toute migration. Cette qualité explique leur succès.

PROPRIÉTÉS :

— Ils résistent aux températures très basses ($\leqslant -50^0$C) et peuvent donc être utilisés pour la surgélation.

— Ils sont imperméables à l'eau, et, si on augmente leur densité, aux gaz.

(Noms du commerce : visqueen, vitrène, polyane, alkathène).

• POLYESTER : ces films sont aussi exempts de plastifiant ou de stabilisant. Ils ne sont pas utilisables en l'état, mais sous forme de complexes. Ils sont insensibles à l'eau et résistent à la chaleur.

• PVC OU CHLORURE DE POLYVINYLE

— Les films non plastifiés sont imputrescibles, imperméables aux arômes mais non à la vapeur d'eau ou aux gaz. De faible poids moléculaire, ils sont d'une *inertie parfaite* et donc d'une innocuité absolue.

— Les films de PVC plastifiés sont plus souples mais les meilleurs plastifiants du PVC *ne sont pas réglementaires au plan alimentaire.*

(Noms du commerce : vitafilm, vipal, phanolon, chlorolum, vynan).

N.B. : il existe une liste limitative des plastifiants pour le PVC à usage alimentaire.

Matériaux complexes

Ils réunissent les qualités des diverses feuilles dont ils sont constitués, tout en supprimant les inconvénients de certains matériaux sur un point déterminé.

■ ***Les complexes à base de polyéthylène***

Peuvent être associés au polyéthylène :

— des pellicules cellulosiques ;
— des films de polyester ;
— des feuilles minces d'aluminium ;
— des papiers et des cartons (opaques aux ultraviolets).

■ ***Les complexes à base d'aluminium*** ont surtout pour objet de renforcer l'aluminium.

Ces matériaux supports peuvent être :

— le polyéthylène ;

— l'acétate de cellulose ;

— les fils de polyester, le polyamide, le PVC et le PVDC (copolymère de chlorure de vinyle et de vinylidène).

Ce sont tous des matériaux de haute performance pouvant répondre aux problèmes de conservation les plus délicats.

■ ***Les complexes à base de PVC*** sont surtout utilisés dans le conditionnement des corps gras, et, associés à l'aluminium, pour pots, alvéoles ou barquettes en PVC.

POLLUANTS ALIMENTAIRES

Dans toutes les sociétés qui ont précédé la nôtre, le risque alimentaire majeur était la pénurie. Ainsi c'est l'aptitude à supporter cette pénurie, en particulier l'aptitude à stocker de l'énergie dans le tissu adipeux lorsque la nourriture était abondante, qui constituait un facteur sélectif pour l'espèce, particulièrement chez les femmes qui avaient à mener à bien leur grossesse, sans apport alimentaire suffisant.

Depuis quelques générations, la nourriture est présente à tout moment. Ainsi les risques nutritionnels ont-ils changé de nature. Aux toxiques naturels contenus dans les aliments de tout temps, et aux pollutions microbiennes ou chimiques liées à la conservation (voir Intoxication alimentaire) se sont ajoutés les risques liés aux polluants accidentels écologiques, aux nombreux polluants technologiques, ainsi que toute la gamme des additifs alimentaires destinés à rendre les aliments plus beaux, plus appétissants, plus faciles à conserver ; surtout la pléthore elle-même constitue la nuisance alimentaire la plus importante.

Nous traiterons successivement des polluants chimiques accidentels et des polluants technologiques. La séparation qui peut paraître arbitraire entre les polluants accidentels et les polluants technologiques sera faite sur la finalité de l'acte qui a entraîné la pollution ; s'il était destiné à une fin non alimentaire (détergent, mercure, insecticide, etc.), son dommage écologique et les risques alimentaires qui en découlent seront classés dans les accidentels. Si les risques procèdent d'une action à finalité alimentaire en cours de production, ils seront classés dans les polluants technologiques.

Polluants accidentels

■ *Pollution industrielle*

A l'industrialisation rapide de nos pays s'est associée une production accrue de déchets industriels qui polluent l'air et le sol, gagnent les nappes phréatiques, les rivières, les fleuves et finalement les océans.

Les concentrations en polluants dans certaines mers fermées, tels, par exemple, le mercure et le bioxyde de titane en Méditerranée, atteignent des taux élevés et provoquent un phénomène « d'eutrophie » : certaines espèces disparaissent, d'autres s'adaptent. Ces poissons vont accumuler les toxiques dans leur organisme, tissu adipeux surtout, et ce en quantité d'autant plus grande que, comme le thon et les mammifères marins, ils arrivent en bout de la chaîne alimentaire.

■ ***Le mercure et cadmium*** font partie des polluants les mieux connus, ceci parce que les Japonais en ont subi les méfaits : maladie de Minamata pour le mercure, « Itaï Itaï » pour le cadmium.

L'arsenic, le plomb, le chrome sous forme hexavalente, le cyanure, le cobalt, le cuivre posent aussi des problèmes de pollution ainsi que le nickel, l'étain, l'argent, le fluor, etc.

• LE MERCURE

Le mercure métal n'est pas toxique ; sous l'action de bactéries marines, il se transforme en méthylmercure, dérivé organique toxique. Outre la classique symptomatologie de l'intoxication mercurielle il possède une action tératogène. De nombreux pays imposent le seuil de 0,5 mg/kg de mercure total pour les poissons (France, Etats-Unis).

• LE CADMIUM

L'intoxication chimique par le cadmium provoque une atteinte rénale parfois irréversible se traduisant par une fuite urinaire de calcium, et des fractures spontanées, d'où le nom d'« Itaï Itaï », (ou maladie des douleurs) donné par les Japonais.

En 1972, l'OMS a fixé la dose journalière acceptable entre 400 et 500 μg par personne et par jour.

■ ***Les polychlorobiphényls appelés couramment « PCB »*** sont très employés dans l'industrie. L'intoxication par les PCB se traduit par des troubles cutanés, des cécités, des troubles gastro-intestinaux. Certains poissons peuvent en contenir des quantités importantes. Les Etats-Unis ont fixé un seuil maximal provisoire de 5 mg/kg pour les poissons.

Pollution due aux techniques agricoles

L'actuelle surabondance de denrées alimentaires est due entre autres à l'emploi des engrais, des pesticides, des fongicides, des herbicides, etc. Ainsi la famine a-t-elle disparue. L'envers de cette technologie bénéfique comporte des incidents relativement rares et bénins. Par exemple, les nitrates peuvent provenir d'une pollution vraie par abus d'engrais azoté, et se retrouver dans les carottes, les épinards, pollution en règle moindre que la traditionnelle conservation de charcuterie par le salpêtre. (Il était employé dans les préparations artisanales de charcuterie, de salaisons, comme agent antibotulique. Actuellement les nitrates sont toujours employés dans l'industrie alimentaire, surtout pour leur pouvoir colorant).

Certaines bactéries intestinales ont le pouvoir de transformer les nitrates en *nitrites*, ce qui peut provoquer chez le fœtus et l'enfant de moins de quatorze mois une méthémoglobinémie. L'adulte est beaucoup moins sensible à cette action. Les nitrates et les nitrites peuvent aussi soit à l'intérieur de l'aliment, soit après ingestion se transformer en nitrosamines, substances d'action cancérigène reconnue.

Autre exemple : les *pesticides*. Tous les organo-chlorés (DDT, etc.), sauf le lindane, sont toxiques et donc interdits depuis 1972. Cependant leur rémanence (durée de vie) étant très grande, des quantités notables peuvent encore se trouver dans les fruits, les légumes, la graisse humaine et dans le lait maternel. Les organo-phosphorés, eux, sont autorisés malgré une toxicité certaine à fortes doses, car ils sont biodégradables.

Pollutions technologiques

Mis à part les additifs volontaires dont le but est d'améliorer l'aspect, le goût, la texture, la conservation d'un produit, il peut se faire que des produits utilisés au cours de la fabrication d'un aliment persistent ou s'ajoutent, constituant ainsi un additif *involontaire* ou contaminant technologique.

Le Codex alimentaire en donne la définition suivante : le terme *contaminant* s'entend de toute substance non normalement consommée comme aliment en soi, qui n'est pas utilisée normalement comme ingrédient important de l'aliment, qui n'est ni un additif alimentaire, ni un résidu de pesticide et qui n'est pas ajouté intentionnellement à l'aliment, mais qui s'y trouve à la suite des opérations de production, de transformation, de préparation, traitement, emballage, conditionnement, transport ou entreposage.

Leur origine est diverse. Elle peut provenir :

■ ***Des contaminants de contact :*** de récipients ou autres ustensiles en contact direct avec l'aliment (fer, cuivre, plomb, etc.), toutes sortes de métaux peuvent ainsi passer dans l'aliment ou l'eau de boisson. Les désinfectants employés pour le nettoyage de ces récipients peuvent aussi être impliqués : d'où la nécessité d'un rinçage abondant. (Des listes positives définissent les substances autorisées tant pour les récipients que pour leur nettoyage).

■ ***Des contaminants de fabrication :*** acides, bases, solvant d'extraction, clarifiant, défécant, séquestrant, anticoagulant, échangeur d'ions, enzymes, levures chimiques, agent de démoulage, antimoussant, agents divers de fabrication ; produits issus d'un processus physique de fabrication (emploi d'ultrasons, de rayonnement).

Ce deuxième groupe d'additifs constitue, en fait, un groupe intermédiaire entre les additifs proprement dits ou indirects et les polluants. En effet, ils devraient disparaître en cours même de fabrication, de telle sorte que les produits alimentaires finaux n'en contiennent pas.

Par exemple, le trichloréthylène avait été utilisé pour décaféiner le café ; des traces de chlore ont été retrouvées dans le produit fini, ce qui a provoqué l'arrêt de ce procédé par la Food and Drugs Administration.

Ou encore, pour se débarrasser de l'excès de fer du vin afin d'éviter la casse ferrique, on emploie du ferrocyanure de potassium. En principe, il n'en persiste pas, mais en cas de surdosage, on peut retrouver dans le vin de l'acide cyanhydrique.

L'eau qui entre dans de nombreuses préparations culinaires industrielles (conserves de légumes, boissons diverses) peut être polluée. En effet, certaines régions de France sont encore desservies par des canalisations de plomb et si l'eau est agressive (trop douce), elle peut se charger d'une quantité notable de plomb ; celui-ci se retrouvera dans l'aliment final.

■ ***Des contaminants d'emballage*** (voir Emballages alimentaires) : l'emballage lui-même qui, d'après la législation française en vigueur, doit être d'une inertie absolue vis-à-vis de l'aliment qu'il protège, peut être source de pollution : monomères de chlorure de vinyle, de styrène ; divers agents plastifiants ; métaux lourds de sertissage des boîtes de conserve ; encre des papiers, etc.

ANNEXE

TABLE DE COMPOSITION DES ALIMENTS (pour 100 g)

ALIMENT POUR 100 g	CALORIES	kJOULES	PROTÉINES	LIPIDES	GLUCIDES
Lait entier	65	272	3,5	3,5	4,9
Lait demi écrémé	49	205	3,5	1,7	5
Lait écrémé	36	150	3,6	0,1	5
Lait concentré sucré	350	1 463	10	10,4	54
Fromage blanc 0 %	34	142	7	0	5
Fromage blanc 30 %	120	502	8	7	4
Petit suisse 40 %	140	586	10	9,8	2,6
Yaourt nature	45	188	5	1,5	4,5
Yaourt aux fruits	98	410	4	1,5	17
Fromage type camembert	303	1 267	17	25	2
Fromage type bleus	410	1 714	24	34	2
Fromage type Gouda	322	1 346	28	22	3
Gruyère	405	1 693	27,5	32	1,7
Vache qui rit	280	1 170	18	22	2,5
Fromage de chèvre	260	1 087	16	15	15
Côtelette agneau	—	—	—	—	—
Gigot agneau	339	1 417	15,1	30,4	0
Bœuf gras (pot-au-feu, entrecôte)	222	928	17.8	16,2	0
Bœuf mi-gras (faux-filet, rosbif)	176	736	20,2	10,6	0
Bœuf maigre (rumsteak)	158	660	21,3	7,4	0
Steak de cheval	112	468	20,4	3,3	—
Côtelette de porc	110	460	21	2	1
Petit-salé	332	1 388	28,5	24,2	0
Rôti de porc	174	727	9,2	15,2	0
Veau maigre	373	1 559	22,6	30,6	0
Veau gras	127	531	26,4	2,4	0
Cervelle agneau	235	982	27,9	12,8	0
Cœur d'agneau	125	523	10,4	8,6	0,8
Foie de génisse	260	1 087	29,4	14,4	1
Langue de bœuf	140	585	19,9	3,8	5,3
Rognons de bœuf	207	865	16,4	15	0,4
Rognons de porc	86	359	15,7	2,6	0
Tripes	153	640	24,4	6,1	0
Andouillette	100	418	19,1	2	0
Boudin cuit	319	1 333	23	25	0
Foie gras	390	1 630	14,1	36,9	0,3
Jambon cru	518	2 165	7	50	10
Jambon cuit	330	1 379	15	30	0
Pâté	289	1 208	20,9	22,1	0
Rillettes	469	1 960	17,7	44,2	0
Saucisse	326	1 363	13	30	1,2

ALIMENT POUR 100 g	CALORIES	kJOULES	PROTÉINES	LIPIDES	GLUCIDES
Saucisson	294	1 229	14	26	1
Canard cuit	189	790	25,3	9,7	0
Dinde cuite	223	932	31,9	9,6	0
Lapin cuit	216	903	29,3	10,1	0
Poulet cuit	250	1 045	30,6	11,9	2,8
Anchois conserve	176	736	19,2	10,3	0,3
Cabillaud, limande	78	326	17,6	0,3	0
Oeufs de « lump »	128	535	21	3,8	2,6
Poisson cuit pané	176	736	16,6	8,9	6,5
Sardines à l'huile	188	786	20	12	0
Saumon	182	761	18,4	12	0
Thon frais	225	940	27	13	0
Thon conserve à l'huile	280	1 170	25	20	0
Crevette crues	91	380	18,1	0,8	1,5
Huîtres	66	276	8,4	1,8	3,4
Moules	66	276	9,6	1,4	3,1
Coquilles St-Jacques	70	293	15	0,5	3
Oeuf entier	163	681	12,9	11,6	0,9
Farine	353	1 476	9,5	1,2	75
Maïzena	362	1 513	0,3	—	87,8
Flocons d'avoine	390	1 630	14,2	7,4	67
Corn-flakes	368	1 538	8,6	1,6	85
Pâtes ordinaires	111	464	3,4	0,4	22,9
Riz cuit	109	456	2	0,1	24,1
Tapioca	338	1 413	1,5	0,6	82
Pain français	255	1 066	7	0,8	55
Pain de mie	233	974	6	1,7	50
Biscottes	389	1 626	9,9	4,3	75
Biscuits secs	432	1 806	5,2	12	76
Brioche	302	1 262	7,4	7,6	54
Croissant beurre	577	2 412	5,8	40	47
Croissant ordinaire	577	2 412	5,8	40	47
Pain d'épices	354	1 480	8	3	72
Tarte aux pommes	180	753	2	7,6	28
Ravioli sauce tomate	83	347	3	3	11
Arachide salée grillée	585	2 445	26	49,8	18,8
Avocat	167	698	2,1	16,4	4,7
Banane fraîche	85	355	1,1	0,2	21,7
Cerise	70	293	1,3	0,3	17
Citron	25	105	0,5	0,2	8
Datte	306	1 279	2,2	0,6	73
Fraise	37	155	0,7	0,5	7,1
Melon	31	130	0,8	0,2	6,5
Noix	525	2 195	10,6	51,5	5
Noix de coco	604	2 525	5,6	62	6,4
Olive verte	116	485	1,4	12,7	0

ALIMENT POUR 100 g	CALORIES	kJOULES	PROTÉINES	LIPIDES	GLUCIDES
Orange	49	205	1	0,2	11,7
Pamplemousse	43	180	0,6	0,1	9
Pastèque	21	88	0,4	—	5
Poire	61	255	0,4	0,4	14
Pomme	58	242	0,2	0,6	13,5
Prune	64	268	0,8	0,1	9
Pruneaux en conserve	104	435	1,2	—	26,5
Raisin frais	63	263	0,6	—	16,1
Raisin sec	289	1 208	2,5	0,2	76,5
Salade de fruits conserve	59	247	0,3	0,1	15,1
Artichaut cuit	46	192	2,9	0,2	8,2
Asperges crues	26	109	2,5	0,2	4,3
Betteraves crues	43	180	1,6	0,1	9,1
Carottes crues	42	176	1,1	0,2	8,7
Champignons crus	35	146	1,9	0,6	5,4
Choux de Bruxelles	54	226	4	0,7	8
Chou-fleur	22	92	2,3	0,2	3,1
Concombres	15	63	0,9	0,1	2,8
Courgettes	12	50	1	0,1	1,9
Épinards cuits	23	96,14	3	0,3	3
Haricots blancs cuits	118	493	7,8	0,6	19,7
Haricots verts cuits	25	104	1,6	0,2	4,4
Lentilles crues	340	1 421	24,7	1,1	56,2
Laitue	14	59	1,2	0,2	2
Maïs cru	127	531	4,1	2,4	23,7
Oignon blanc cru	38	159	1,5	0,1	8,1
Persil	55	230	3,7	1	8
Pommes de terre chips	568	2 374	5,3	39,8	48,4
Pommes de terre vapeur	65	272	1,9	0,1	14
Poireau	52	217	2,2	0,3	9,9
Petits pois cuits (congelés)	41	171	5,4	0,4	4,3
Petits pois conserve	80	334	6,2	0,4	13,7
Radis	17	71	1	0,1	2,9
Salsifis cuits	69	288	2,6	0,6	13,3
Tomate crue	22	91,96	1,1	0,2	4,2
Végétaline	900	3 762	—	100	—
Margarine Fruit d'Or	744	3 110	0	82,5	0,4
Huile	900	3 762	0	100	0
Beurre	716	2 993	0,6	81	0,4
Beurre allégé	417	1 743	8,3	41,5	2,6
Crème à 30 %	298	1 246	3	30	4
Cacao en poudre non sucré	315	1 317	18,5	21,7	11,5
Cacao poudre sucré	456	1 906	16,8	23,7	44
Chocolat au lait	520	2 174	7,7	32,3	56,5
Chocolat noir	528	2 207	4,4	35,1	57,4
Chocolat en poudre instantané	392	1 639	9,4	10,6	73,1
Confiture	272	1 137	0,6	0,1	69

ALIMENT POUR 100 g	CALORIES	kJOULES	PROTÉINES	LIPIDES	GLUCIDES
Crème de marrons	279	1 166	4	2,6	60
Miel	304	1 271	0,3	0	82,3
Sucre	385	1 609	0	0	99,5
Levure chimique	163	681	5,2	—	37,8
Bouillon cube	120	507	20	3	5

INDEX ALPHABÉTIQUE

C

D

E

F

G

H

I

O

P

R